谨以此书献给北京协和医学院

建校一百周年

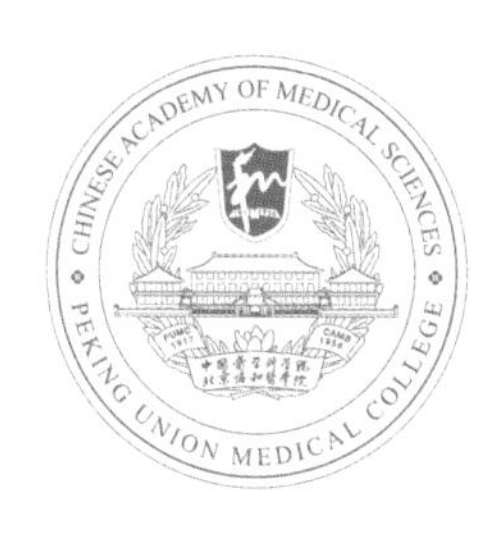

北京协和医学院建校一百周年图史

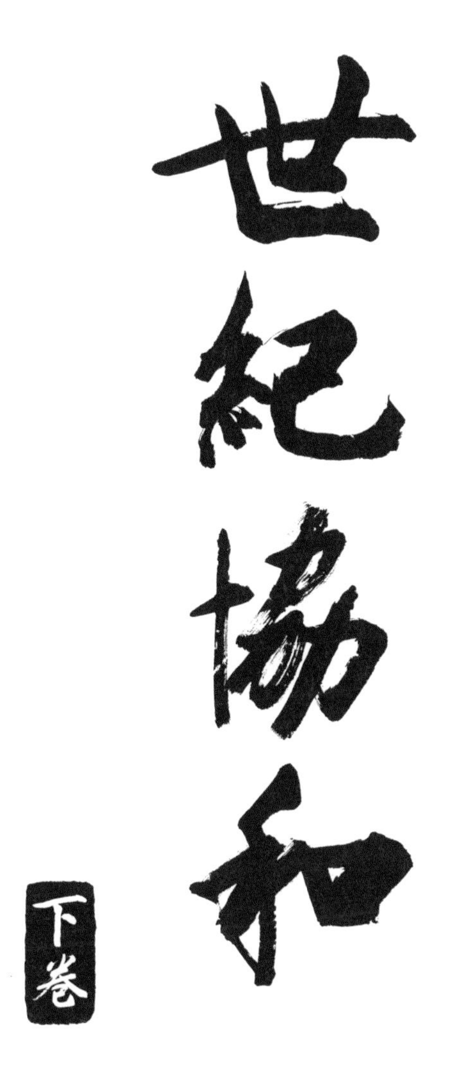

PICTORIAL HISTORY OF PEKING UNION MEDICAL COLLEGE

1917～2017

北京协和医学院校史研究室　编著

图书在版编目（CIP）数据

世纪协和——北京协和医学院建校一百周年图史 / 北京协和医学院校史研究室编. — 北京：中国协和医科大学出版社，2017.9

ISBN 978-7-5679-0876-5

Ⅰ.①世… Ⅱ.①北… Ⅲ.①北京协和医学院-史料-图集 Ⅳ.①R-40

中国版本图书馆CIP数据核字（2017）第179537号

世纪协和——北京协和医学院建校一百周年图史

编　　著：北京协和医学院校史研究室
责任编辑：顾良军

出版发行：中国协和医科大学出版社
（北京东单三条九号　邮编 100730　电话 65260431）
网　　址：www.pumcp.com
经　　销：新华书店总店北京发行所
印　　刷：北京华联印刷有限公司

开　　本：965×635　1/8开
印　　张：30
字　　数：400千字
版　　次：2017年9月第1版
印　　次：2017年9月第1次印刷
定　　价：380.00元（上下卷）

ISBN 978-7-5679-0876-5

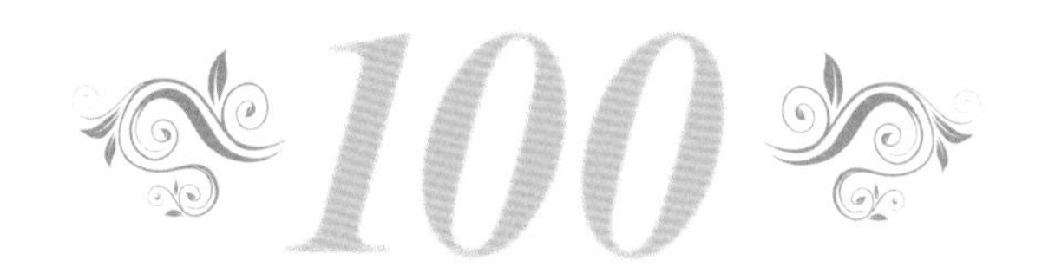

北京协和医学院建校一百周年图史

《世 纪 协 和》

编 委 会

主　　编：曹雪涛　李国勤

副 主 编：姚龙山　郑忠伟　王云峰　张　勤　张抒扬　张　学

顾　　问：（按姓氏笔画为序）

巴德年　刘德培　郑超强　钱昌年　董炳琨

执行主编：林长胜

执行副主编：刘　静　王　影

编　　委：刘　芳　汤国兴　刘玉刚　栾童林　徐宝义　刘文浩

尹晶晶　张志宇

前　言

作为中国现代医学教育的开拓者，北京协和医学院已经走过了一个世纪的沧桑历程。百年协和始终与祖国和人民同呼吸、共命运，她不仅开创了我国八年制医学教育和高等护理教育的先河，而且培养造就了一大批享誉世界的医学精英人才。协和百年的历史，本身就是一部中国现代医学发展史的缩影。

1917 年，在世界医学教育改革与发展的大潮中，洛克菲勒基金会创办了以培养医学精英人才为目标的北京协和医学院。上世纪 20 年代协和首创的公共卫生教育，成为了世界各国学习的样板。抗战期间，协和人奔赴大江南北，以实际行动服务民众、共赴国难。新中国成立后，在中国共产党的领导下，协和引领了我国重大传染病的研究防治工作，取得了举世公认的成就。改革开放后，协和人创造了多项世界第一，填补了大量国内空白。进入新世纪，协和努力构建高端医学平台，引领我国医学教育改革方向，为健康中国建设保驾护航，发挥了“国家队”和“排头兵”的作用。

根据国家发展战略总体布局，北京协和医学院与中国医学科学院实行院校合一的管理体制，形成了医教研产防五位一体的发展格局。在院校事业发展过程中，毛泽东、周恩来、刘少奇、朱德、邓小平等老一辈党和国家领导人以各种方式关心爱护专家学者并指导工作。邓小平指示，要千方百计办好协和。江泽民题写了“严谨、博精、创新、奉献”的协和校训。胡锦涛同志来院校实地调研。习近平在中国医学科学院建院 60 周年的贺信中提出了将中国医学科学院建设成为中国医学科技创新体系核心基地的重要指示。

经历了世纪风雨，北京协和医学院始终坚持“小规模招生、高层次培养、高质量输出”的办学宗旨。在长期的办学实践中，协和凝练出“坚持医学精英教育、实行高进优教严出、注重能力素质培养、强调三高三基三严、开放办学博采众长、传扬优良文化传统”的办学特色。

在庆祝北京协和医学院百年华诞之际，校史研究室编辑出版了北京协和医学院建校一百周年图史——《世纪协和》（上、下卷）一书。这些图片及背后的故事，纵使时光久远，岁月悠长，却历久弥新。这段历史，必将激励我们不忘初心、继续前进。

曹雪涛　李国勤

100

目 录

中国医学科学院 北京协和医学院
教学 科研机构示意图

2006
病原生物学研究所 地点：北京

1996
护理学院 地点：北京

1986
研究生院 地点：北京

1983
药用植物研究所 地点：北京
下设云南分所 海南分所

1960
生物医学工程研究所 地点：天津

1958
基础医学研究所 基础医学院
地点：北京
药物研究所 地点：北京
医药生物技术研究所 地点：北京
医学信息研究所 地点：北京
医学生物学研究所 地点：昆明

1921
北京协和医院 临床医学院*
地点：北京

1917
北京协和医学院 地点：北京

2014
人文和社会科学学院 地点：北京

1998
继续教育学院 地点：北京

1989
公共卫生学院 地点：北京

1984
微循环研究所 地点：北京

1980
实验动物研究所 地点：北京

1959
放射医学研究所 地点：天津

1957
阜外心血管病医院 心血管病研究所*
地点：北京
肿瘤医院 肿瘤研究所* 地点：北京
整形外科医院 整形外科研究所*
地点：北京
血液病医院 血液学研究所* 地点：天津
皮肤病医院 皮肤病研究所* 地点：南京
输血研究所* 地点：成都

1919
护士学校 地点：北京

注：＊1957 年划归中国医学科学院

北京协和医学院 1917—2017

停办 复校 更名时间变更表

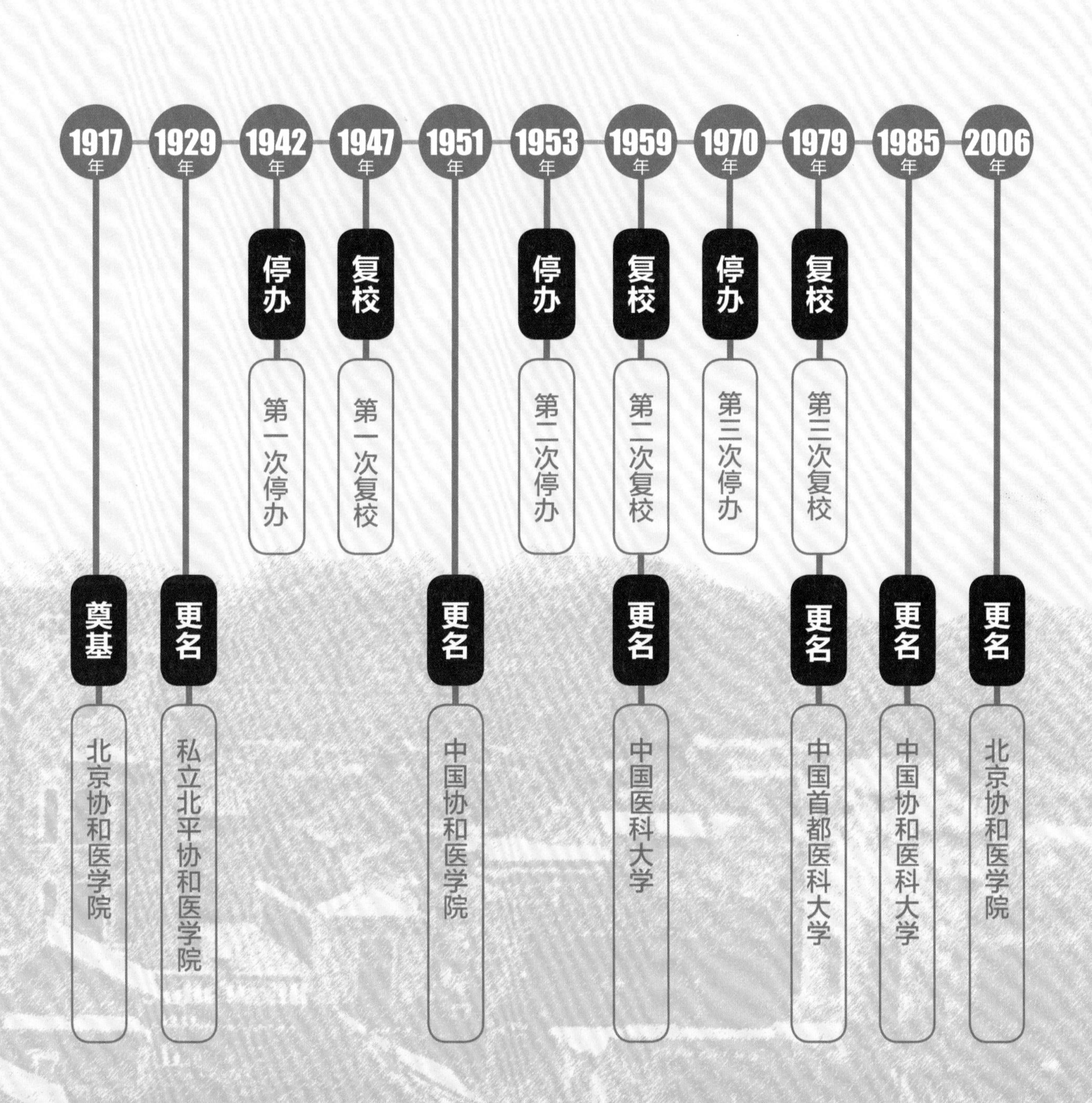

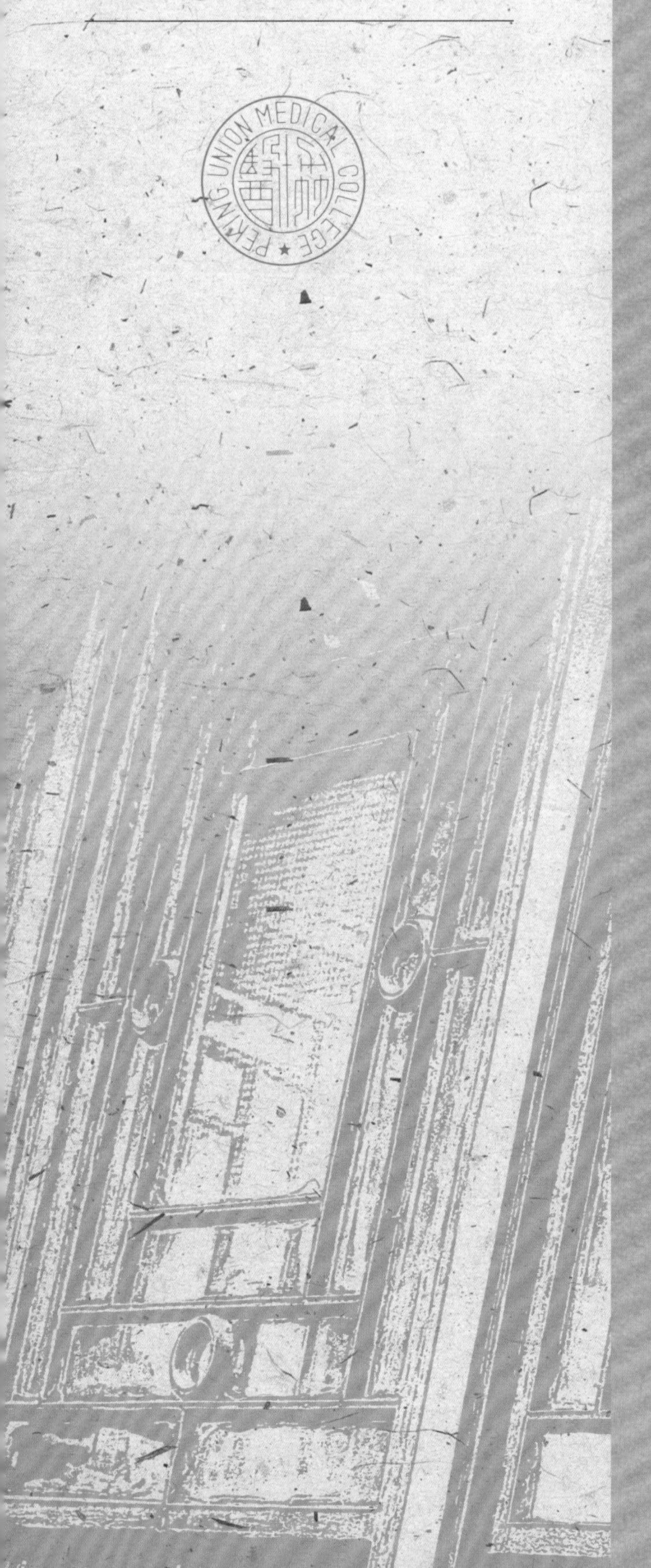

「文革」时期的中国首都医科大学

协和第三次停办

逆境中的坚守

服务基层

培训 进修

第六编

风雨岁月

1970—1979

“文革”时期的中国首都医科大学

1970 年，八年制医科大学被迫停办，中国医科大学的一切教学和科研工作基本停滞。所有在校的 400 余名学生，包括尚未接触医学专业课程的医预科学生，全部被分配到了边远地区的基层卫生机构，接受再教育。

中国医学科学院在京单位数百人被派往江西永修县“五・七干校”或西藏、青海、甘肃、湖北等农村基层医疗单位。放射医学研究所、实验医学研究所、输血及血液学研究所迁往四川简阳，组成中国医学科学院分院，皮肤病研究所迁往江苏泰州。原有的 22 个院所只剩下 9 个，医疗教学科研工作遭受到了最严重的灾难和毁灭性的破坏。尽管如此，广大科研人员在极端困难的条件下，始终没有放弃协和人的信念坚守，靠坚韧不拔的毅力，坚持进行科研工作，从实际出发，选择产学研相结合的途径，以独立研究和协调作战的方式展开攻关，经过近十年的艰苦努力，在许多领域都取得了令人瞩目的成绩。

肿瘤医院挑起中国 8 亿 5 千万人口中癌症死亡调查的重担，这是有史以来规模最大的肿瘤学流行病调查。其代表作《中华人民共和国恶性肿瘤地图集》轰动中外，影响至今；肿瘤医院孙宗棠教授长期深入江苏启东肝癌高发区现场，在世界上首创“火箭电泳”诊断肝癌方法、他提出用疫苗阻断乙肝降低肝癌发生、黄曲霉素是致肝癌首要因素等等，已成为我国和许多国家检测与预防肝癌的常规。

1973 年，药物研究所研制成功抗白血病新药——三尖杉酯碱及高三尖杉酯碱，居国际领先地位；1974 年研发成功的联苯双酯，是我国自主研发治疗慢性乙肝的主导药物并出口韩国等多个国家。在此基础上研发成功的双环醇，更在肝炎治疗上独领风骚。

20 世纪 70 年代初，抗菌素研究所率先研发成功喹诺酮类系列抗生素，人们耳熟能详的

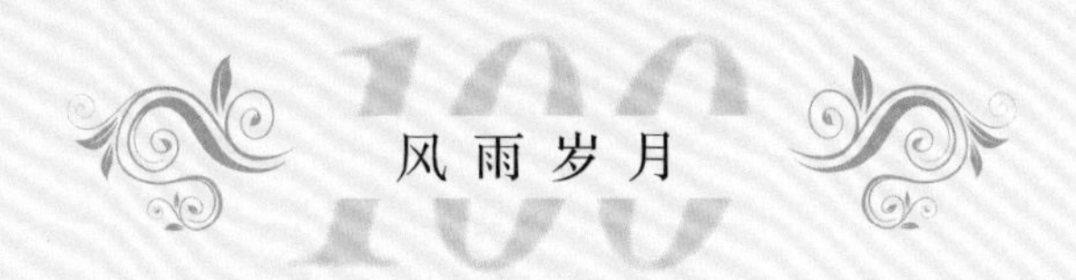

麦迪霉素、乙酰螺旋霉素等三代产品不断研发成功，并走进全国100余家抗生素药厂，其社会和经济效益无法估量；广谱抗肿瘤抗生素、国家一类新药平阳霉素等药物的研发填补了中国抗肿瘤抗生素的空白。

20世纪70年代末期，协和医院开展了激素分泌性垂体瘤、特发性生长激素缺乏症、男性内分泌性功能减退症等的防治研究，取得了一系列开创性的研究成果；1972年协和医院在深入开展绒癌根治疗法的同时，相继在院内及全国举办绒癌专题学习班数十期，帮助全国几个大区建立了研究中心，为绒癌治疗技术的推广发挥了重要作用。

实验医学研究所迁往四川简阳，成为“三线”建设的中国医学科学院分院的一部分。在此期间相继开展了靛玉红治疗慢性粒细胞白血病和三尖杉酯碱抗癌机制以及慢性支气管炎、肺心病、高山病发病机制的防治和研究；1971年组建同位素实验室，相继完成了前列腺素放射免疫分析及试剂盒等一系列科研课题，成为国内最早研究和应用放射免疫分析法的单位之一。

1972年，阜外医院成功地开展了我国第一例室壁瘤切除术；1973年建立了国内第一个正式的心脏外科术后ICU；1974年成功地完成了我国第一例冠状动脉搭桥术，开创了我国冠心病的外科治疗等，取得了一系列创造性的成就。

1971年4月17日，周恩来总理指示中国医学科学院总结建院以来的科研工作和全国各省市的医药卫生成果，当时的军管会立即组织一批骨干进行总结。黄家驷校长从江西永修“五·七干校”奉调回京，着手开展调研工作。在此期间，他深入各所院，包括两次奔赴四川简阳分院，详细了解每个专业科室的研究课题、发展方向、组织机构、人员、设备及当前的工作生活状况，从而思考与探索中国医科大学恢复发展之路，并编辑成两部调查报告，呈送周恩来总理，为恢复中国医学科学院的科研工作做好了思想上和组织上的准备。

1971年，黄家驷校长和章央芬教育长陆续收到许多分配到西藏、青海等边远地区低年级同学的来信，反映他们在校期间由于没有完成课业与临床训练，难以胜任基层医疗工作，希望学校能给他们进修重新学习的机会。为此，黄家驷校长和章央芬教育长顶着巨大的压力，为这些学生回京进修想方设法，奔走呼吁。1971年和1972年黄家驷校长两次上书卫生部，要求允许中国医科大学低年级的预科学生回京进修。1972年底，他在全国科教会议上向周恩来总理面呈，得到总理的支持，终于为这批学生争取到了回协和医院补课、进修的机会。1973年起，约有200名学生先后分批回到协和医院，经过1至3年补课、进修，提高了他们的医学知识和临床能力，为他们后来的成才铺设了道路。

1978年国家恢复招收研究生制度，中国医科大学在当时尚未复校的情况下，由黄家驷校长主持，并经上级批准，以“首都医院医科大学”（“文革”中诞生的非正规学校）和中国医学科学院联合的名义，于1978年2月开始恢复招收研究生。黄家驷多次向教育部等各有关方面呼吁，建议将招收研究生的年龄限制放宽五年，这一呼吁得到教育部的批准，为一大批“文革”前的毕业生、肄业生争取到深造的机会，这一年原中国医科大学1959年至1962年入学的240人中，仅考取中国医学科学院研究生的就有64人，录取率居全国各院校之首。他们中间很多人日后成为各医学学科的带头人，在全国范围内，更有一大批科技骨干成为栋梁之材，不少人为我国科技事业的发展甚至世界科技的进步，做出了重大的贡献。

在恢复研究生教育的同时，黄家驷教授与当时高等教育部蒋南翔部长协商，认为从长远看，八年制医学院还应继续办下去。此意见受到多数专家教授的支持。于是中国医学科学院经卫生部上报国务院申请复校，受到中央重视并于1979年7月31日得到高教部的批准，将“文革”时期的“首都医院医科大学”改名为“中国首都医科大学”，医预科仍在北京大学，与协和的关系以及管理体制等没有变化，但学程由三年改为两年半。中国首都医科大学管理体制，回归卫生部与教育部双重领导的八年制全国重点大学。

1979年复校后，中国首都医科大学依然遵循少而精的办学方针。复校当年只招收了医预科新生，三年后（1982年）才进入本科学习。但这三年中，由于拨乱反正任务繁重，本科教学准备工作一直未能到位。学生进入本科时仍然是仓促上阵。后来经过全校教职员工的共同努力和多方支持，情况逐渐得到改善。另一方面，由于学校同医科院是一个单位，科研力量较强，研究生教育有了较快的发展，复校后研究生教育重新纳入医大统一管理，成为医大教育工作的组成部分。

“文革”期间，护理教育工作全部停滞。1976年，协和医院由于护理人员缺乏，办过两年制的“护训班”补充缺口。1979年，卫生部下达了《关于加强护理教育工作的意见》后，中国首都医科大学开始恢复正规的中专护理教育。按卫生部下达的教学计划、教材和教学大纲进行授课，以保证教学质量。在此期间，除招收护理专业的学生外，根据科室工作需要，还举办了技士、药技士和医疗仪器维修的技术员（技士）等多个培训班。

“文革”结束后，院校在党中央和上级领导统一部署下，进行了大量的拨乱反正工作，平反冤假错案，落实知识分子政策，极大地调动了广大科技、教学人员的积极性。同时在机构和人员方面也做了重大的调整，在上级领导和有关省市领导的支持下，先后将实验医学研究所从四川搬迁回北京；血液病研究所、放射医学研究所和生物医学工程研究所也从四川搬迁回天津；皮肤病研究所从泰州搬迁到南京市；大量科技、教学骨干也相继调回北京。

协和第三次停办

中国首都医科大学从1959年开办至1970年奉命停办，共招收了10届医学生，其中前三届插班生均已完成了八年计划的本科课程，后七届共433名学生由于受“文化大革命”的影响均未完成学业，从1968年7月到1970年7月的两年间，这些学生大都被分配到基层卫生机构工作。

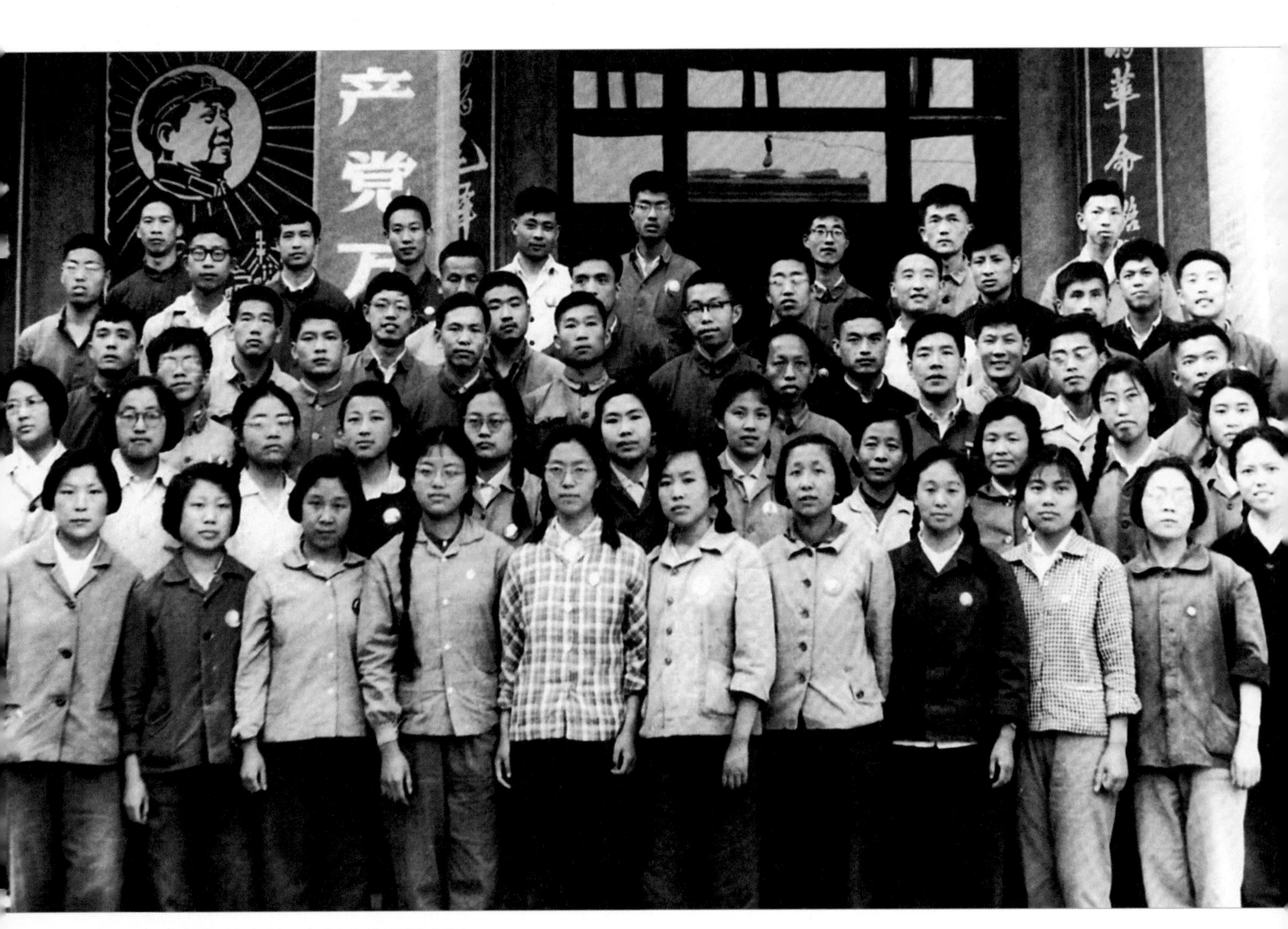

1968年中国医科大学三年级全体同学合影

毛主席万岁

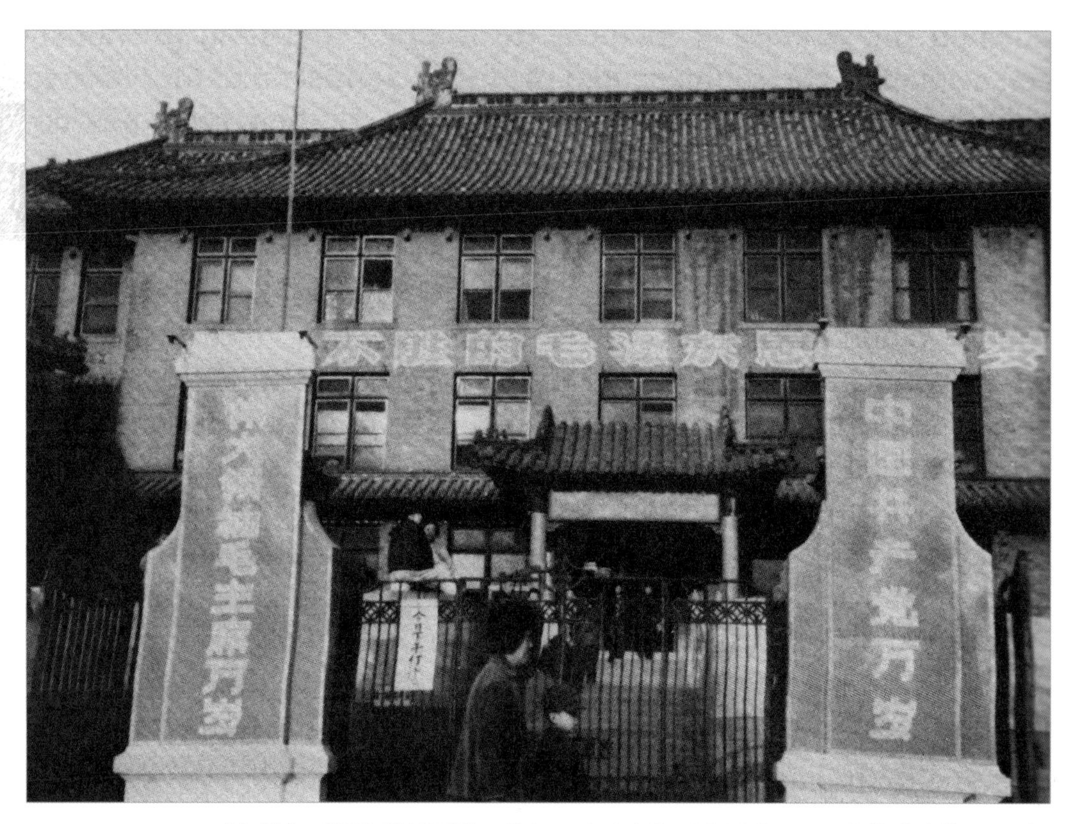

“文革”时期的首都医院，曾经一度改名为反帝医院，即现在的北京协和医院。

席万寿无疆
无限忠于毛主席
伟大的领袖毛主席万岁
无限热爱毛主席

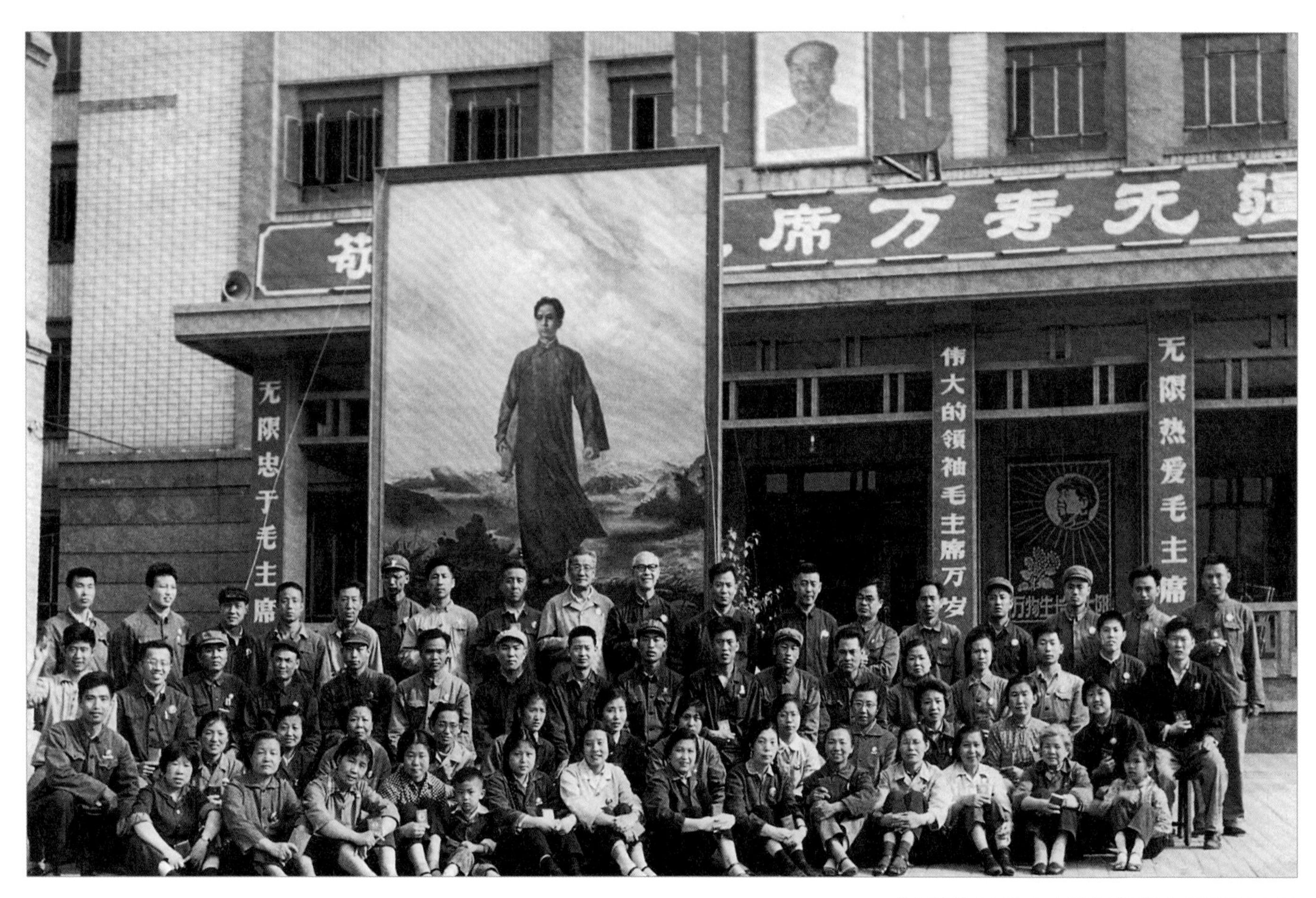

“文革”时期的实验医学研究所科研人员

逆境中的坚守

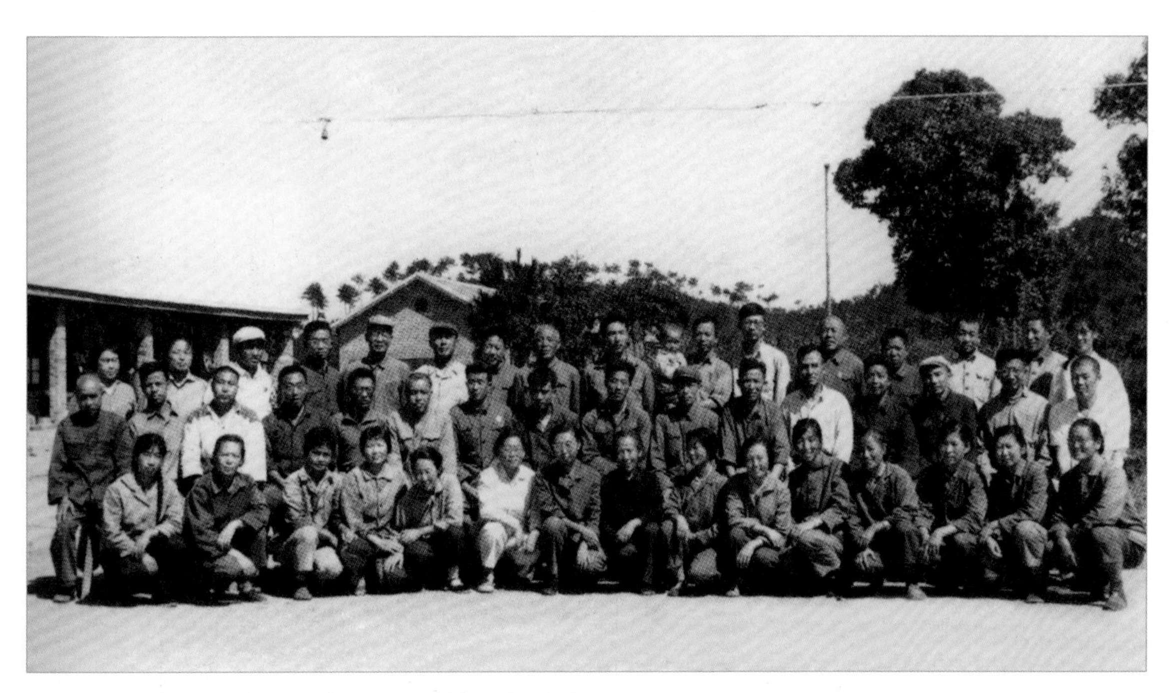

1970 年下放到江西永修县“五 · 七干校”的部分教职员工

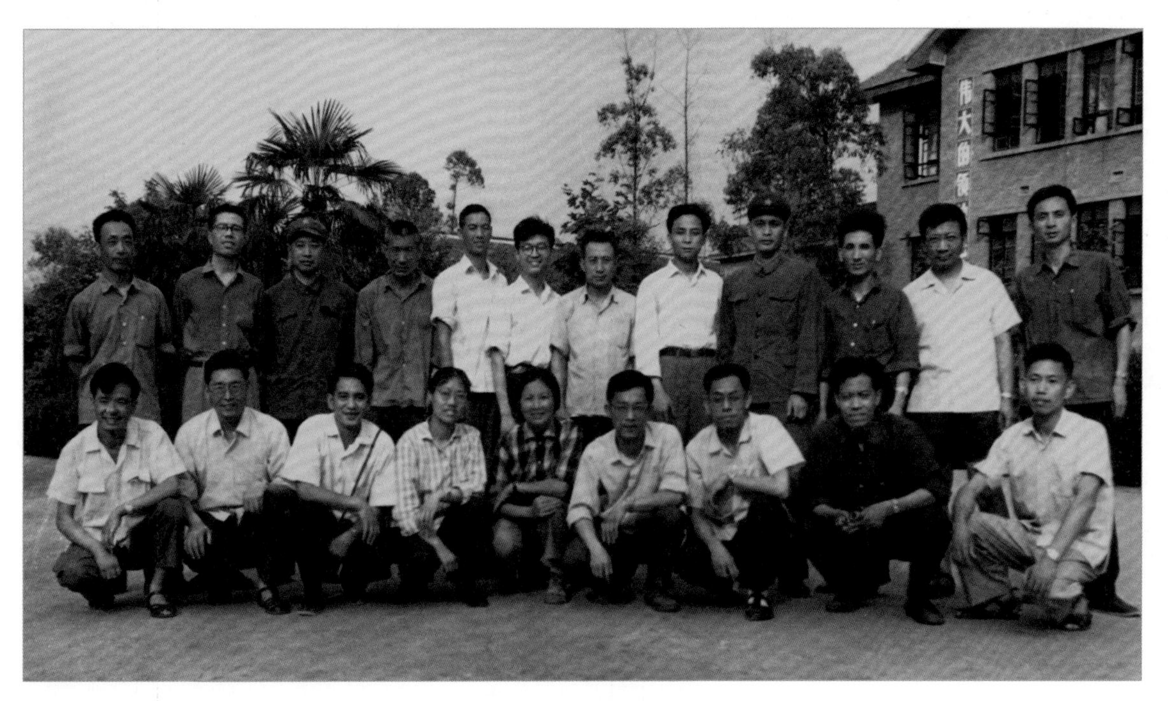

1974 年实验医学研究所的科研人员在简阳县政府大院合影

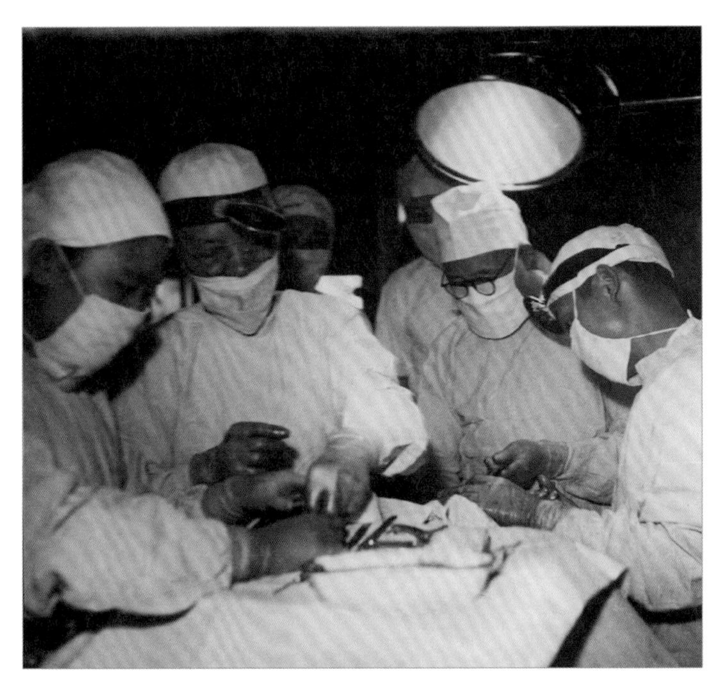
北京协和医院耳鼻喉科张庆松教授指导青年医师施行手术

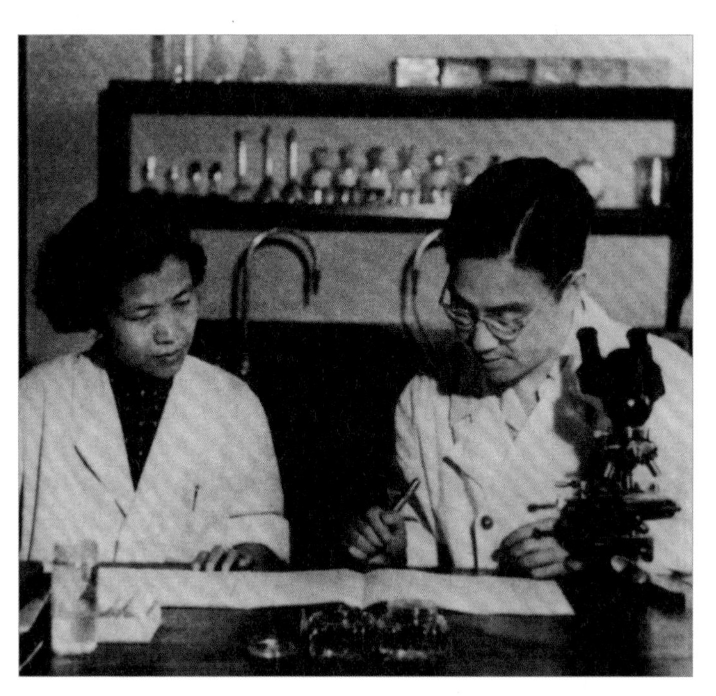
北京协和医院妇产科宋鸿钊教授与同事探讨科研问题

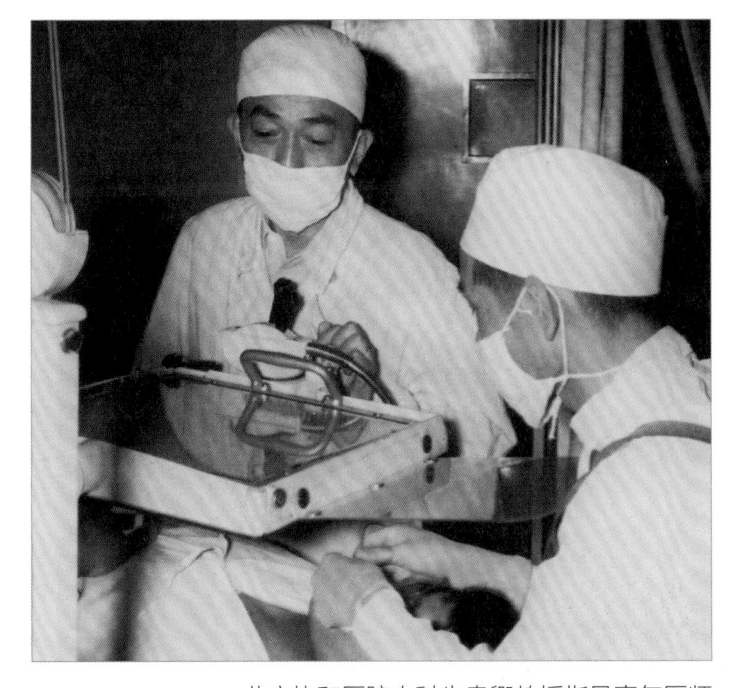
北京协和医院内科朱贵卿教授指导青年医师

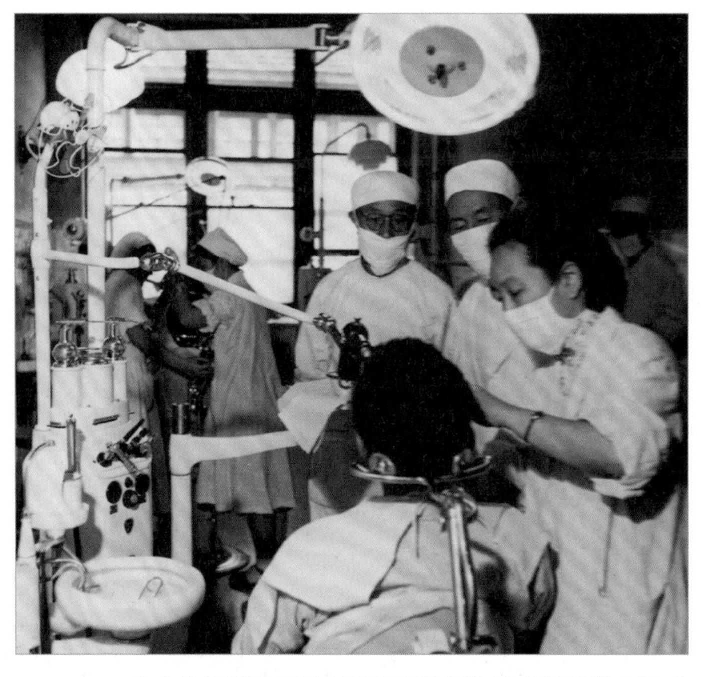
北京协和医院口腔科王巧璋教授为患者进行检查治疗

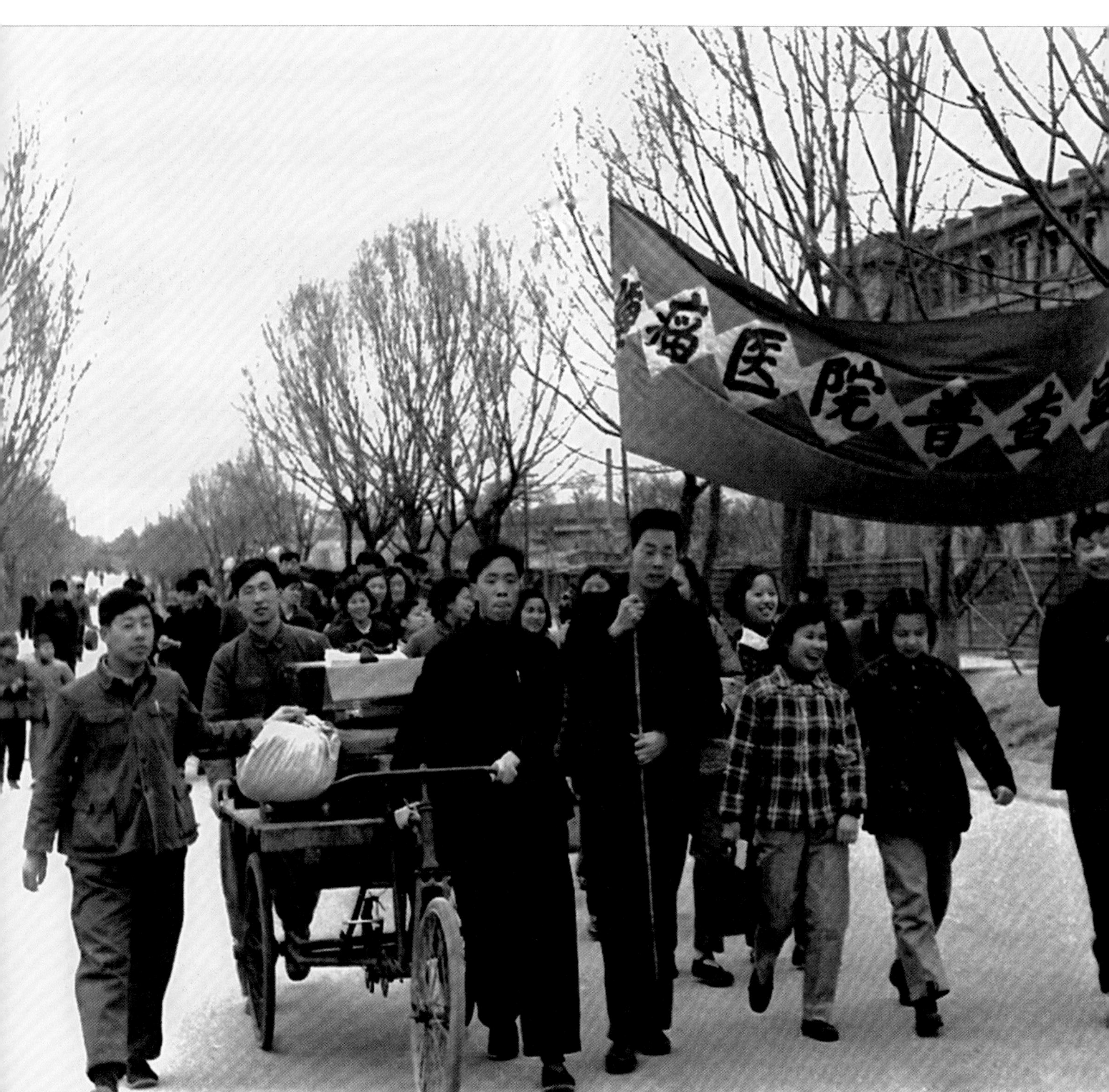

肿瘤医院科研人员开展肿瘤普查宣传

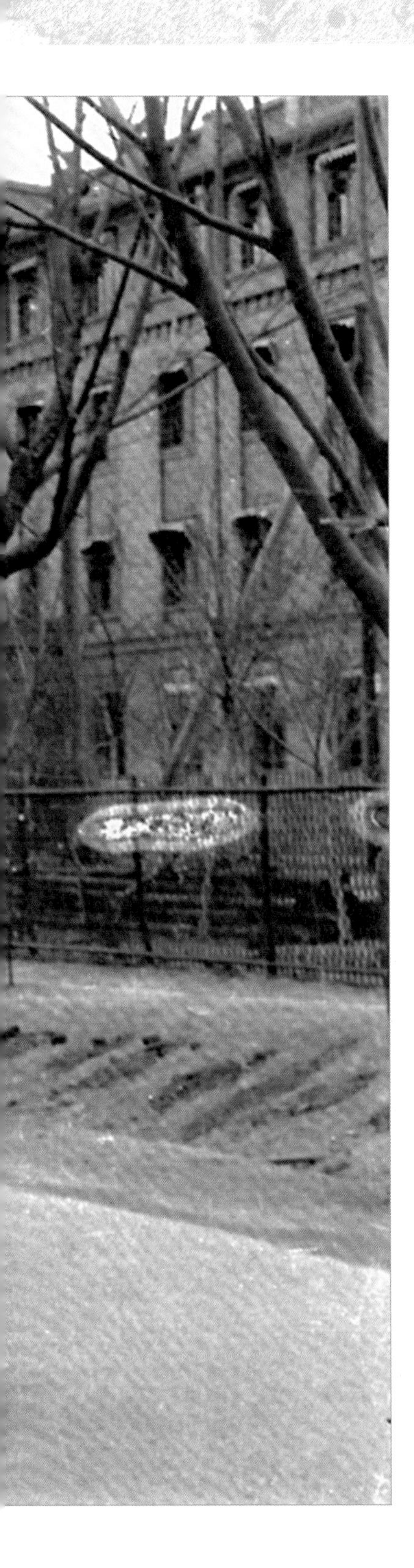

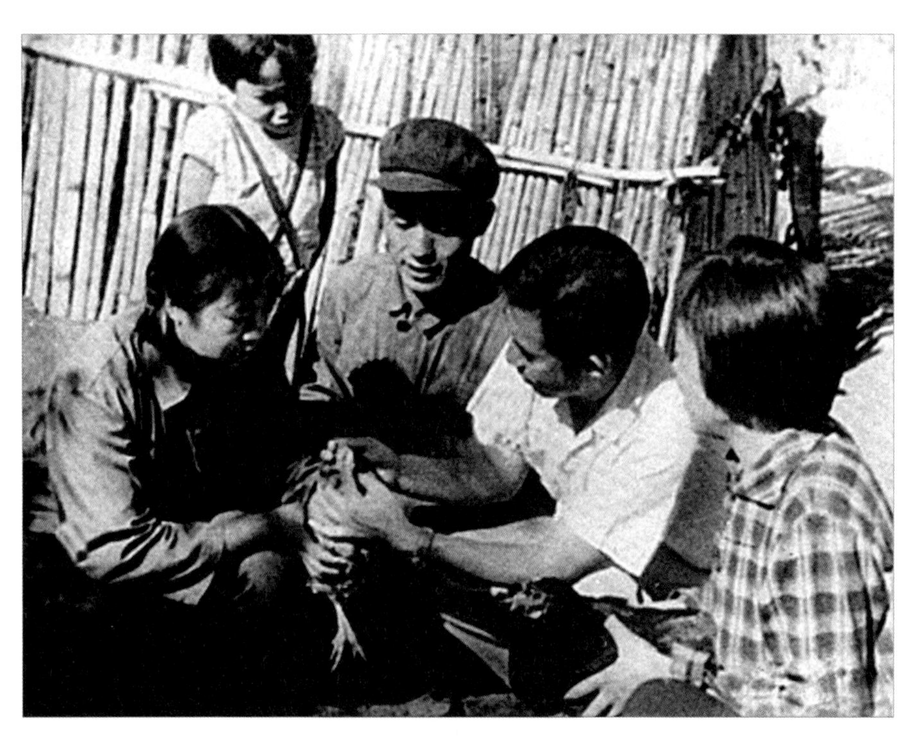

肿瘤医院刘复生教授和医疗队员到农户家普查鸡食管癌

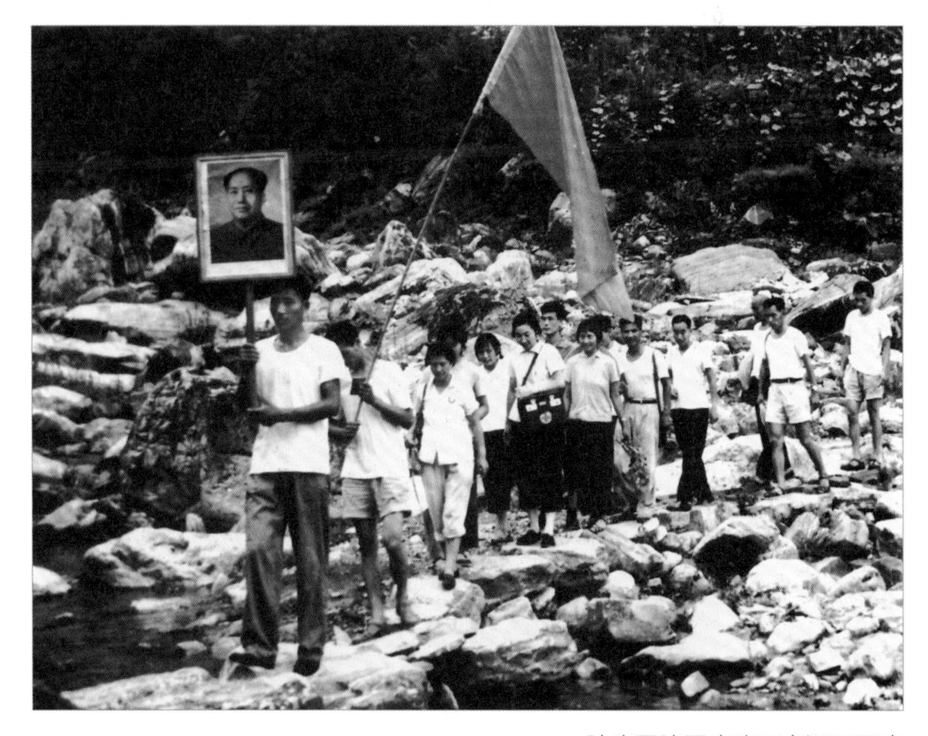

肿瘤医院医疗队下乡巡回医疗

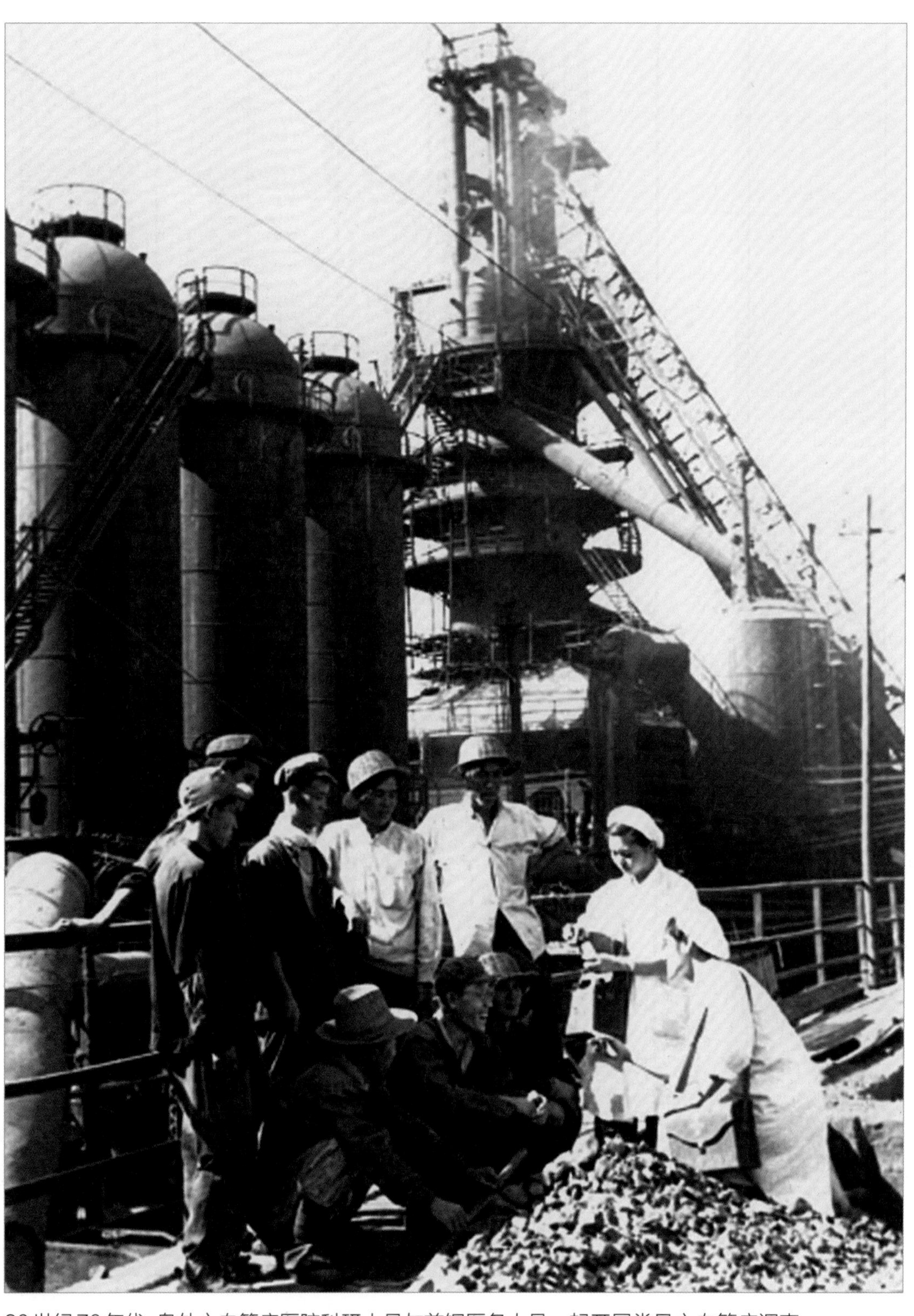

20世纪70年代，阜外心血管病医院科研人员与首钢医务人员一起开展常见心血管病调查。

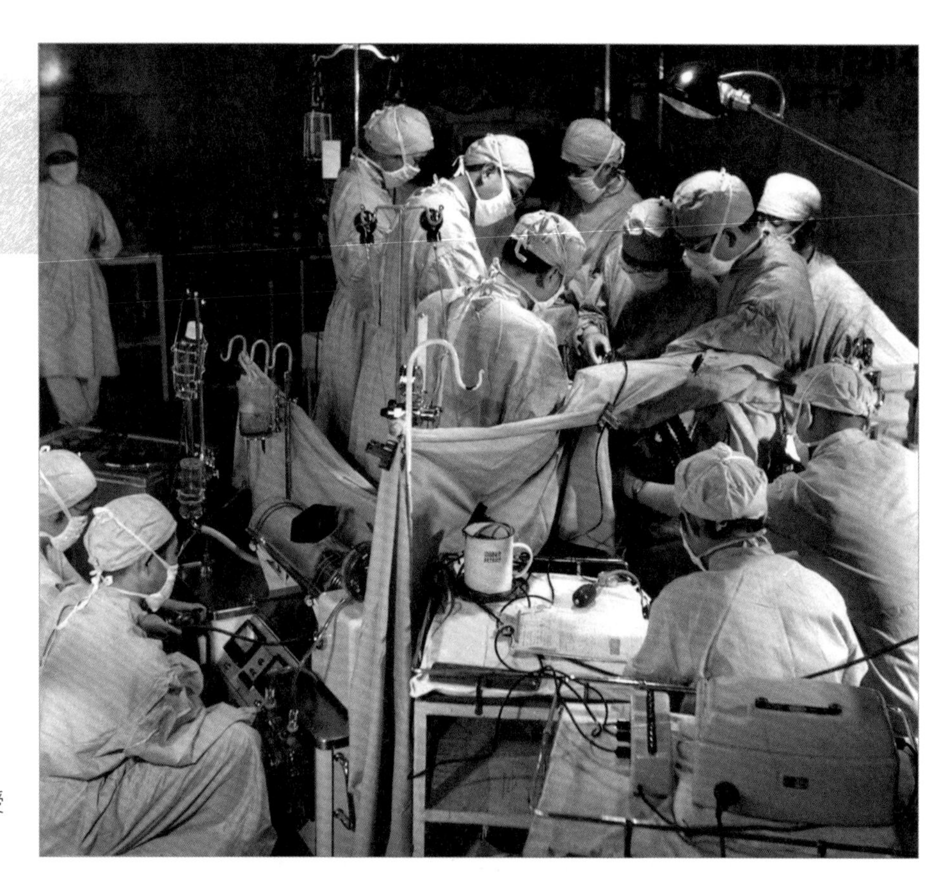

1974 年阜外心血管病医院郭加强教授
成功完成我国第一例冠状动脉搭桥术

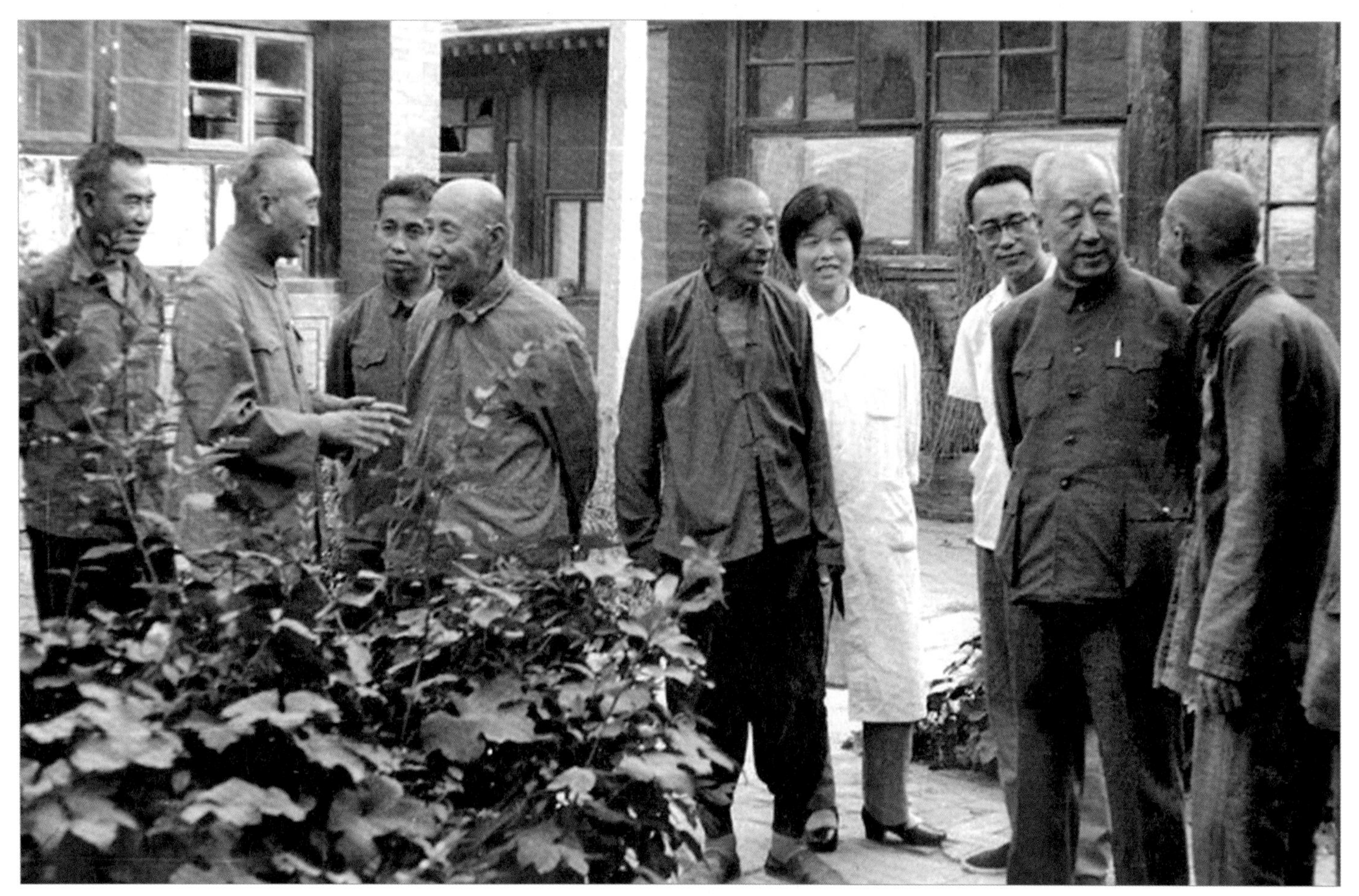

1978年阜外心血管病医院吴英恺教授、蔡如升教授送医送药到农家。

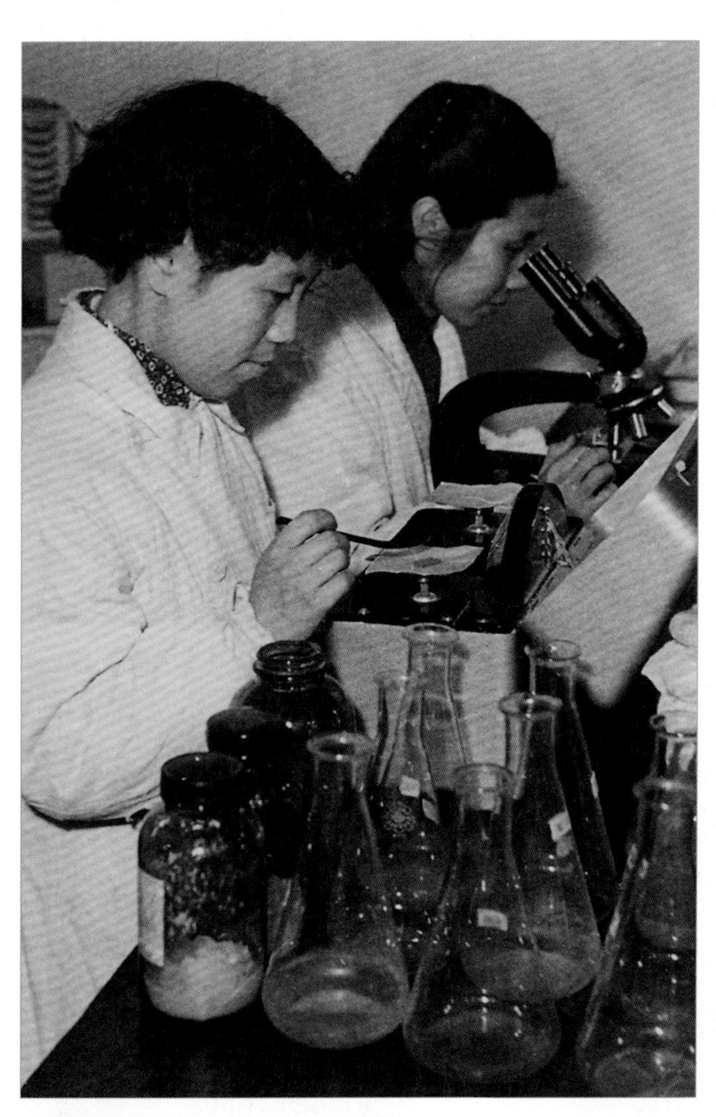

抗菌素研究所科研人员在选育红霉素

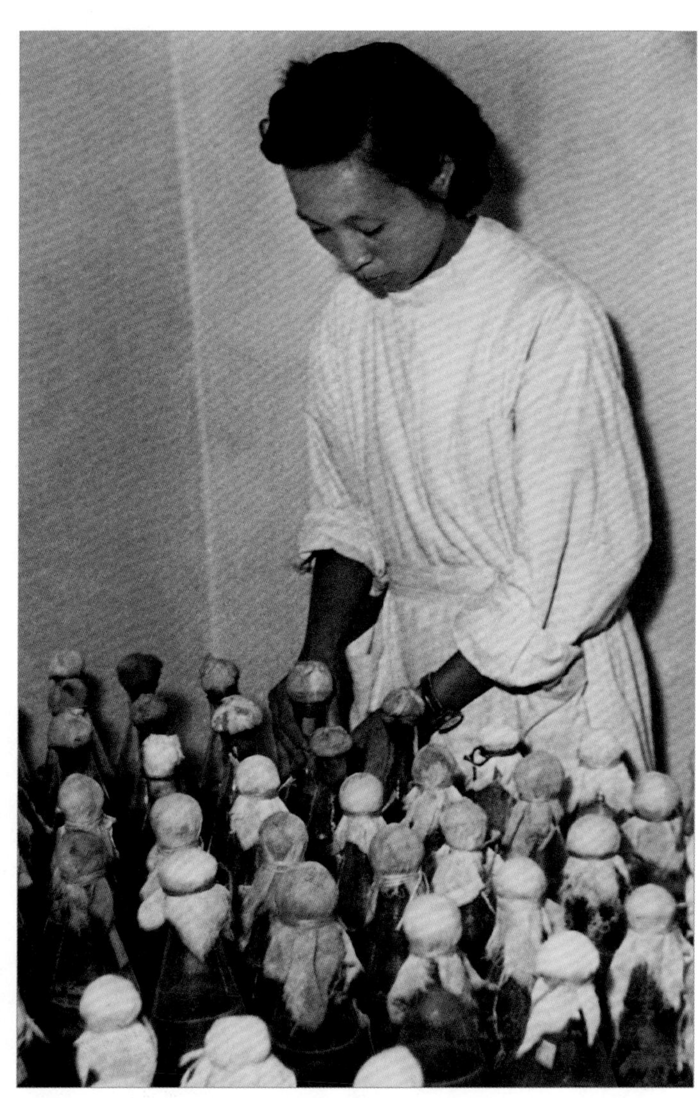

抗菌素研究所科研人员在旋转摇床上进行新抗菌素的发酵

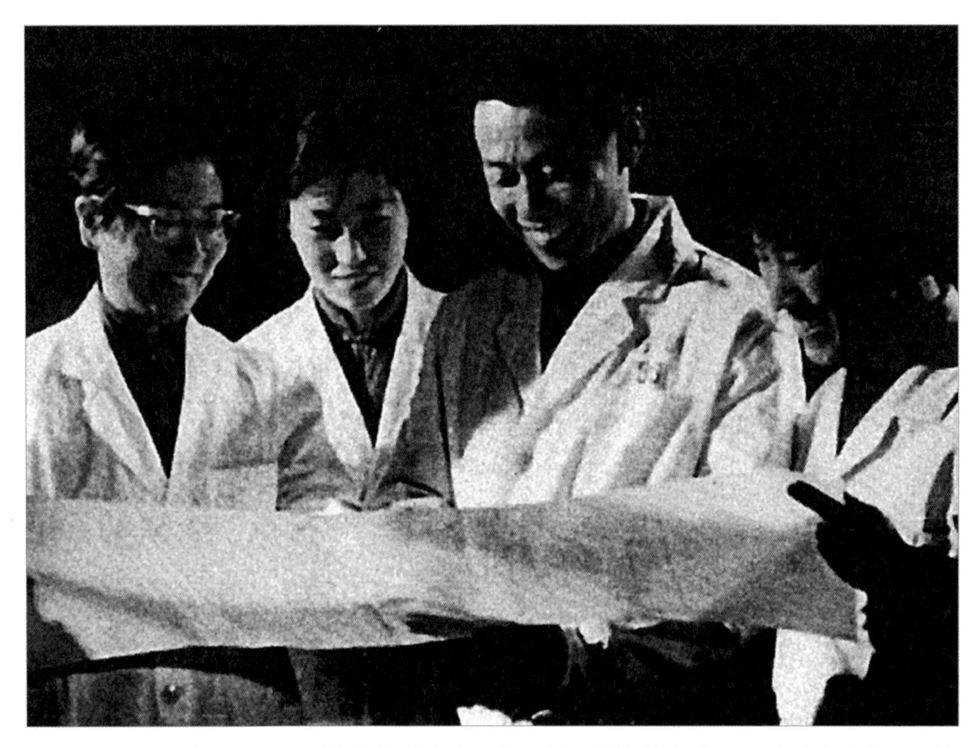

药物研究所科研人员看到山莨菪碱合成品与天然品的红外光谱图一致时个个喜上眉梢

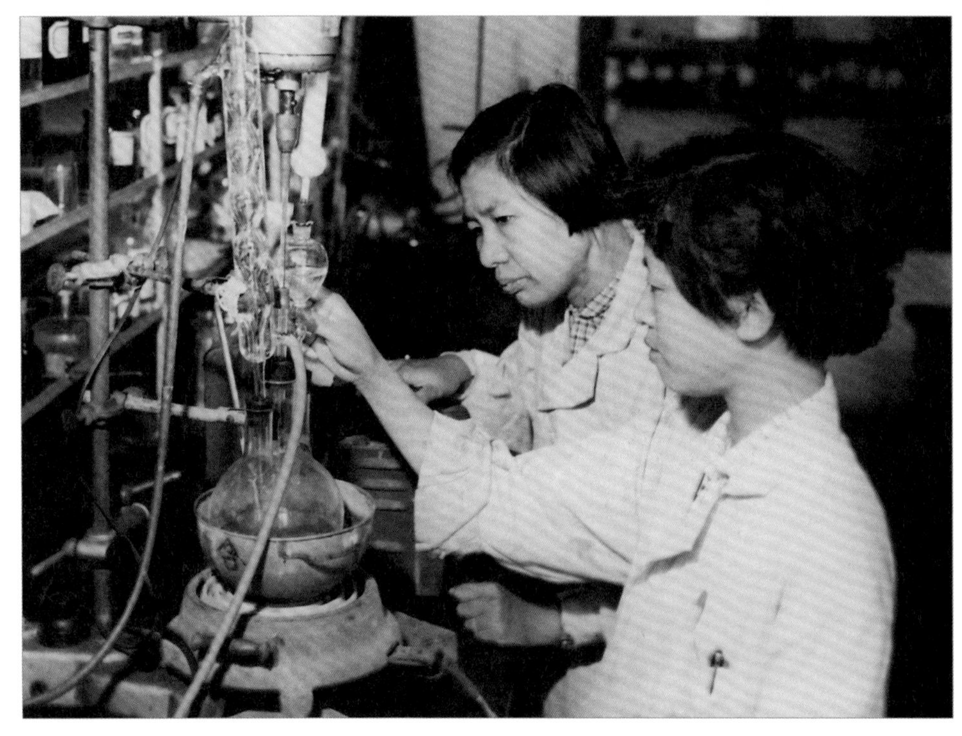

药物研究所黄量教授与同事进行合成肾上腺皮质激素

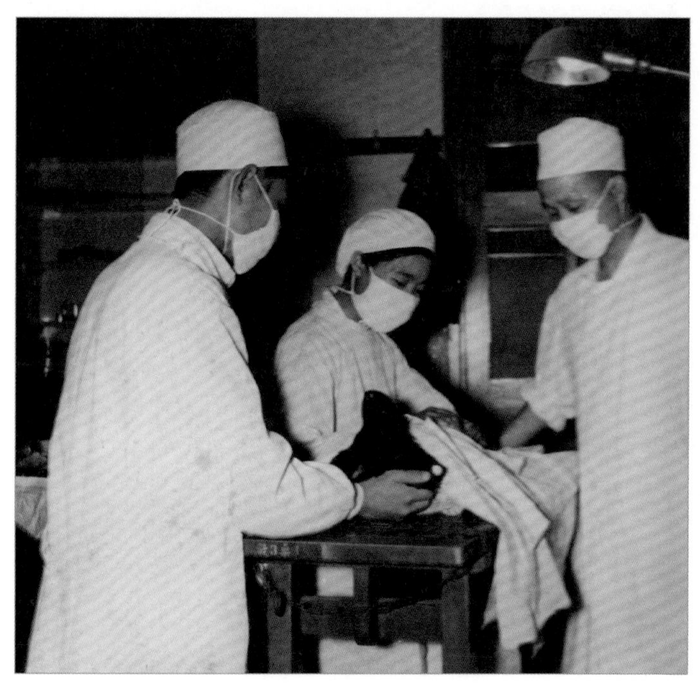

输血及血液学研究所科研人员在动物身上做止血疗效实验

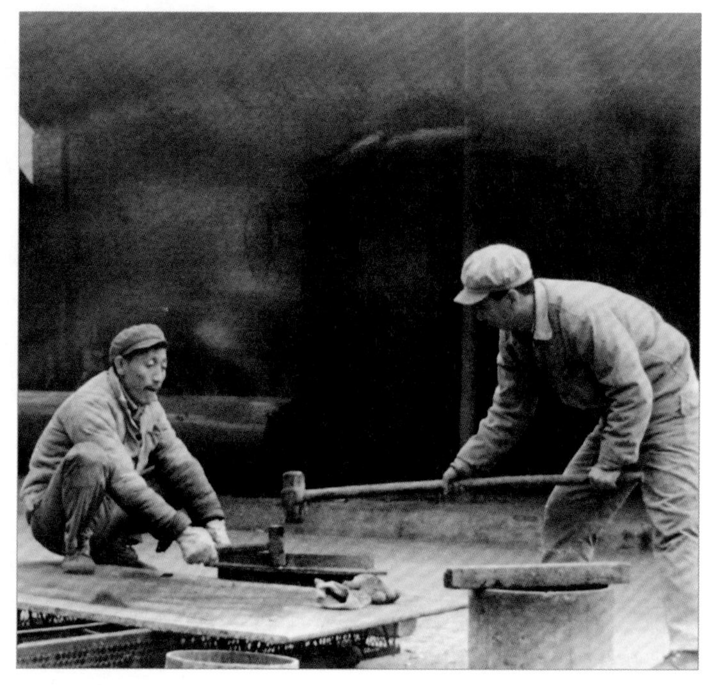

输血及血液学研究所工人自己动手制作简易科研设备

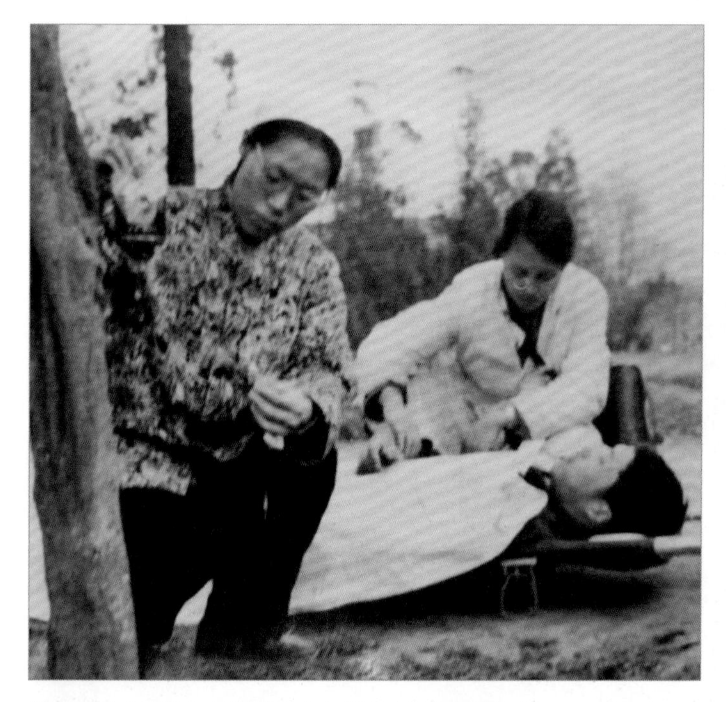

输血及血液学研究所科研人员进行战略血袋演示

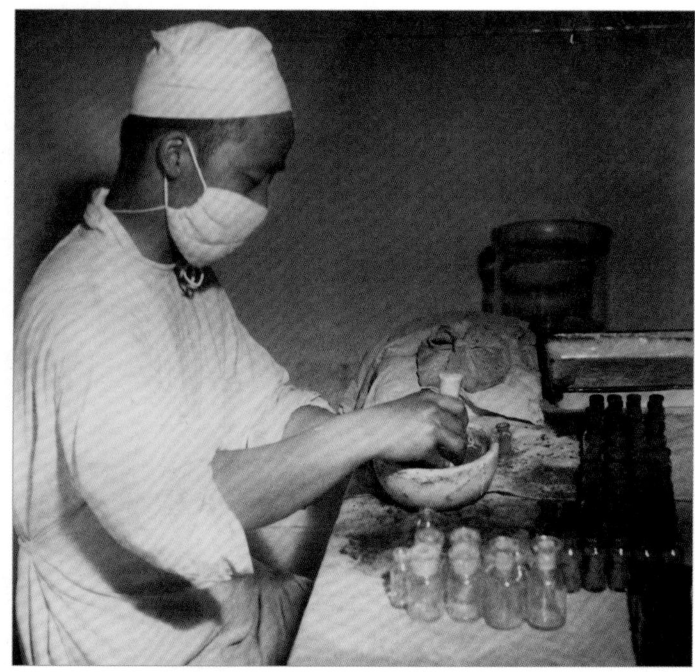

输血及血液学研究所科研人员制作左旋醣酐

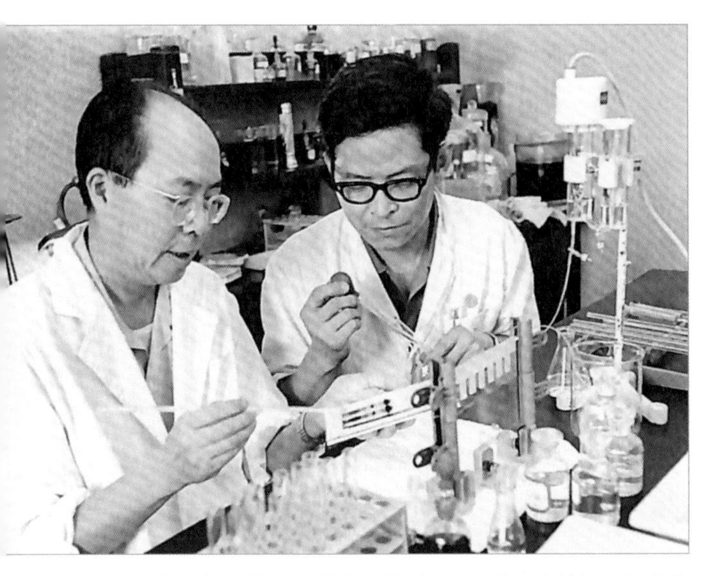
实验医学研究所梁植权教授与吴翚在四川简阳实验室

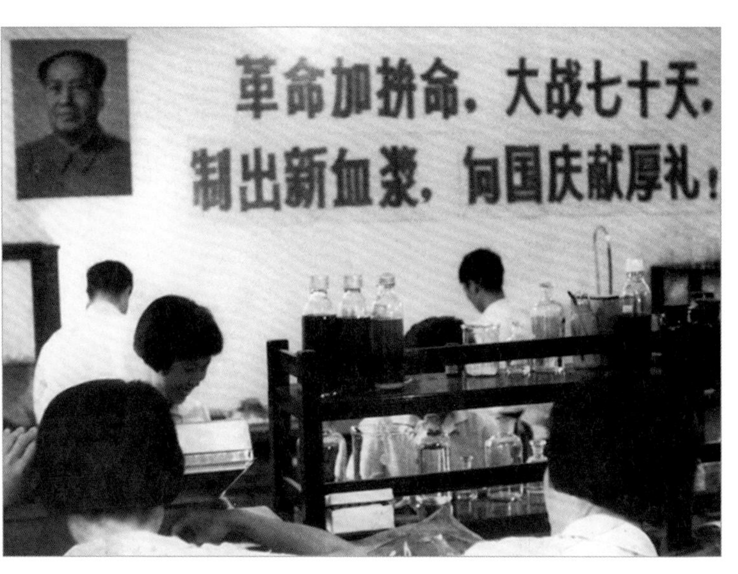

实验医学研究所科研人员研制成功动物代血浆“实研三号”

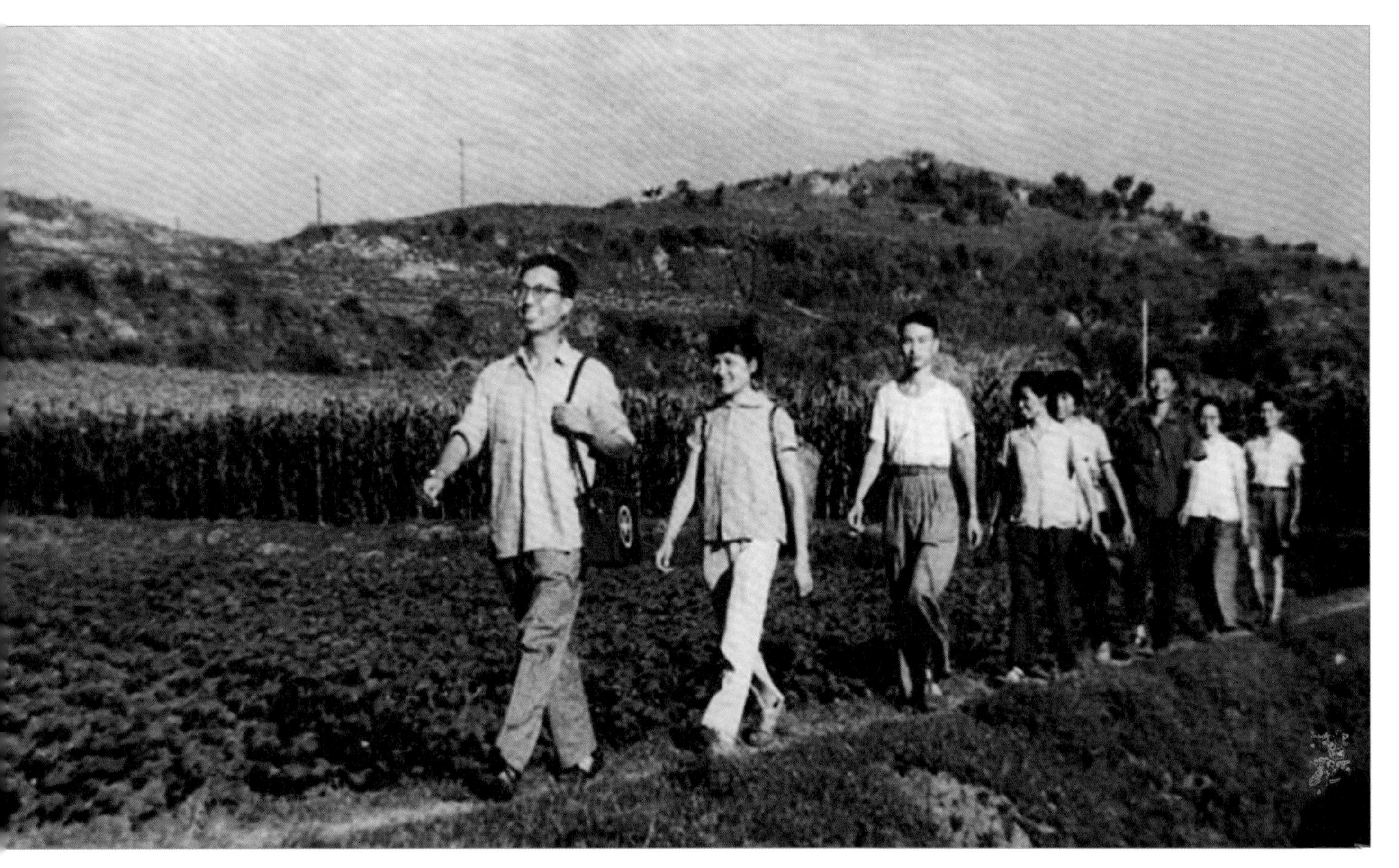
1970 年国务院下达攻克慢性气管炎任务，实验医学研究所等单位组织小分队轮流进驻简阳县解放公社巡回医疗，送医送药上门。

服务基层

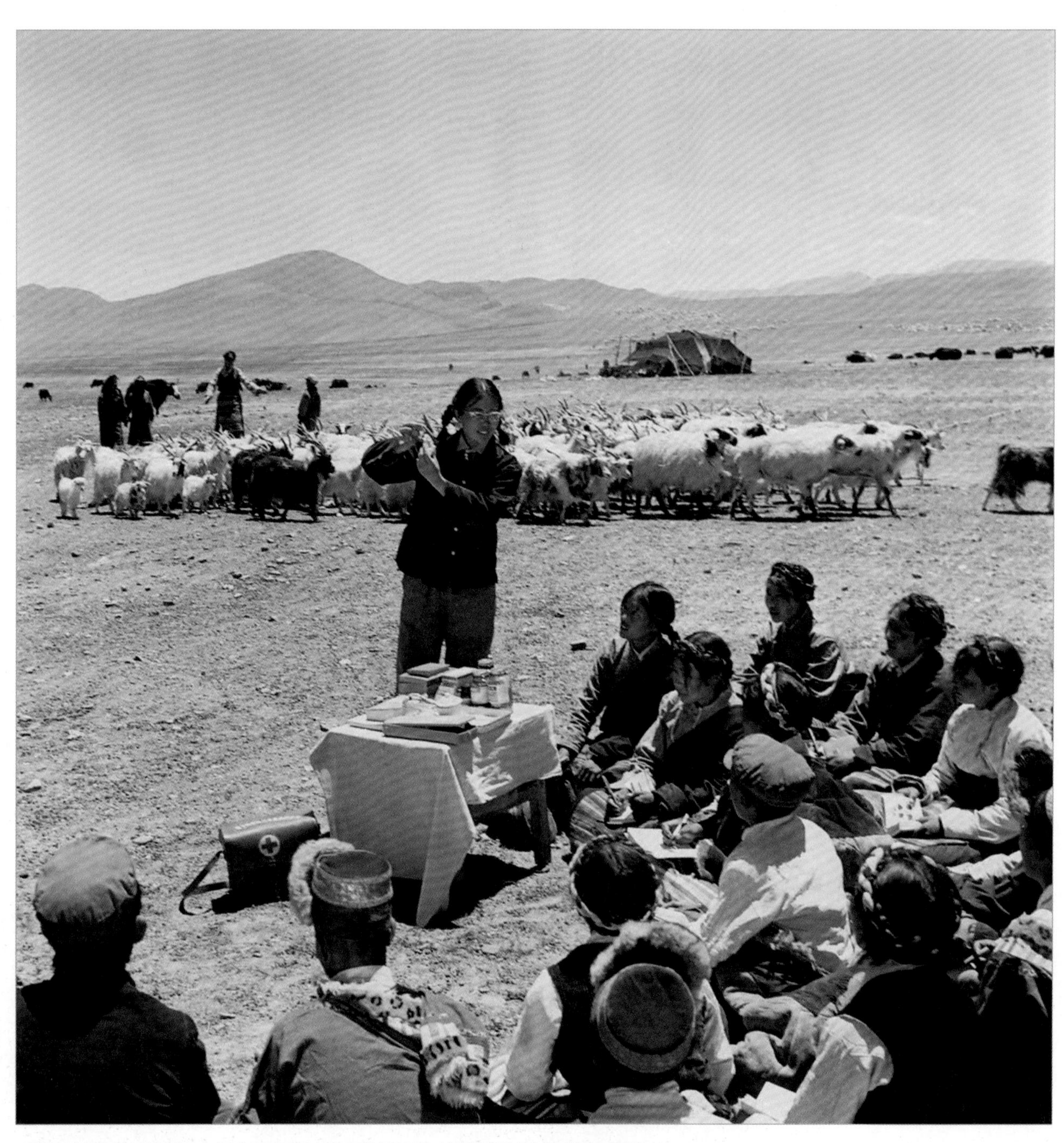

1976 年阜外医院刘庆红在阿里改则县藏族医生培训班上讲解药物应用

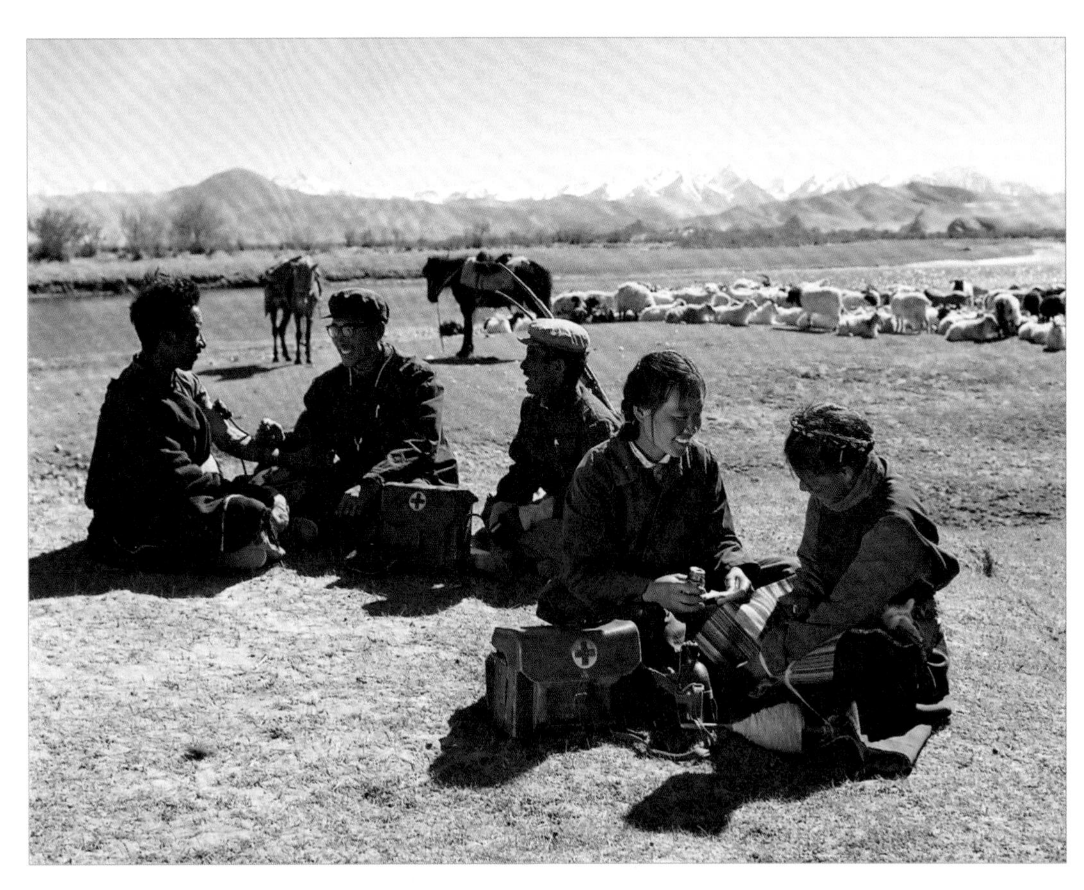

1976年北京协和医院于宗河（左二）、阜外心血管病医院李瑞萍（右二），在阿里措勒县为牧民看病。

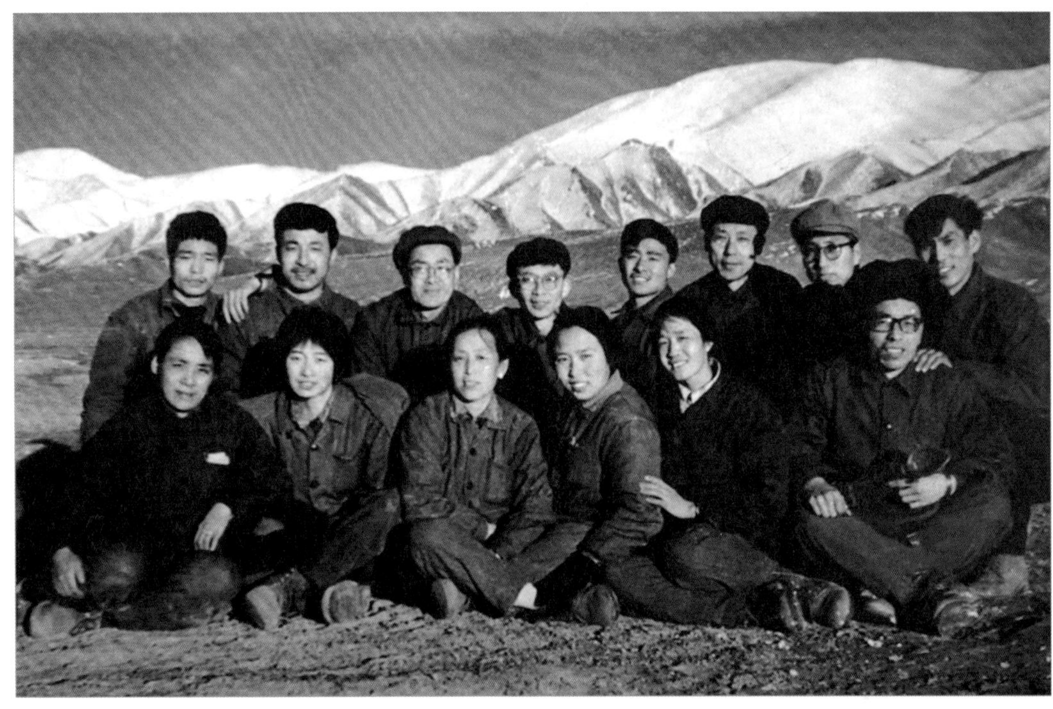

1978年由实验医学研究所、阜外心血管病医院、卫生研究所、药物研究所等单位，共同组成的高山病防治科研小分队成员在昆仑山雪山前合影。

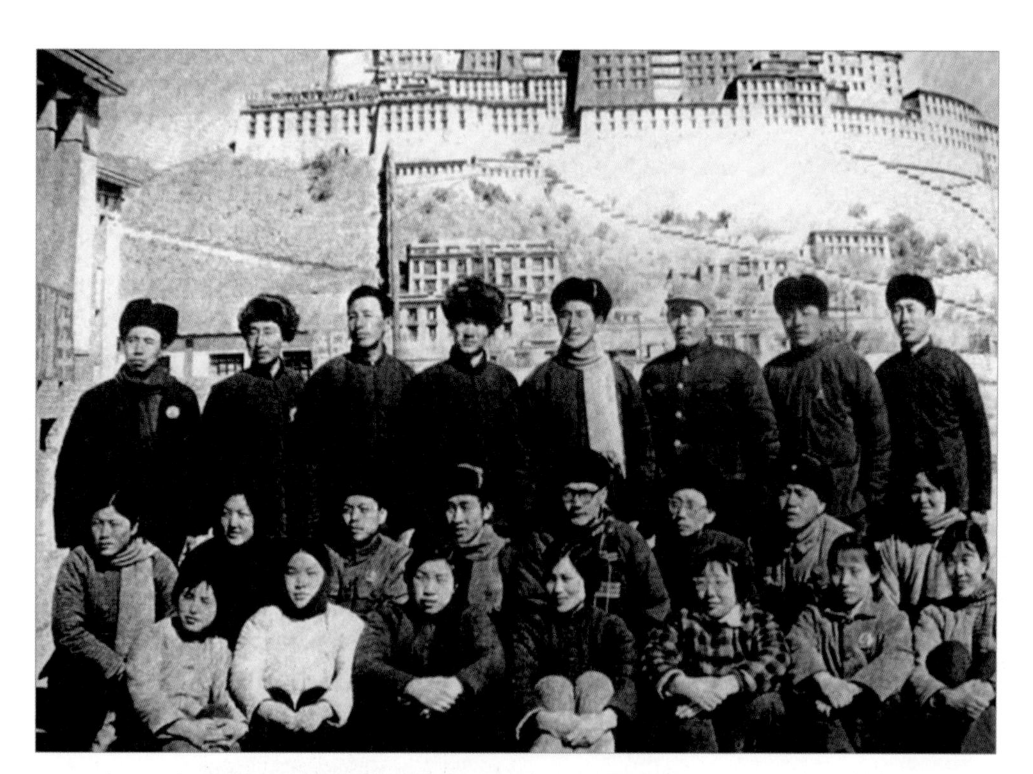

1970 年 23 名医疗队员在西藏布达拉宫前合影

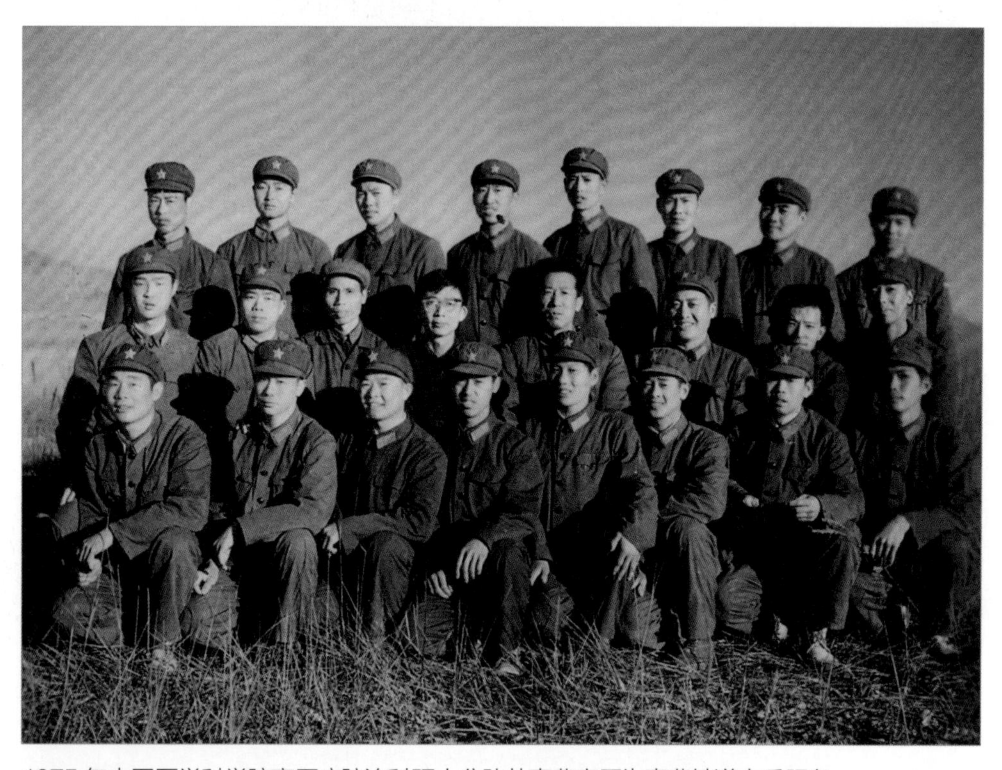

1975 年中国医学科学院高原病防治科研小分队赴青藏高原为青藏铁道官兵服务

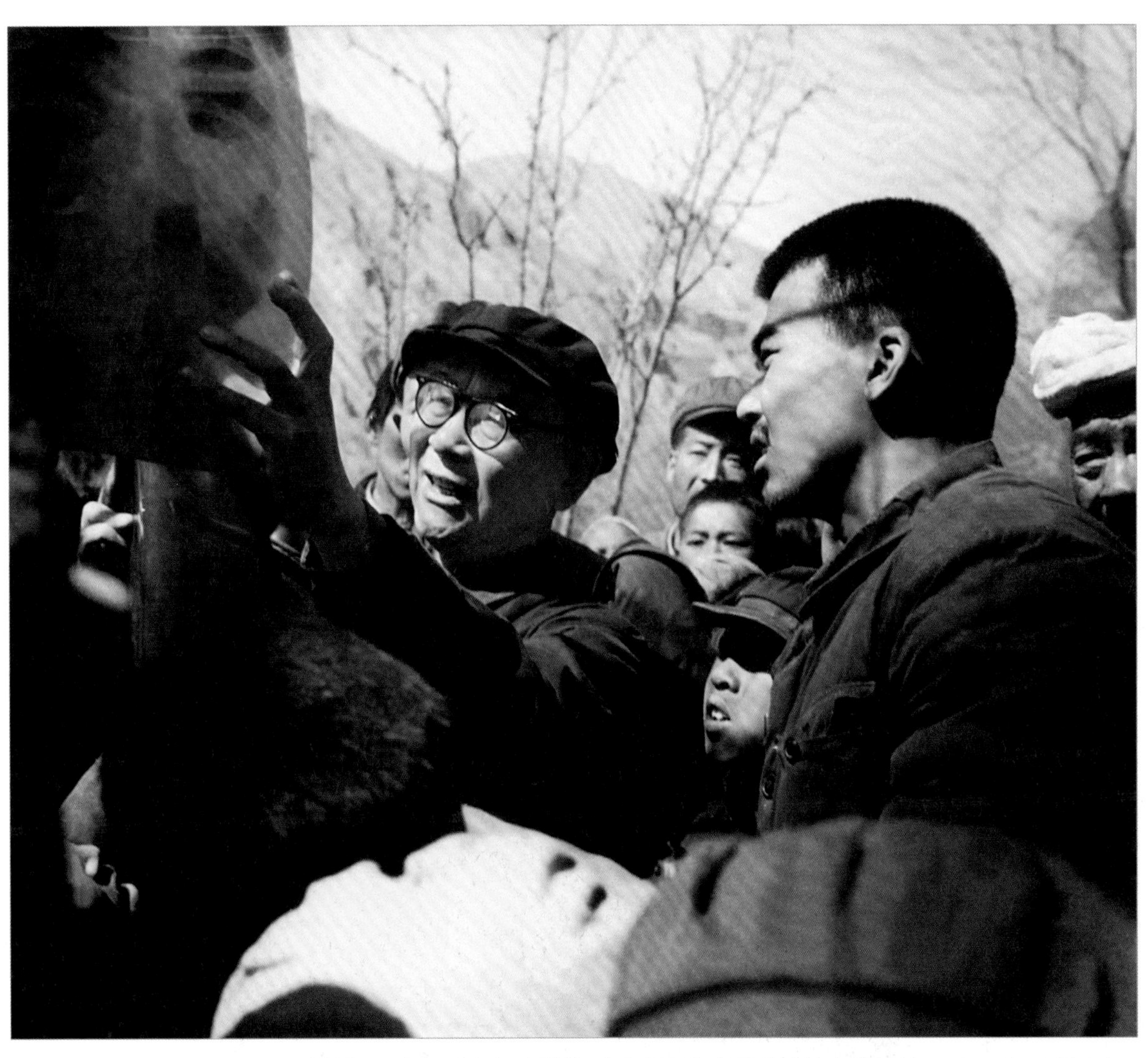

20 世纪 70 年代，在延安插队的知识青年孙立哲自学外科医术服务农民的事迹广为流传。1974 年 3 月下旬，黄家驷教授专程前往延安，与孙立哲讨论病例，观摩手术进行指导。

培训 进修

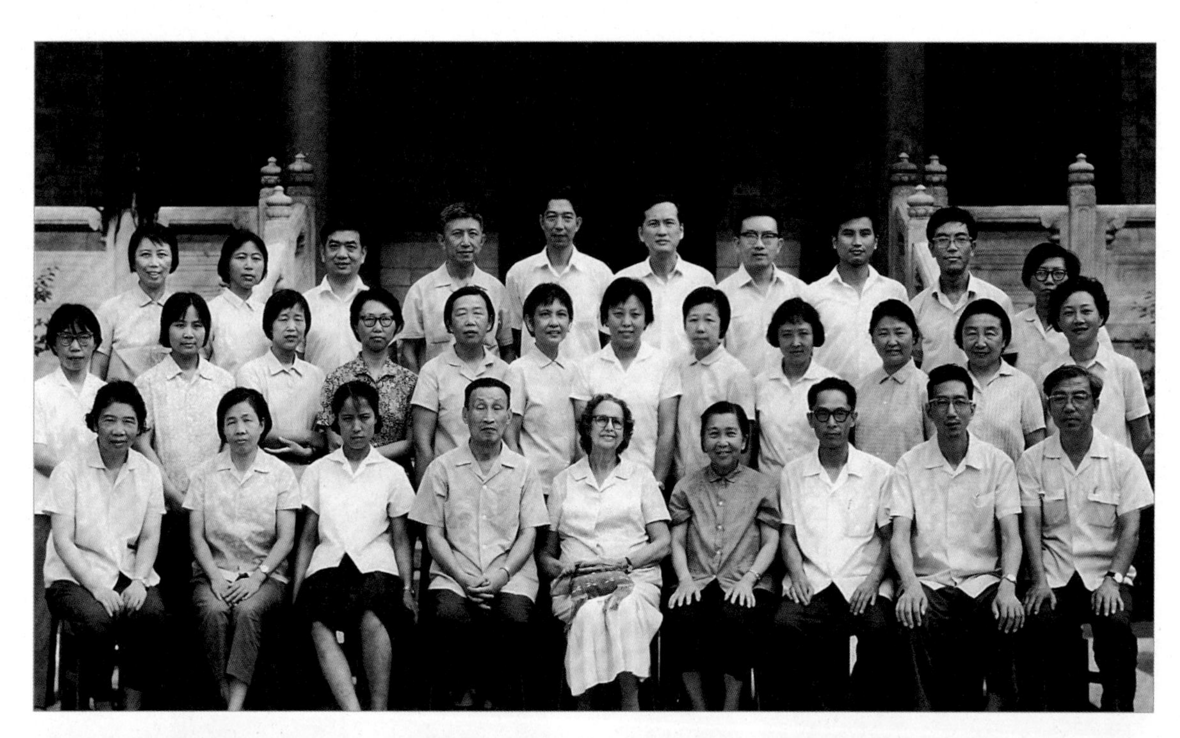

1978 年中国医学科学院举办第一期出国留学生英语训练班

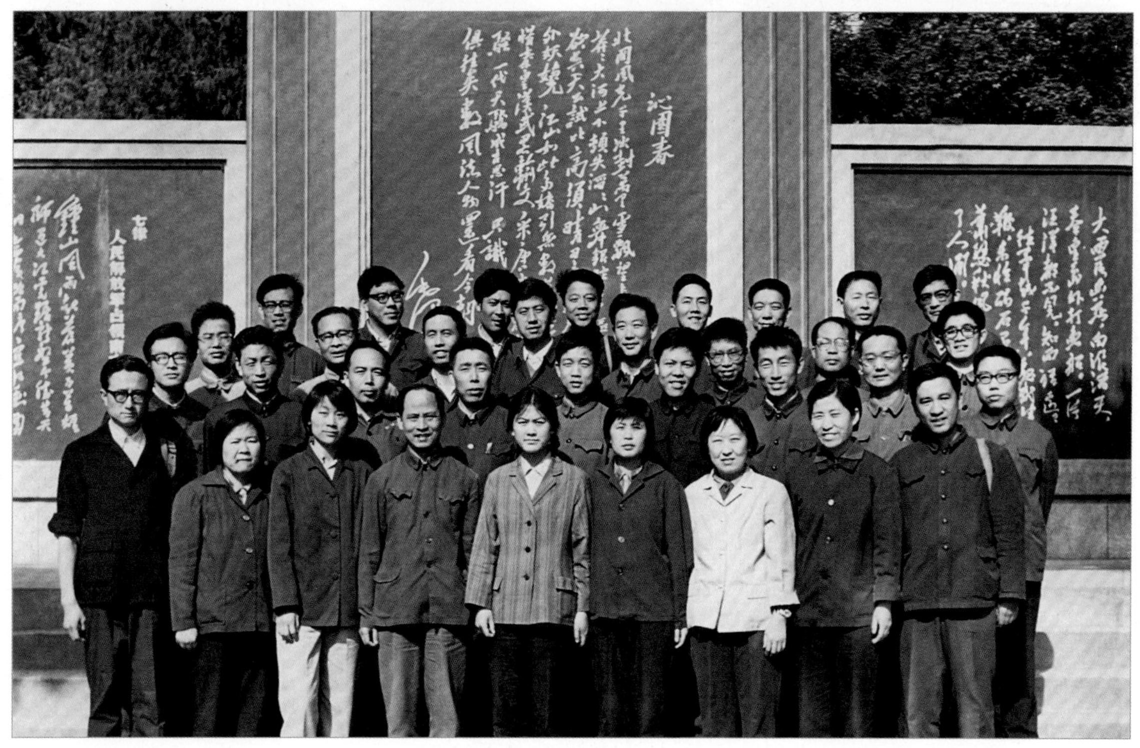

1979 年 9 月恢复研究生招生后，生化系招收的第一批研究生。

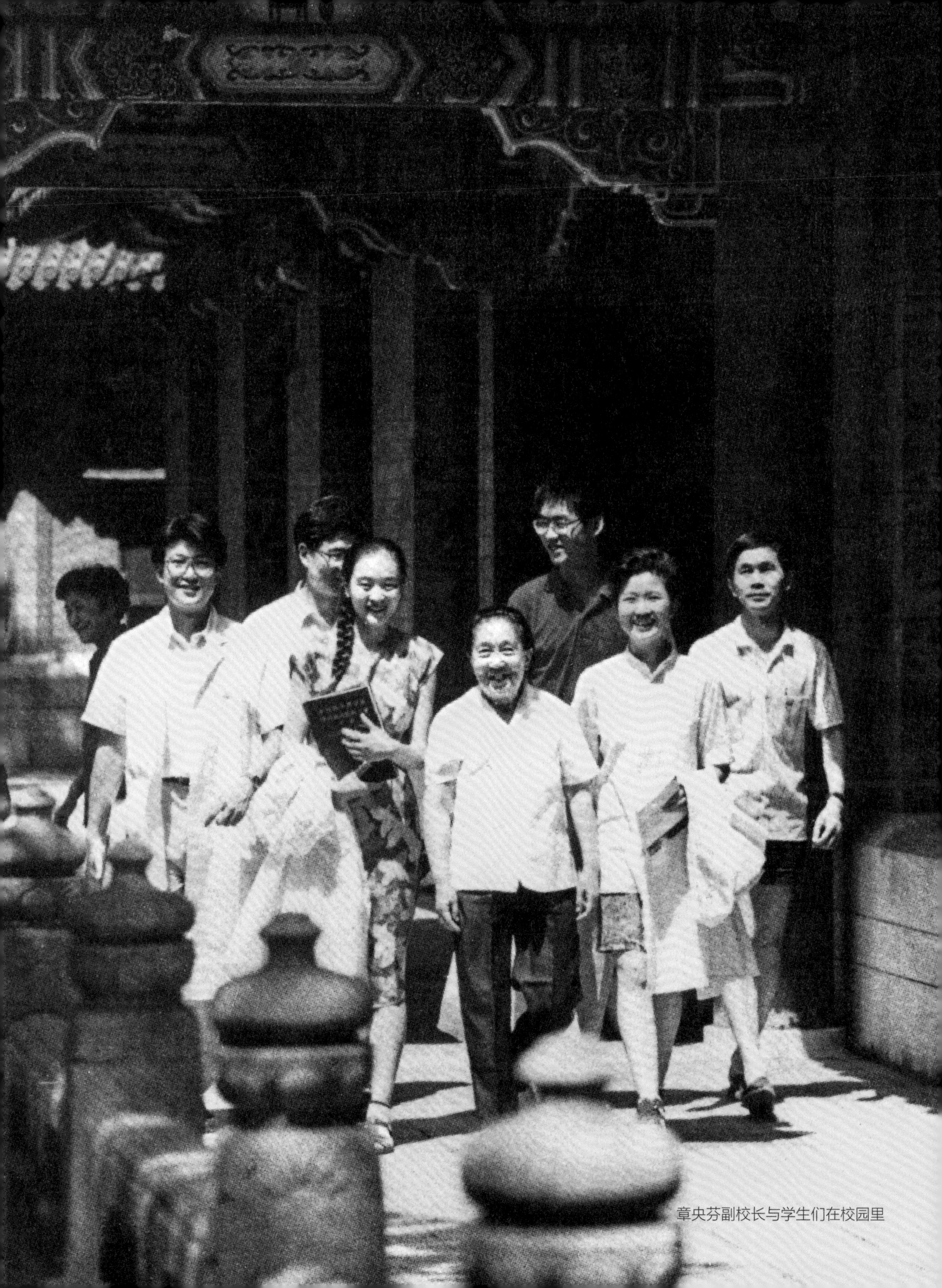

章央芬副校长与学生们在校园里

改革开放中的中国协和医科大学

协和第三次复校

更名「中国协和医科大学」

关怀期望

恢复对外交流

设立「协和之友」基金会

传承与发展

成立护理学院

成立研究生院

成立公共卫生学院

成立成人教育学院

设立中国医学科学奖

建立医理双博士学位

硕果盈庭

第七编

硕果盈庭

1979—2000

改革开放中的中国协和医科大学

1979 年 7 月，学校第三次复校。当年秋天开始以“中国首都医科大学”的名义招收医学预科学生，录取新生的平均分数高于北京市的其他高校。31 名新生于 9 月 1 日到北京大学报到，3 年后进入本科。

1980 年 12 月，经卫生部批准组成中国首都医科大学领导班子：黄家驷、林士笑分别兼任校长和党委书记。为了解决教师队伍分散在各研究机构，院校领导仍难统一的问题，学校党委会于 1982 年 4 月 5 日重新提出院校领导统一的方案，上报卫生部。1983 年 5 月 5 日卫生部正式批文：中国医学科学院和中国首都医科大学院校领导统一，一套机构，对外两块牌子；基础医学研究所既是研究所又是中国首都医科大学的基础医学部；首都医院、临床医学研究所既是医院和研究所又是首都医科大学的临床医学部。1983 年 1 月领导班子调整，任命黄家驷为名誉院校长，吴阶平为院校长兼院校党委书记，1983 年 4 月任命冯佩之为院校党委书记，同时对机关职能部门进行了调整。

除了组织机构的调整外，学校在教学上作了许多有益的改进和探索。1979 年和 1980 年间，举行了多次有关专家、教授、教师的会议，讨论学校重建后的培养目标和教学方针，认为应该吸收原中国医科大学、北京协和医学院和当今国内外医学院校的好经验，把八年制医科大学办好，着重培养学生的自学和独立思考能力，讲课内容要少而精，给学生足够的自学时间，加强自学方法的辅导，除用中文教材外，同时采用英文教材，提倡英语授课，教学计划内安排一段集中的时间进行科研方法的训练等。

1983 年，院校办公会议决定成立“中国首都医科大学课程委员会”，1984 年 3 月 27 日确定了课程委员会的任务为：研究、制定、修改医本科的课程设置及教学计划，审定各教研室的教学大纲，研究并提出对提高教学质量的意见和措施，研究与交流国内外医学教育方面的动态与经验。1984年11月7日的医学教育研究小组会上，专门讨论了医本科外语教学的改革，决定一至三年级设公共外语课，第四年不再设置，但要求把提高外语水平的教学工作贯穿于本科教学的全部过程。

改进后的教学工作，既有对以往经验的总结延续，也有为适应我国社会主义教育特点和社会医学模式转变的要求而作出的调整。八年制医学本科教育过程仍分三个阶段进行：第一阶段是两年半的医预课程，在北京大学生物系学习，要求学生在综合大学环境中学好自然科学基础，选修人文科学；第二阶段是两年半的基础医学课程，在医大基础医学部学习，要求同医预课程衔接，学好基础医学课程和人文课程，初步掌握现代医学科研方法；第三阶段是三年的临床医学课程，在首都医院学习，实行导师制。前两年（即第六及第七学年）分组在主要临床科（内、外、妇、儿）及其他科轮转见习，最后一年为实习医生训练，在实习前安排部分时间到基层，通过卫生服务进行预防医学学习。具体的教学改进措施还包括：（1）增加课程门数，减少单门课时，精选内容；（2）培养学生自学和独立工作的能力；（3）加强基础和临床各科间的纵向和横向结合；（4）临床各科减少课堂讲课，加强临床实践和个别辅导，实行导师制。

为了办好医学教育，医大特别重视对教师的培养。复校后，以原中国医科大学的教师为主，增加基础医学研究所有关科技人员，组成基础医学各学科教学小组。此后，不仅从本校的毕业生中选拔品学兼优者留校任教，而且支持和选派大量教师出国进修学习。

1983年，由北京协和医学院1933届毕业生黄家驷、邓家栋等，发起组织了“协和之友”基金委员会，向国内外协和校友和关心本校的友好人士募捐，建立奖学基金，每年以其利息奖励优秀学生和教师。

20世纪90年代初，中国首都医科大学与北京市东城区和通县采取相互协作的方式，签订了长期合作协议，分别在朝阳门医院和通县卫生防疫站建立了城乡两个公共卫生现场教学基地，为学校医学专业八年制本科生的公共卫生教学服务。

除了医学本科教育，中国首都医科大学的研究生教育亦不断完善和发展。1981年11月，国务院批准中国医学科学院和中国首都医科大学首批有权授予硕士学位学科专业29个，有权授予博士学位学科专业16个，博士生指导教师39人。1982年，首批招收博士研究生12人。1982年2月，组成了第一届院校学位评定委员会。同年7月，首次授予265名研究生硕士学位；1985年6月，首次授予11名研究生博士学位。学位制度的建立，使研究生教育制度进一步规范和完善。

1985年1月，院校领导班子进行调整，任命吴阶平为中国医学科学院名誉院长、中国协和医科大学名誉校长；任命顾方舟为中国医学科学院院长、中国协和医科大学校长兼党委书记；1986年5月，钱昌年任中国医学科学院中国协和医科大学党委书记。

1985年6月，中国首都医科大学更名为中国协和医科大学，恢复英文原名 Peking Union Medical College（简称 PUMC）。首都医院更名为北京协和医院。

1985年，学校与澳大利亚的西澳大学医学院签订交换医学生临床见习的协议，每年4名，为期6周。1985年与美国哈佛大学医学院签订协议，1987年4月首次派两名八年级学生去该校学习三个月。

1986年4月，国务院批准中国协和医科大学试办研究生院，同年7月开始运行。经过十年建设，于1995年通过了国家教委的合格评估，并于1996年3月经国家教委批准正式成立研究生院。研究生院的成立，标志着院校的研究生教育和学位工作发展到一个新的阶段，它不仅表现在招生规模有较大幅度增长，而且在层次配比上重点由硕士生逐步向博士生转移。

1986年8月，院校教育工作会议上明确基础医学研究所逐步转化为医大本部，协和医院建成名副其实的教学医院，其方针为：在提高医疗质量的基础上，首先完成教学任务，同时积极开展科学研究工作。

1985年5月，经卫生部和教育部批准，培养高级护理人才的护理系也重新建立，恢复了原来的护理本科教育，并于同年8月开始招生。每年招生15人，仍设有预科，原为一年半，后改为一年，设于首都师范大学生物系。护理本科原学制为四年，1988年后按国家教委统一规定，改为五年制。在恢复护理本科的同时，中专水平的协和护校仍旧存在，本科及中专两种学制的护理教育并存。1995年10月，经卫生部批准，中国协和医科大学护理系改建为护理学院，1996年8月正式挂牌并开始招生。护理学院成立后，根据新的健康观念和医学科学发展的总趋势，在美国中华医学基金会的资助下，经国家教育部批准，全面改革了课程体系和教学内容并相应缩短了本科学制，由五年改为四年，专科和本科课程可以互相衔接，招生数量逐年扩大，同时开始招收硕士研究生。

改革开放为中国协和医科大学走向世界创造了条件。学校组织教师多批次前往国内外医学院校参观考察。1979年5月，黄家驷借中美两国商讨联合建立北京医学中心的机会，率团访问美国。考察之余，他代表中国医学科学院与美国福利部签订了友好合作协定，建立了中国医学科学院与美国国立卫生研究院（NIH）之间的友好合作协定；与此同时，恢复了中国首都医科大学与约翰·霍普金斯大学医学院的传统校际友谊。1980年9月，学校同美国约翰·霍普金斯大学医学院正式签署了合作协议，有计划地选派教师互访考察。黄家驷还与美国中华医学基金会董事会建立了联系，自此中国协和医科大学恢复了自1951年初与中华医学基金会中断了近30年的往来。1992年开始，中华医学基金会重新资助协和选派青年教师赴国外进修学习，每年派出6至8人。

1992年，卫生部对院校领导班子进行调整，巴德年任中国医学科学院中国协和医科大学院校长，1998年刘晓程任院校党委书记。

1995年，中国协和医科大学在对多所国际知名医学院校考察的基础上，设立了中国首个医学与理学双博士学位教育项目，该项目旨在加强对少数优秀学生基础、临床和科研能力的训练，培养出既有一定临床能力，又有独立科研能力的高层次医学科学人才。同年起，开始实行七转八项目，即从哈尔滨医科大学、四川大学华西医学部等12所医学院校的七年制医学生中，选拔六年级学生中的优秀生，按协和八年制教学计划训练两年完成学业后，按照协和八年制临床医学专业毕业，达到博士学位要求者授予医学博士学位。这些学生能到中国协和医科大学习对他们是一种精神鼓励，对双方是一种学习竞争，增进了国内医学院校交流提高，避免近亲繁殖，为国家培养了知识结构多样化的高级医学人才，扩大了中国协和医科大学在国内医学界的影响。为了提高博士生的生源质量，中国协和医科大学改革招生办法，在博士生招生中，实行了优秀硕士生提前攻读博士学位；临床医学硕士研究生转博士生；允许具有硕士研究生毕业同等学力人员报考博士生；本院校优秀三年住院医师报考临床医学博士生；招收硕士博士连续生亦称“直博生”。

中国协和医科大学为了继承老协和开展社区和乡村卫生教育的传统，第三次复校后成立了公共卫生及社会医学学系，逐步恢复了教学现场基地建设。1989 年中国协和医科大学与北京医科大学、中国预防医学科学院联合成立了公共卫生学院，共同承担研究生课程教学工作，其培养基地设在中国预防医学科学院，旨在培养对中国公共卫生实践有较深刻理解，具有管理才能和解决实际问题能力的应用型高级公共卫生人才。

继续教育是高等教育事业的重要组成部分，根据继续教育事业发展的需要，1998 年中国协和医科大学成立了成人教育学院，2003 年 10 月正式更名为继续教育学院。继续教育学院目前已形成成人高等学历教育、高等教育自学考试、继续医学教育项目培训等多种形式的教育体系，设有护理学、医学检验学、医学影像学三个专业。

第三次复校以来，在国家的大力支持以及改革开放营造的宽松氛围下，协和医大不仅在医学教育上继承与开创并行，而且在科研攻坚上亦取得了斐然的成绩。特别是在重大疾病，如食管癌、肝癌、肺癌、子宫颈癌、白血病、高血压、冠心病、动脉粥样硬化的病因学、发病学及防治研究等方面取得了重大进展，同时在实验研究与高发人群防治相结合方面取得了突破性成果。

北京协和医院自 1978 年开始，对 1000 多例垂体瘤的基础、病理进行了深入研究，同时应用新方法、新技术诊断和治疗垂体瘤，显著提高了疗效，进入了国际先进行列；1985 年国内首例艾滋病患者在北京协和医院被发现；阜外心血管病医院 1988 年成功开展了体外循环下新生儿（14 天）室间隔缺损修补术，明显提高了婴幼儿先心病外科治疗整体水平；1986 年率先在国内开展了数字减影血管造影（DSA）和心血管磁共振成像（MRI）诊断的临床应用研究，这一研究成为国内影像学新技术应用的开拓性工作；1990 年在世界屋脊西藏开展首例体外循环下心脏直视手术获得成功；1992年开始在国内首先开展冠状动脉支架置入术，对我国介入性心脏病学发展起到了重要作用；血液学研究所1986年完成中国首例自体干细胞移植取得成功；肿瘤医院关于食管癌前阶段的营养和药物阻断的研究，通过对河南林县近万名人群进行药物阻断性治疗试验，证明抗癌乙片和维胺酯具有显著阻断增生和癌变作用，为防治食管癌提供了一条新的途径，取得了重大突破；肿瘤医院在国内外首次从食管癌高发区的膳食中分离并鉴定出能致动物食管癌的甲基苄基亚硝胺，证明膳食中亚硝胺摄入量与食管癌发病率呈正相关，用甲基苄基亚硝胺诱发出人食管上皮癌，取得了突破性成果。

基础医学研究所在国内外首次发现哺乳类红细胞胞质中，存在与自然去核有关的“生长调节因子”（去核调节因子），并从兔网织红细胞中得到了纯化的高活性物质，微量即可完全抑制细胞分裂，以新的思路取得了独创性进展；肿瘤医院关于建立和发展化学致癌物、促癌物和抗癌物质检测技术的研究，取得了较好的成绩；基础医学研究所关于SOD基因工程和表皮生长因子的研究都已得到高效表达，建立了多种表达体系及基因文库，同时还建立了细胞库、菌种保藏中心等基础设施。

药物研究所研究的环菌甲素、抗病毒新药肽丁胺；放射医学研究所对医疗照射卫生防护及频数、剂量的研究；医学生物学研究所与浙江医科院合作研制成功甲肝疫苗；药用植物研究所大面积西洋参栽培成功；输血医学研究所开发研究的利凡诺与酒精合并应用提取出清白蛋白技术；微循环研究所开发出活体微循环、大循环多参数同步监测及电脑数据分析系统；医学实验动物研究所建立了完善的微生物、遗传监测系统；生物医学工程研究所研制的高分子羊肠线取得了初步效益；医学情报研究所建立的医学情报网络中心，为全国医疗卫生工作提供服务；药物研究所圆满完成了亚运会兴奋剂检测及性别检查任务，为国家争得了荣誉。

1983年8月1日，经国务院批准，将中国医学科学院所属卫生研究所，流行病学与微生物学研究所，病毒学研究所、寄生虫病研究所，环境卫生监测站，食品卫生检疫所及卫生部工业卫生实验所等七个单位，整建制划出，组建中国预防医学中心。儿科研究所整建制转入北京市。

协和第三次复校

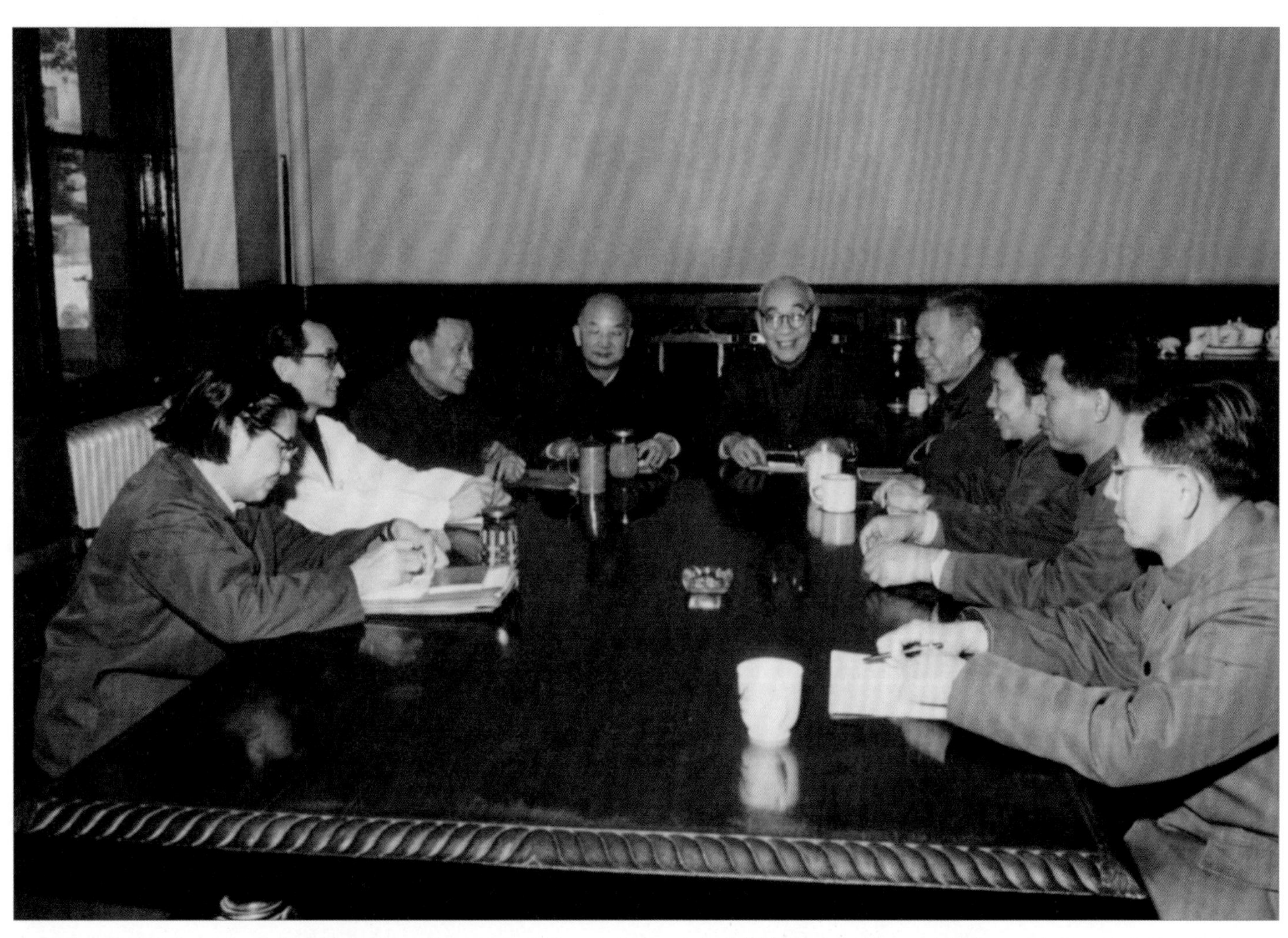

中国首都医科大学 1979 年第三次复校，学校领导召开第一次会议。左起为校领导：方志西、陈敏章、邓家栋、林士笑、黄家驷、董炳琨、章央芬，卫生部教育司领导许文博、陈明光。

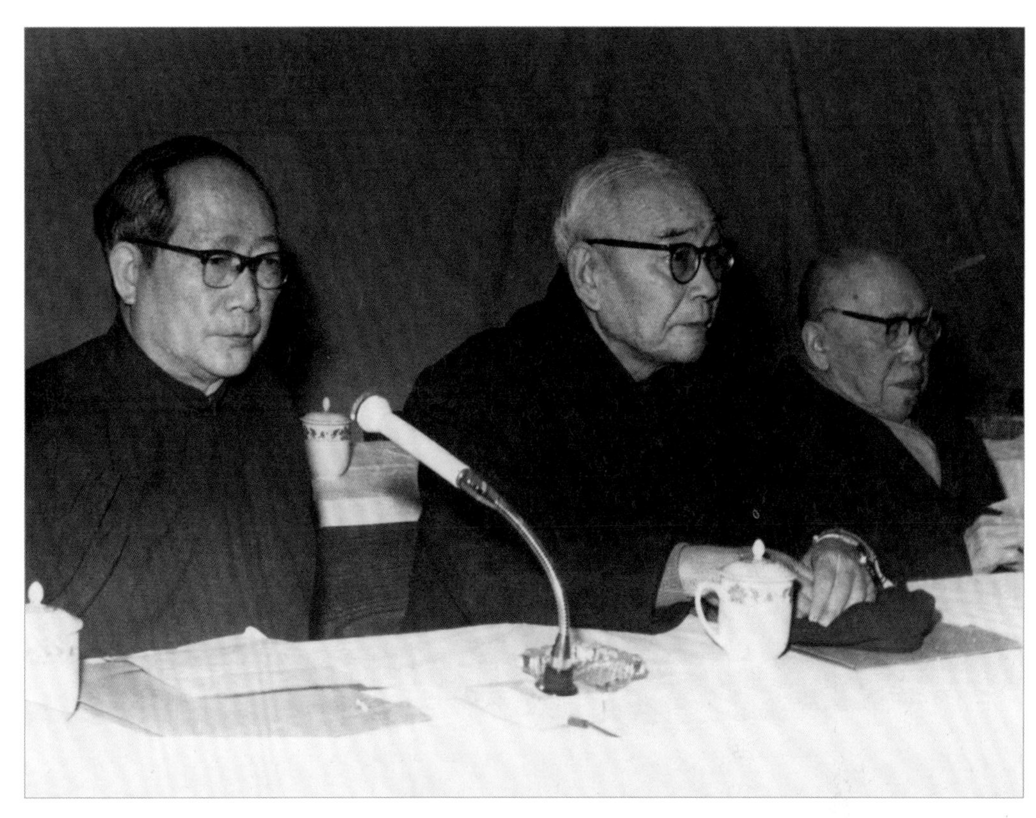

1980 年 2 月，左起：沈其震、黄家驷、张孝骞在中国医学科学院召开的第一届学术委员会第二次会议上。

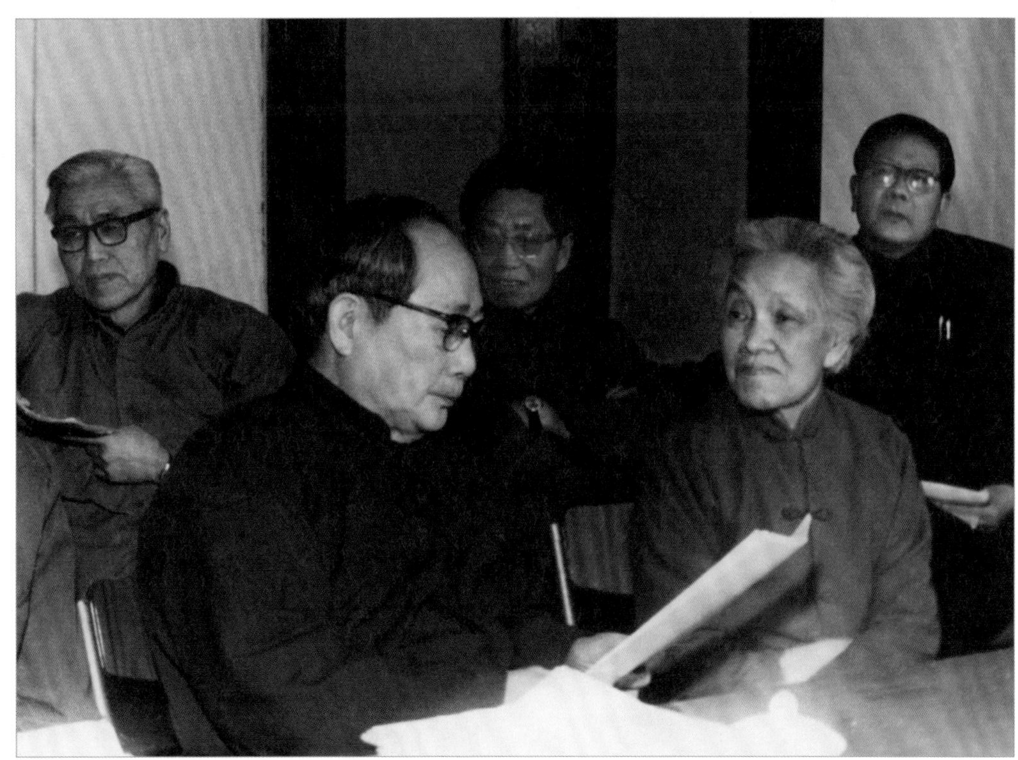

1980 年 2 月，沈其震、林巧稚在中国医学科学院召开的第一届学术委员会第二次会议上。

更名“中国协和医科大学”

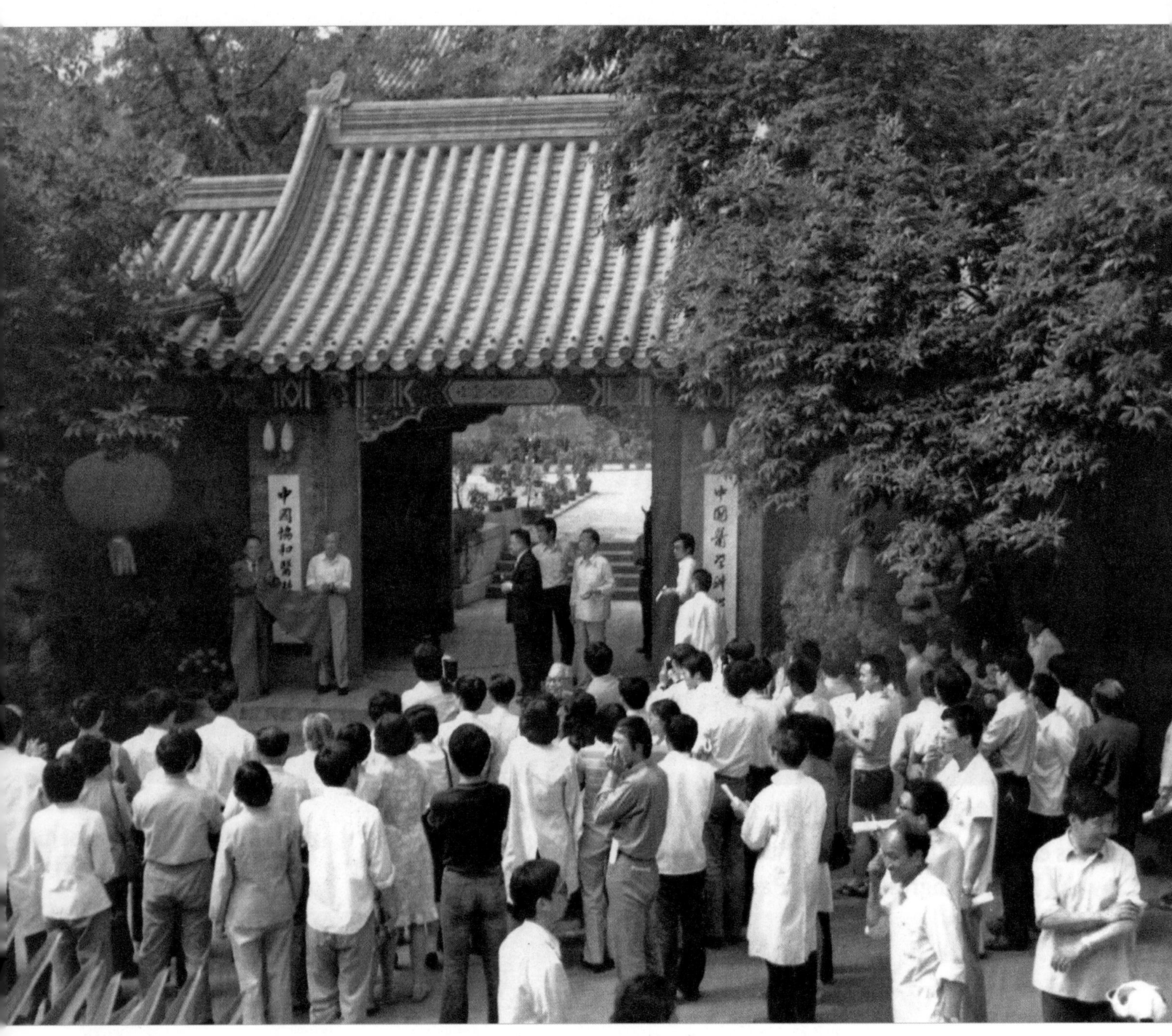

1985年6月6日，中国首都医科大学更名为中国协和医科大学，名誉院校长吴阶平、院校长顾方舟为新校牌揭彩。

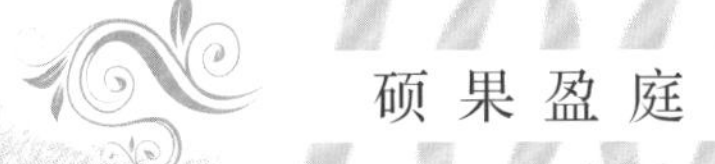

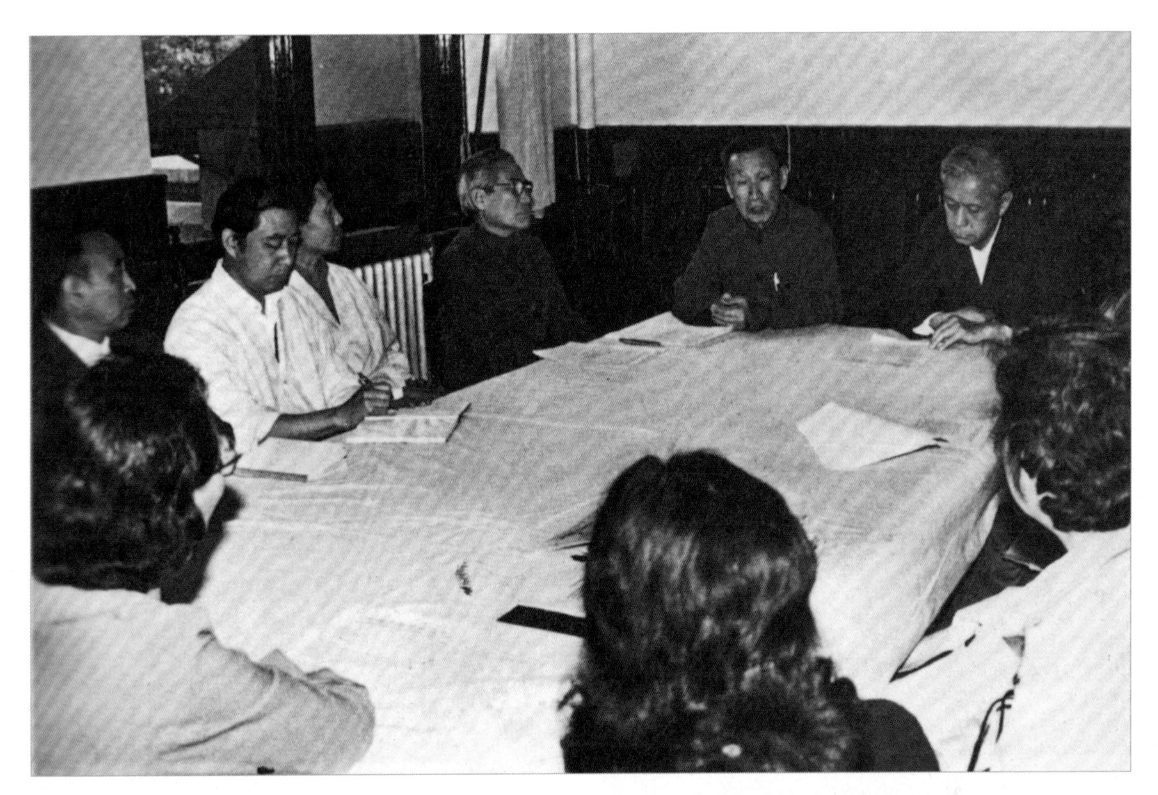

学校校务委员会讨论新时期的教学工作

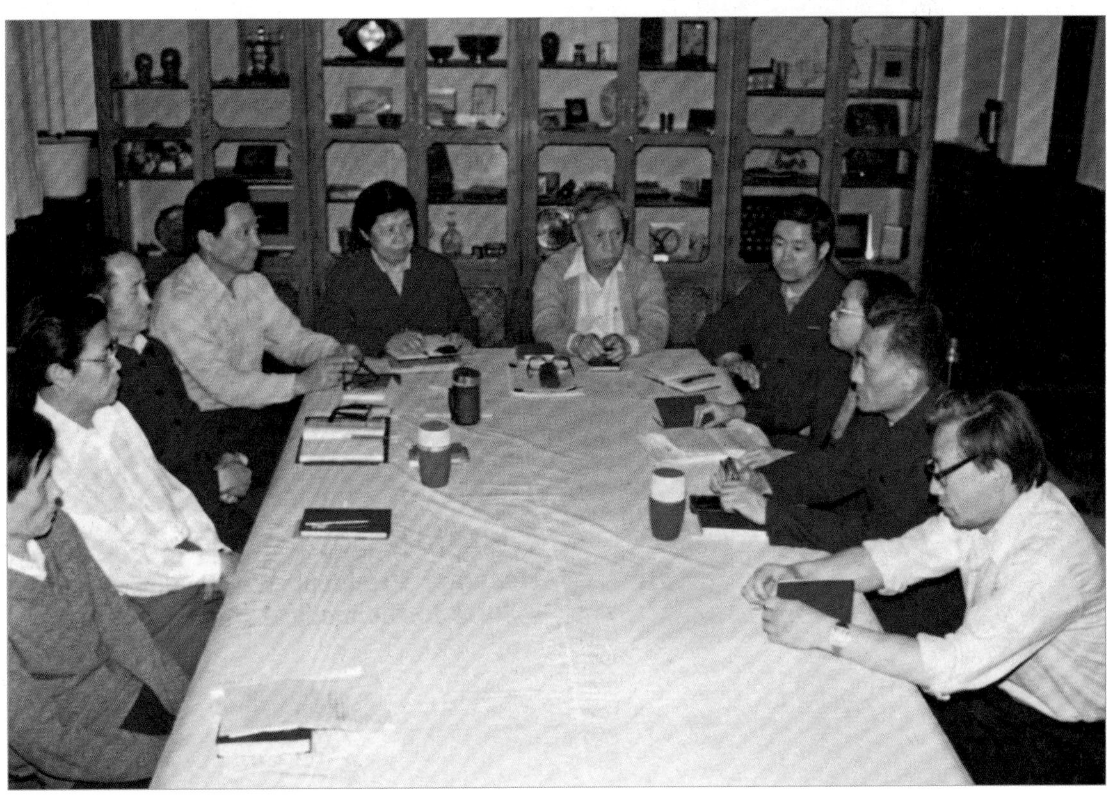

院校长办公会

多年来，院校老领导以高度的政治责任感和历史使命感关心着院校的发展，为推动院校医教研各项事业的不断进步继续贡献着经验和智慧，在各个时期都发挥了积极的作用。图为 1997 年，部分离休老领导合影。前排左起：刘涤尘、方志西、齐涛、黄乎、章央芬、冯佩之、韦木；后排左起：张家谦、傅永显、董炳琨、李子和、李文义。

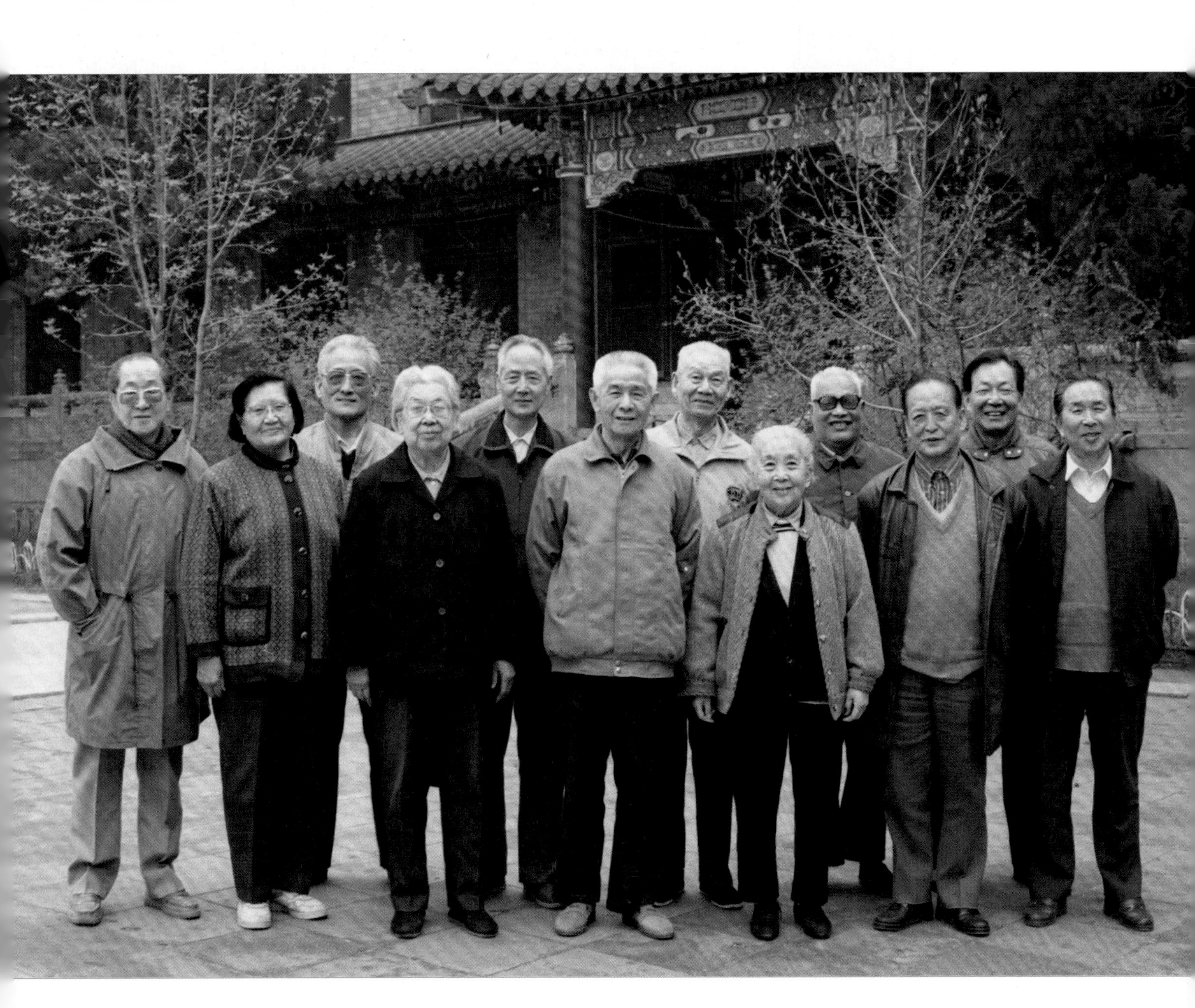

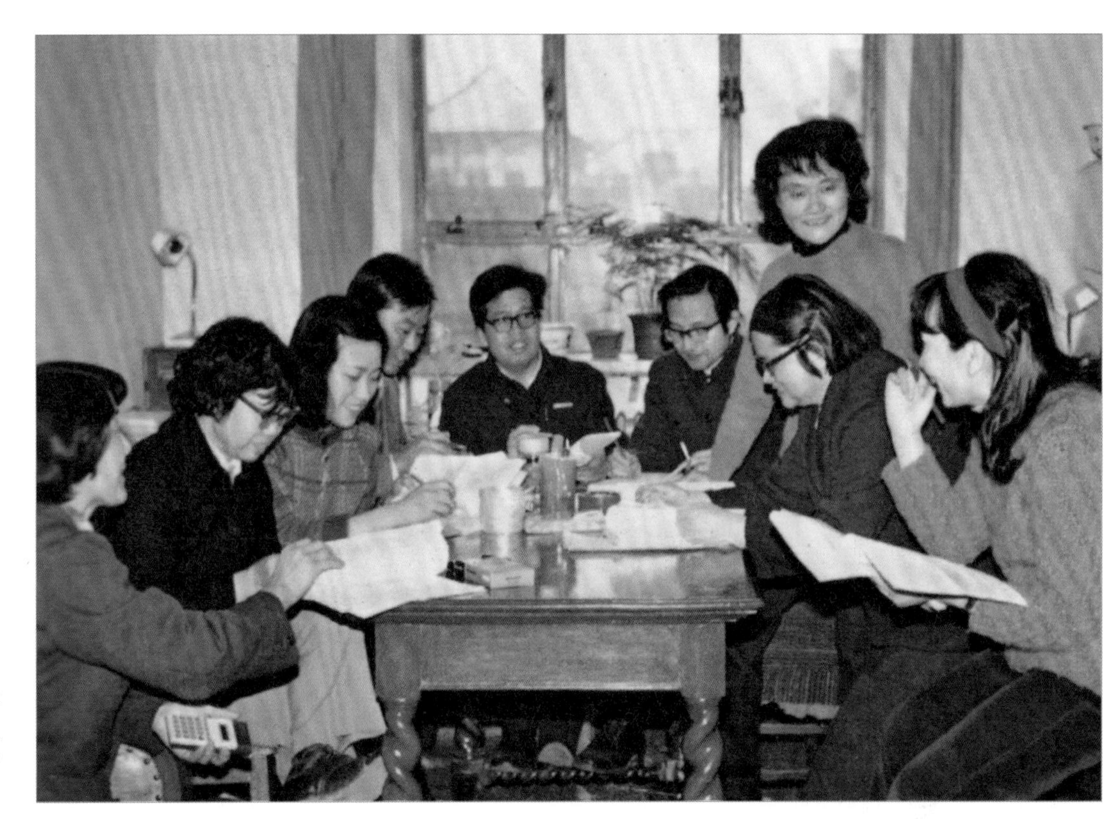

协和医大社会科学系教研室在研究如何改进提高教学质量

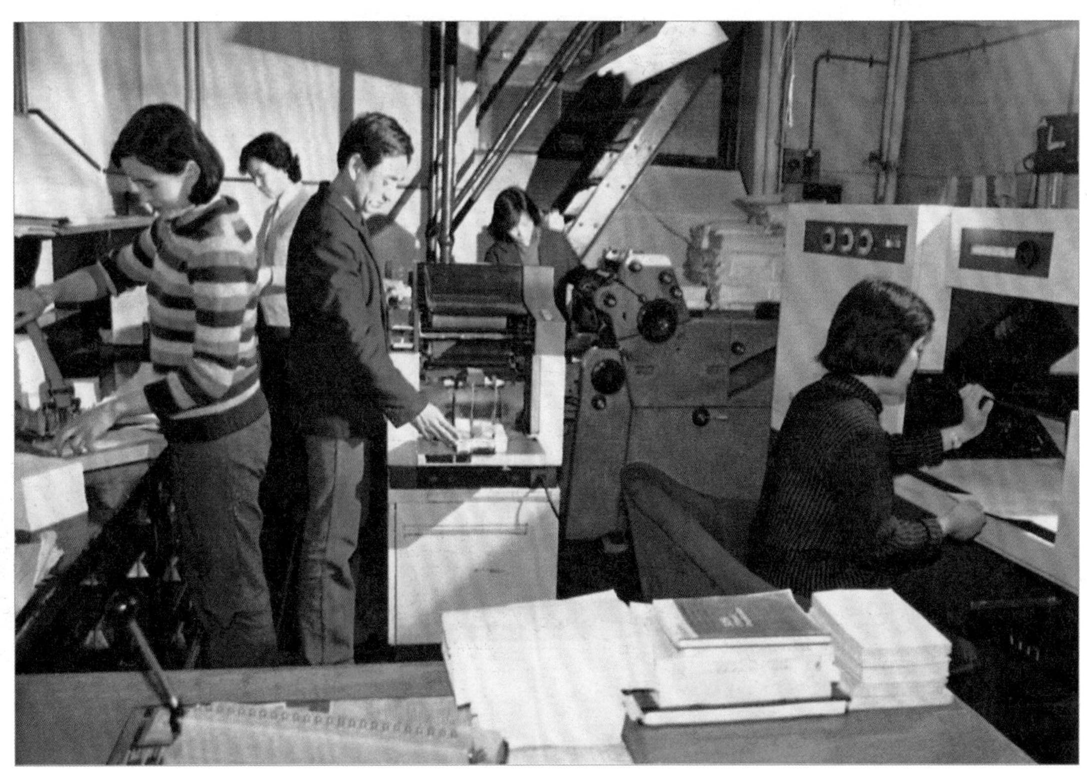

医大教务处拥有成套印刷设备，确保及时提供教材。

关怀期望

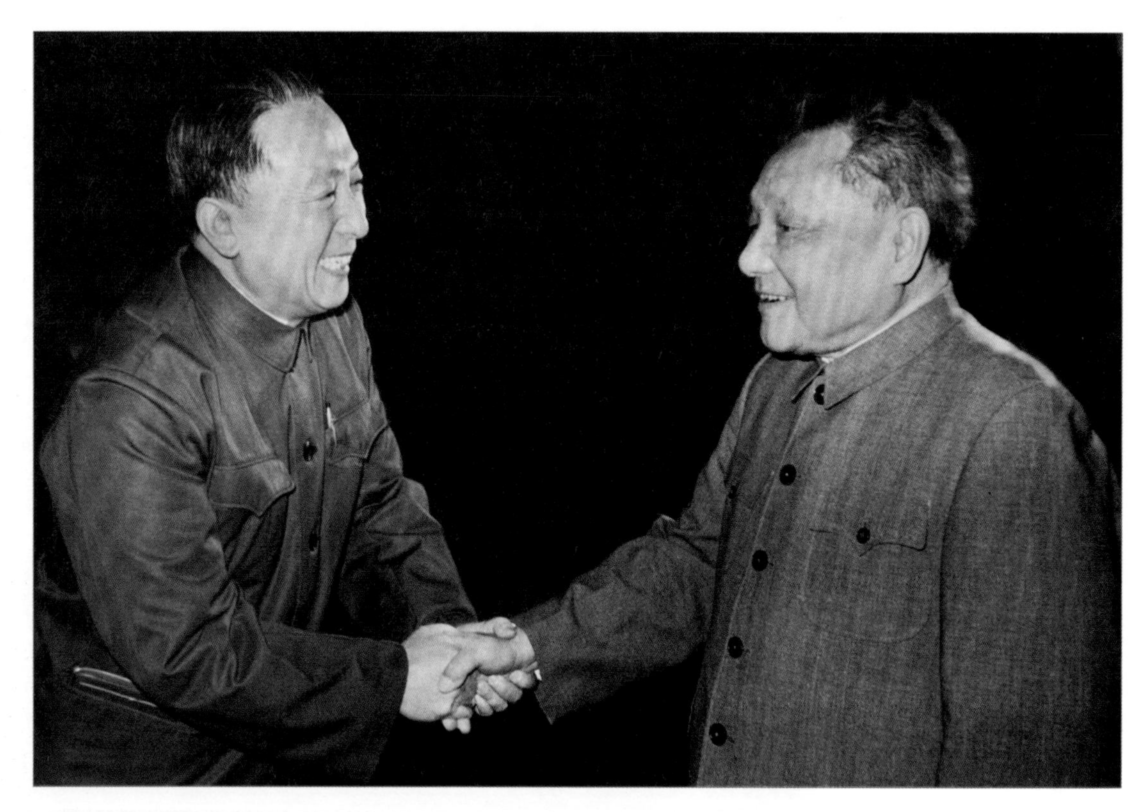

1981 年，邓小平与吴阶平亲切握手。

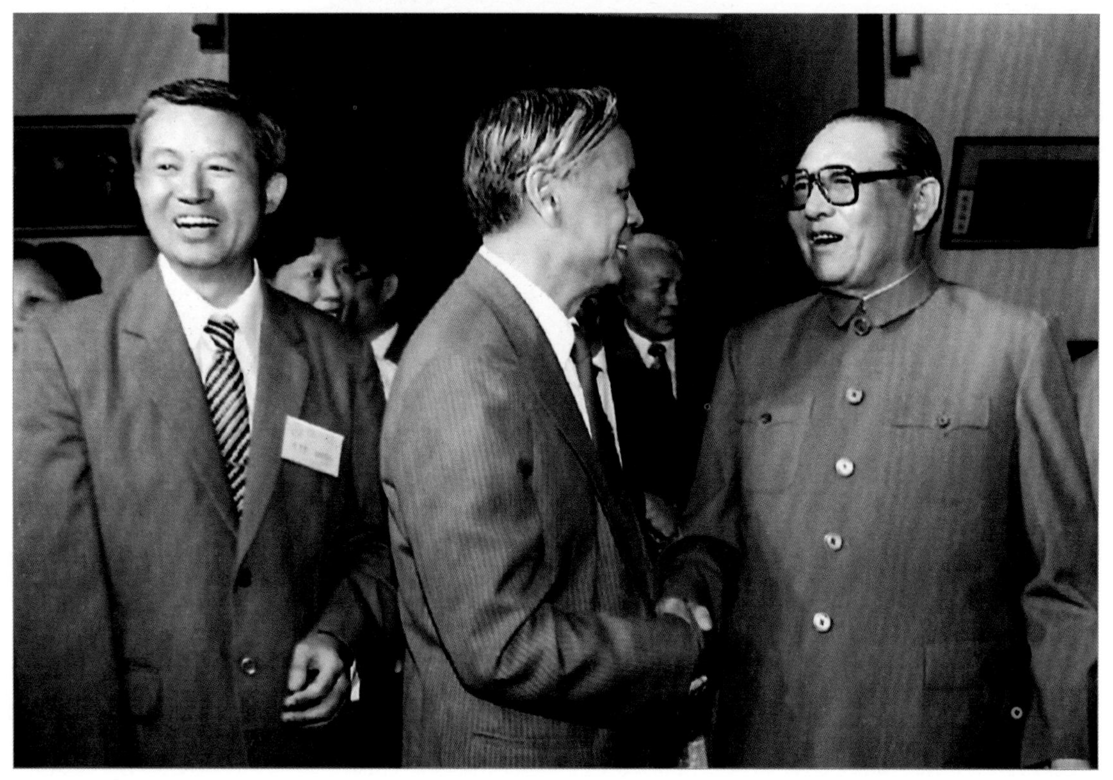

1987 年，习仲勋参加中国协和医科大学 70 周年校庆时会见院校领导。

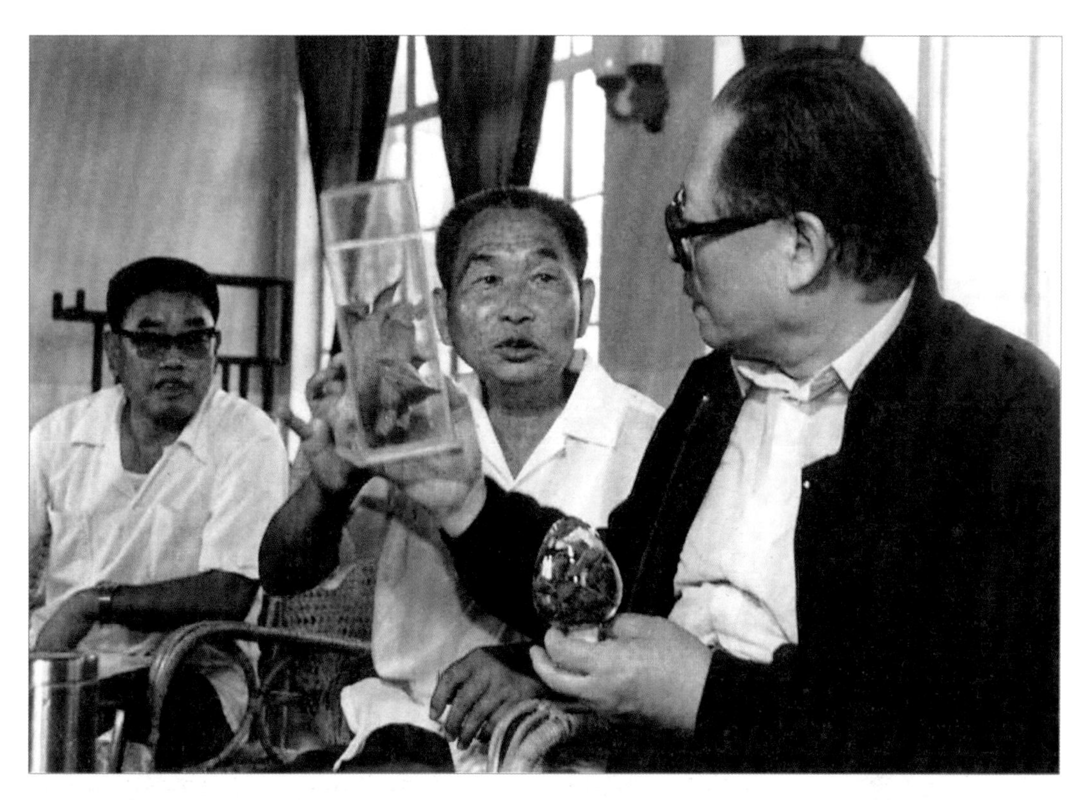

1989 年，江泽民视察药用植物研究所云南分所，听取周庆年所长汇报工作。

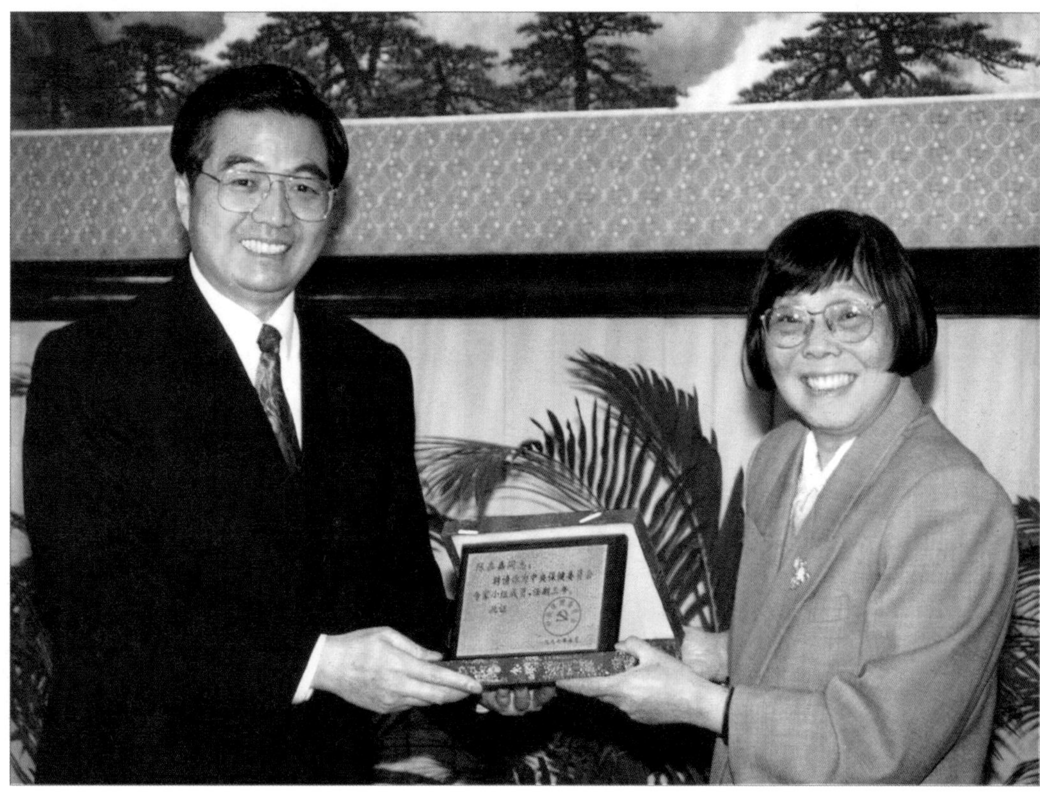

1997 年胡锦涛在中南海授予阜外心血管病医院陈在嘉教授专家组成员证书

恢复对外交流

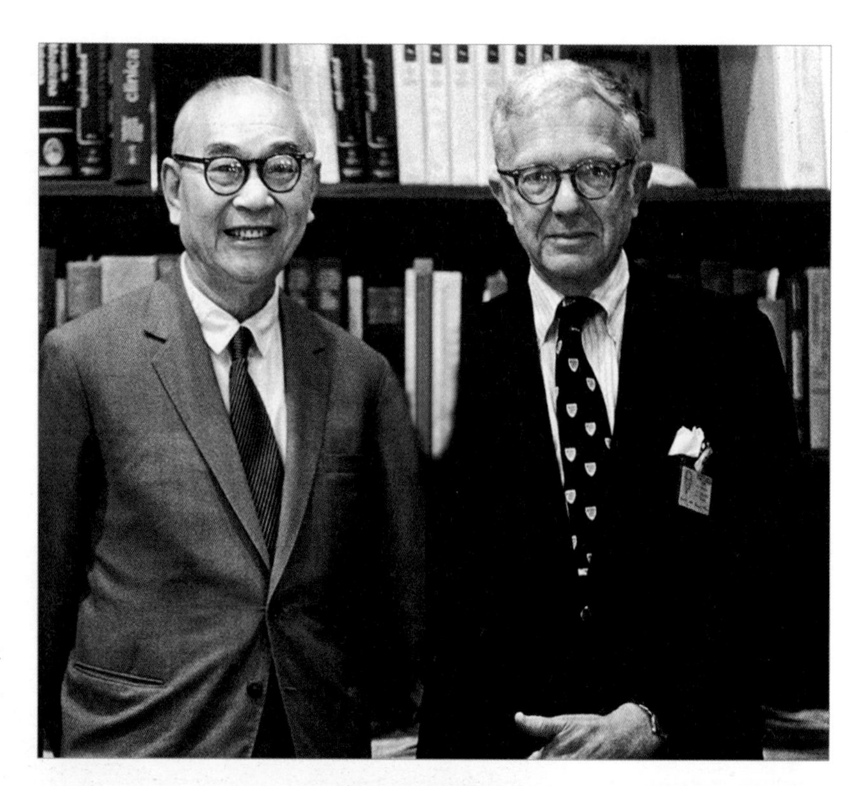

1979 年黄家驷校长访美，实现了与约翰 · 霍普金斯大学医学院校长理查德 · 罗斯历史性的会见，恢复了该校与中国首都医科大学 60 余年的传统友谊。

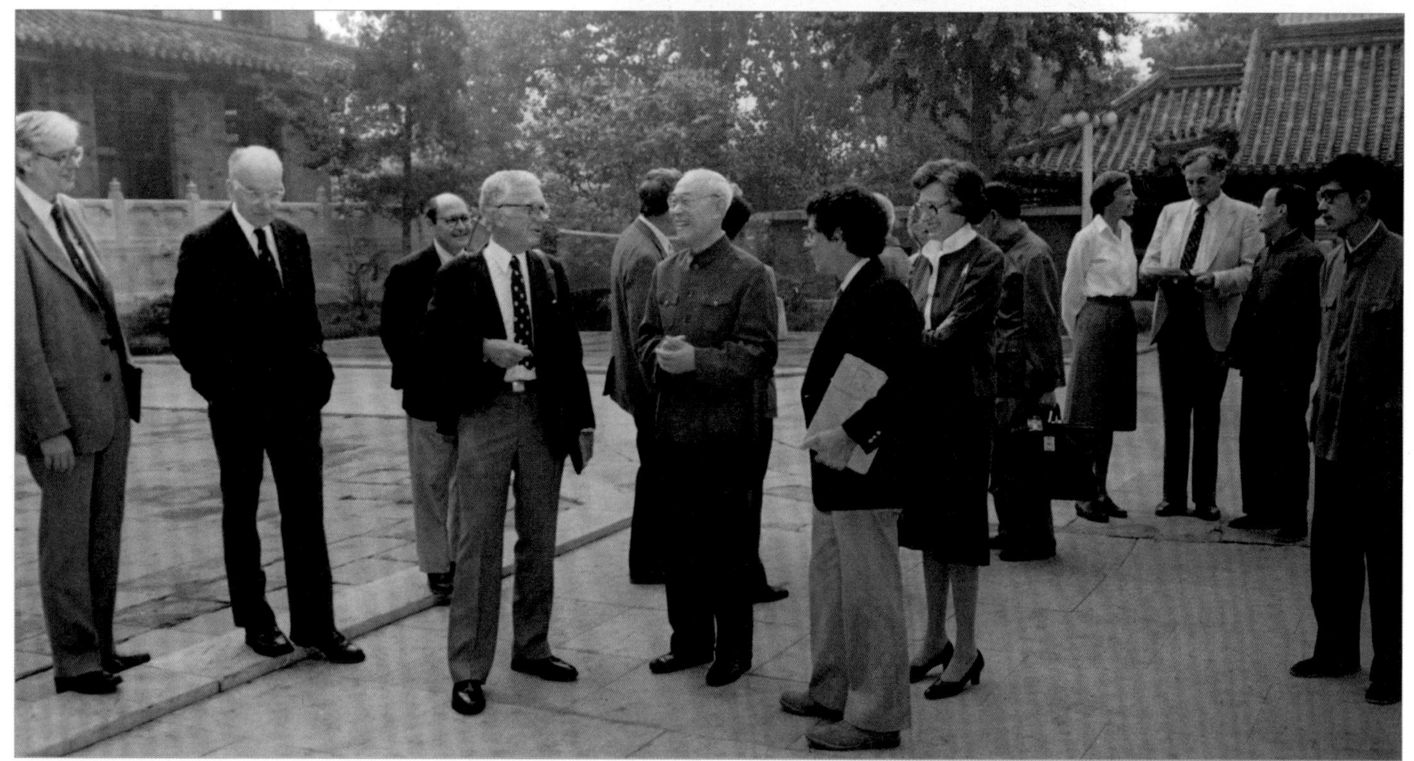

1981 年 9 月，黄家驷校长接待理查德 · 罗斯率领的美国约翰 · 霍普金斯大学医学院代表团。

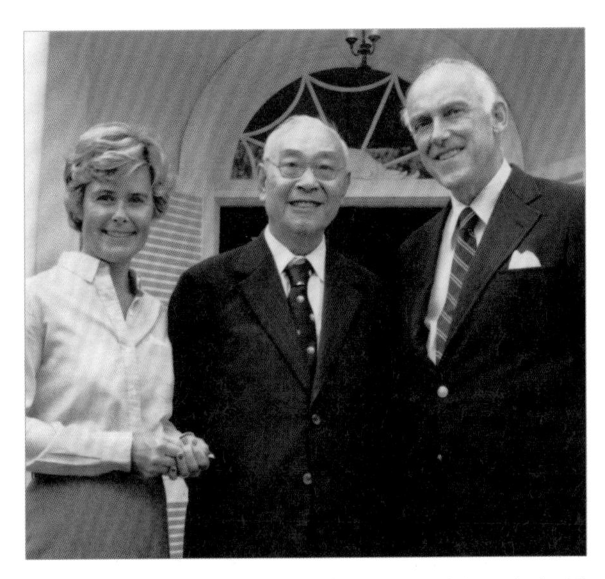

1981 年 12 月，黄家驷校长拜访美国洛杉矶与加州大学医学院院长马洛尼。

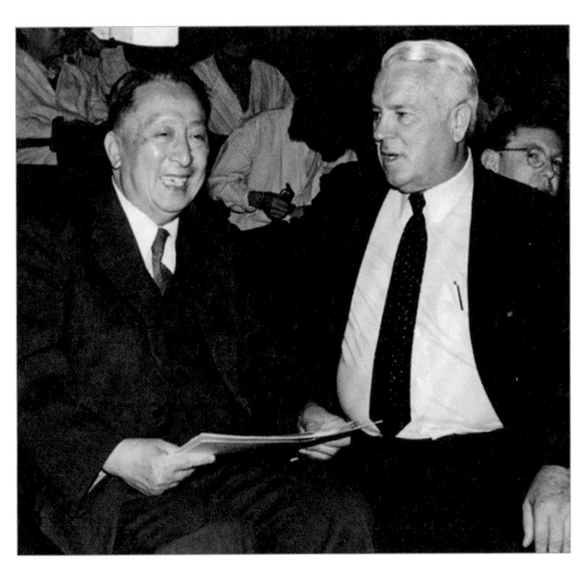

1982 年 9 月，在医学教育研讨会上吴阶平与美国中华医学基金会主席翁格莱亲切交谈。

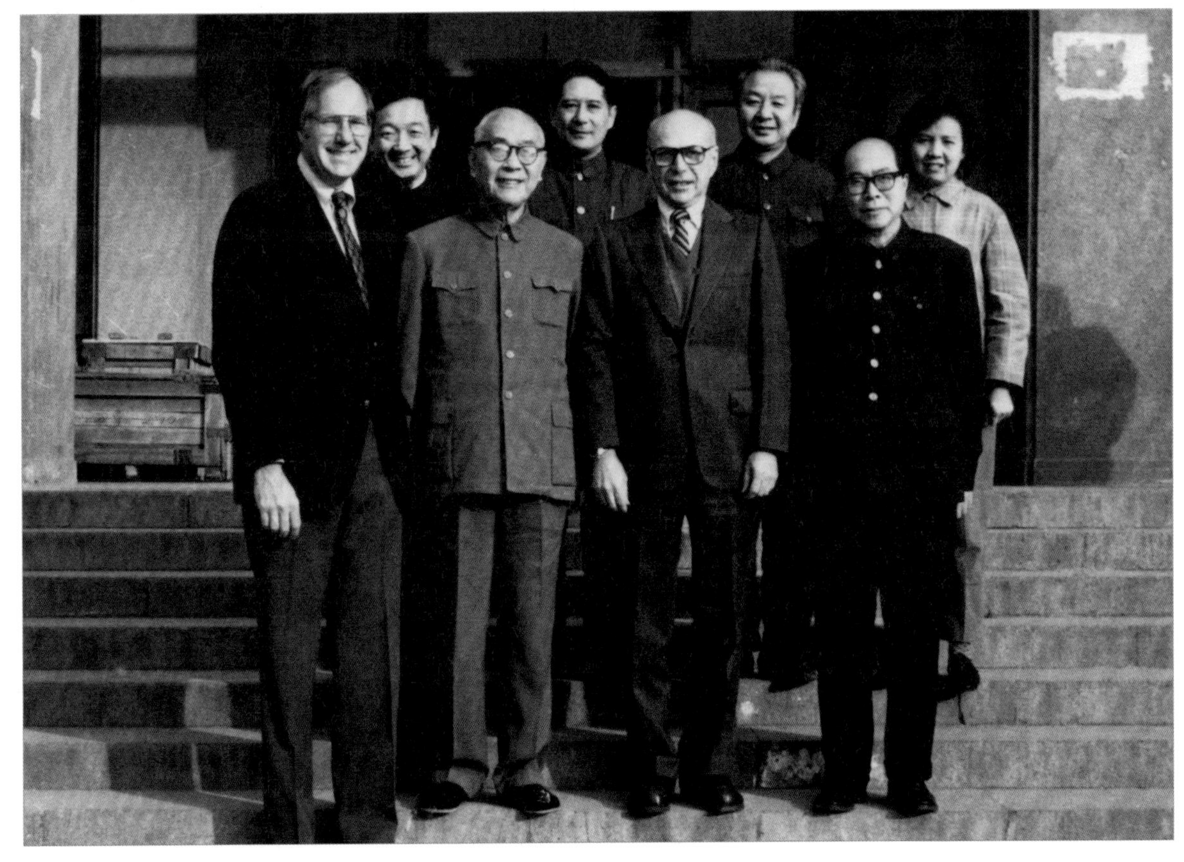

1981 年，黄家驷、梁植权、吴旻、罗会元、杨子彬、郭上迥等接待来访的国外医学遗传学专家。

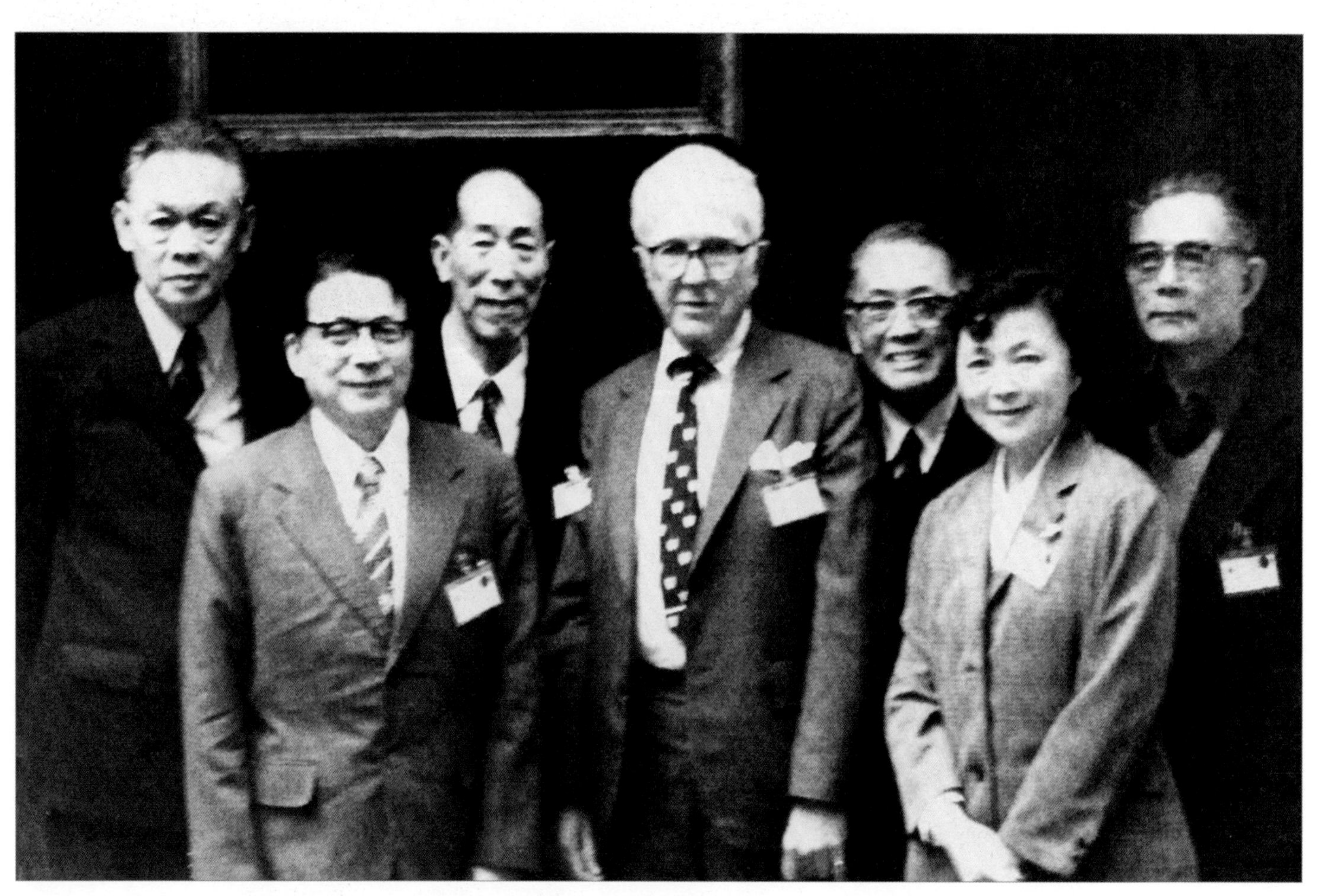

1983 年 4 月，中国首都医科大学医学教育考察团赴美国考察医学教育。左起：周华康、罗慰慈、王德修；右起：何观清、汤兰芳、曾宪九。

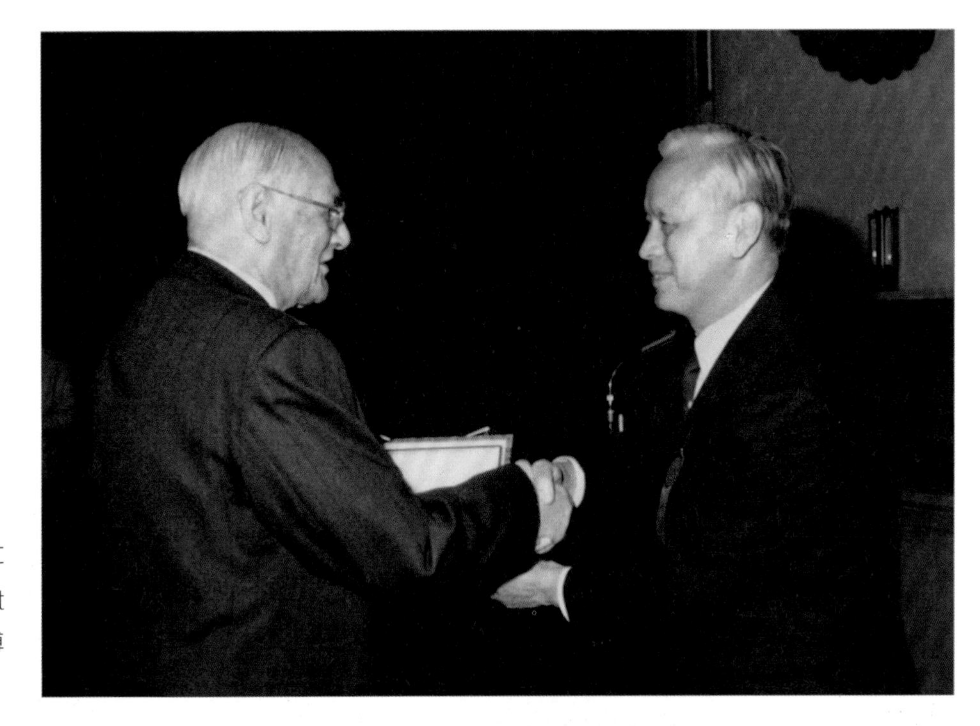

1991年12月，院校长顾方舟向马耳他总统颁发文森特·塔博恩（Vincent Tabone）中国协和医科大学名誉医学博士证书。

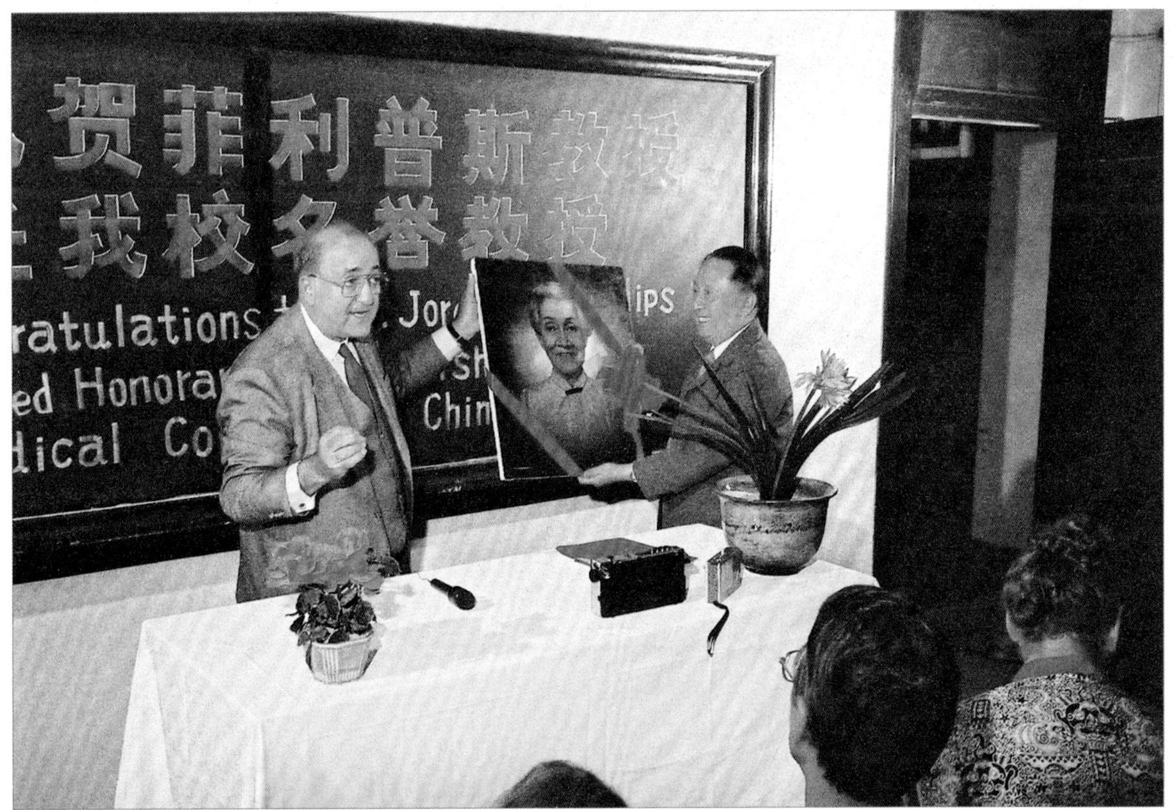

名誉院校长吴阶平授予国际腹腔镜协会主席尤丹·菲利普斯中国协和医科大学名誉教授称号

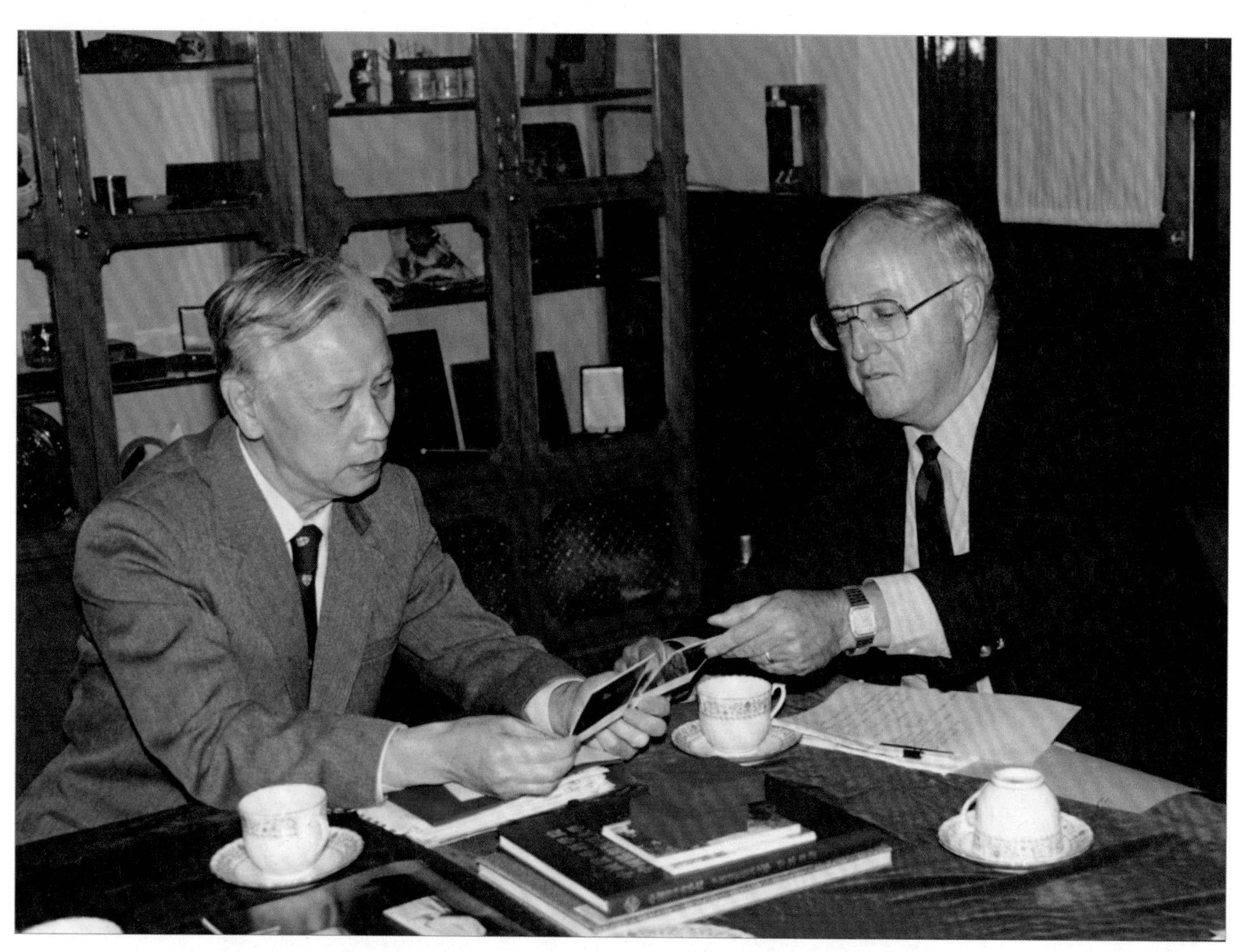

1991 年，院校长顾方舟与美国中华医学基金会主席索耶博士讨论病毒性肝炎医学研究资助项目。

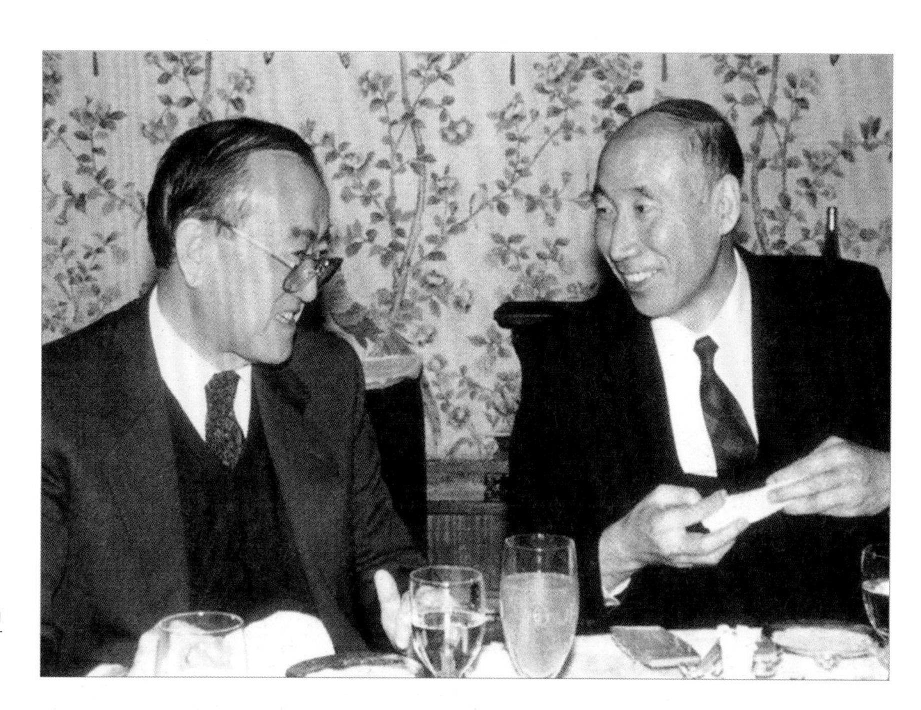

1993 年 11 月，院校长巴德年同来访的世界卫生组织总干事中岛弘亲切交谈。

授予索耶博士中国卫生奖仪式
CEREMONY OF AWARDING DR SAWYER THE HEALTH MEDAL OF CHINA

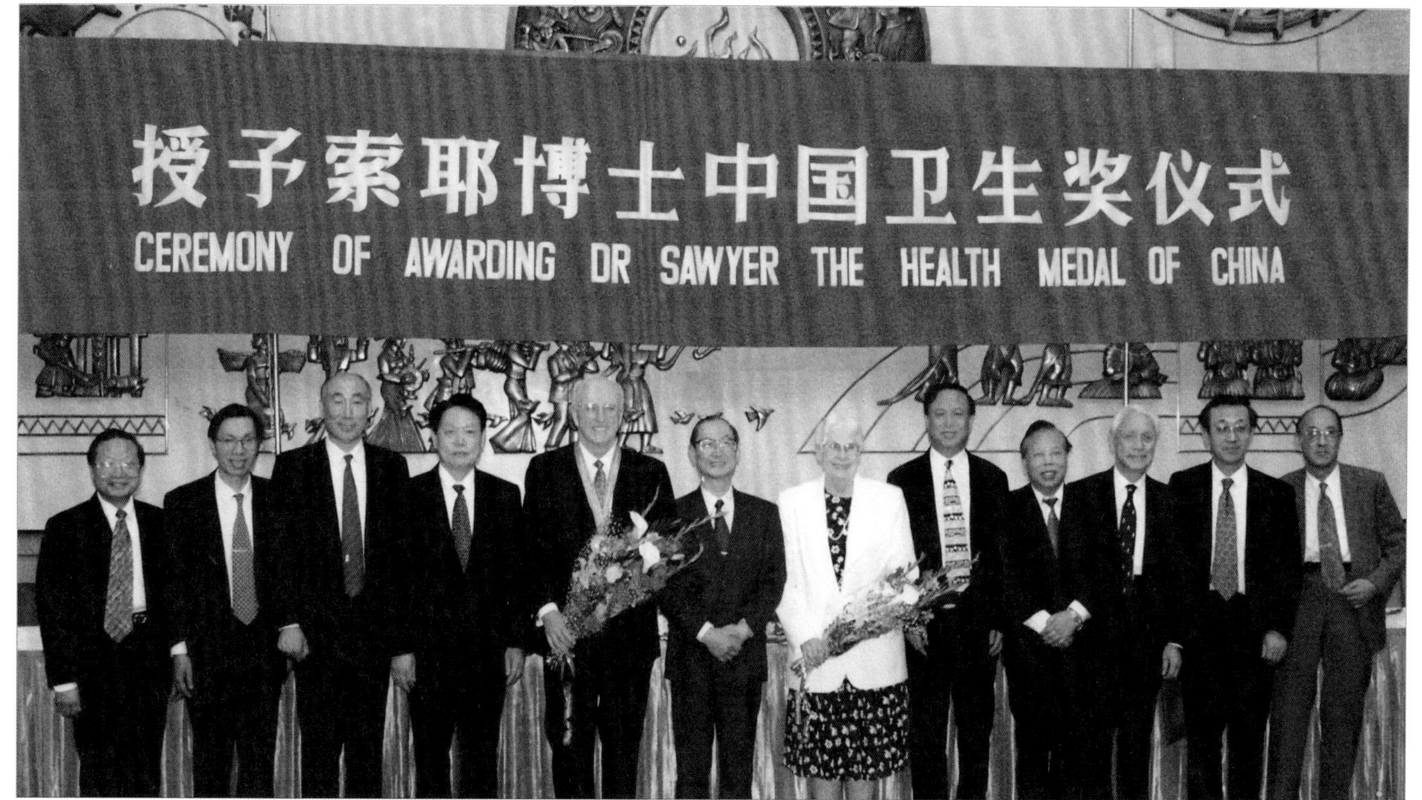

1996 年，卫生部在人民大会堂举行仪式，授予中华医学基金会主席索耶博士中国卫生奖。

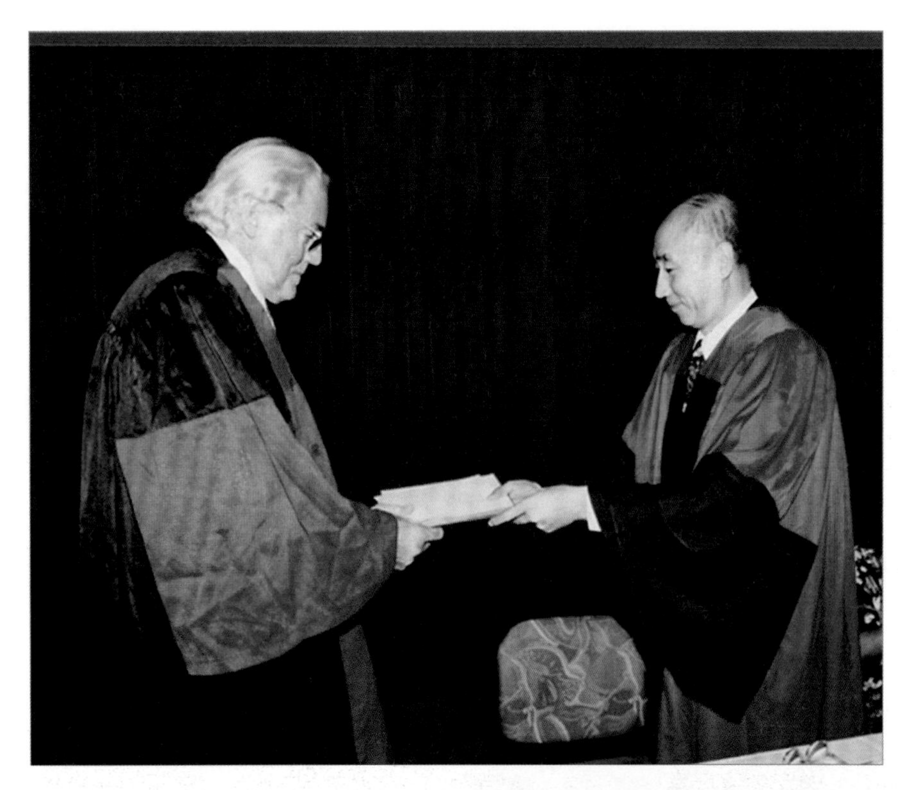

1998 年 9 月，院校长巴德年向美国中华医学基金会董事会主席布坎南颁发中国协和医科大学名义医学博士证书。

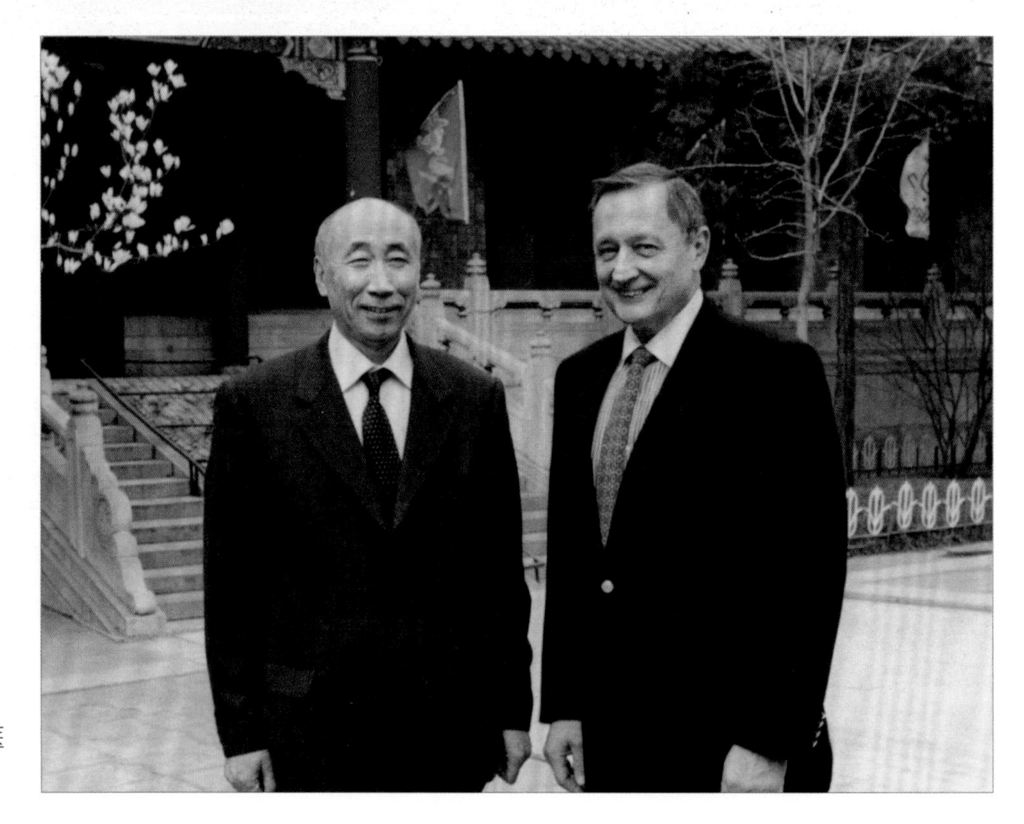

1999 年院校长巴德年接见美国中华医学基金会主席舒瓦茨博士

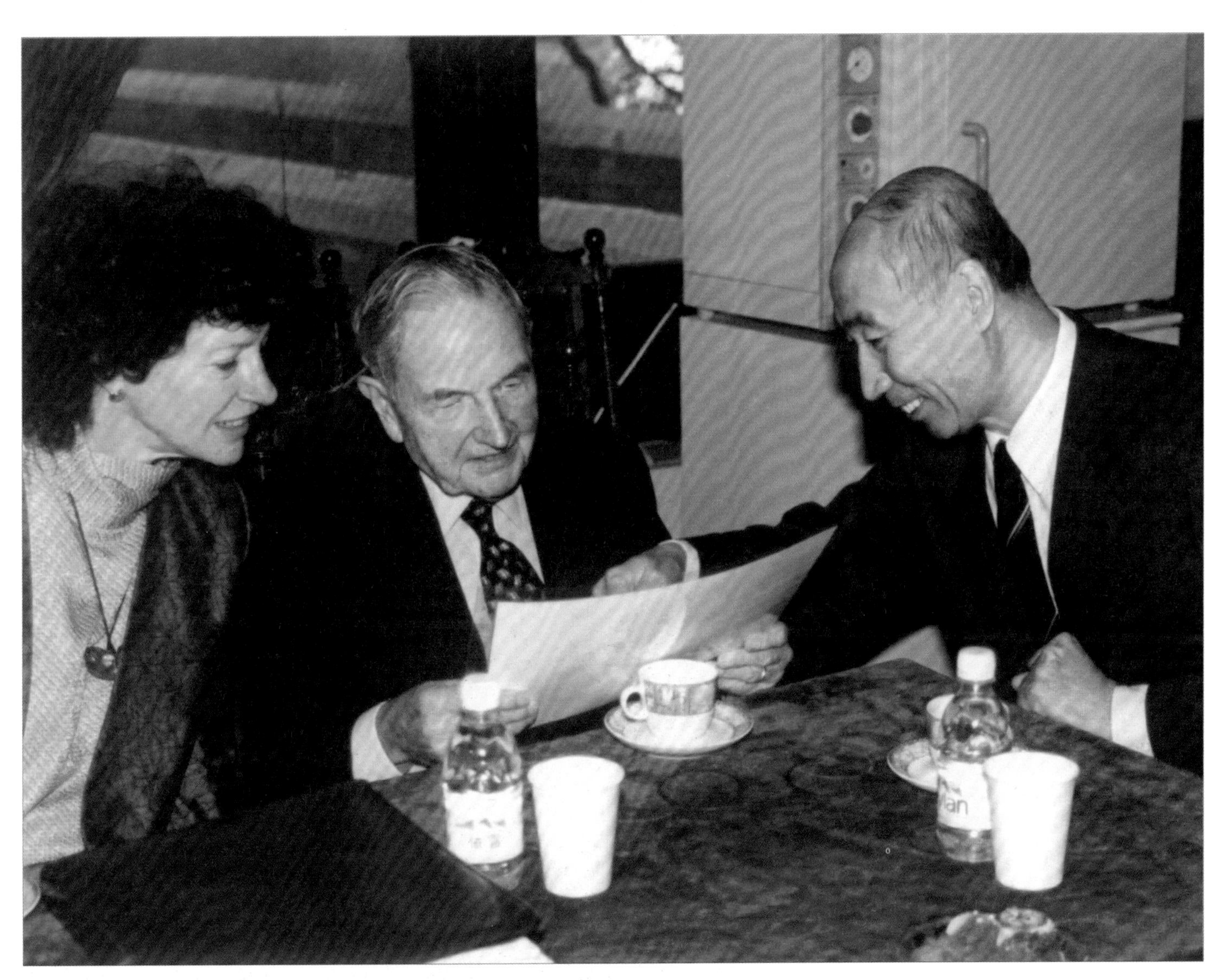

1998 年 9 月，院校长巴德年会见美国洛克菲勒家族成员大通银行顾问团主席戴维·洛克菲勒（David Rockefeller）和他的女儿洛克菲勒基金会会长等。

设立“协和之友”基金会

“协和之友”基金会，于1983年由邓家栋、黄家驷等1933届毕业同学与其他老校友、老教师等共同发起并各自捐款，1984年3月10日正式成立，选举黄家驷为基金会主席，吴阶平、王琇瑛为副主席。基金会的基金主要用于奖励成绩优秀的学生和优秀教师。1984年12月13日，“协和之友”基金会举行首次授奖大会。学生房芳、贾然，教师王德修获奖。

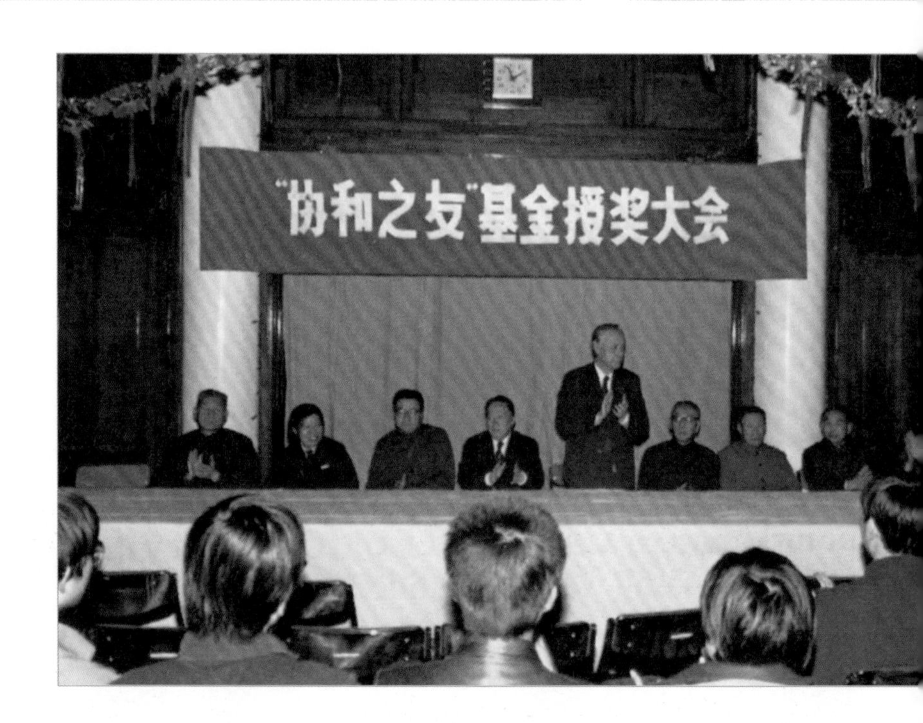

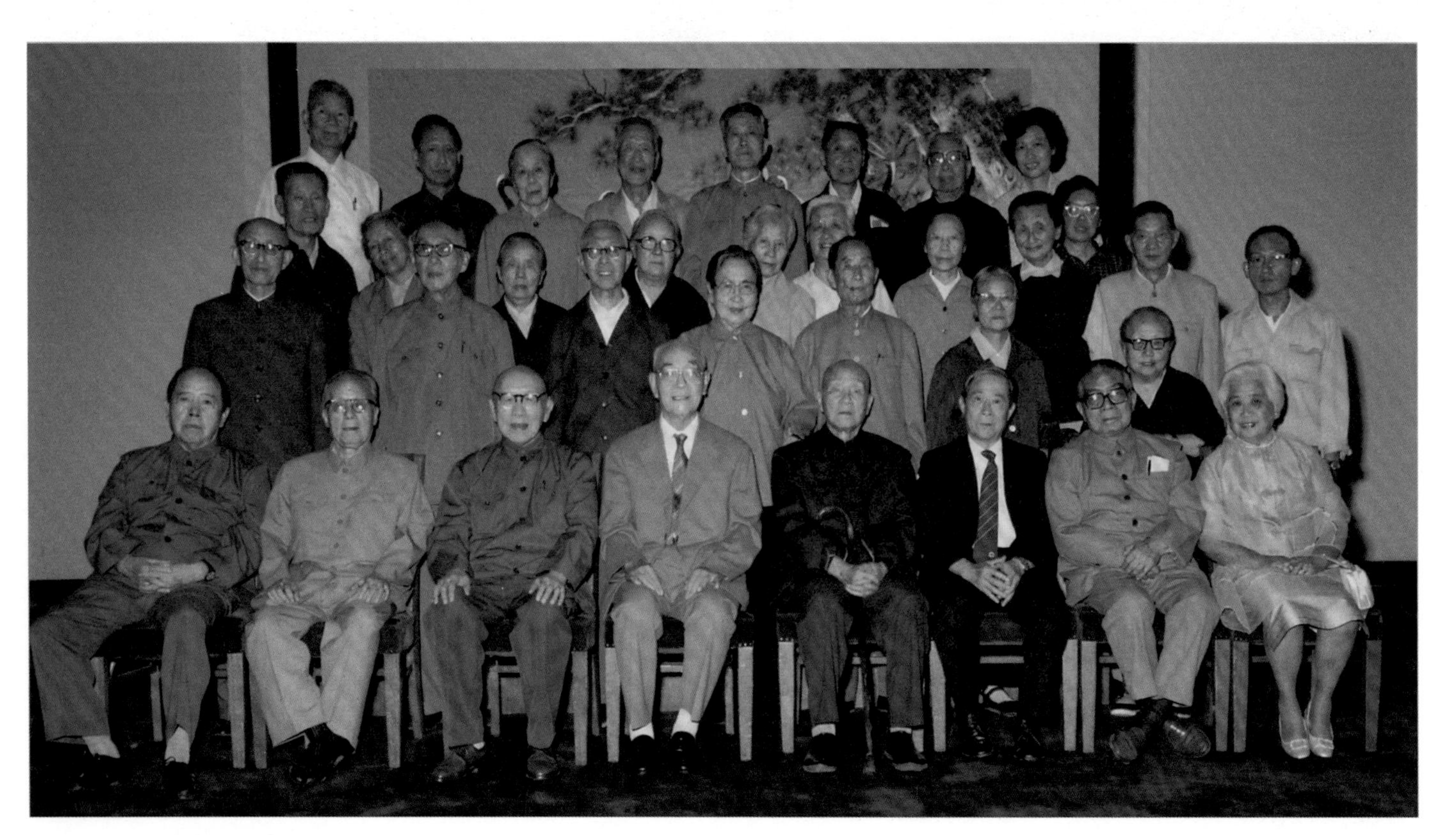

“协和之友”基金会成员合影

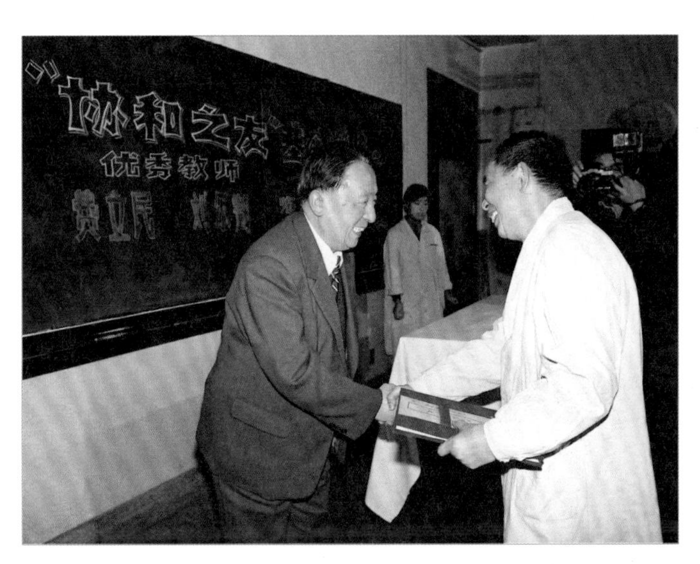

1986 年名誉院校长吴阶平为优秀教师颁奖

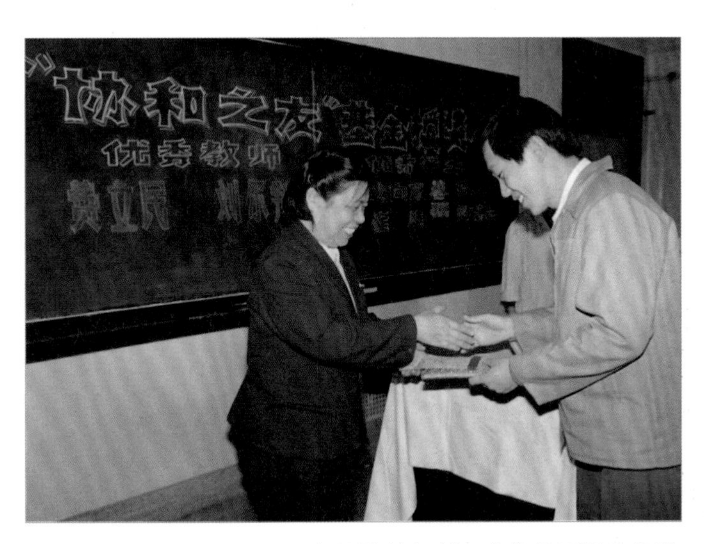

1986 年副院校长戴玉华为优秀学生颁奖

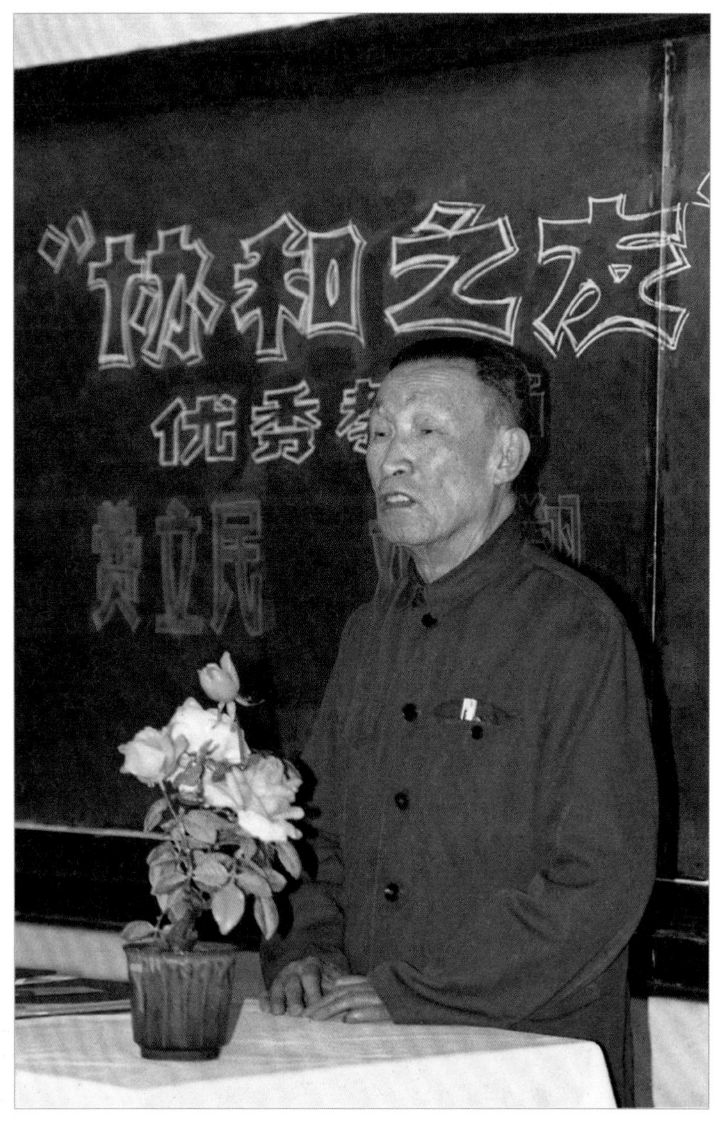

1986 年副院校长邓家栋在“协和之友”基金会颁奖大会上讲话

传承与发展

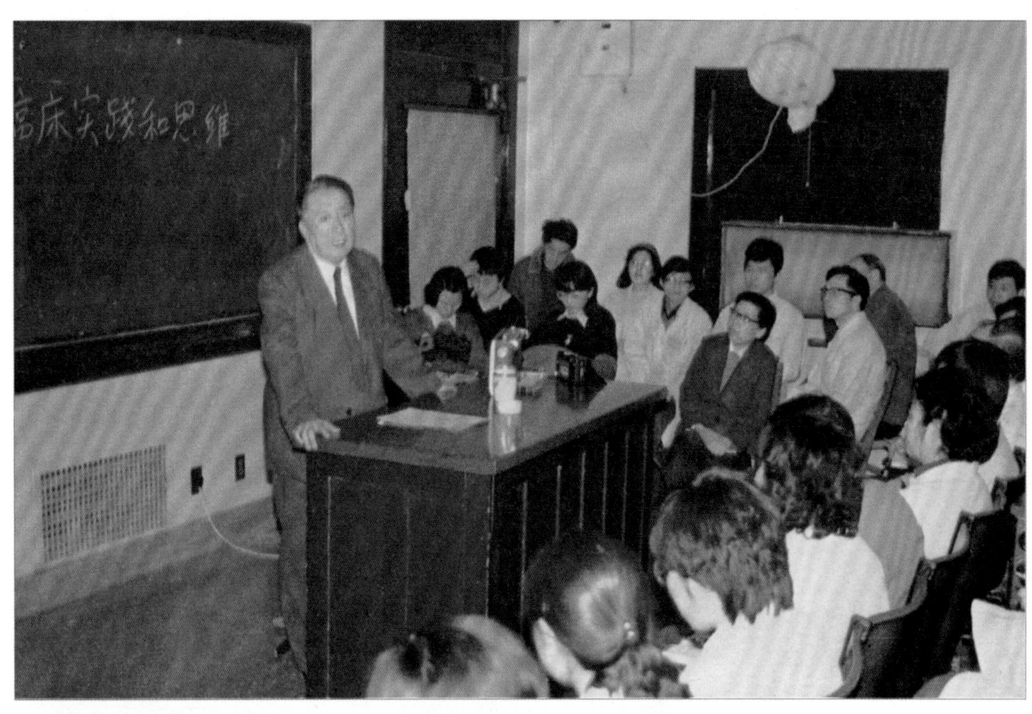

名誉院校长吴阶平为医大学生作“临床实践和思维”的演讲

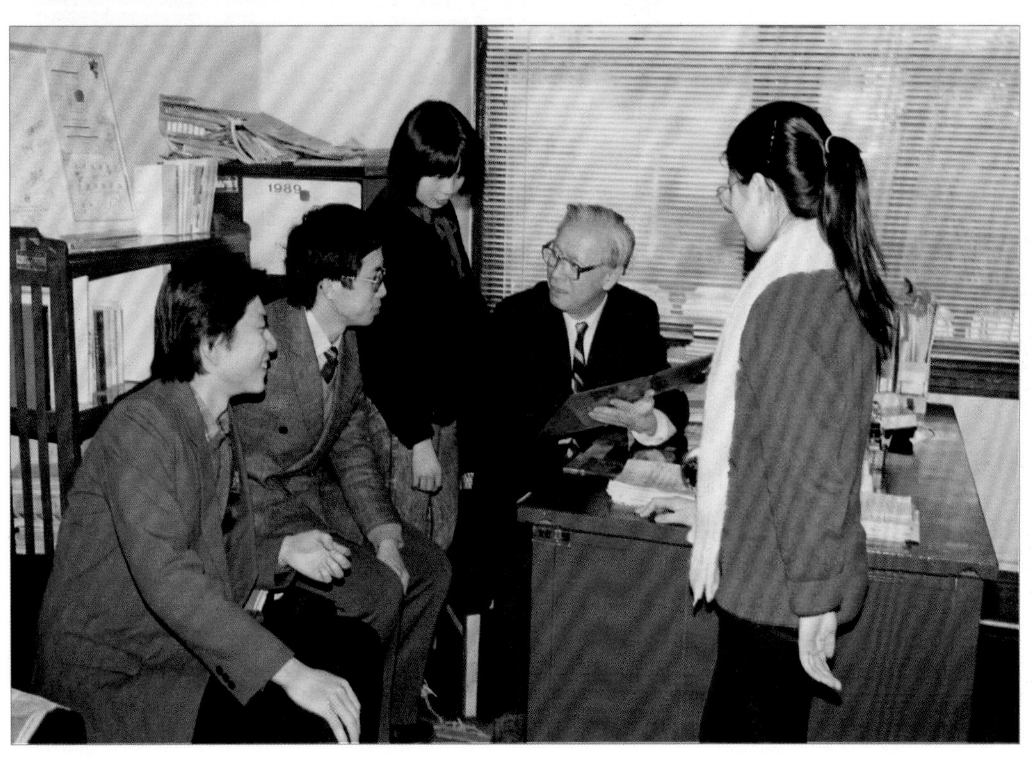

院校长顾方舟指导研究生

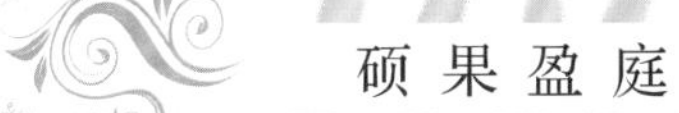

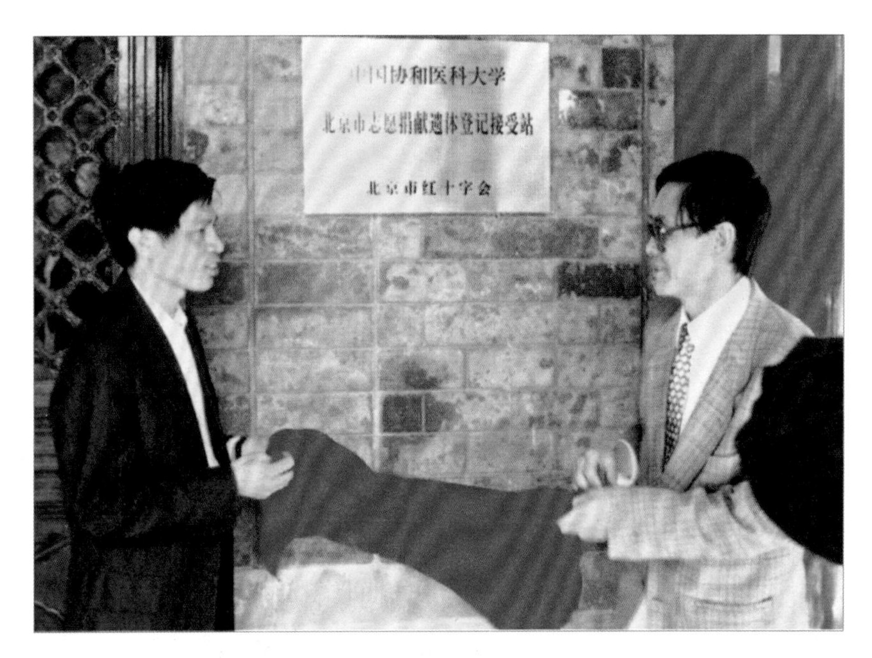

中国协和医科大学党委副书记林长胜、副院校长何维为北京市志愿捐献遗体登记接受站揭牌。

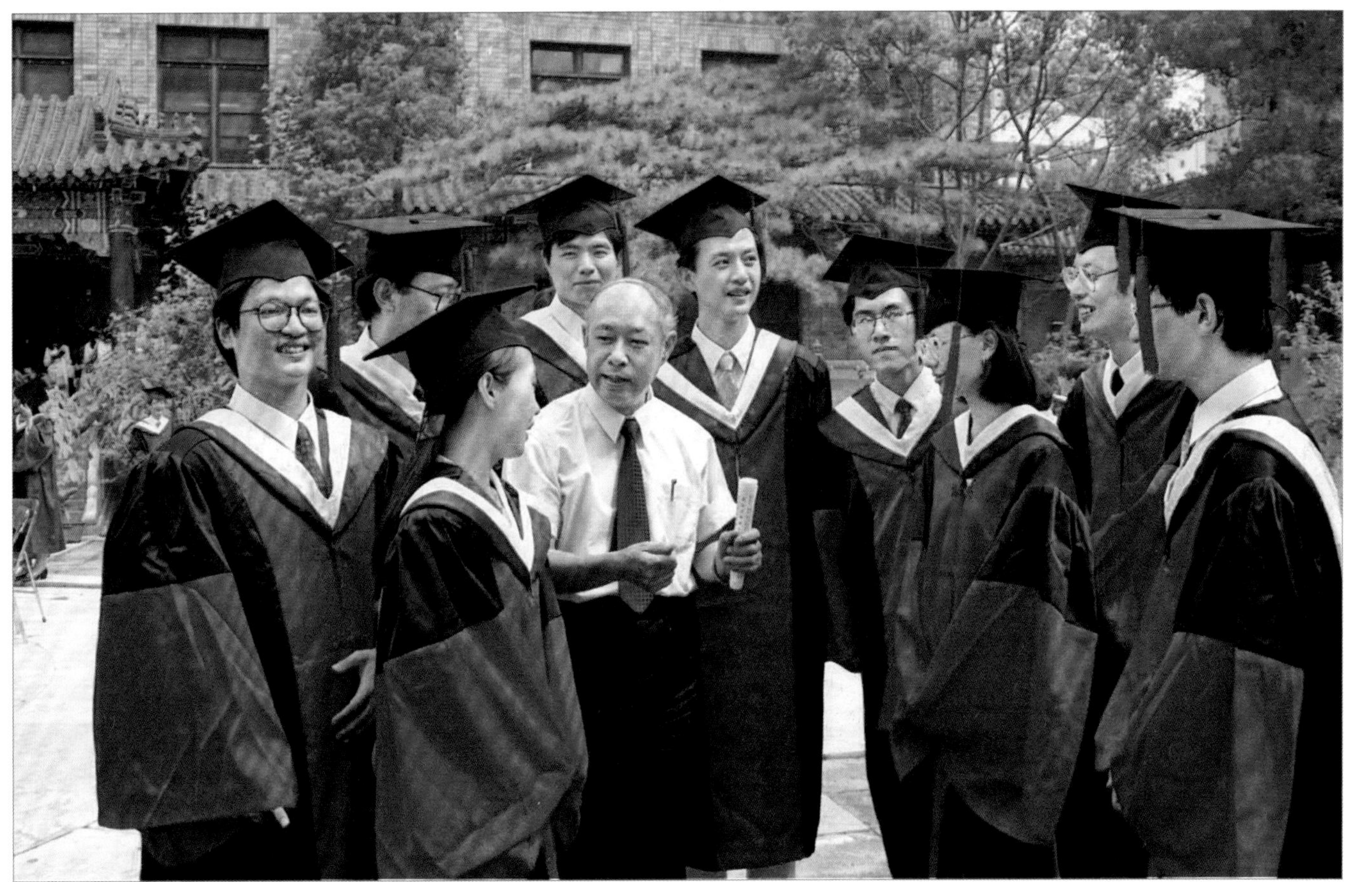

教务长郑超强教授与毕业生在一起

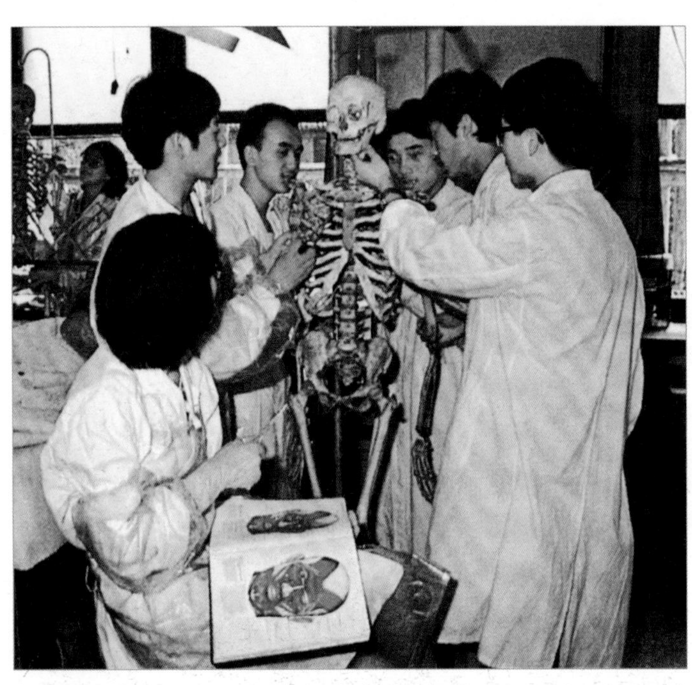

医学生进行大体解剖实验

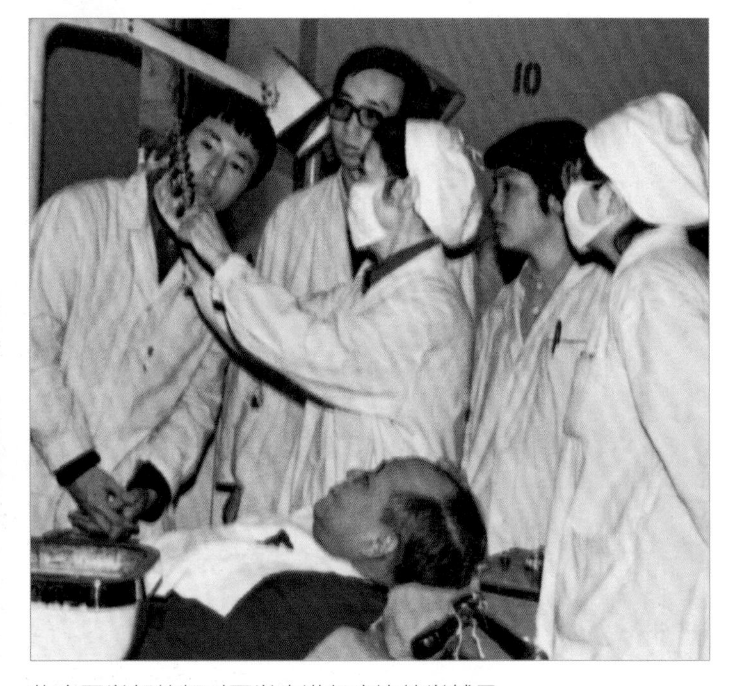

临床医学部教师对医学生进行床边教学辅导

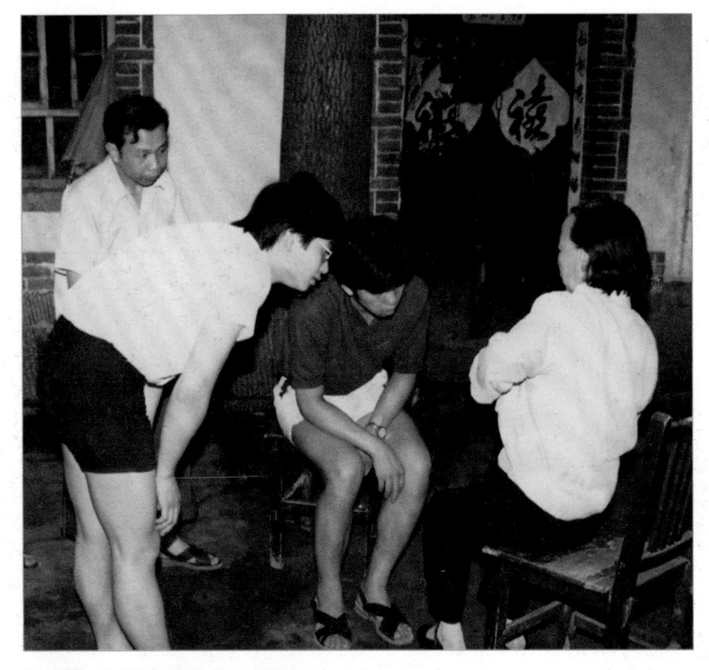

医学生在林县参加社会实践

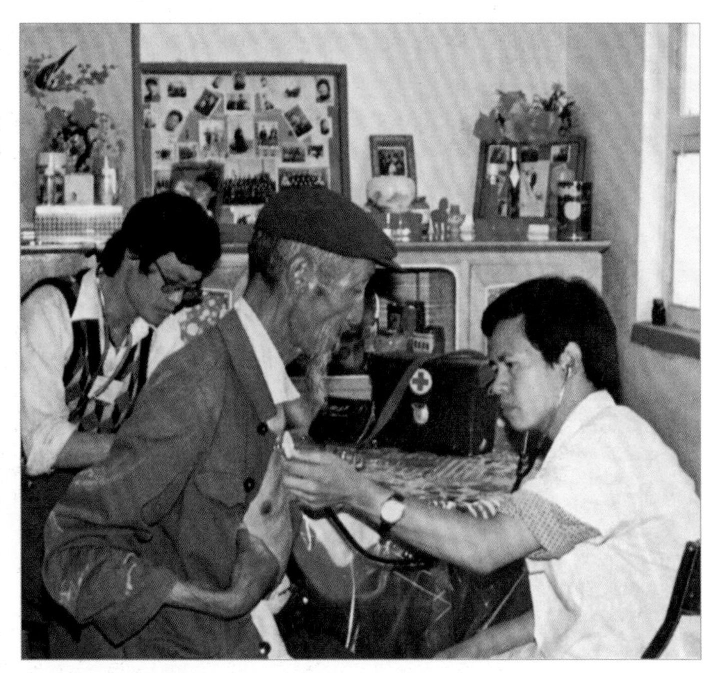

医学生送医送药到牧民家中

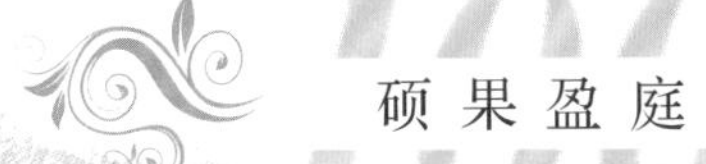

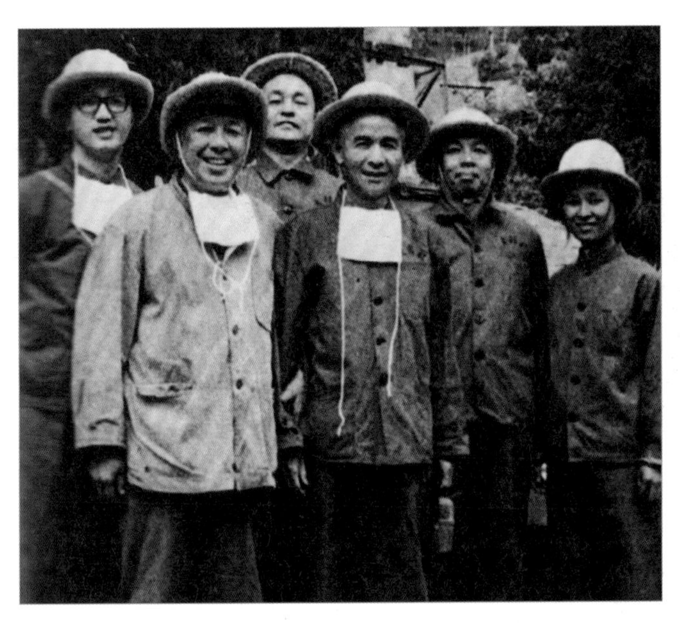

副院校长黄乎、肿瘤医院院长吴桓兴带领师生深入矿区。

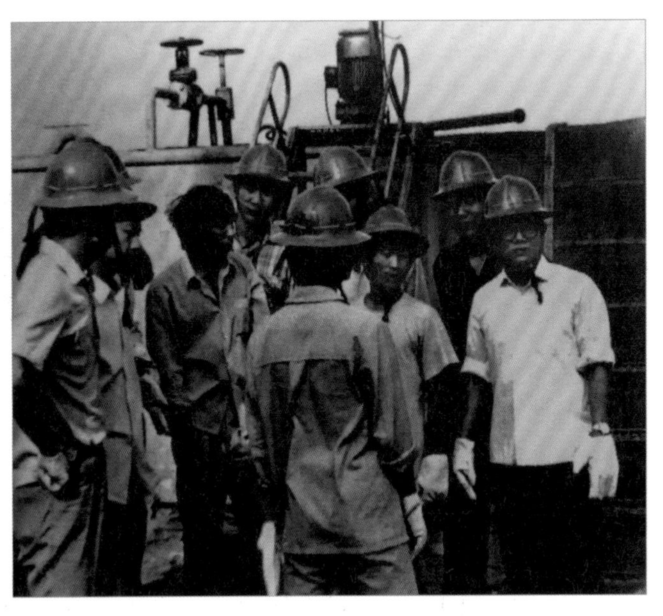

医学生在大港油田参加社会实践活动

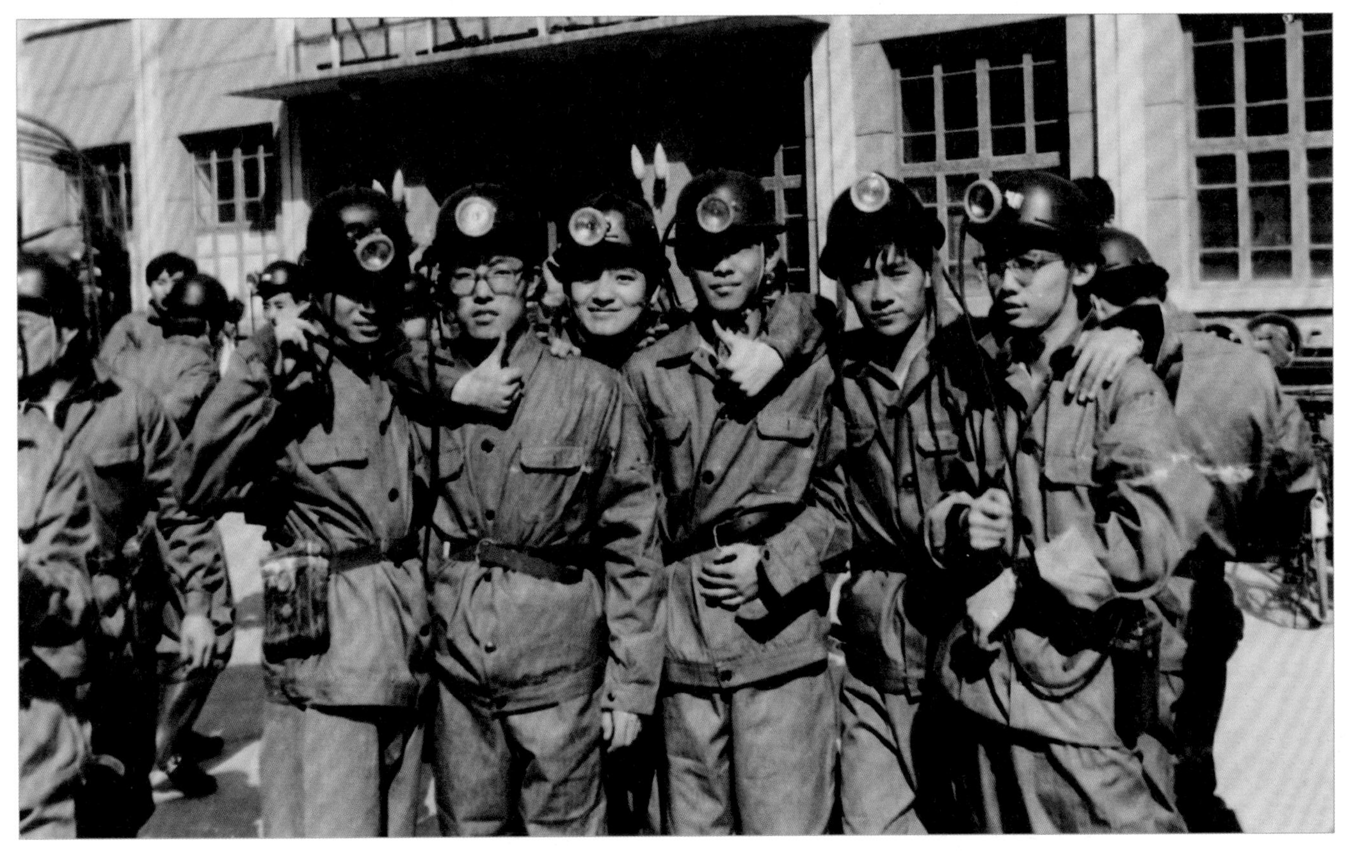

1984 年医学生在大同煤矿参加社会调查及军训

成立护理学院

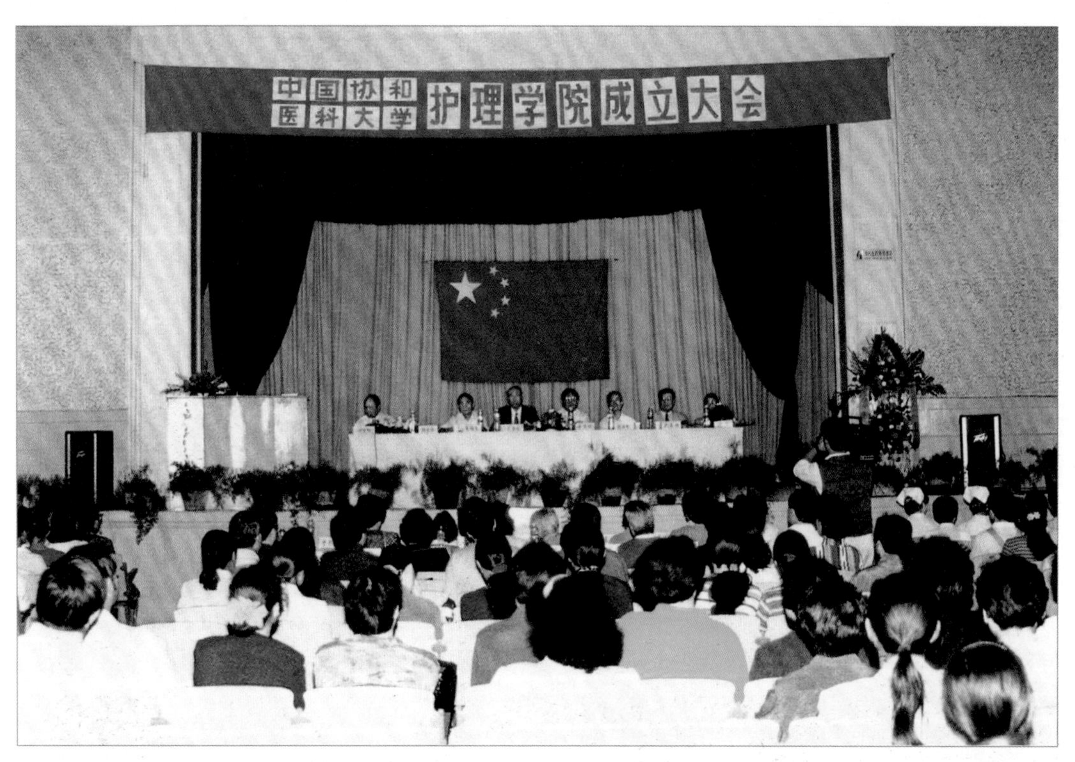

1996 年中国协和医科大学护理学院成立

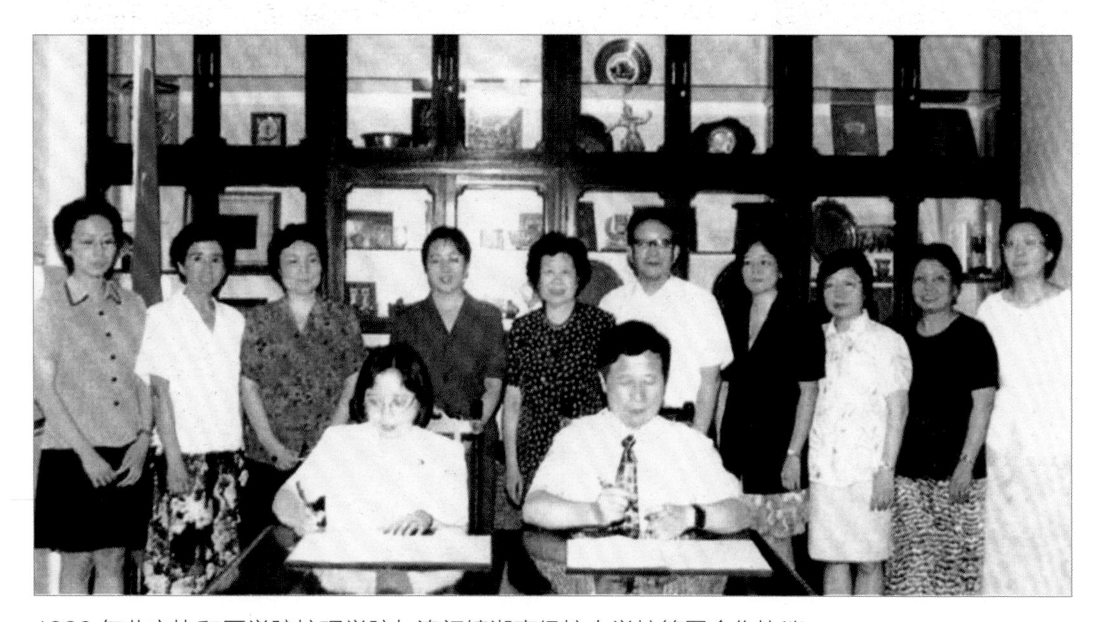

1998 年北京协和医学院护理学院与澳门镜湖高级护士学校签署合作协议

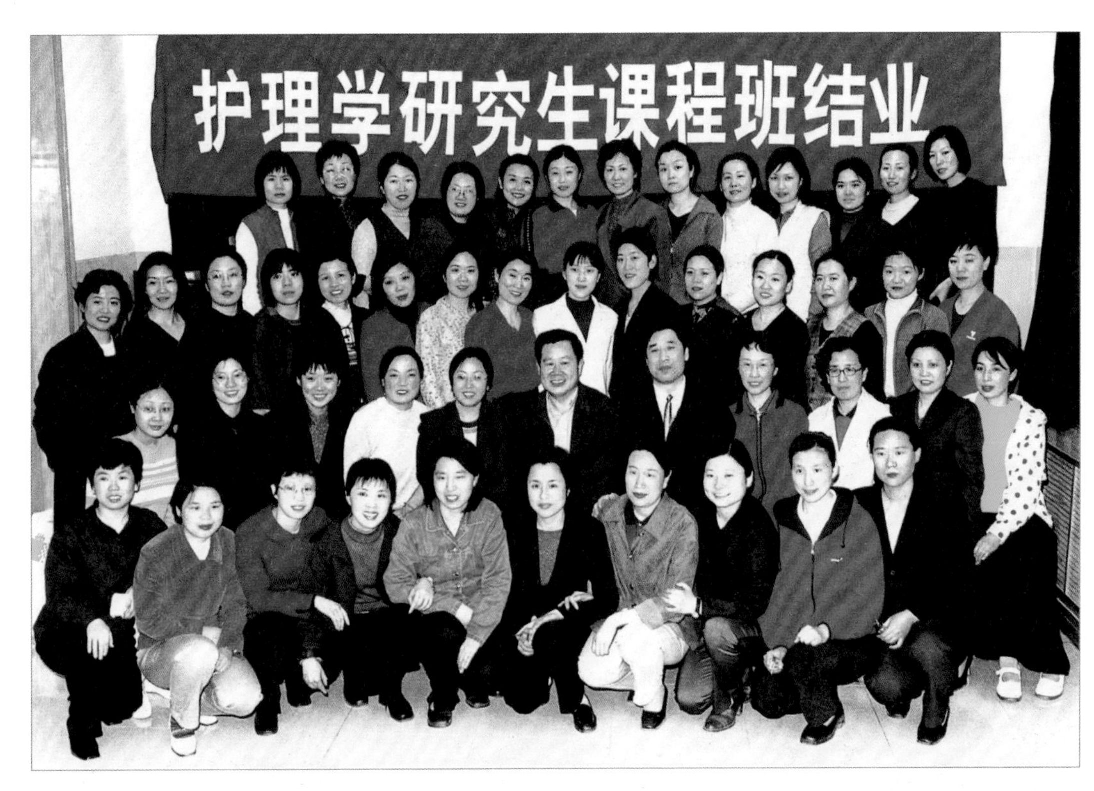

1999 年护理学院开办第一届研究生课程班

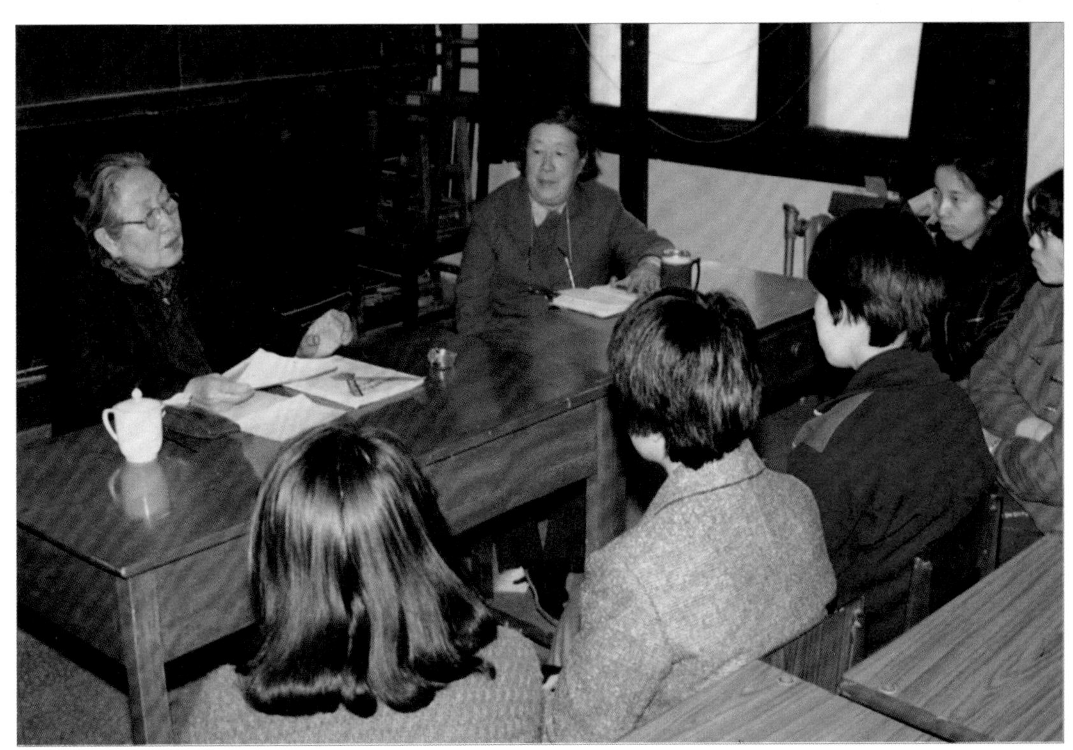

我国第一位南丁格尔奖获得者王琇瑛教授（左）为护理系同学讲课

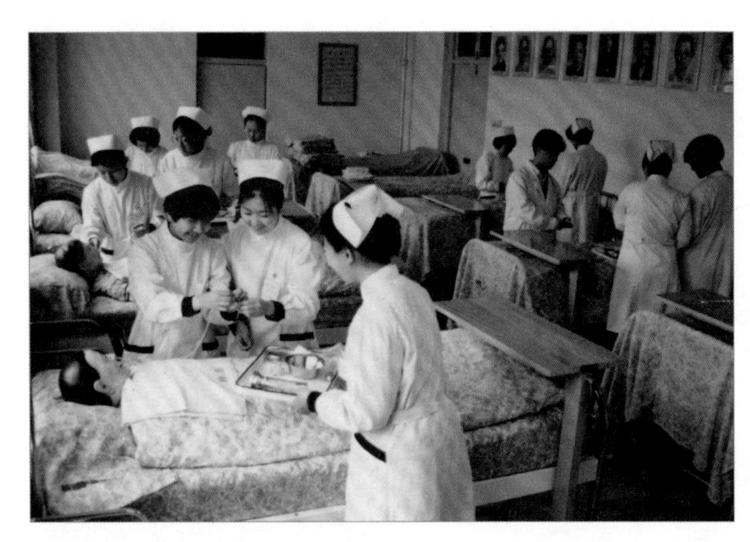

护理学生在进行护理操作技术练习

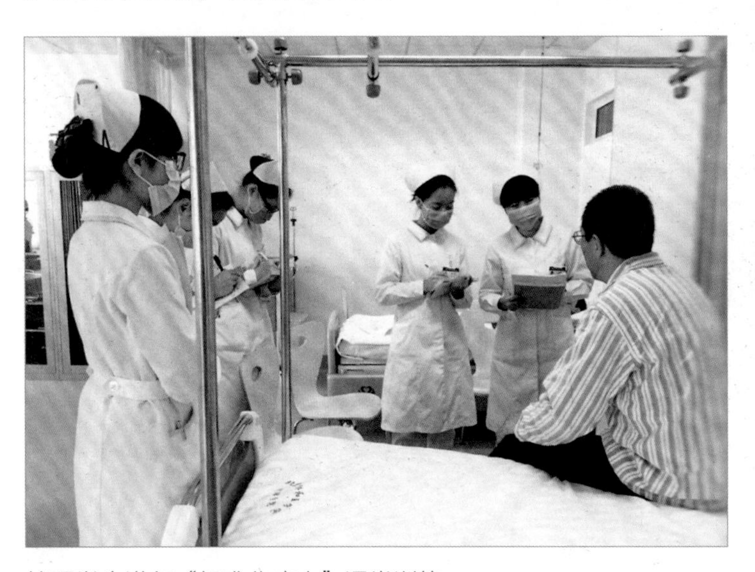

护理学生进行“标准化病人”课堂训练

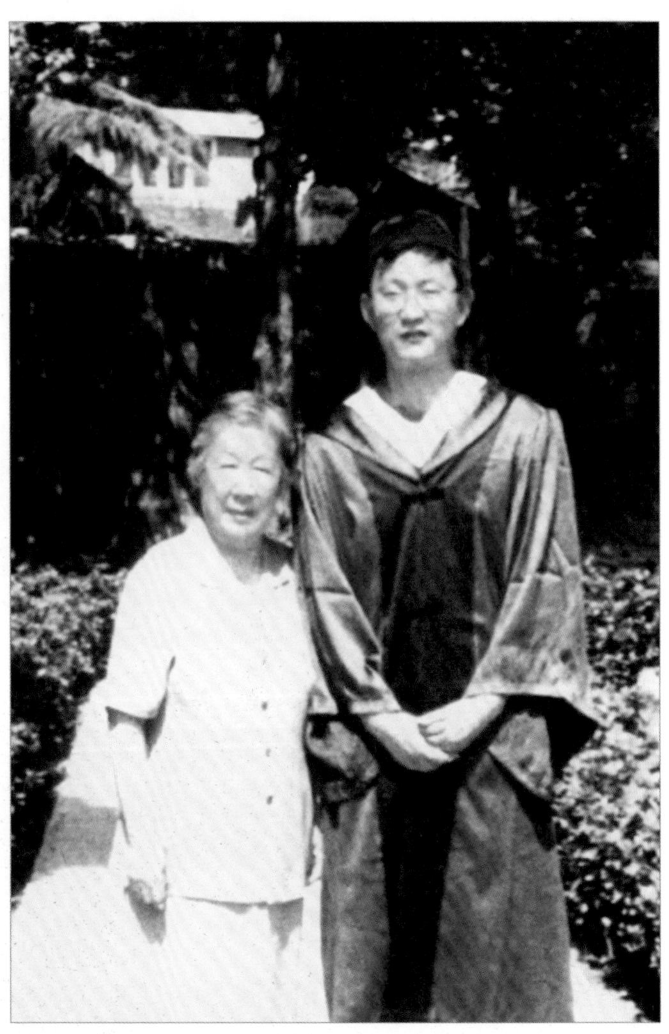

护理学院董兵师从于我国护理学专家潘孟昭教授，1999 年 7 月，以优异的成绩顺利完成研究生学业，成为我国第一位自己培养的男护理硕士。

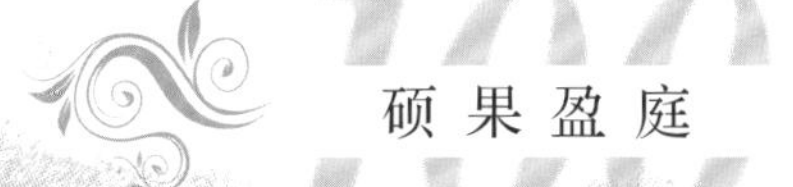

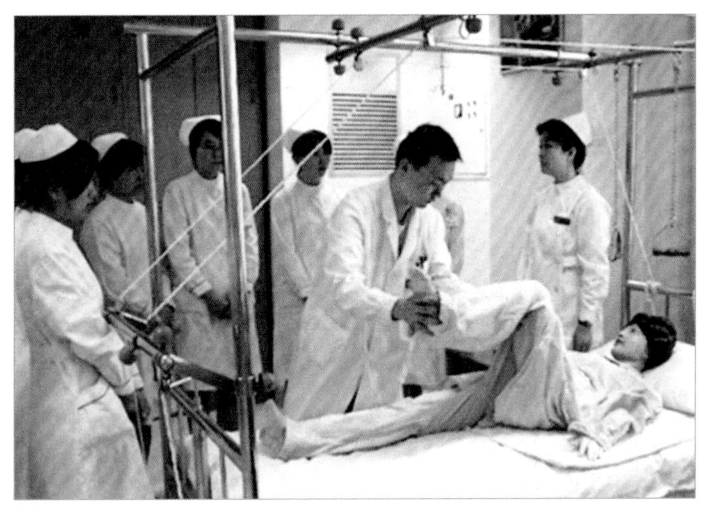

护理学生在进行实验室教学

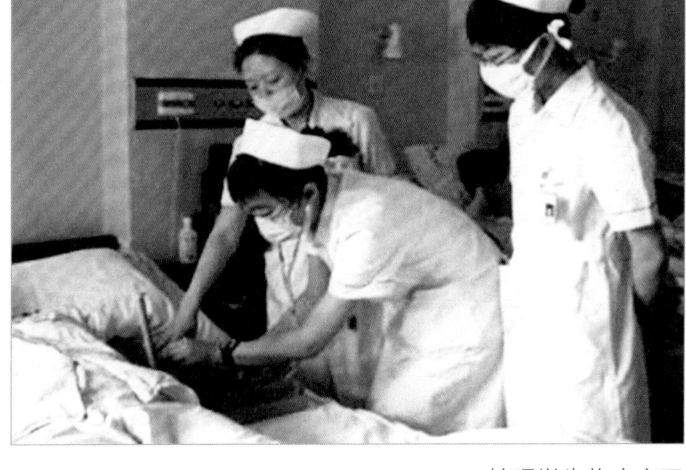

护理学生临床实习

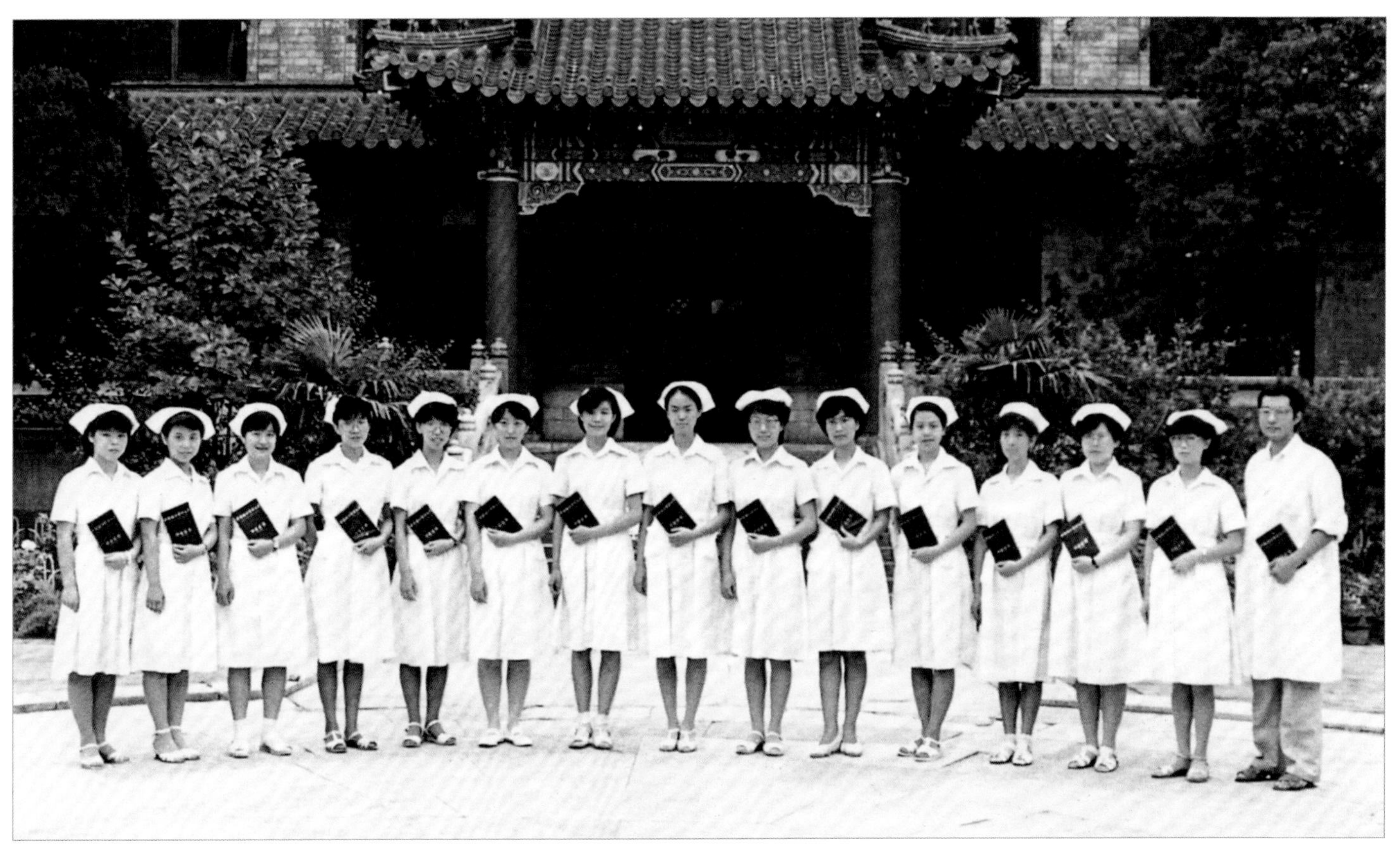

护理系 1989 年首届本科毕业生合影

成立研究生院

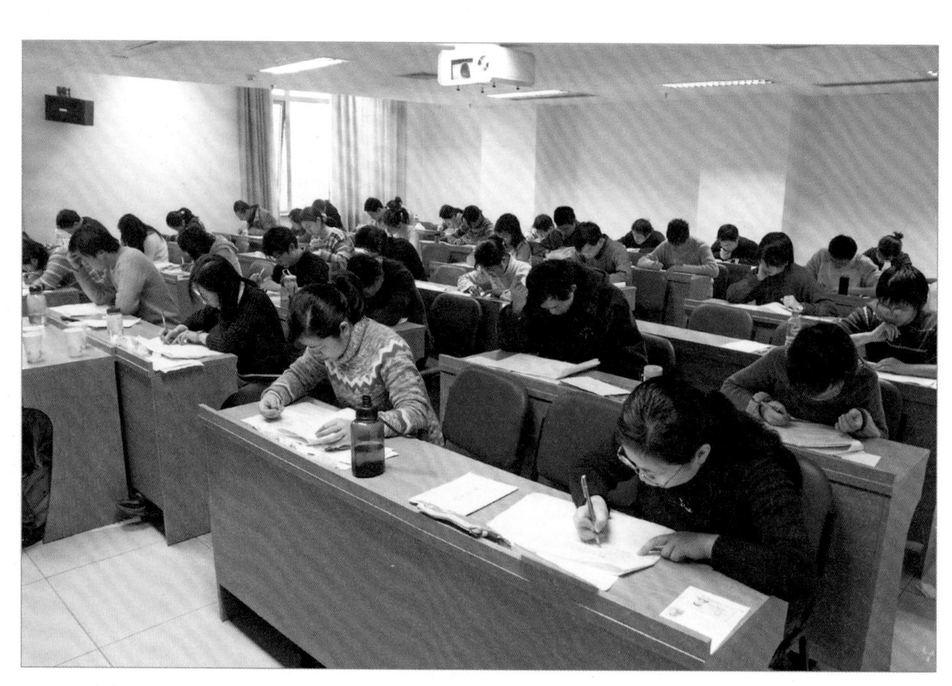

研究生入学考试

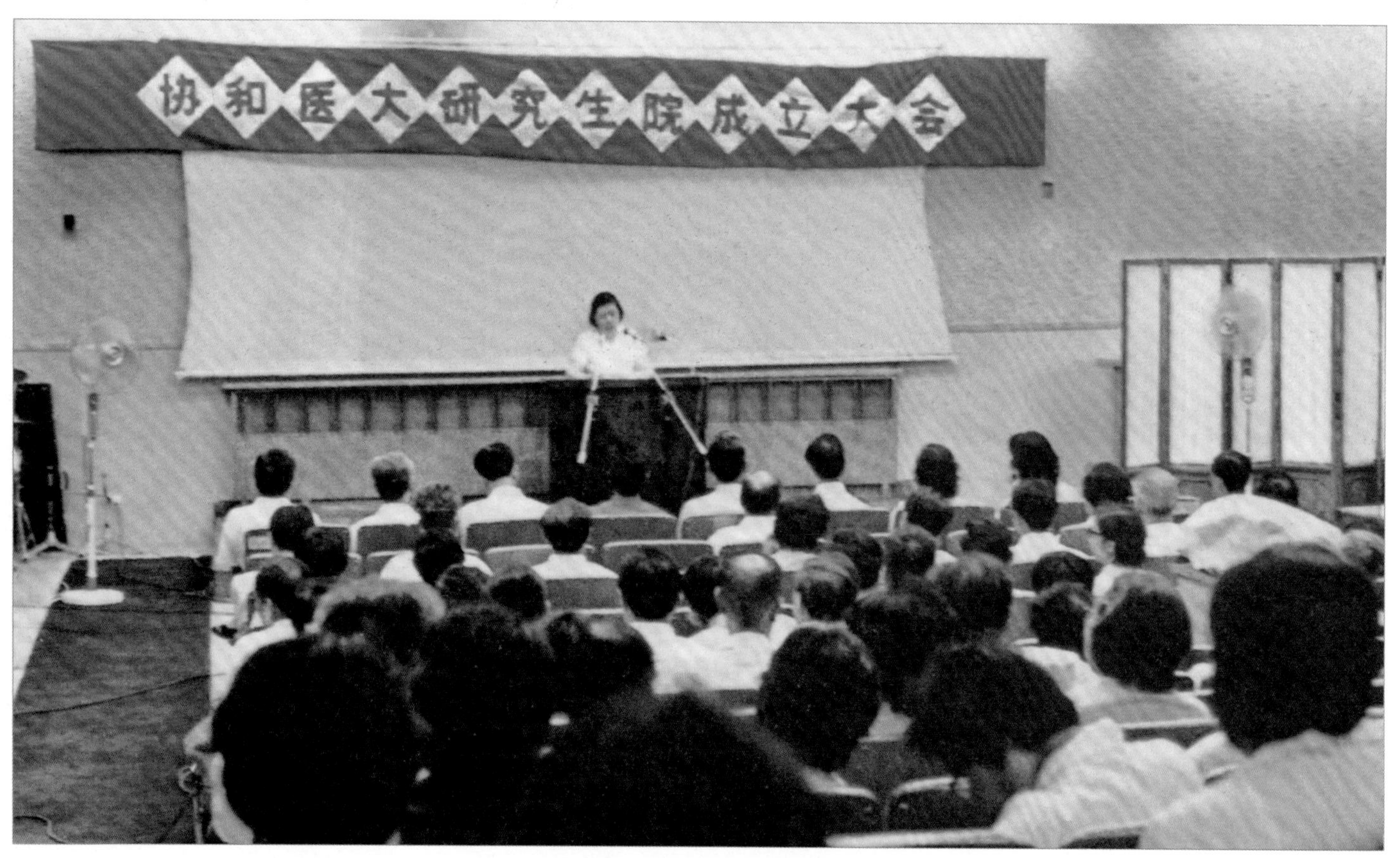

1986 年研究生院成立（试办），副院校长兼研究生院副院长戴玉华教授在成立大会上讲话。

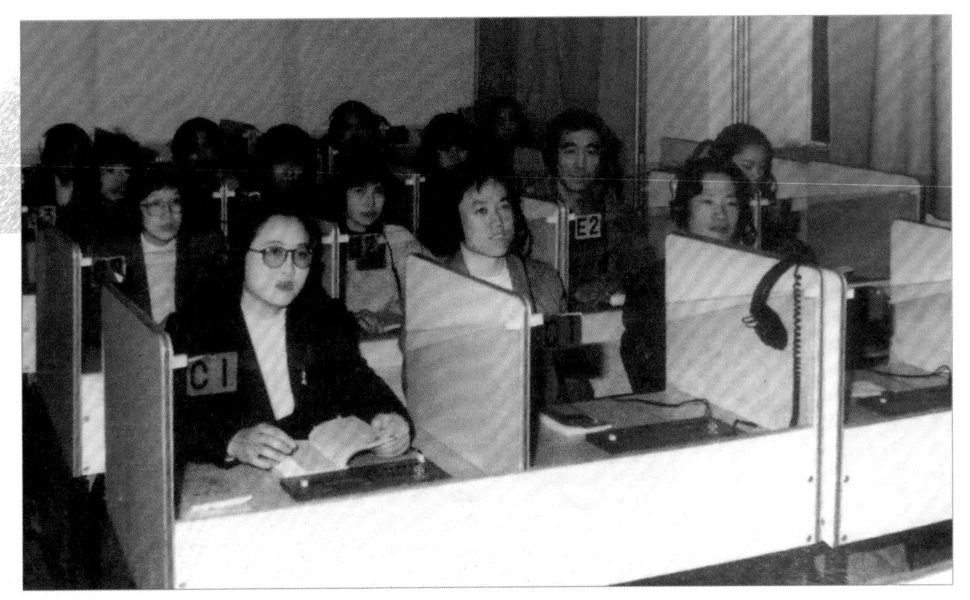

研究生在语音教室学习

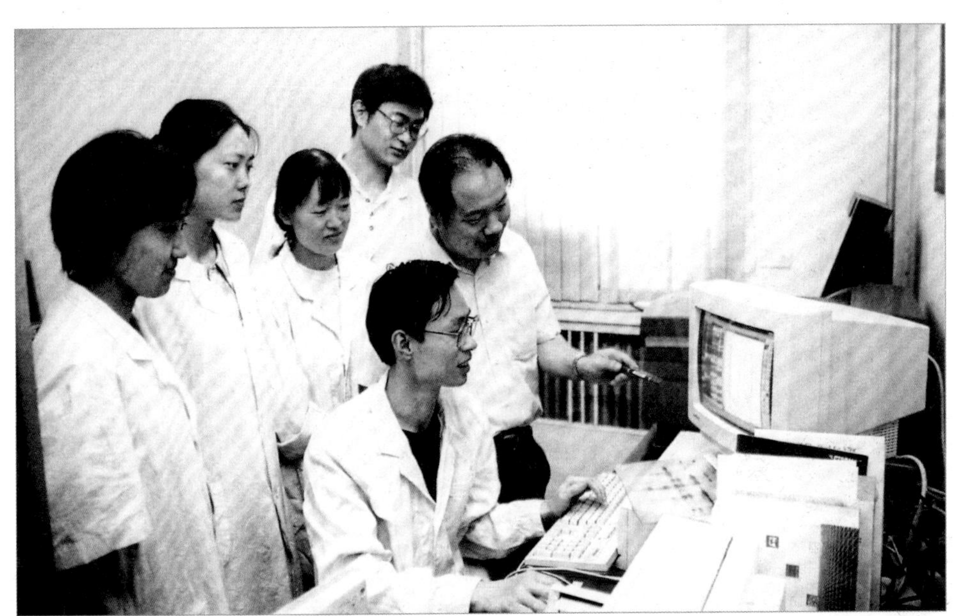
研究生在教师的指导下
进行科研训练

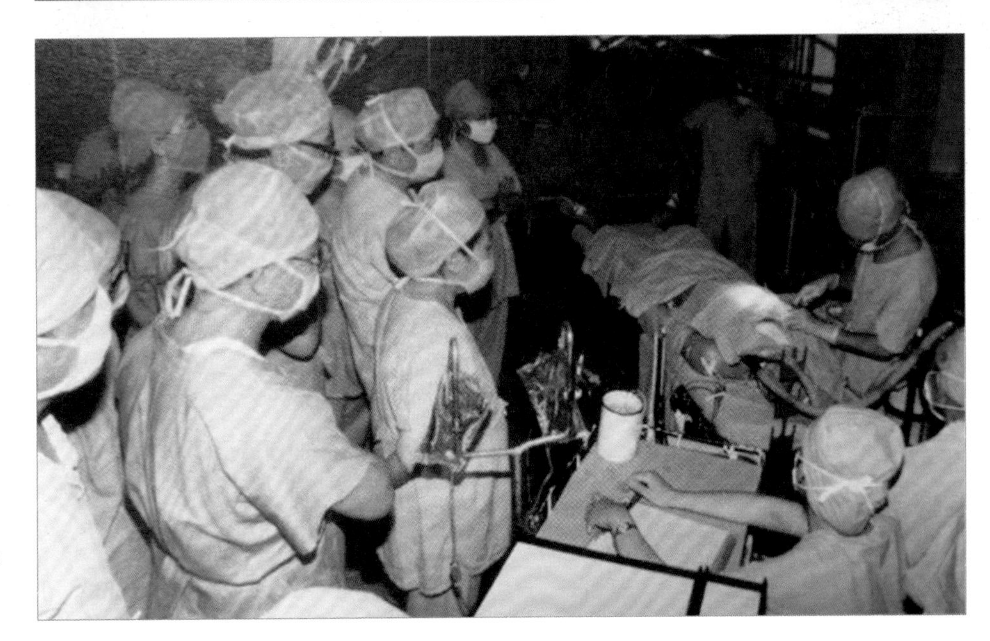
临床医学研究生在进行
临床技能考核

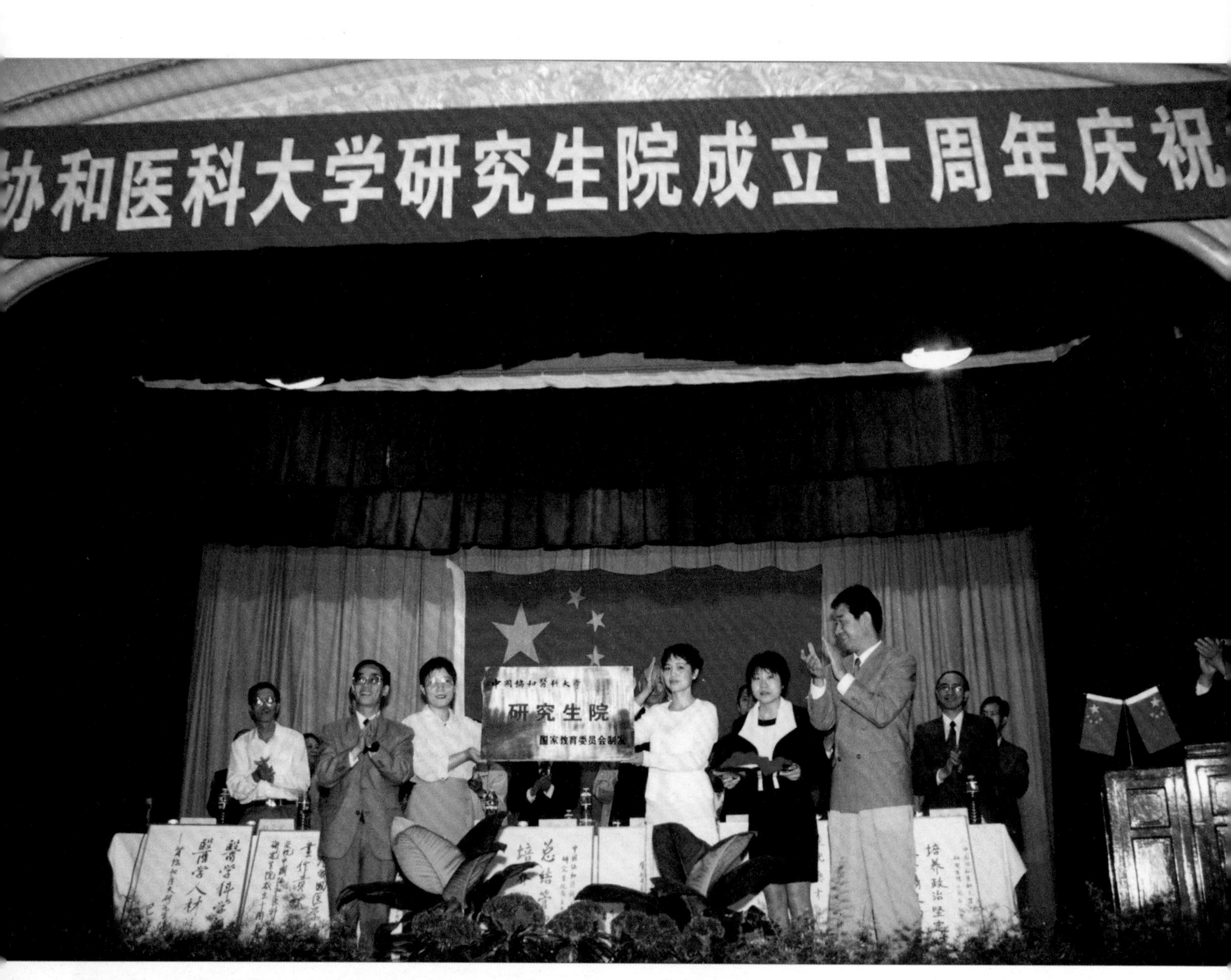

1996 年，中国协和医科大学研究生院正式成立，图为学校举行研究生院成立十周年庆典。

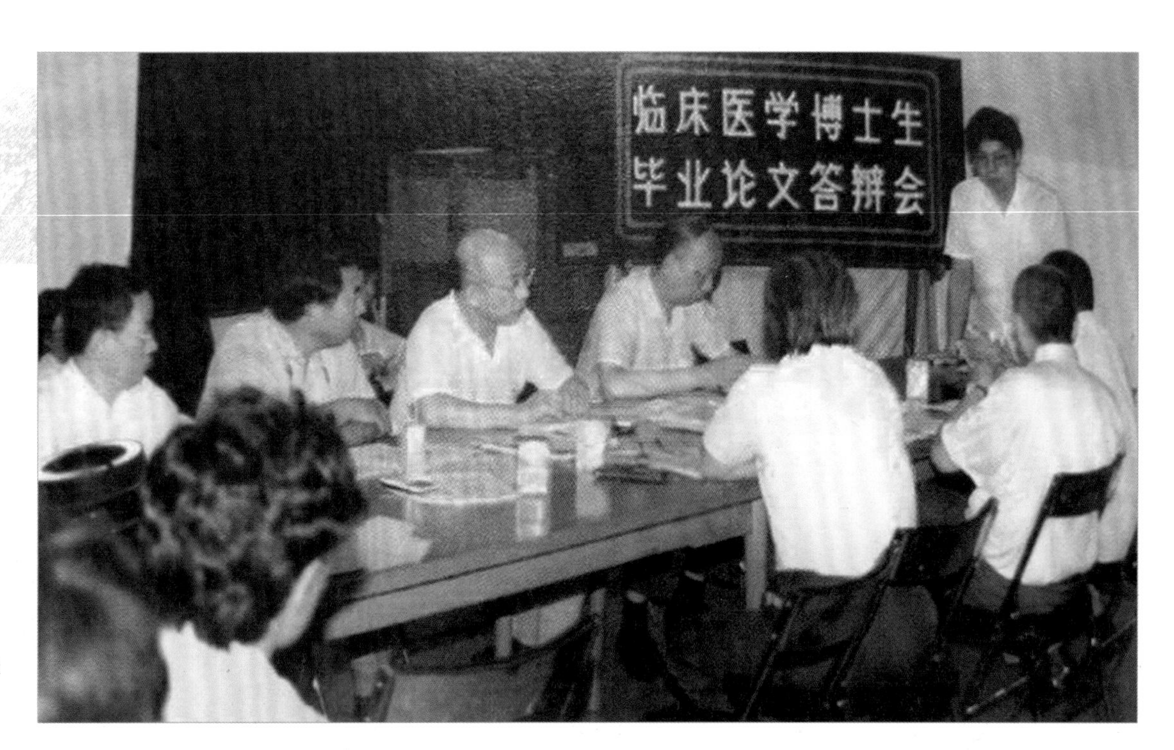

临床医学博士生进行毕业论文答辩

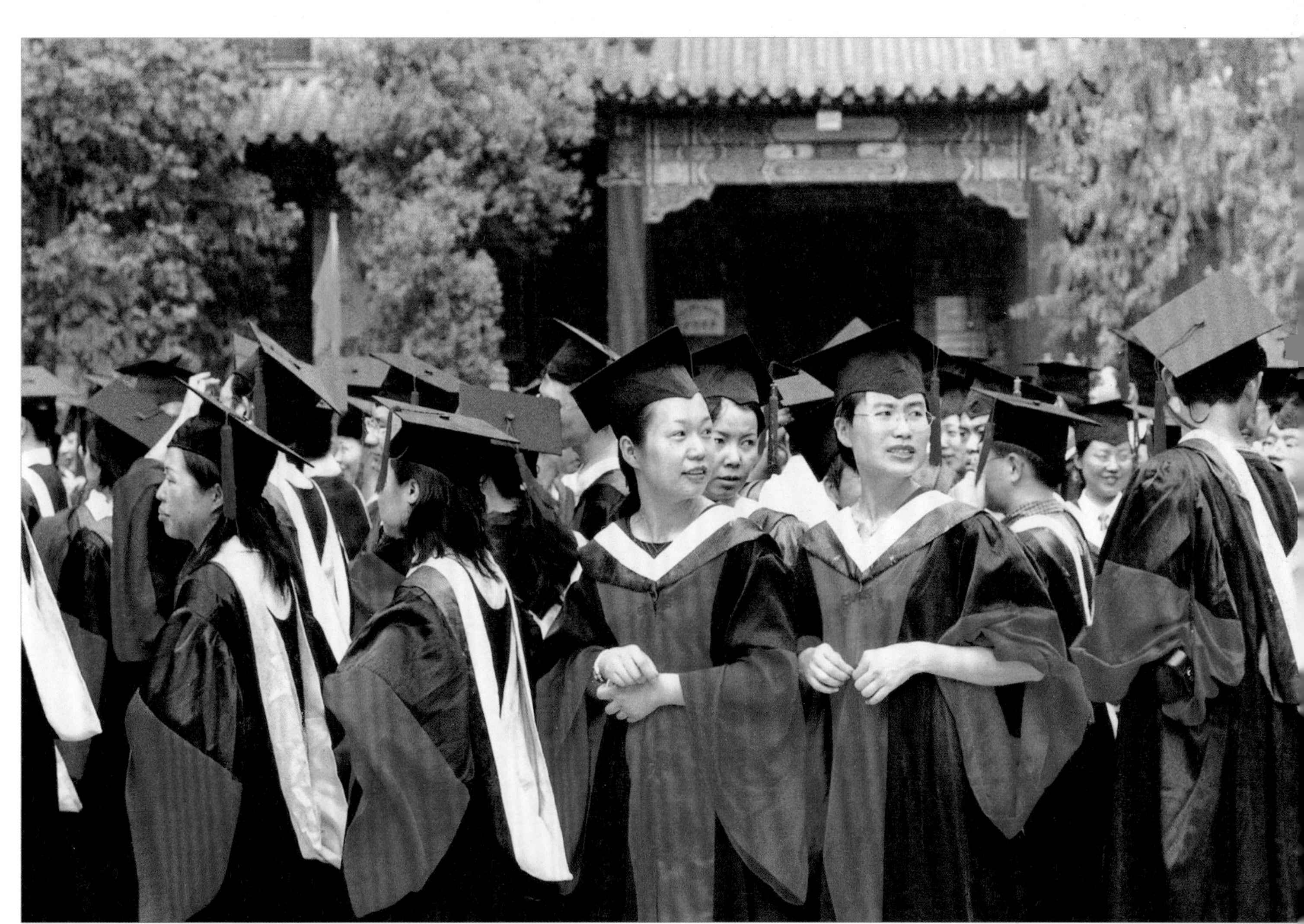

研究生毕业典礼

成立公共卫生学院

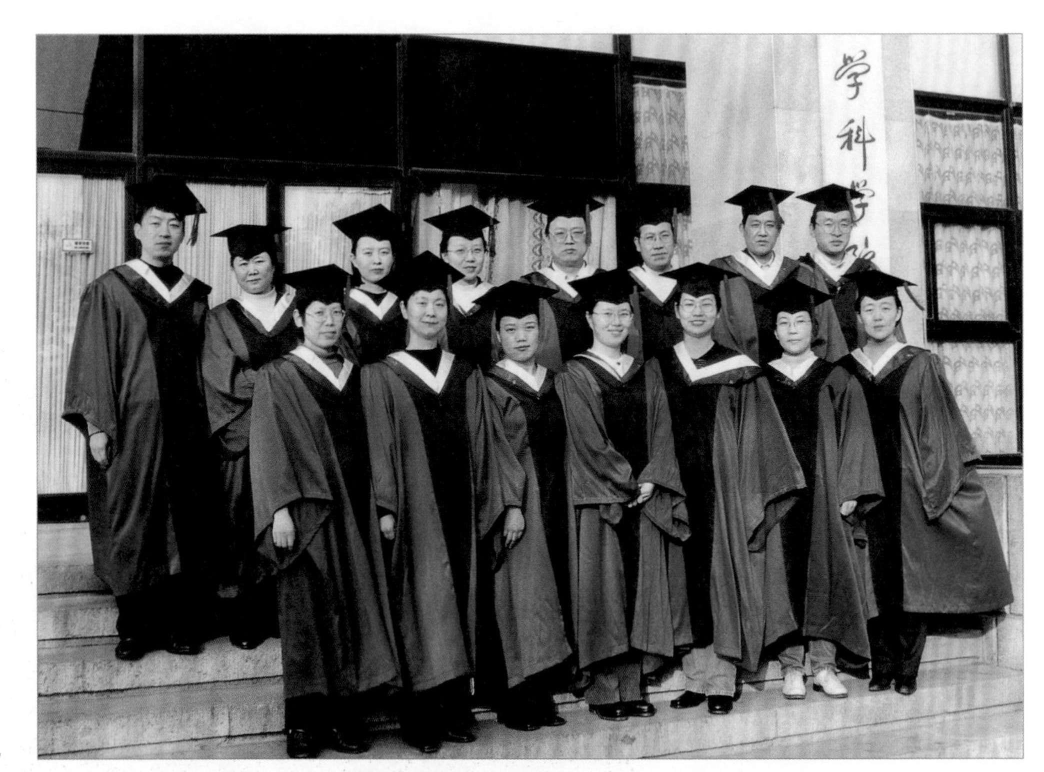

1989年成立公共卫生学院

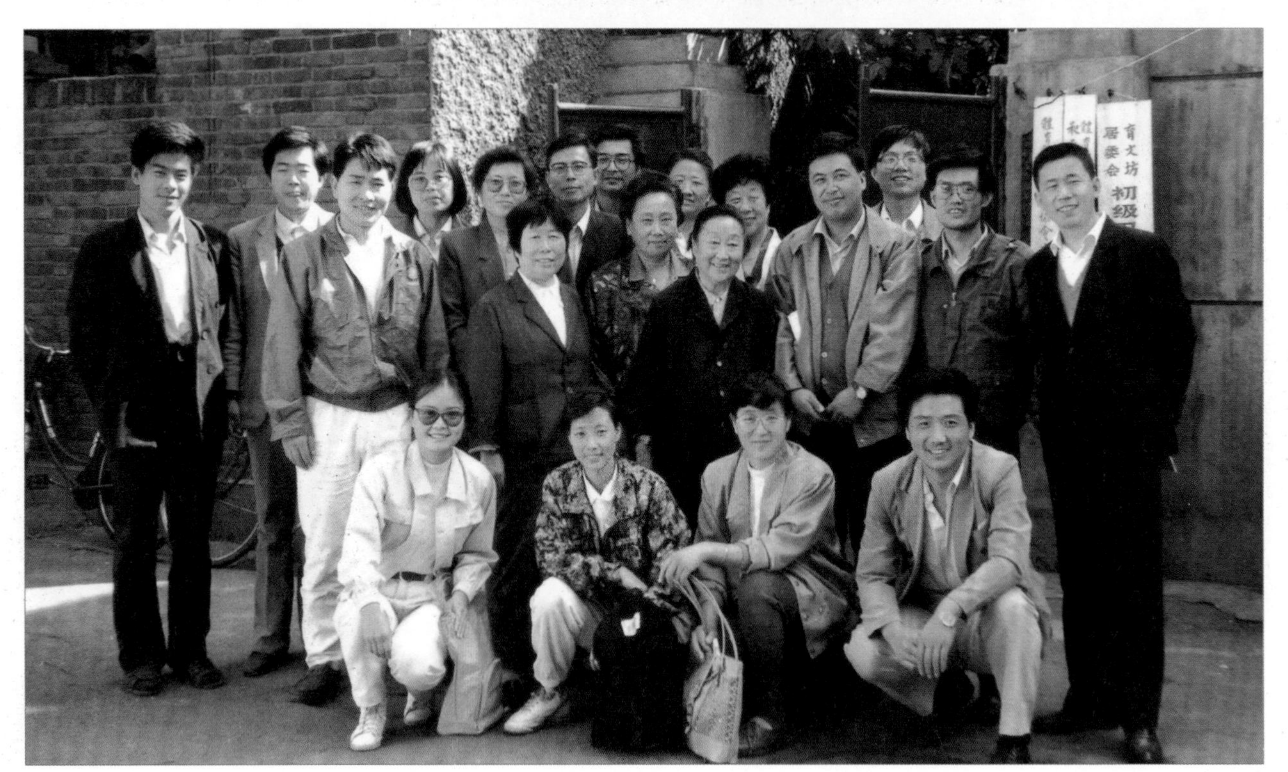

公共卫生学院研究生赴天津和平区了解社区慢性病防治工作

成立成人教育学院

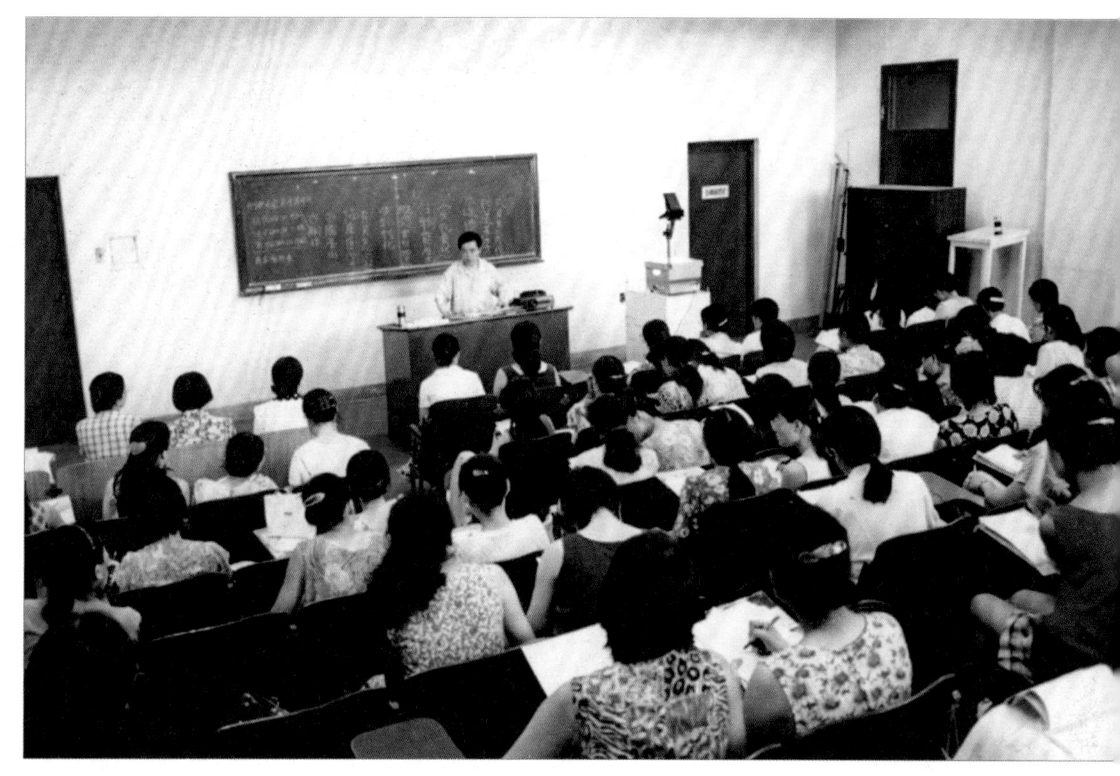

1998 年成立成人教育学院，图为教师在成人继续教育课堂上授课

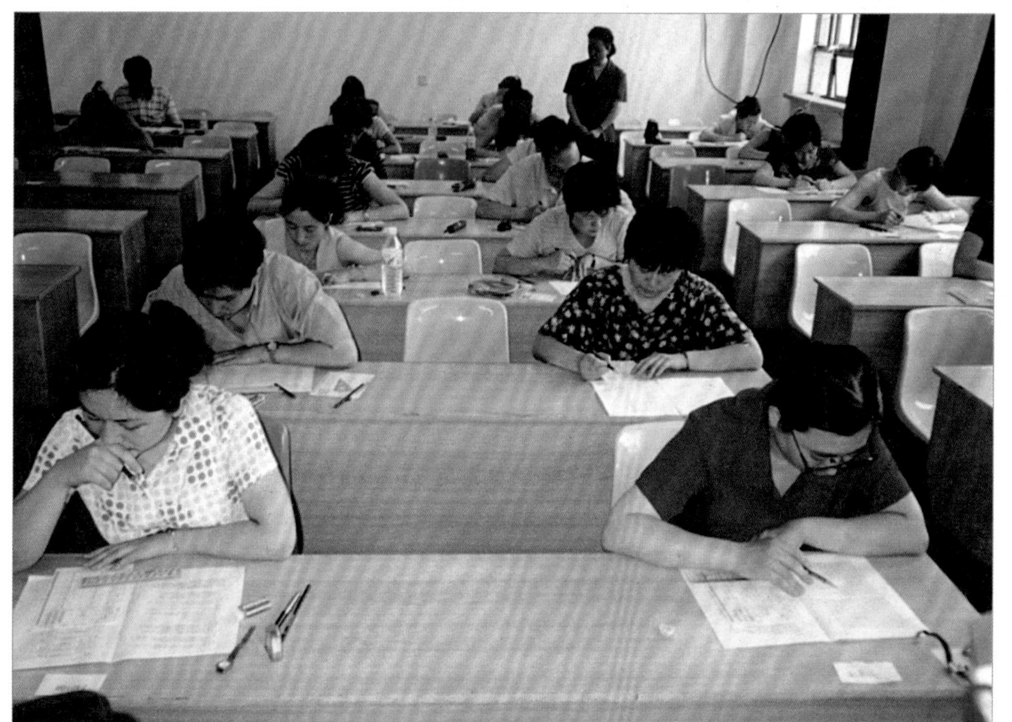

成人教育期末考试

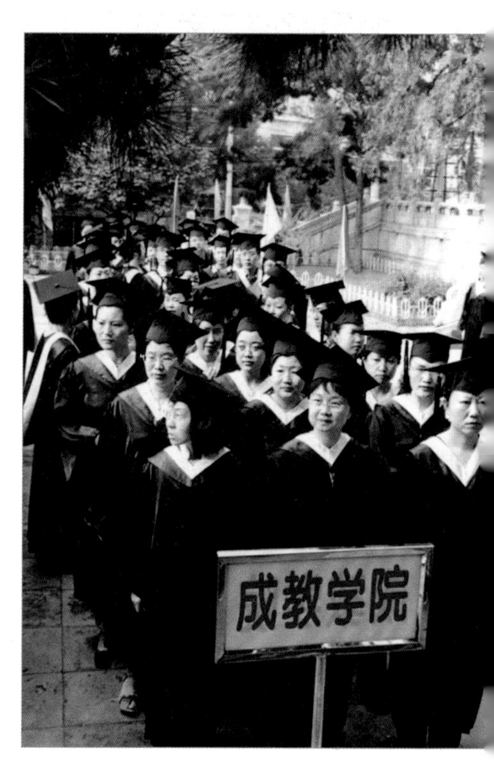

成人教育学院毕业典礼

设立中国医学科学奖

为了促进我国医学事业的发展，进一步发挥中国医学科学院中国协和医科大学“国家队”的作用，1993 年院校设立中国医学科学奖，面向全国，旨在奖励为我国医药卫生事业的发展与进步作出重要贡献的科学家。

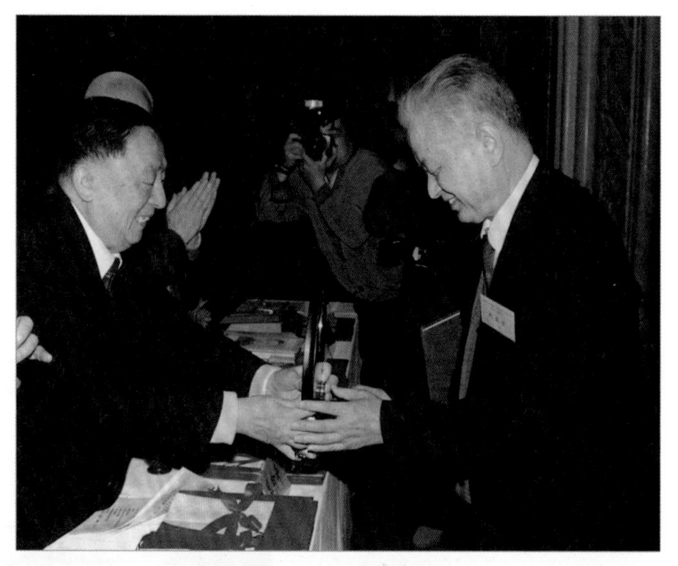

1994 年名誉院校长吴阶平为荣获首届中国医学科学奖的我国著名天然药物结构化学家，中国科学院院士，中国医学科学院药物研究所研究员梁晓天颁奖。

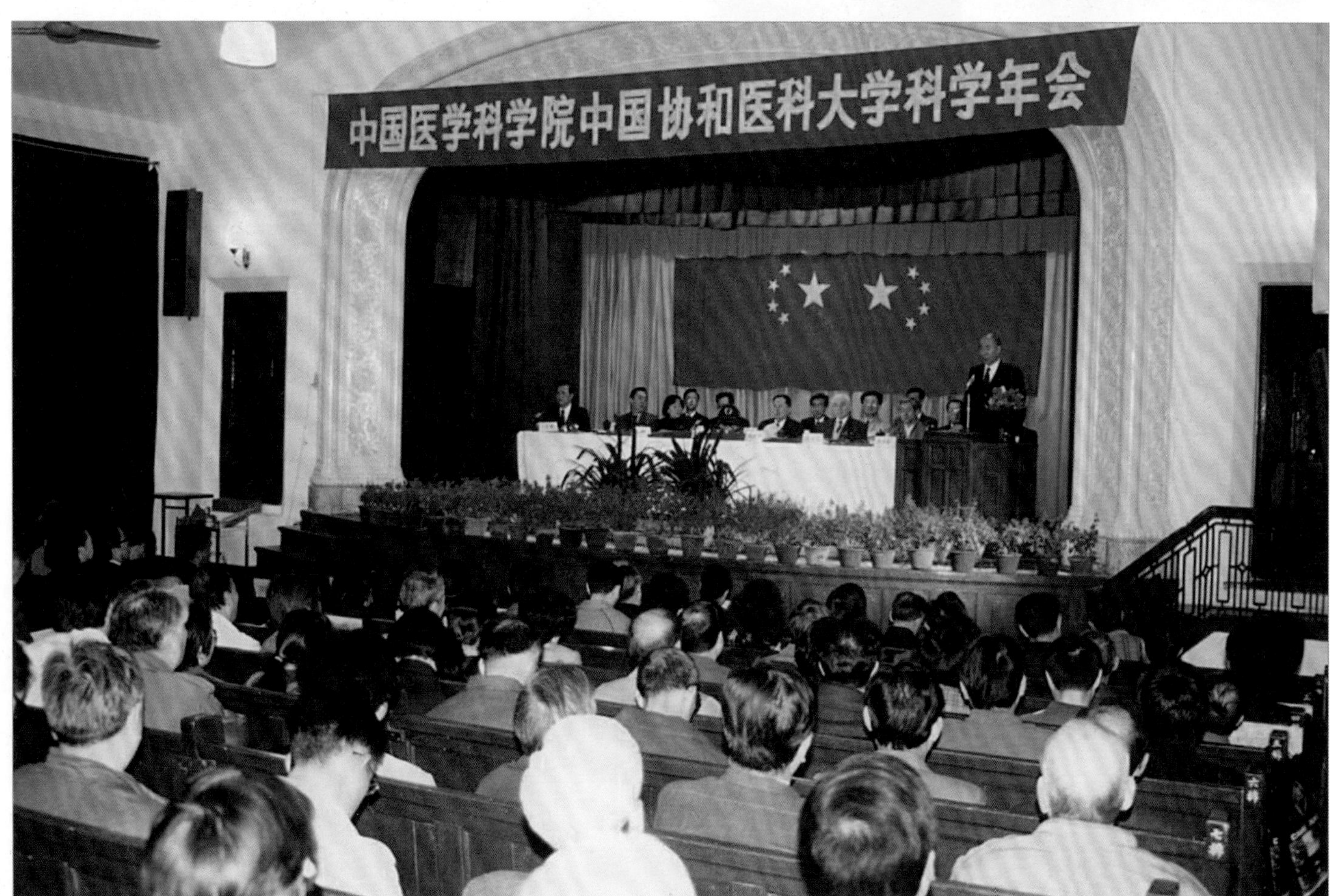

1994 年 11 月 2 日，中国医学科学院 中国协和医科大学召开首届科学年会。

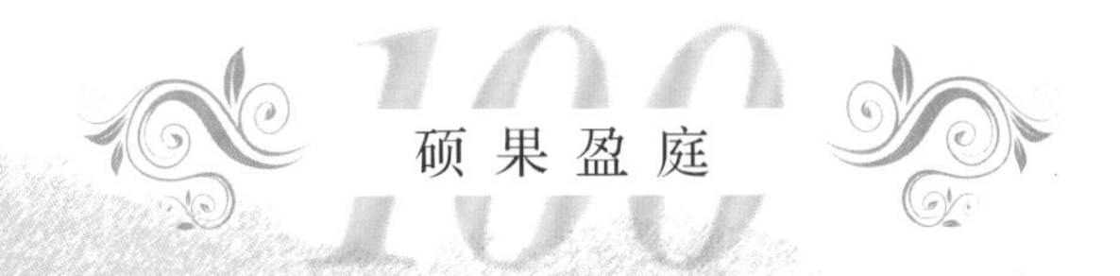

建立医理双博士学位

1998年7月15日，中国协和医科大学医学博士刘勇、周漪被授予理学博士学位，成为我国双博士学位制的首批毕业生。中国协和医科大学1995年设立双博士学位制，旨在加强对少数优秀学生基础、临床和科研能力的训练，培养出既有一定临床能力，又有独立科研能力的高层次医学科学人才。

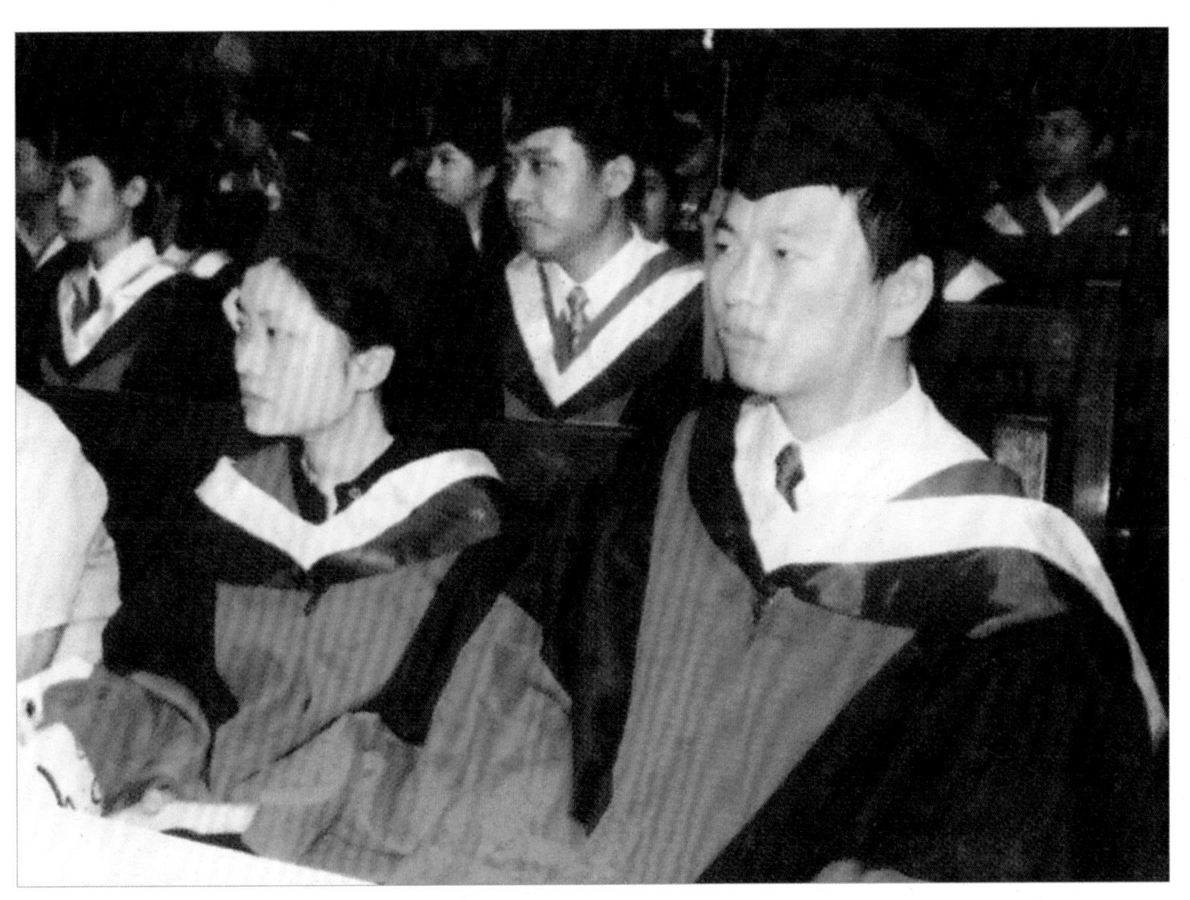

1998年院校第一届医学、理学双博士学位学生毕业。

硕果盈庭

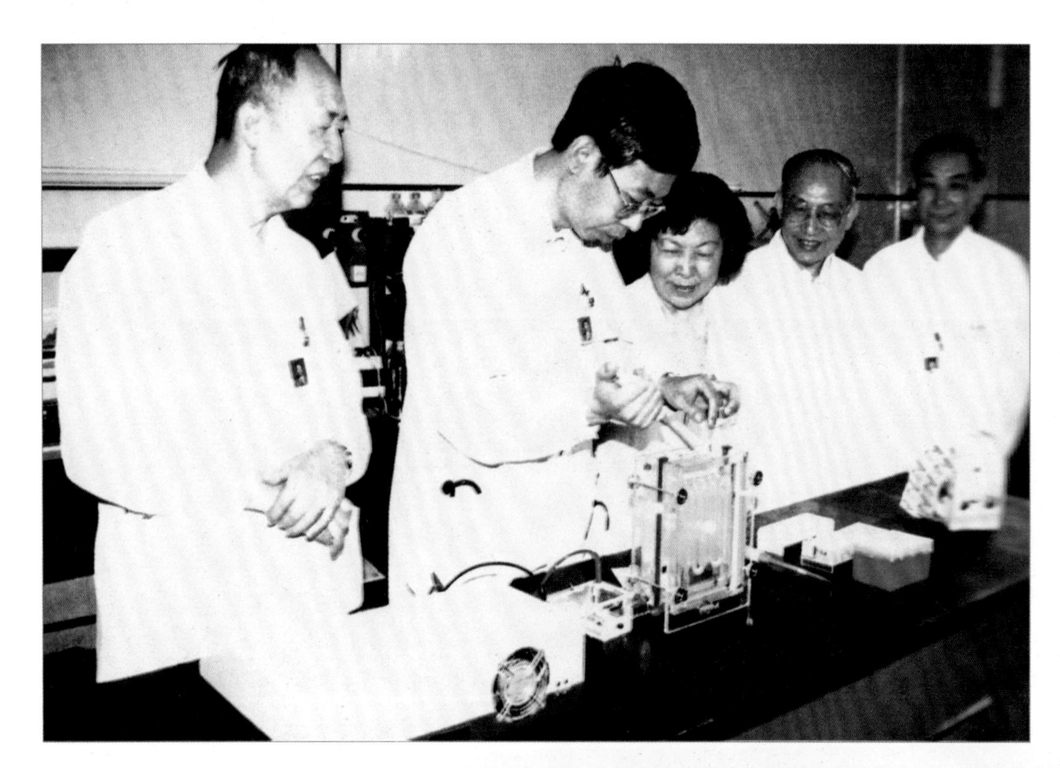

北京协和医院消化内科陈元方教授主持的“胃肠激素及其受体的基础和临床研究”荣获 1993 年国家科技进步二等奖。图为课题组成员在进行激素受体实验。

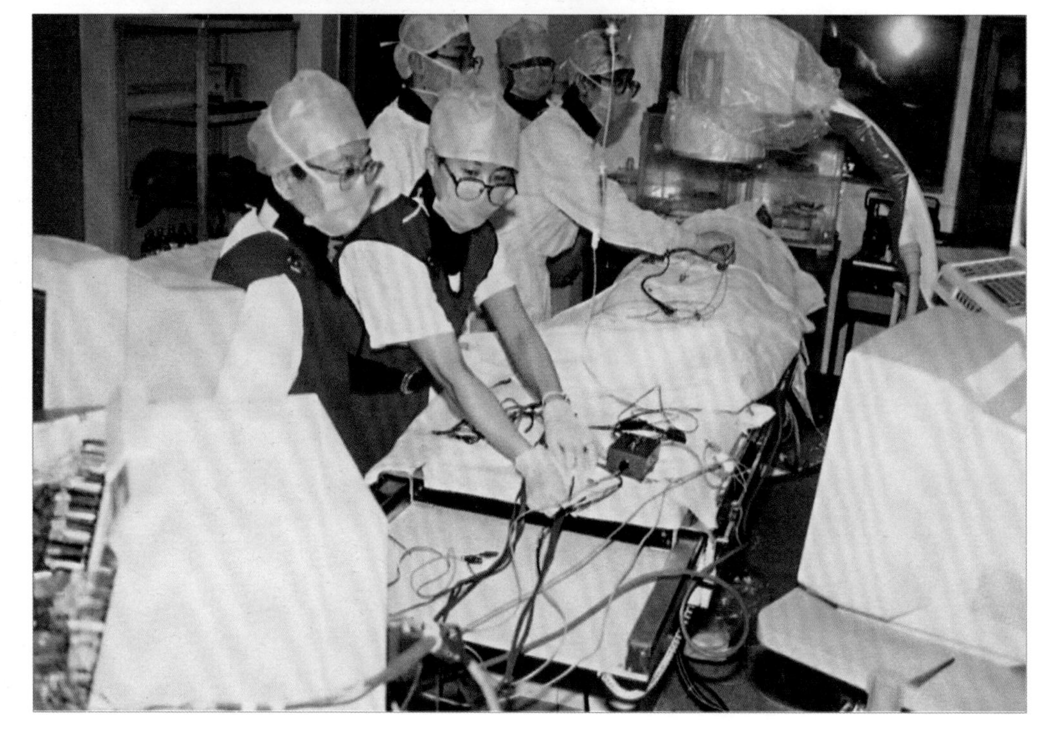

北京协和医院心内科吴宁教授等人合作的“射频消融治疗快速性心律失常仪器及临床应用研究”荣获 1995 年国家科技进步二等奖。图为课题组成员在为病人做射频治疗。

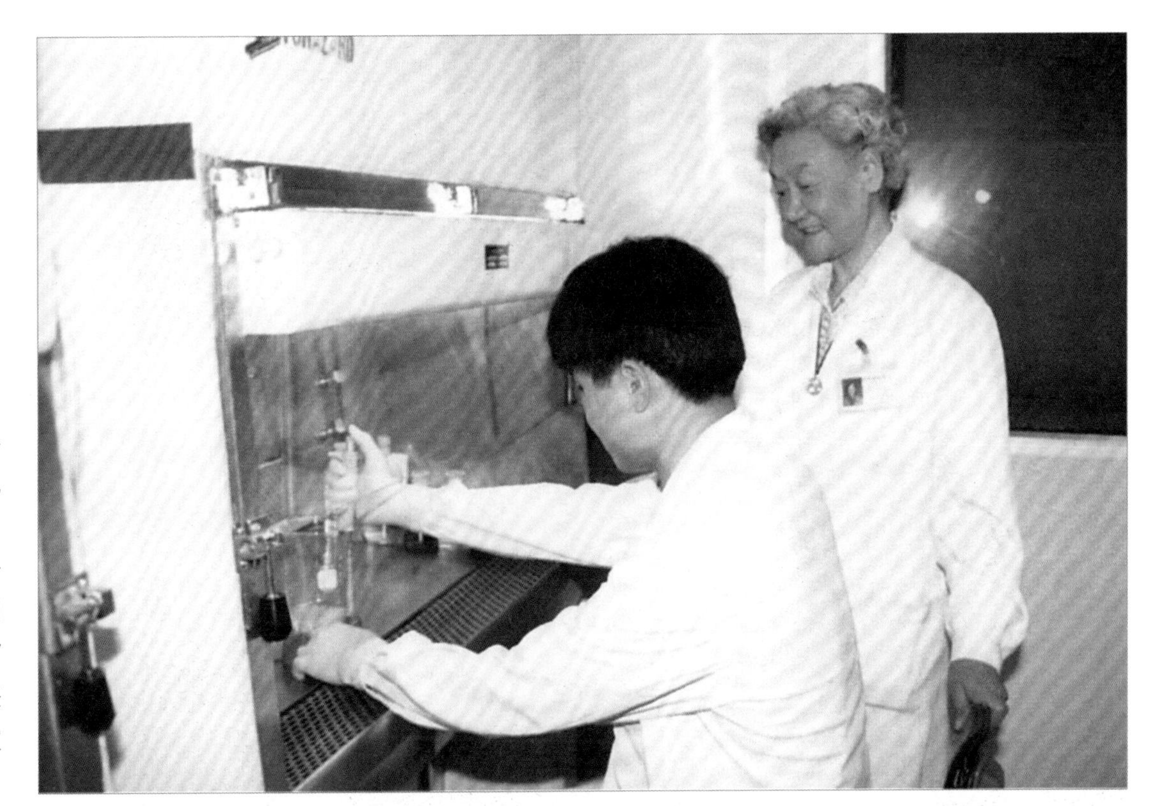

北京协和医院感染科1985年报告了国内发现的首例外宾艾滋病病例，继而又报告了我国第一例由性传播的抗HIV阳性病例和献血员中HIV阳性首例。图为科主任王爱霞教授在P3实验室指导青年医师做试验。

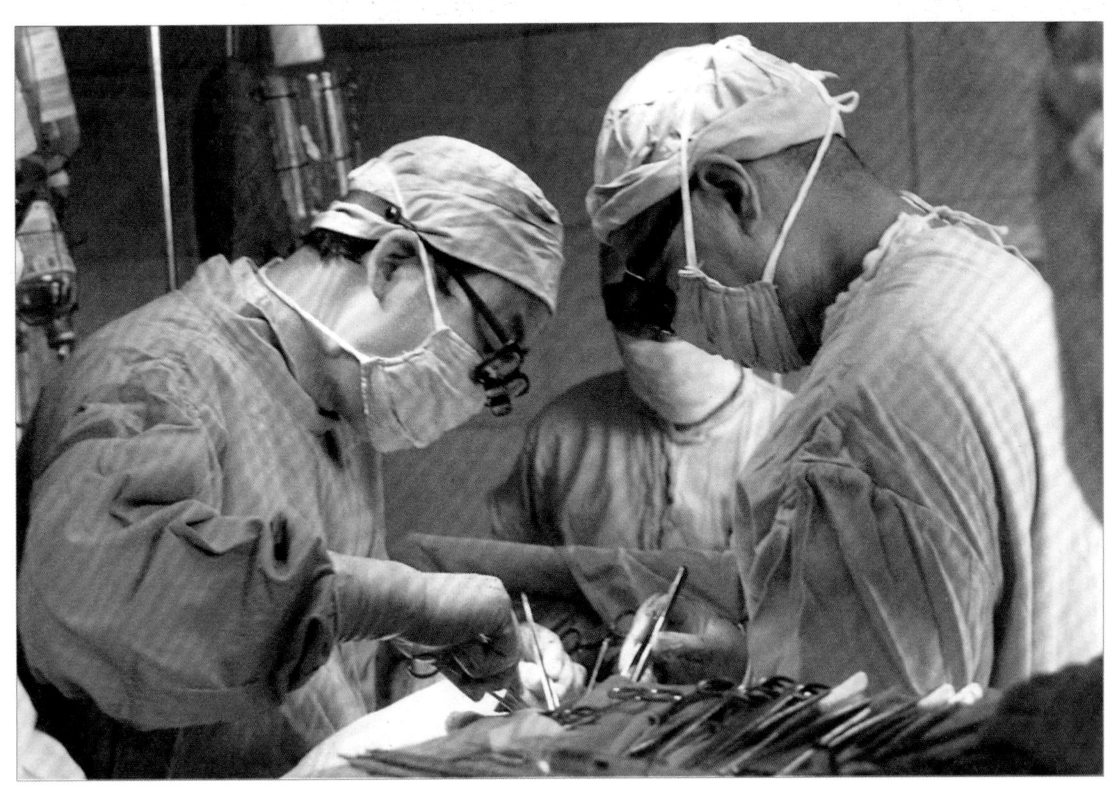

1989年阜外心血管病医院朱晓东院士与郭加强教授同台手术

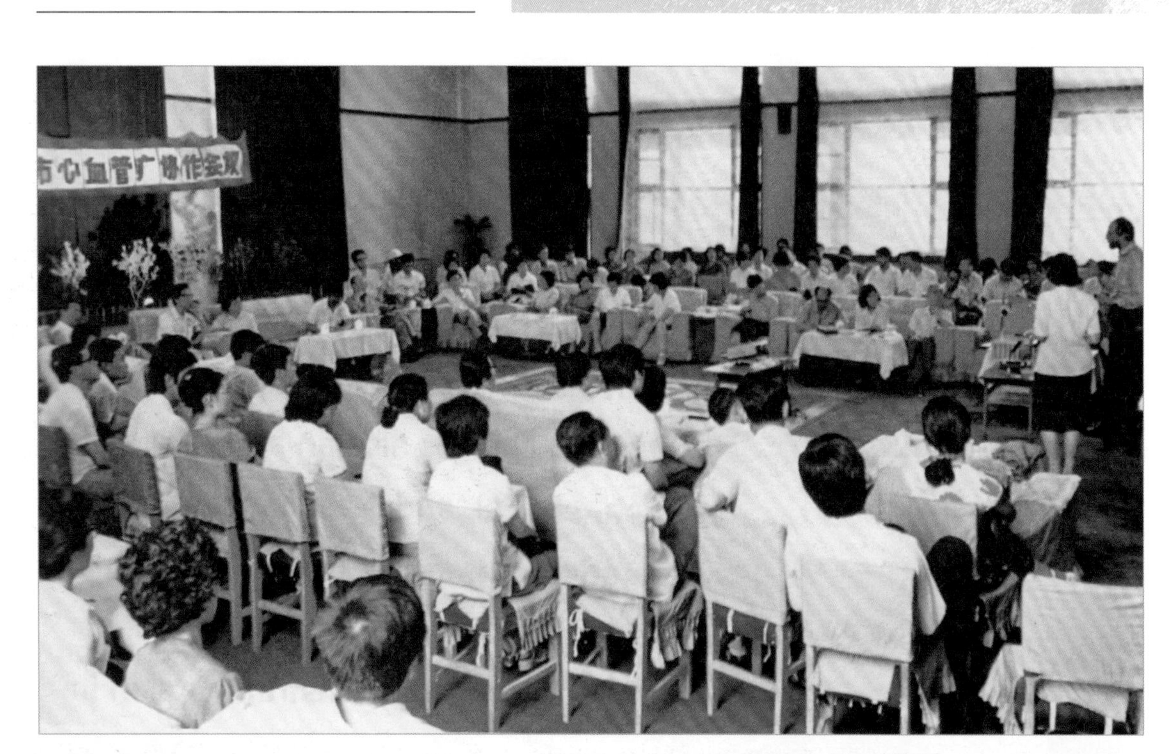

阜外医院举行九省市心血管流行病协作会议

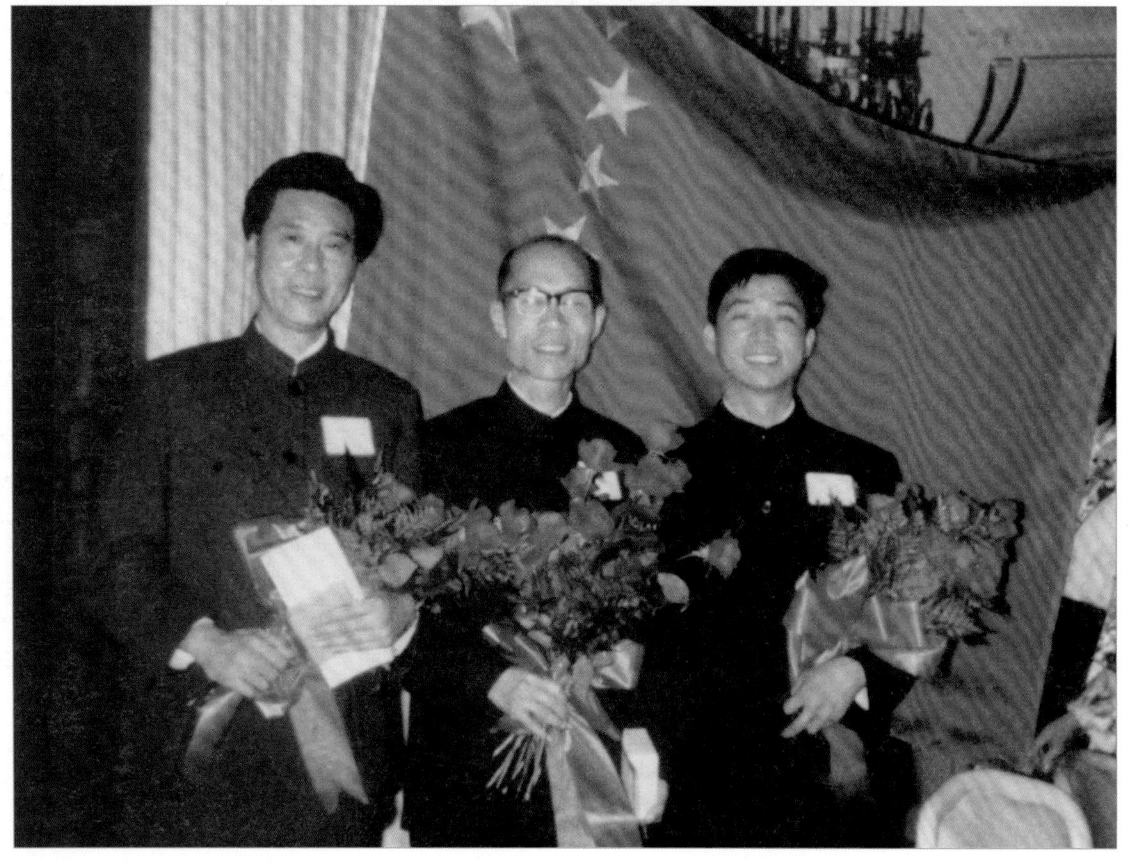

肿瘤医院孙宗棠教授于20世纪70年代创建放射火箭电泳，对高发区肝癌进行早诊早治，证实了通过免疫途径可显著提高肝癌患者的生存率，1979年荣获美国颁发的“肿瘤免疫奖”。

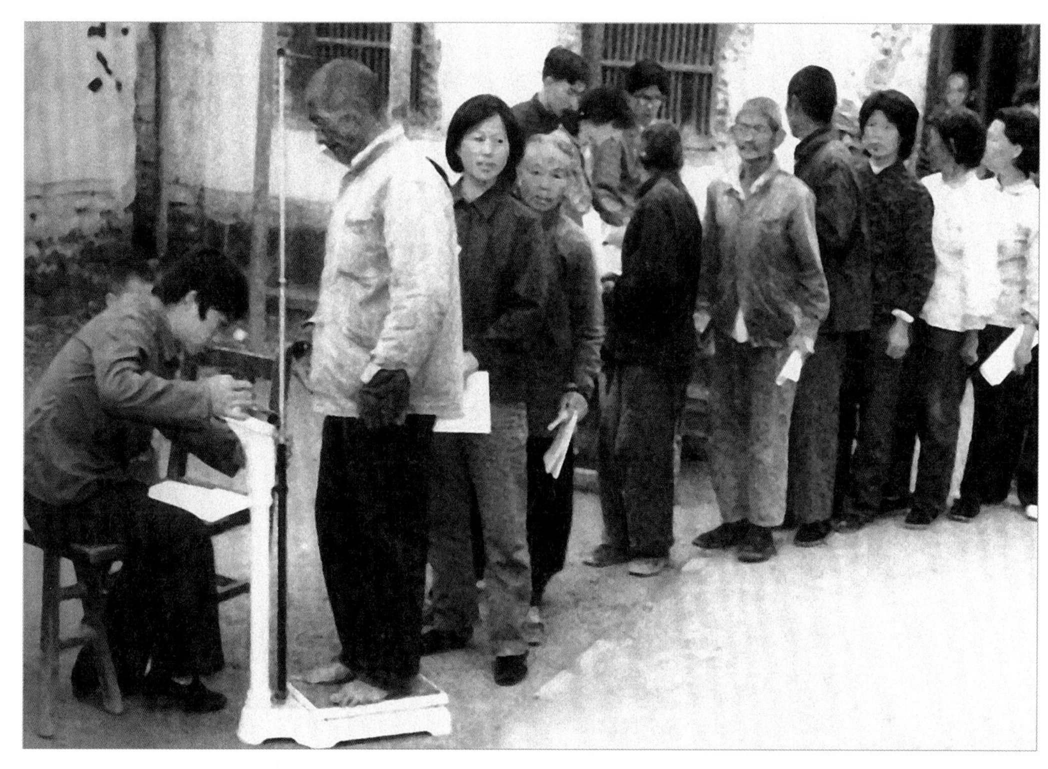

肿瘤医院在食管癌高发区现场进行拉网普查

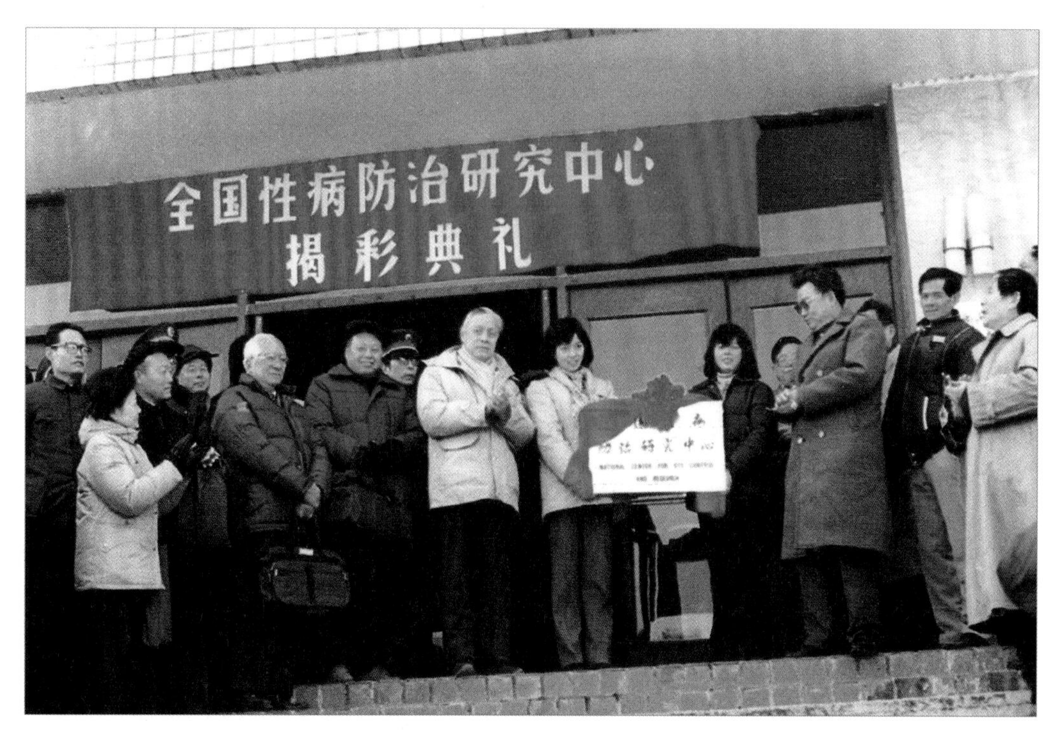

1986年，卫生部在皮肤病研究所设立全国性病防治研究中心。

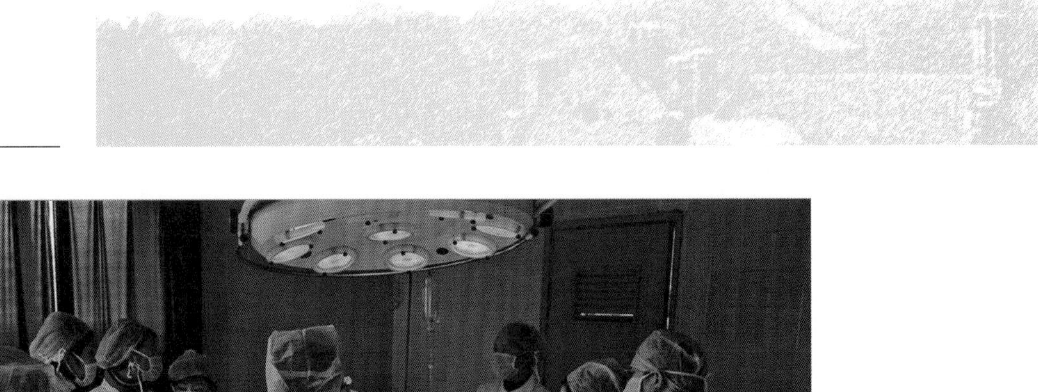

皮肤病研究所张国成教授进行麻风畸残手术

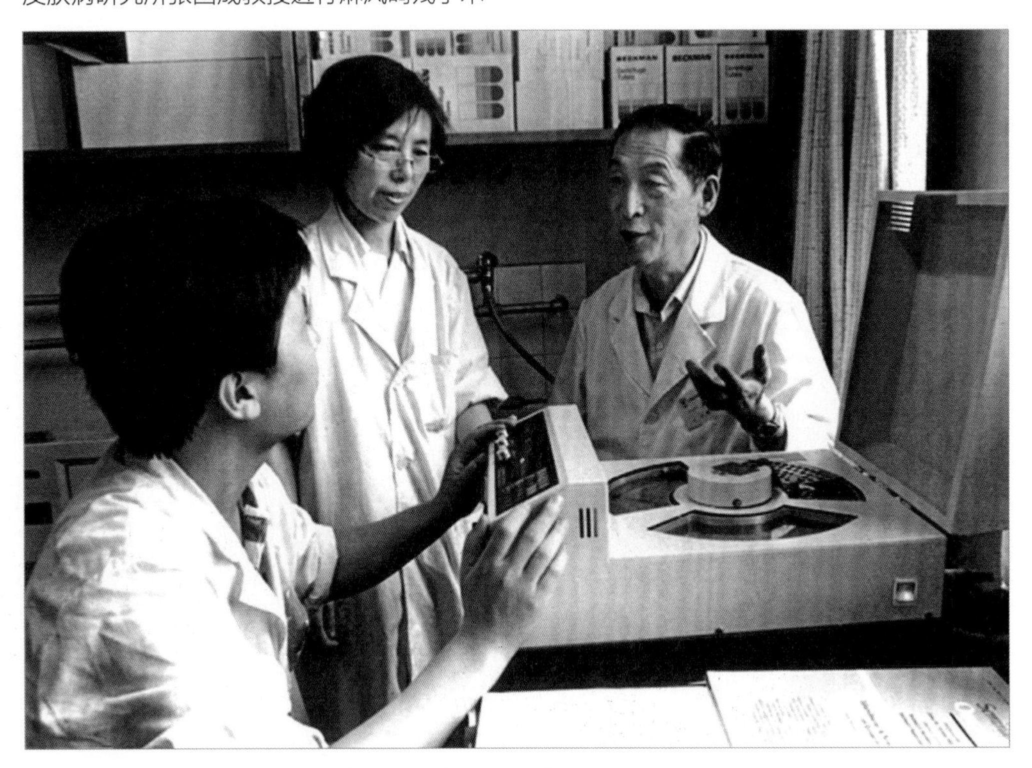

血液病医院杨天楹教授（右一）指导青年医师工作

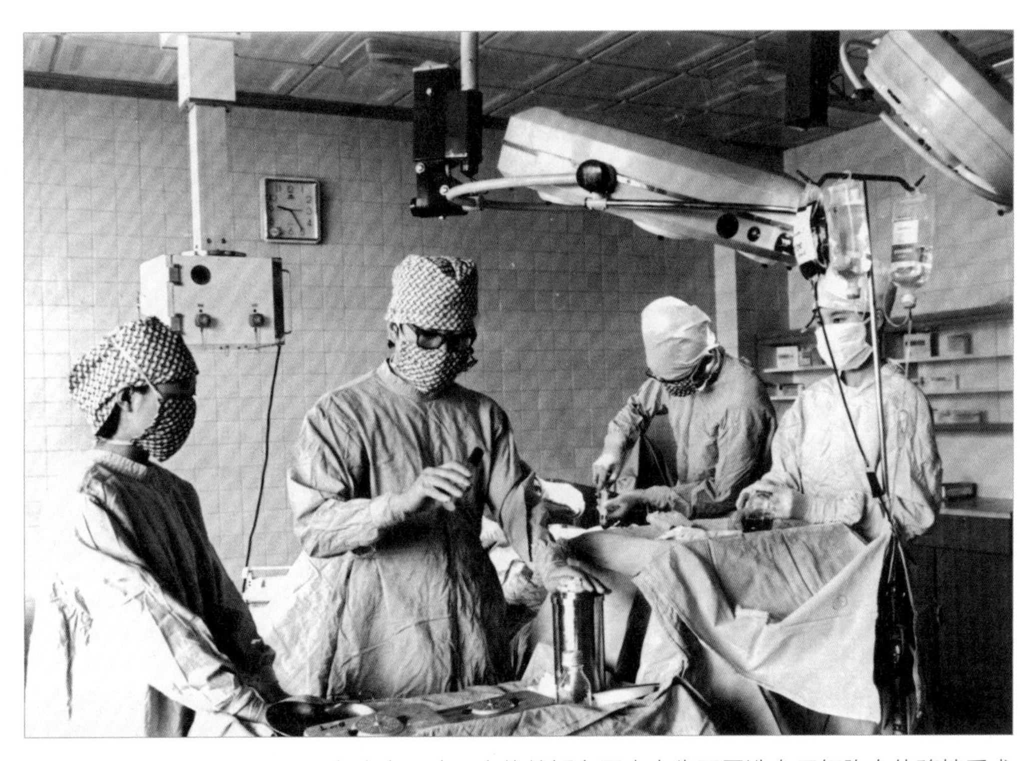

血液病医院严文伟教授在国内率先开展造血干细胞自体移植手术

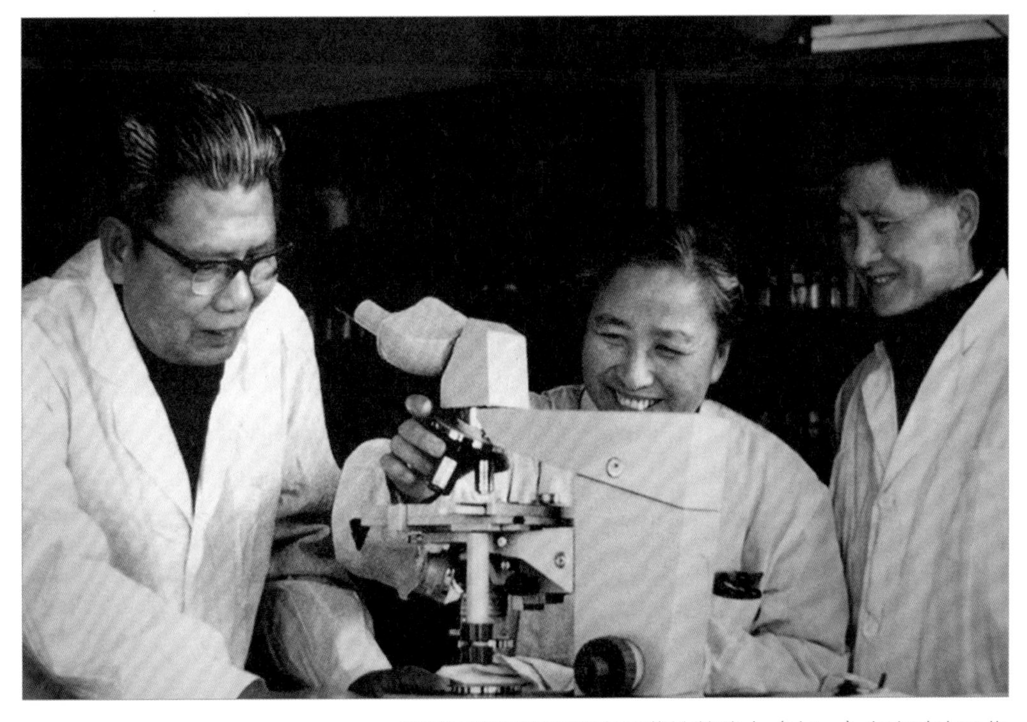

基础医学研究所研究员薛社普院士（左一）在实验室工作

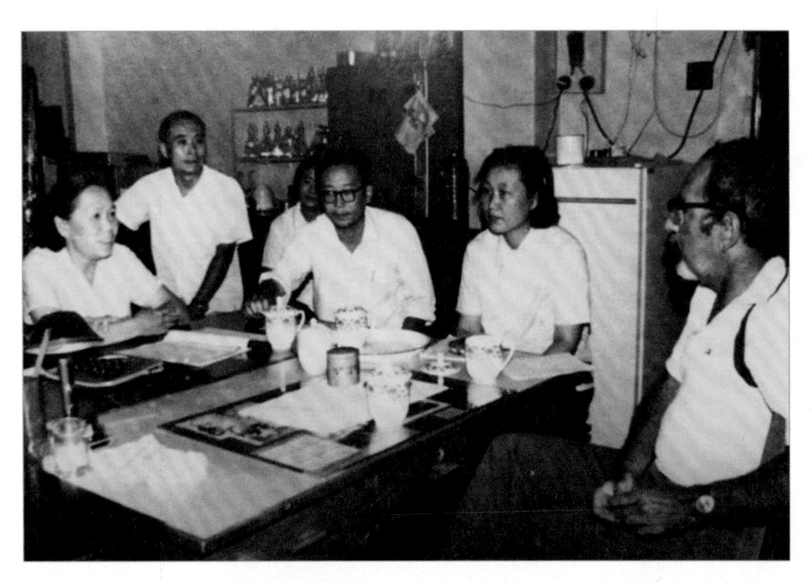
基础医学研究所蔡良婉教授等关于 SOD 基因工程和表皮生长因子的研究取得进展，建立了多种表达体系及基因文库、细胞库等设施。

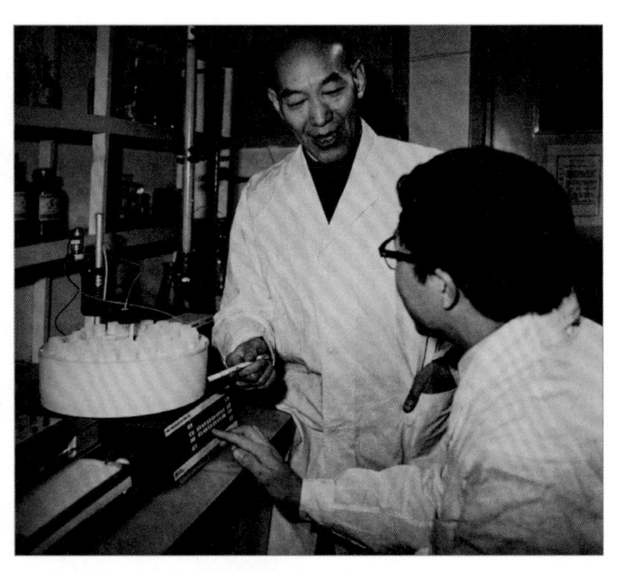
1984 年，药物研究所宋振玉教授指导研究生做强心药与心脏结合实验。

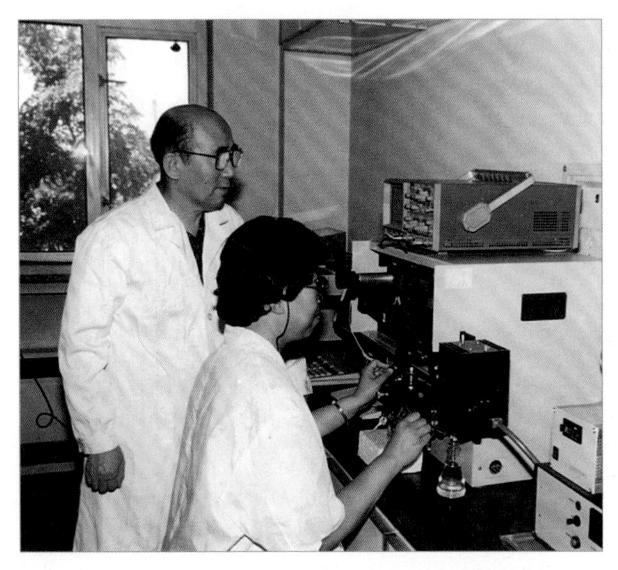
药物研究所韩锐教授在实验室工作，他参与研究成功的甲酰溶肉瘤素（N- 甲）是中国第一个抗癌新药。

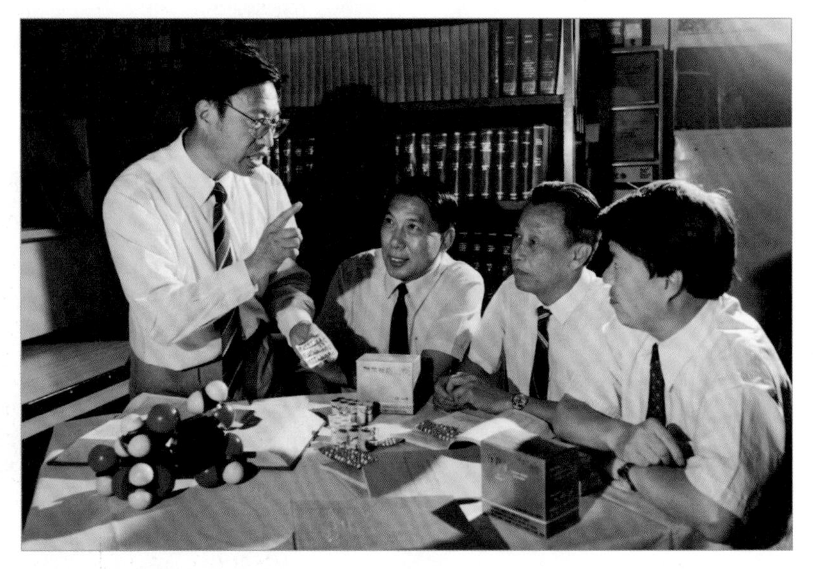
药物研究所首创治疗肝炎新药联苯双酯，该药荣获 1986 年第 35 届布鲁塞尔尤里卡世界发明博览会金质奖，图为专家们在研究新药的发展。

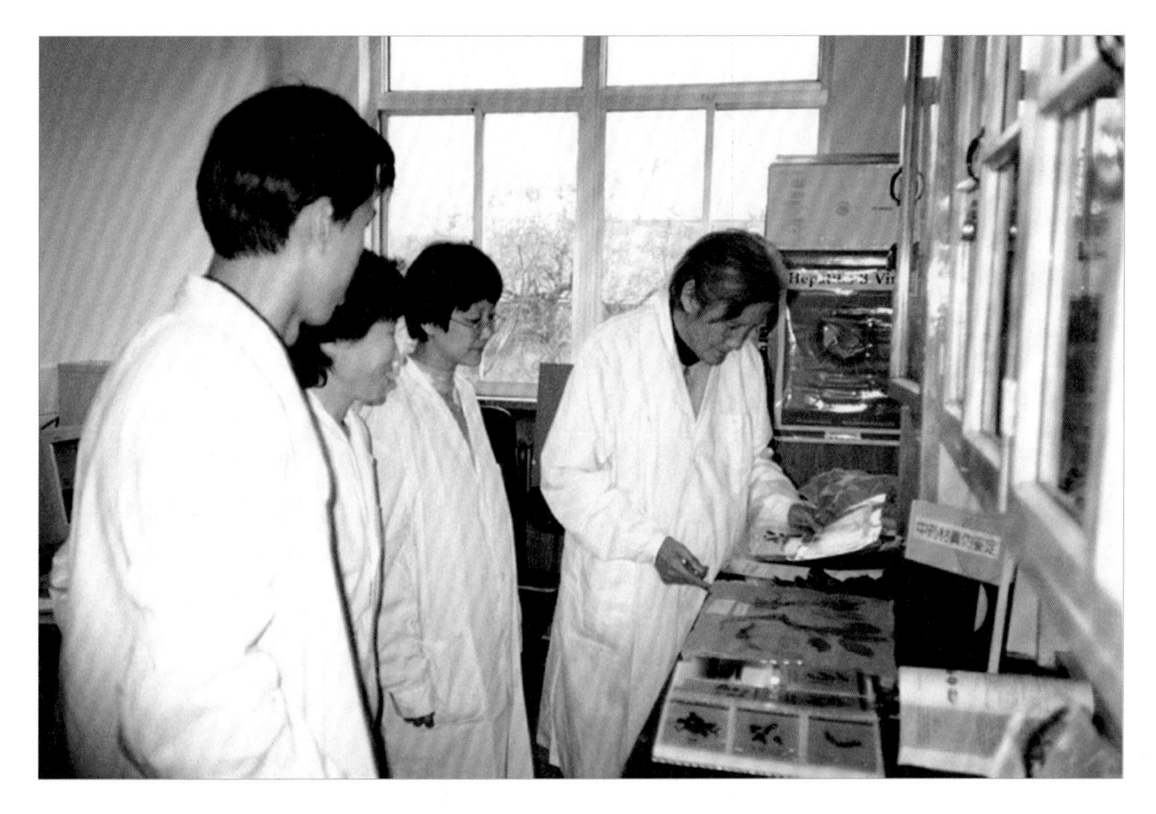

1998 年，医药生物技术研究所陈鸿珊教授在实验室与研究人员一起整理丹参标本。

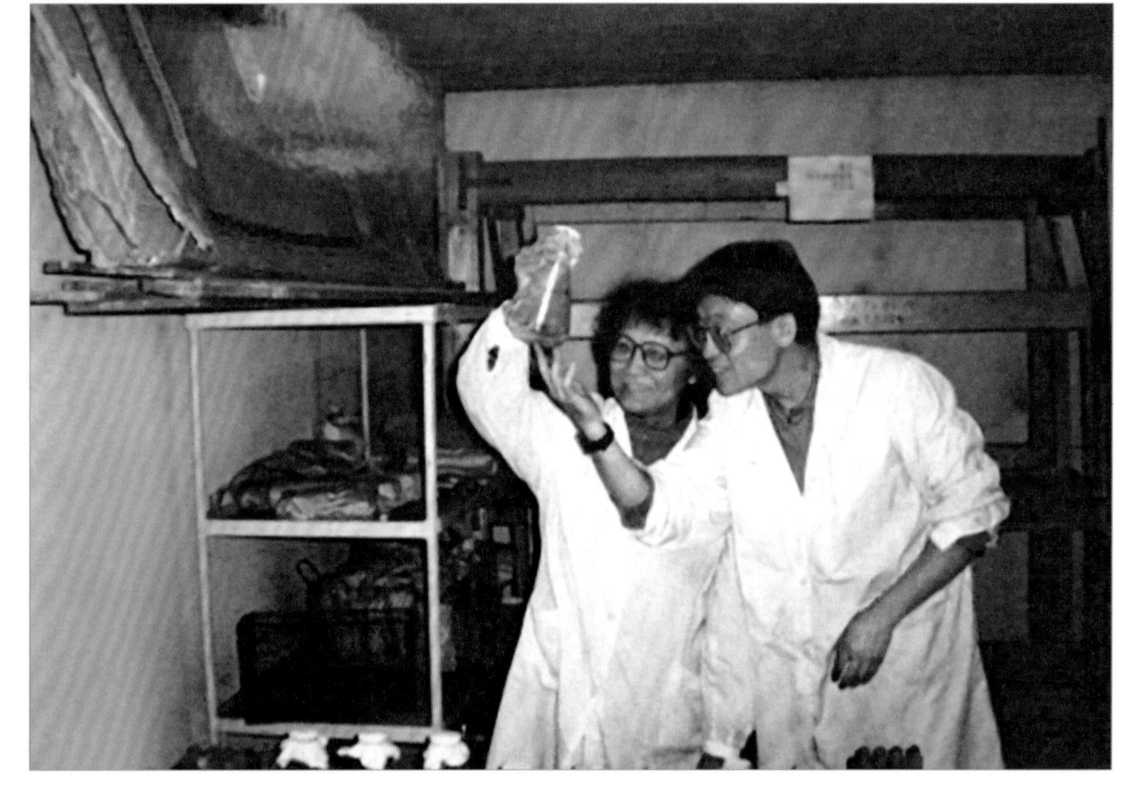

医药生物技术研究所王以光教授率队研发的我国新型大环内酯类抗生素——比特霉素，荣获三项国家发明专利，是世界上第一个采用基因工程技术研制成功的抗生素。

中国协和医科大学
中国吉通公司 医学信息网络建设协议签字仪式

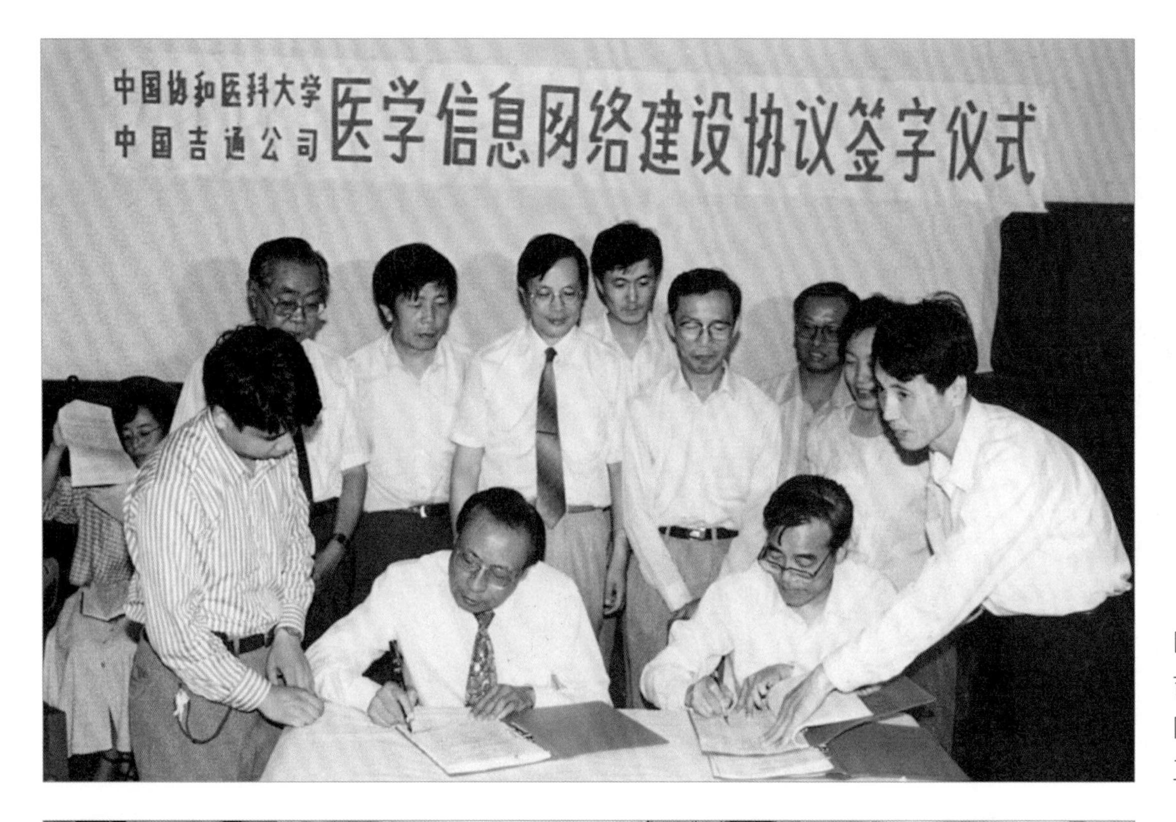

医学情报研究所与中国吉通公司开展医学信息网络建设，为全国医疗卫生工作提供服务。

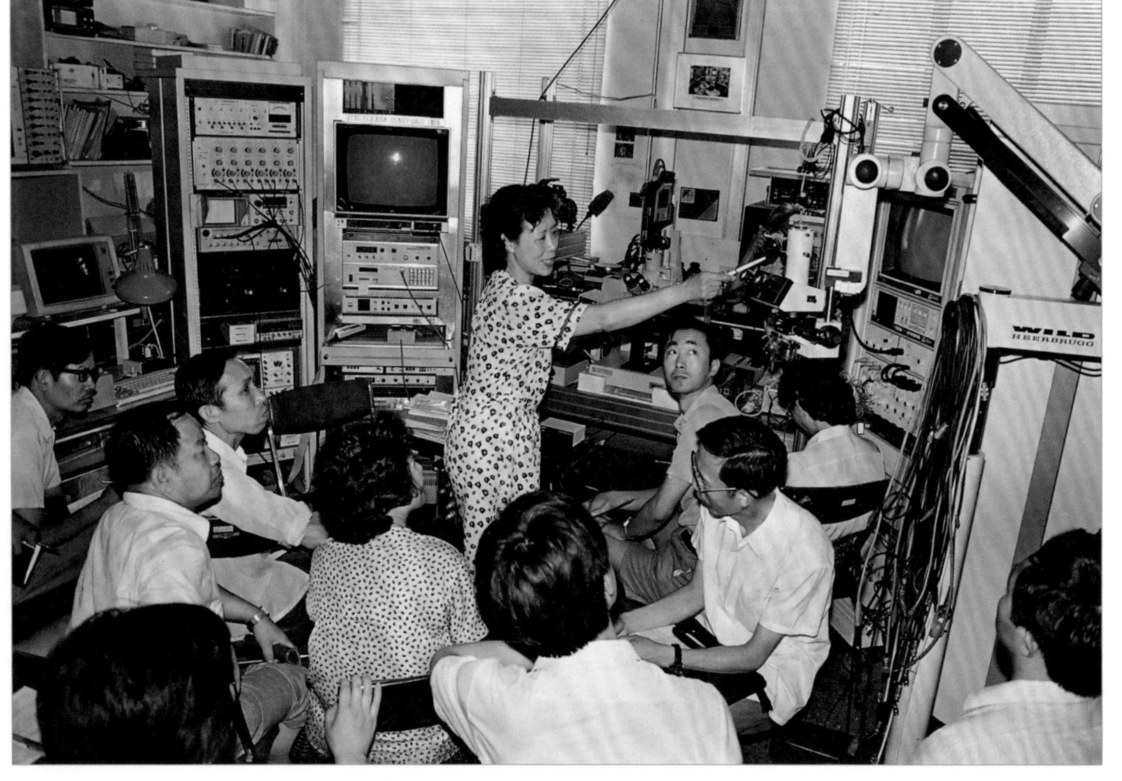

微循环研究所修瑞娟教授通过体外实验发现，国产药物山莨菪碱同时具有抑制血液中血小板和粒细胞聚集及血栓素合成的作用。这一成果获 1983 年卫生部重大科技成果甲级奖。

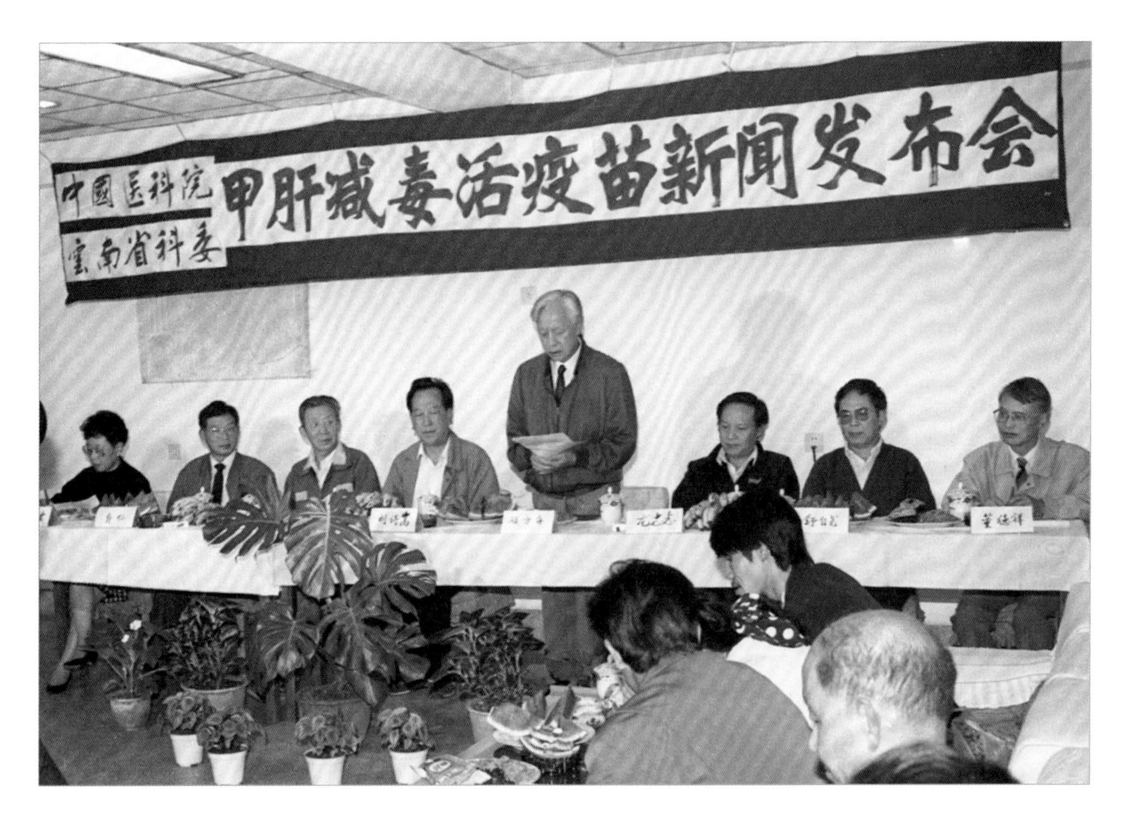

医学生物学研究所研制的甲型肝炎减毒活疫苗于1994年获得“国家级新产品”称号。1996年，获得卫生部批准生产文号，取得显著社会效益及经济效益。该项研究成果1993年荣获国家发明二等奖。

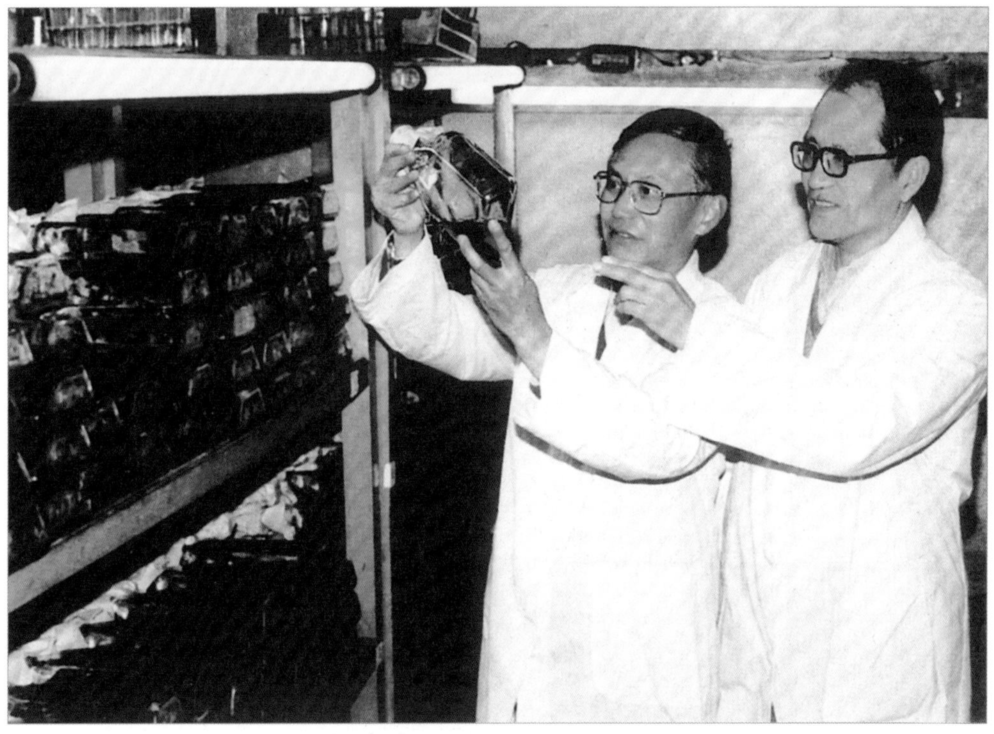

医学生物学研究所董德祥教授与姜述德教授检查细胞生长情况

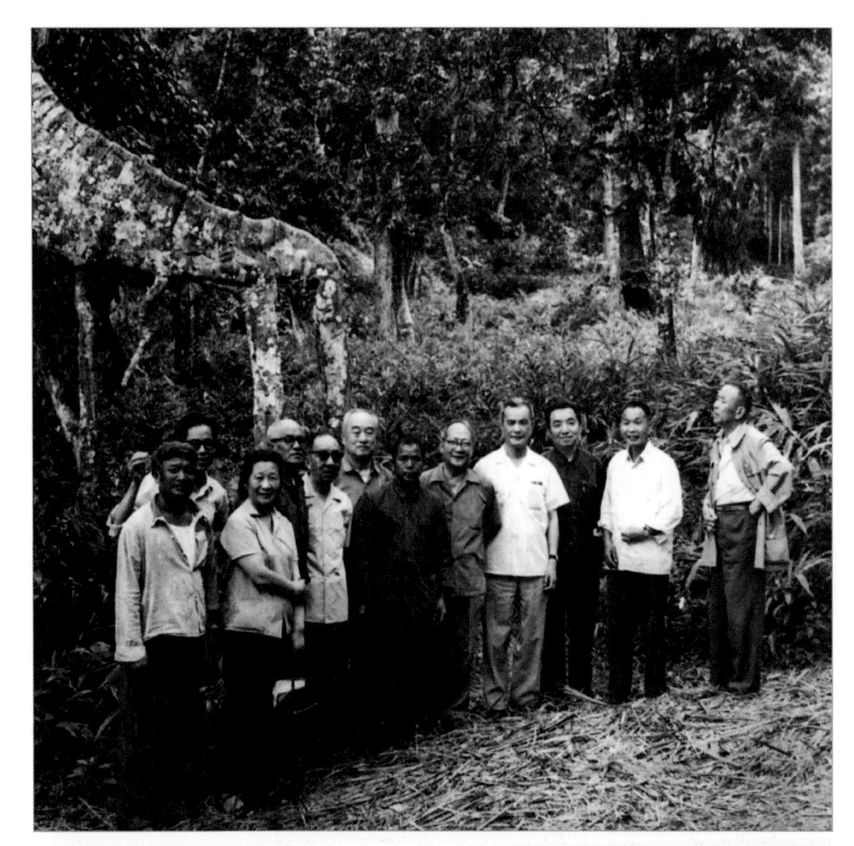

1979—

1981 年，沈其震副院长到云南西双版纳的诺基公社砂仁种植场看望在那里工作的科研人员。

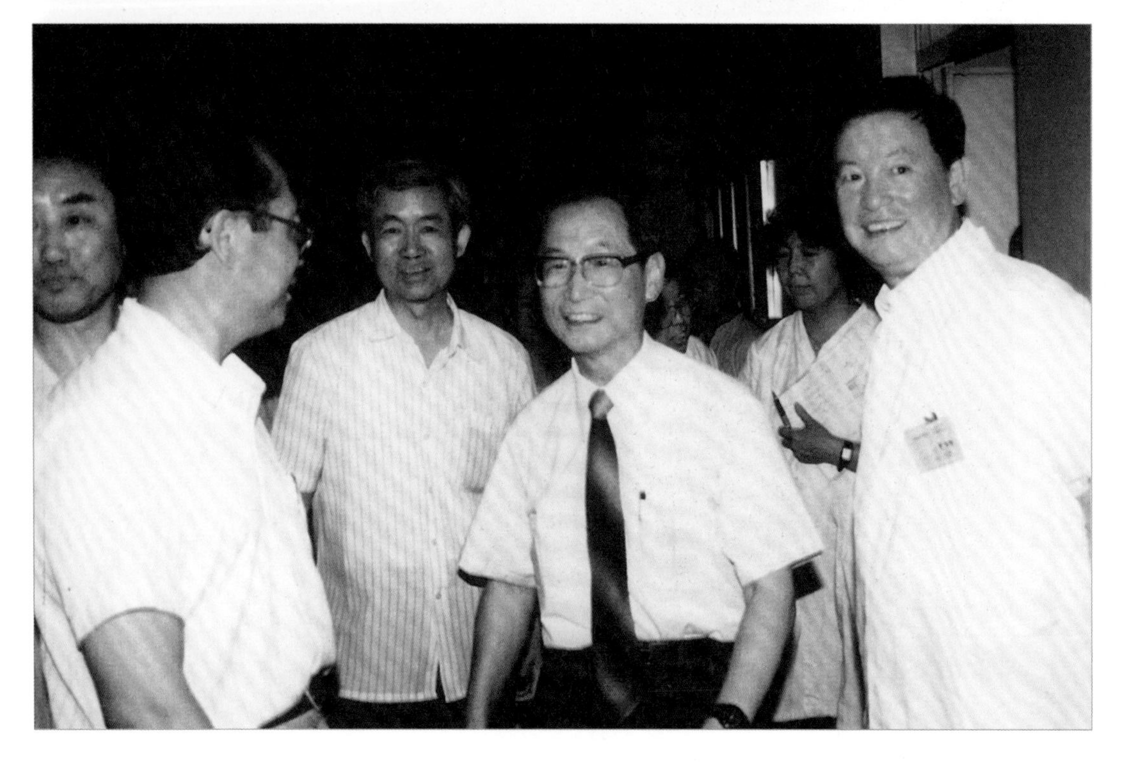

陈敏章部长到肿瘤医院视察

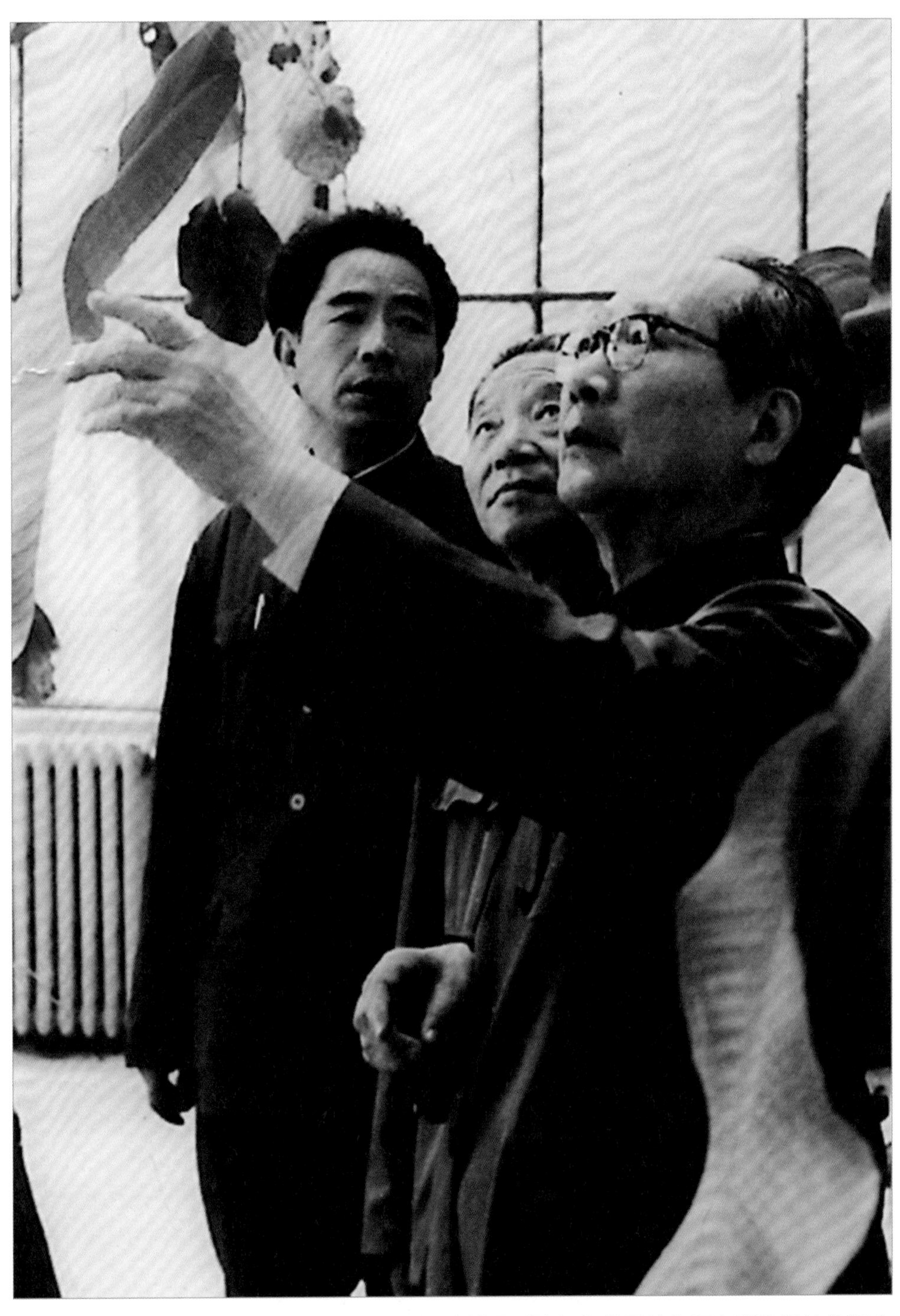

沈其震副院长在药用植物研究所热带植物温室

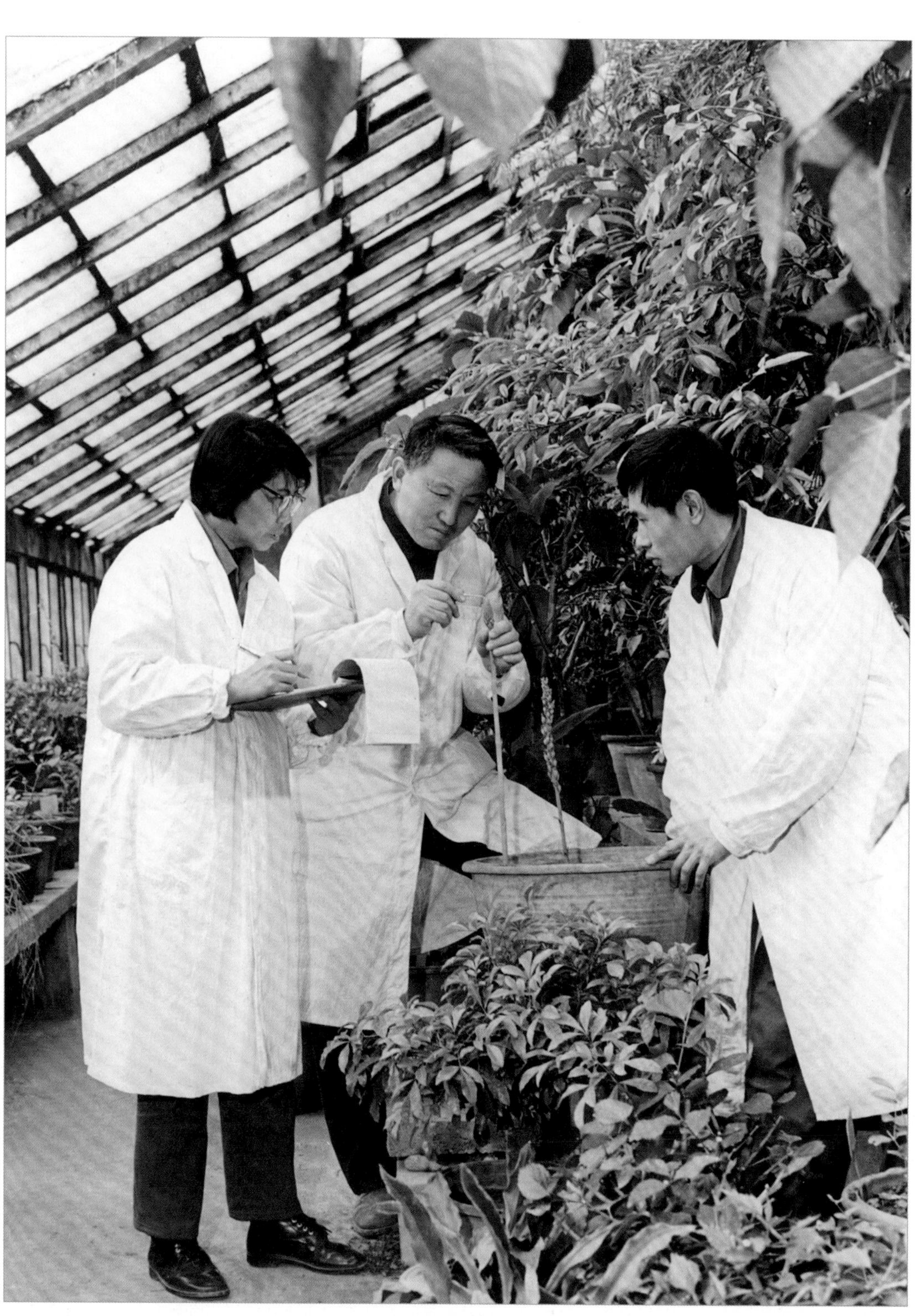

1983 年，药用植物研究所徐锦堂研究员在进行天麻开花期人工授粉。20 多年来徐锦堂坚持走科研与生产相结合的道路，在黄连和天麻的栽培技术及推广方面取得重大成果。

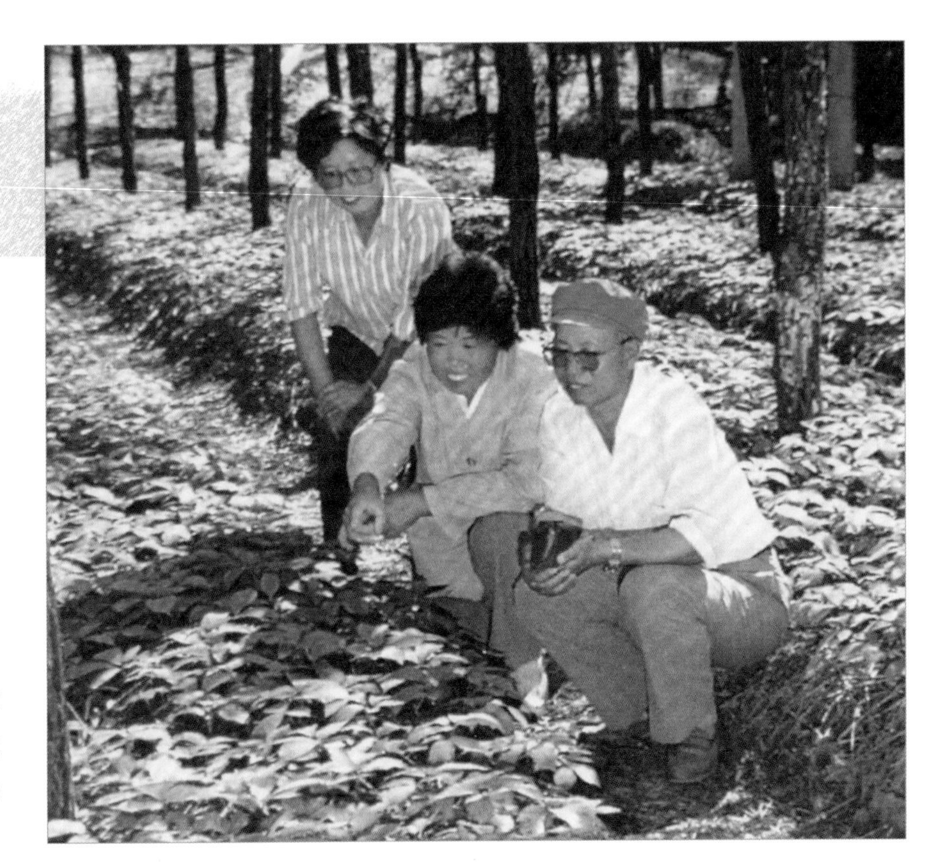

1988 年，药用植物学家刘铁城深入怀柔县指导农民西洋参栽培技术，该成果为国家节省了大量外汇，也使当地农民走上富裕之路。

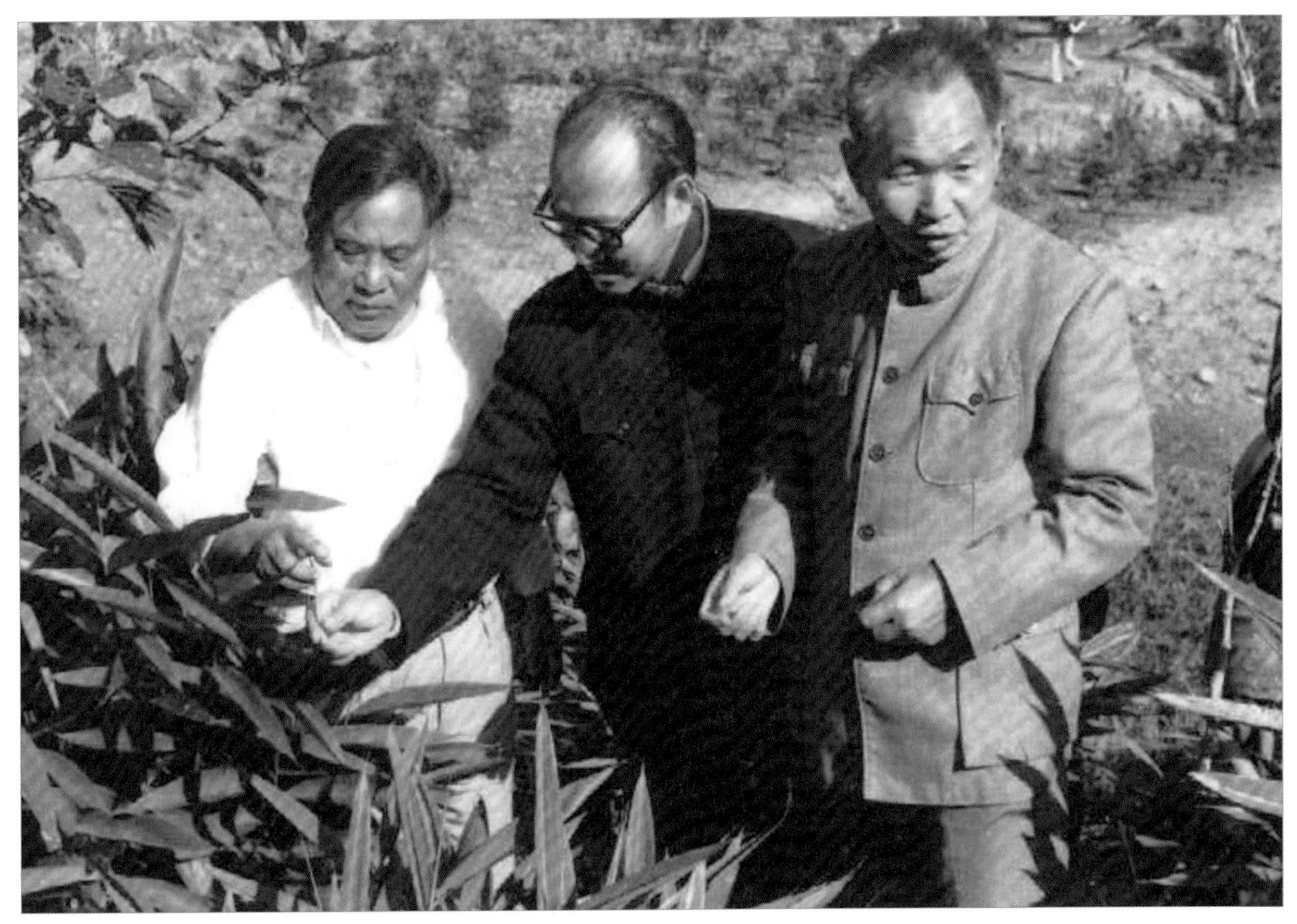

药用植物研究所云南分所周庆年所长（右）和肖培根教授（中）在植物园观察药用植物生长情况

科学济人道 *Science for Humanity*

世紀協和

PICTORIAL HISTORY OF
PEKING UNION MEDICAL COLLEGE

步入21世纪跨越式发展

本科教学评估

合作共建

八年制医学教育

护理教育

课外生活

成立教学机构

建立医疗机构

搭建协作平台

服务国家 建言献策

国家级重点学科

重大科技成就

协作共建

对外交流

支持与指导

党建与思政

国家责任

援疆援藏

甲子荣耀

世纪华章

第八编

扬帆远航

2000—2017

步入21世纪跨越式发展

2000年开始，卫生部对院校领导班子进行了几次更迭式调整，2000年11月祁国明兼任中国医学科学院中国协和医科大学党委书记；2001年7月刘德培任院校长、刘谦任院校党委书记；2008年1月李立明任院校党委书记；2012年1月曹雪涛任中国医学科学院院长，曾益新任北京协和医学院校长；2015年12月曹雪涛任院校长，2016年7月李国勤任院校党委书记。

进入21世纪，面对千载难逢的发展机遇，院校确立了全新的战略目标：把北京协和医学院建设成为国内一流、国际知名的、以精英教育为特色的研究型医学院校；把中国医学科学院建设成为中国医学科学研究创新体系核心基地和新型国家医学科学院。2006年9月5日，根据《清华大学和中国协和医科大学关于落实两部协议的实施意见》，北京协和医学院与清华大学实行共建，中国协和医科大学更名为“北京协和医学院（清华大学医学部）”，英文名称为“Peking Union Medical College, Tsinghua University”，北京协和医学院（清华大学医学部）仍为独立法人，学科建设由清华大学纳入“211”和“985”工程建设行列，两校强强联合办学，共同探求中国高等医学教育改革的创新模式。

中国医学科学院与北京协和医学院继续实行院校合一的管理体制，中国医学科学院为北京协和医学院提供雄厚的师资和技术力量，北京协和医学院为中国医学科学院培养高层次的人才，相互依托，优势互补，教研相长。院校现有18个研究所、6家临床医院，7所学院组成学校的教学系统，包括基础医学院、临床医学院、护理学院、研究生院、继续教育学院、公共卫生学院和社会与人文学院。其中，基础医学院、临床医学院和护理学院为我校本科教学主体单位。学校设有八年制临床医学和护理学 2 个本科专业。一级博士学位授权学科 6 个，硕士学位授权学科 52 个，博士后流动站 6 个；国家级重点学科 18 个；国家重点实验室 5 个，国家级研究基地和中心 17 个，成为唯一的国家级综合性医学科学研究机构，形成了覆盖基础—临床—药学—预防的医学科技创新集群，铸造了世界范围内独特的医教研产防全面布局、科教融合、协同发展的模式。

2012 年，财政部推行小规模特色办学高校试点，北京协和医学院成为国内获得小规模特色办学经费支持的唯一一所医学院校。学校始终坚持小规模招生、高层次培养、高质量输出的办学宗旨，在长期的办学实践中，凝练出“坚持医学精英教育、实行高进优教严出、注重能力素质培养、强调‘三高’、‘三基’、‘三严’，开放办学博采众长、传扬优良文化传统”的办学特色，引领中国医学教育发展模式，积极探索培养多学科背景的临床医学人才，为国家输送了一大批医学大家和优秀领军人才，带动了祖国医学科技、医疗服务、医学教育事业、医学普及宣传和医学管理的全面进步，先后涌现出中国科学院、中国工程院两院院士 49 位，现在仍有 24 位辛勤工作在院校医教研的各个领域。名教授、图书馆和病案室被誉为“协和三宝”，是协和人长期积累和不断开拓的成果，更是协和的标志和骄傲。

由于历史原因，学校历经三次停办和三次复校，但医学精英教育的办学思想却矢志不移，并随着时代发展和社会需要，不断总结、补充和完善，在办学实践中传承和发展。在新的历史条件下，学校继续传承医学精英教育的办学思想，采取适当措施，如增设科研训练课，加强与综合性大学的合作，重建和扩大国际交流，加强研究生教育等，使医学精英教育思想在新形势下有了进一步的体现和发展。

随着我国高等医学教育改革不断深入，学校确定了新时期的办学指导思想。即：全面贯彻中华人民共和国教育和卫生工作的指导方针，继承协和优良的办学传统，坚持医学精英教育，发扬服务全国、面向世界的奉献精神，遵循并探索医学科学发展和人才成长的规律，不断推进教育、科研、医疗服务的改革和创新，大力加强国内外人才交流与学术交流，使中国协和医科大学成为培养有创新能力的高素质医学人才，深入开展前沿性和基础性医学科学研究，提供高水平医疗卫生服务和咨询的医教研全面发展、全国一流、世界知名的研究型医学学府。医学精英教育是我校一贯坚持的办学理念，是学校办学历史的深厚积淀和高度凝练。

学校从院校一体的实际和特点出发，正确认识教学、医疗、科研三者之间的关系，在教学主体单位坚持教学中心地位，进一步明确了教学主体单位的任务方针：即基础医学院在搞好教学工作的前提下，积极开展科研工作；临床医学院在提高医疗质量的基础上，首先完成教学任务，积极开展科研工作；护理学院在搞好护理本、专科教育的基础上，积极开展研究生教育，加强护理师资培训和护理科研工作。学校非本科教学主体单位普遍有研究生教学任务，同时对全日制本科教学起着支撑和丰富教学资源的作用。在实际工作中，积极鼓励和充分发挥对本科教学的支撑作用，努力提高研究生教育水平，努力营造全院校重视教学的生态环境。协和自创办以来，到目前为止有21693名全日制毕业生，包括2986名八年制临床医学生，1531名护理本科生以及15537名研究生。

北京协和医学院优良的教学传统是西方医学教育传统和中华文化传统的结合，是国家教育方针的实际贯彻，是协和人生实践经验的不断总结。协和精神、协和文化与传统是学校宝贵的财富和不竭的动力，是每个协和人的精神支柱和思想基础。协和之所以四起三落而不衰，关键在于其医学精英教育的精神常驻，其文化与传统的传承和发扬。协和的优良传统形成了良好的文化氛围，超越了制度的范畴，给置身于其中的人们以稳固的保障。“严谨、博精、创新、奉献”的精神，“勤、慎、警、护”四字箴训等构成了

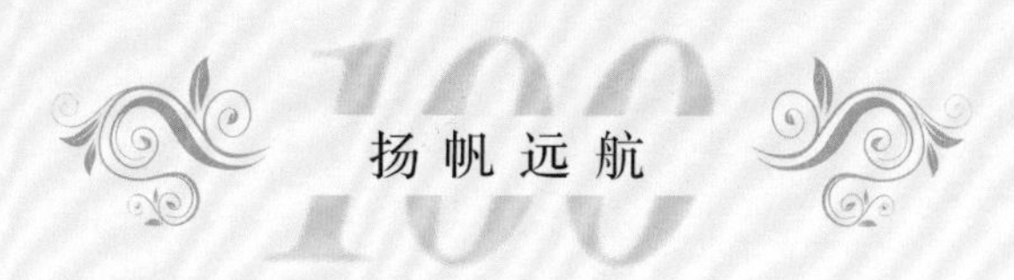

协和的思想精髓，内化在思想里，外现在行动上，使协和的理念和特色得以传承和发扬。

院校的发展历程，充分体现了党中央把保障人民健康和争取民族独立、实现人民解放紧紧相连的国家意志。在党的领导下，中国医学科学院北京协和医学院始终坚持符合中国国情的卫生发展道路，积极响应国家各个时期疾病防控的重大需求，所属临床医院和研究所院深度融合，注重转化，服务一线，成绩显著。甲肝疫苗研制成功，人工麝香、联苯双酯、双环醇、紫杉醇、丁苯酞等多种新药陆续上市，取得了巨大的经济效益和社会效益。高难度先天性心脏病、冠心病各类手术接连成功，开展了多项具有重大国际影响力的心血管病防治大规模多中心临床研究，心脑血管疾病防治水平显著提高。国内共发现单基因病致病基因 60 余个，其中四分之一是协和系统发现的。世界上首次从胎盘分离干细胞获得成功，间充质干细胞治疗小腿供血障碍性坏死等疾病已取得良好效果。小檗碱的降脂降糖作用的发现，将开辟代谢障碍性疾病防治新途径。肿瘤防治长期随访大样本队列研究，为了解我国肿瘤病因、掌握肿瘤发病流行规律和建立完善防治策略提供了有力支撑。在食管癌等重要肿瘤基因组学研究方面取得多项突破，完成多项抗癌新药的临床试验研究，连续获得国家科技进步一等奖。建立完善了疫苗研发体系，世界首个预防小儿手足口病的 EV71 疫苗和脊髓灰质炎病毒灭活 Sabin 株疫苗已批准上市。“海南粗榧抗癌有效成分的研究”、“兴奋剂检测方法的研究与实施”、“食管癌规范化治疗关键技术的研究及应用推广”、“人工麝香研制及其产业化”等多项成果作为第一完成单位获得国家科技进步一等奖。“免疫细胞分化发育与功能调控新机制研究”、“炎症消退和免疫稳态调控的新机制研究”分别入选 2014 年度和 2015 年度中国高校十大科技进展。突出“国家队”作用，建设高端医学科研平台。协和筹建医学领域首个国家实验室，转化医学国家重大科技基础设施（北京协和）和 3 个国家临床医学研究中心获批建设。建立了国家人口与健康数据共享平台，在灵长类动物基地、疾病动物模型平台、医学信息平台、药用微生物资源库、药用植物资源库、生物样本库、干细胞库等方面形成一批国家资源平台。圆满完成国内急性传染病防治任务如：严重急性呼吸道综合征（SARS），甲型 H1N1 流感，人感染 H5N1、H7N9 和 H10N8 等禽流感，输入性脊髓灰质炎应急防控以及援助非洲抗击埃博拉等多项重大应急任务。

主动交流，开放共赢体现出院校在国际交往中海纳百川的宽广胸襟。院校从国家卫生外交战略大局出发，积极参与多层级的国际合作，先后与美国哈佛大学医学院、英国牛津大学医学院、瑞典卡罗琳斯卡医学院、约翰·霍普金斯医学院、密西根大学医学院、澳大利亚墨尔本大学、法国梅里埃研究院、非洲马里等多所医学院校及机构开展深度合作，并逐步在国际重要医学组织中担任领导职务。积极响应国家“一带一路”战略，实施“走进非洲，牵手东南亚，开拓中亚”，将优势医学科技资源转化为服务国家外交战略的强大力量。

北京协和医学院自建校以来，在国家和民族需要的每一个重要历史关头，都能及时出现在祖国最需要的岗位。在抗日战争及抗美援朝的战场上，在消灭传染病、地方病的殊死战斗中，在洪灾和地震的最前沿，在抗击非典、埃博拉的第一线，在援疆援藏的任务中，协和人始终以国家需要、民族利益为己任，临危受命，挽狂澜于既倒，用自己的实际行动诠释了爱国、奉献的真谛，为保护人民的生命和健康做出了重要的贡献。

国家医药卫生事业发展战略是国家医药发展的旗帜与宏伟蓝图，协和在“健康中国2020”、医药卫生“863”、“973”、国家重大专项以及中国医疗体制改革等相关战略的制定、实施、评估、验收等方面均起到了核心作用。

世纪协和，风雨兼程。历览沧桑，铸就辉煌。国家科技创新大会，向全国人民发出了向科技强国进军的伟大号召，习近平总书记更是以高瞻远瞩的战略眼光，希望院校抓住机遇、迎难而上，努力把中国医学科学院建设成为中国医学科技创新体系的核心基地。

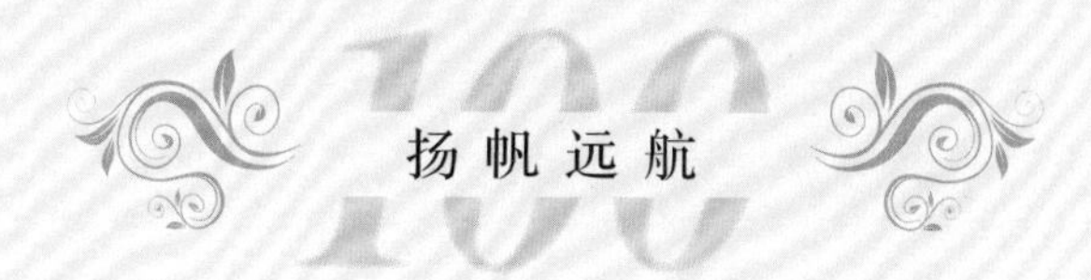

为院校的未来发展指明了奋进的目标和方向。

展望未来，我们充满信心！中国医学科学院北京协和医学院决不辜负习近平总书记的重托和期望，不忘初心，再上征途，在努力创建一流大学，一流学科的“双一流”建设中，传承卓越，引领创新，与祖国和人民同呼吸、共命运，努力成为实现“健康梦”和“中国梦”战略性创新力量，为把院校建设成为我国医学科技创新体系的核心基地而努力奋斗，为建设健康中国和科技强国，为实现“两个一百年”奋斗目标做出新的更大的贡献。

本科教学评估

为贯彻落实我国普通高等教育规划纲要，切实推进高等教育内涵式发展，提高本科教学水平和人才培养质量，教育部于2006年4月对北京协和医学院本科教学工作进行评估，在全校师生员工的共同努力下，中国协和医科大学本科教学工作水平评估取得优秀成绩。

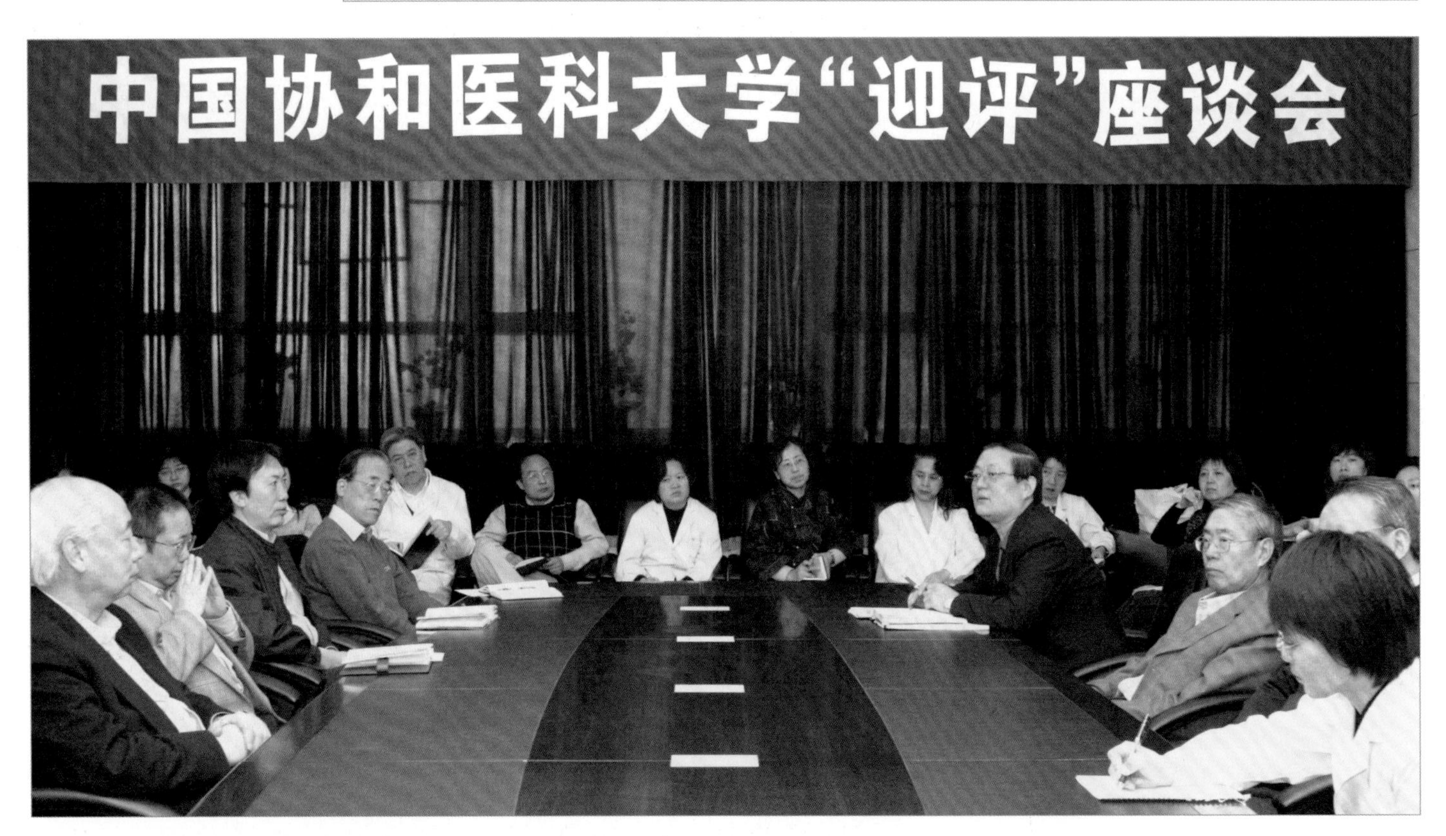

基础医学院教师参加教学评估座谈会

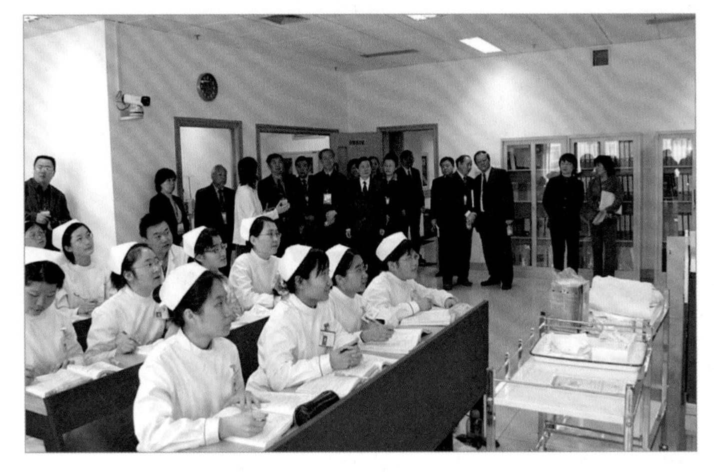

教育评估组专家在护理学院考察

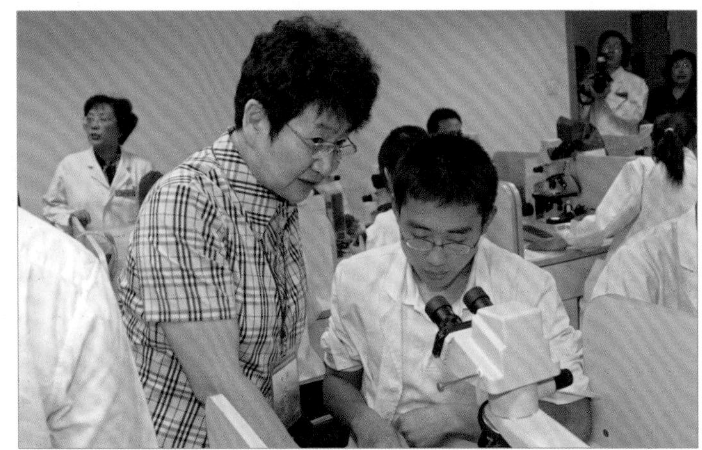

评估组专家考察临床医学院

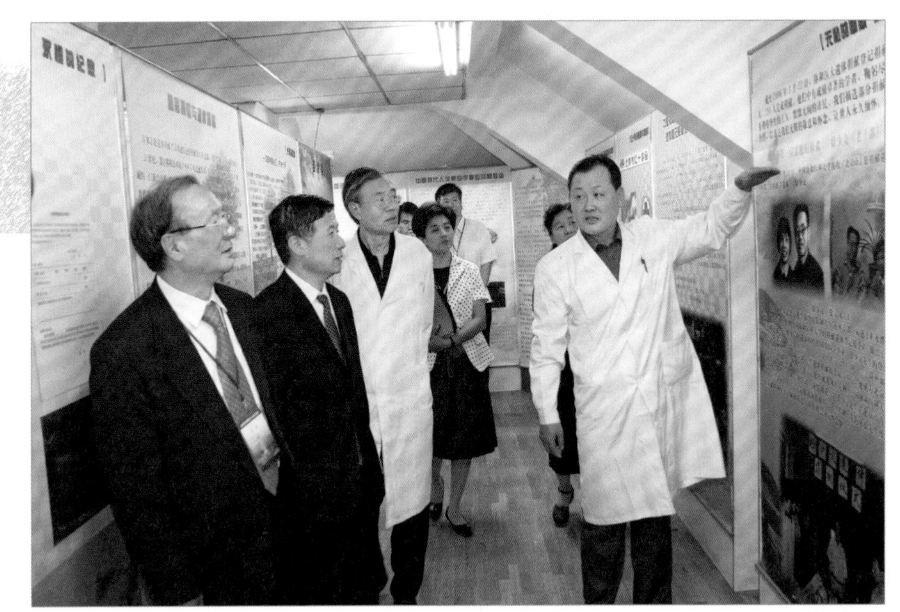

教育教学评估组专家考察基础医学院解剖教研室

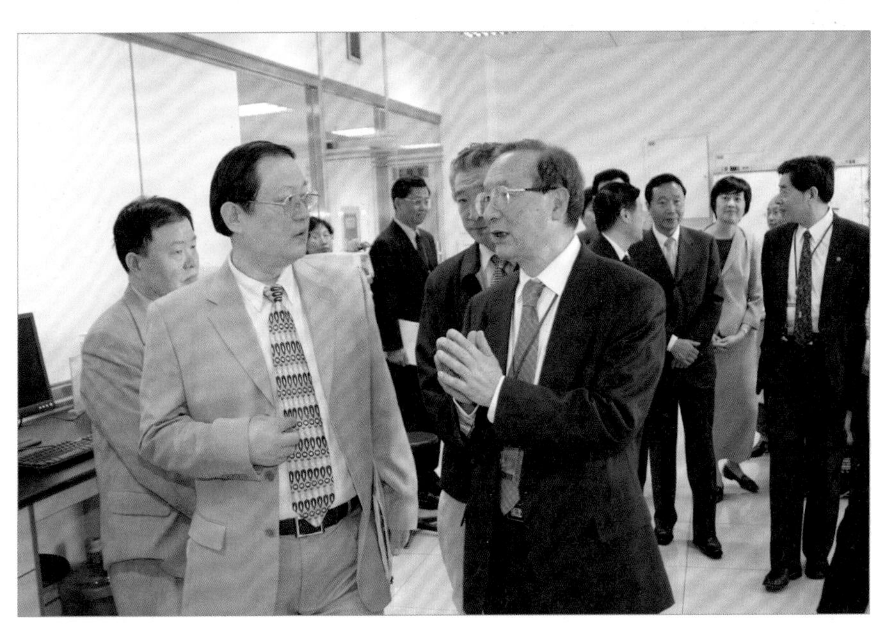

副院校长李立明与教育评估组专家考察基础医学院

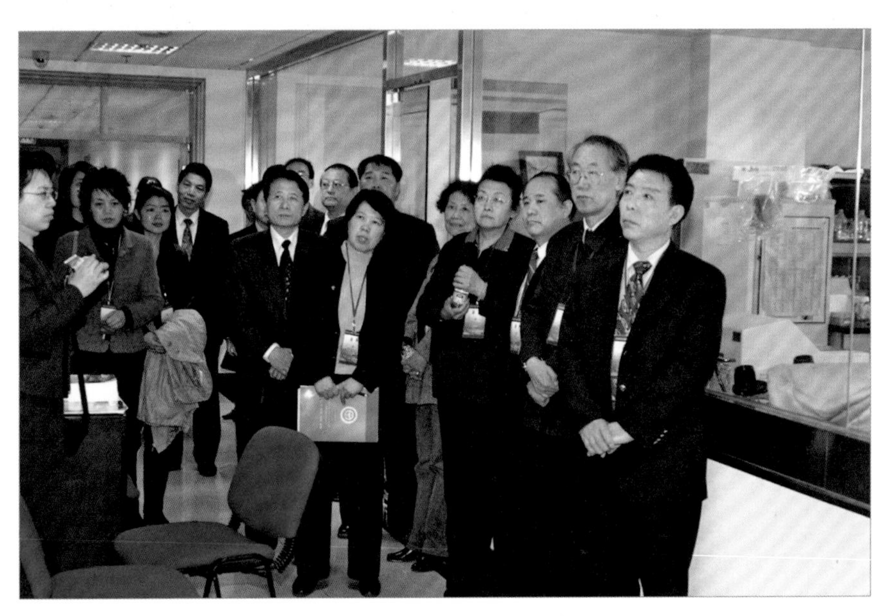

教育评估组专家考察基础医学院实验室

合作共建

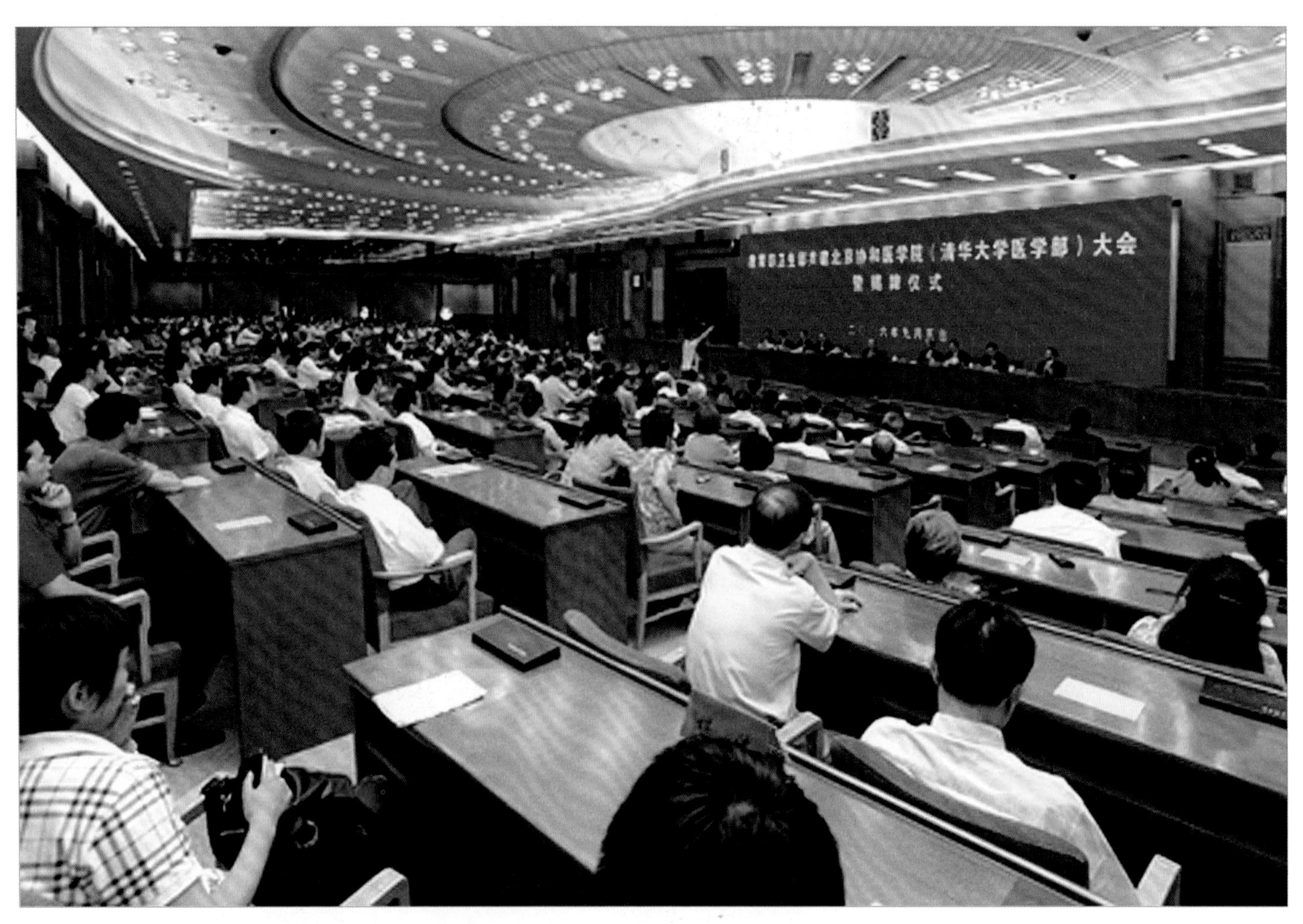

2006年9月5日，“教育部、卫生部共建北京协和医学院（清华大学医学部）大会暨揭牌仪式”在北京人民大会堂隆重举行。

2000—2017

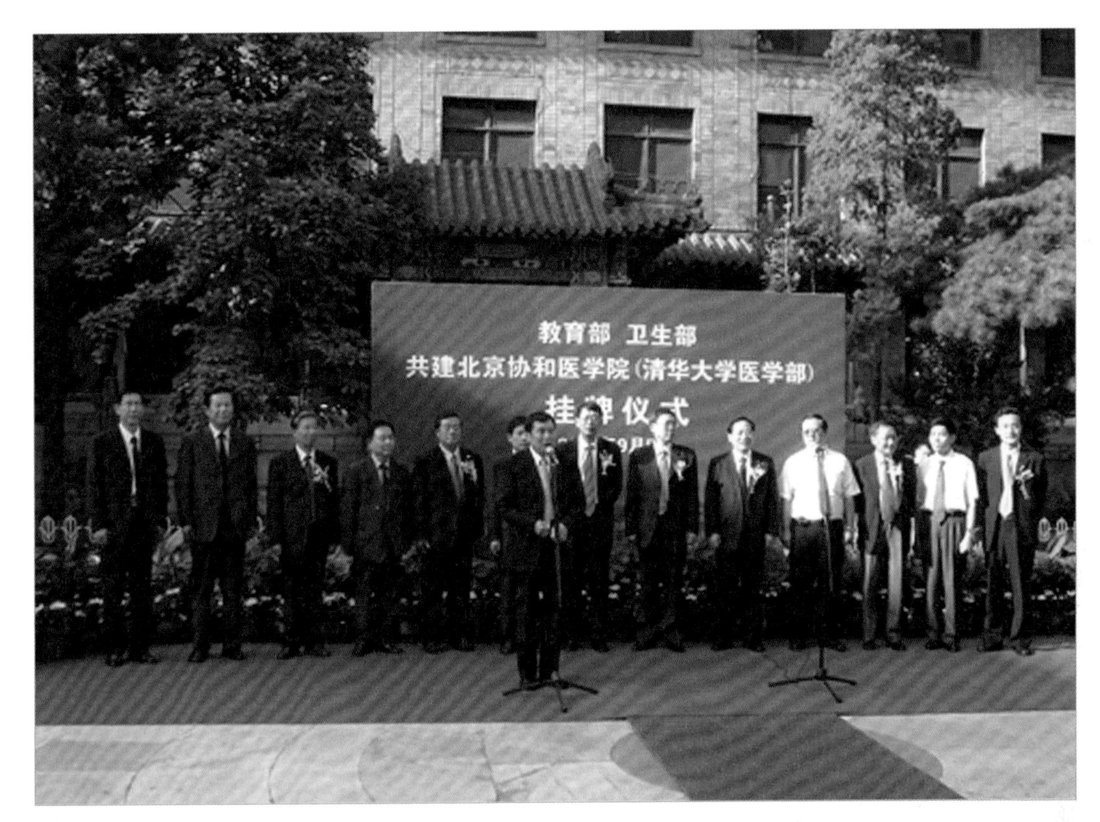

2006年9月5日，在中国协和医科大学校园内举行了共建北京协和医学院（清华大学医学部）挂牌仪式。挂牌仪式由教育部直属高校司高文兵司长主持，中国协和医科大学党委书记刘谦、清华大学党委书记陈希分别致辞。

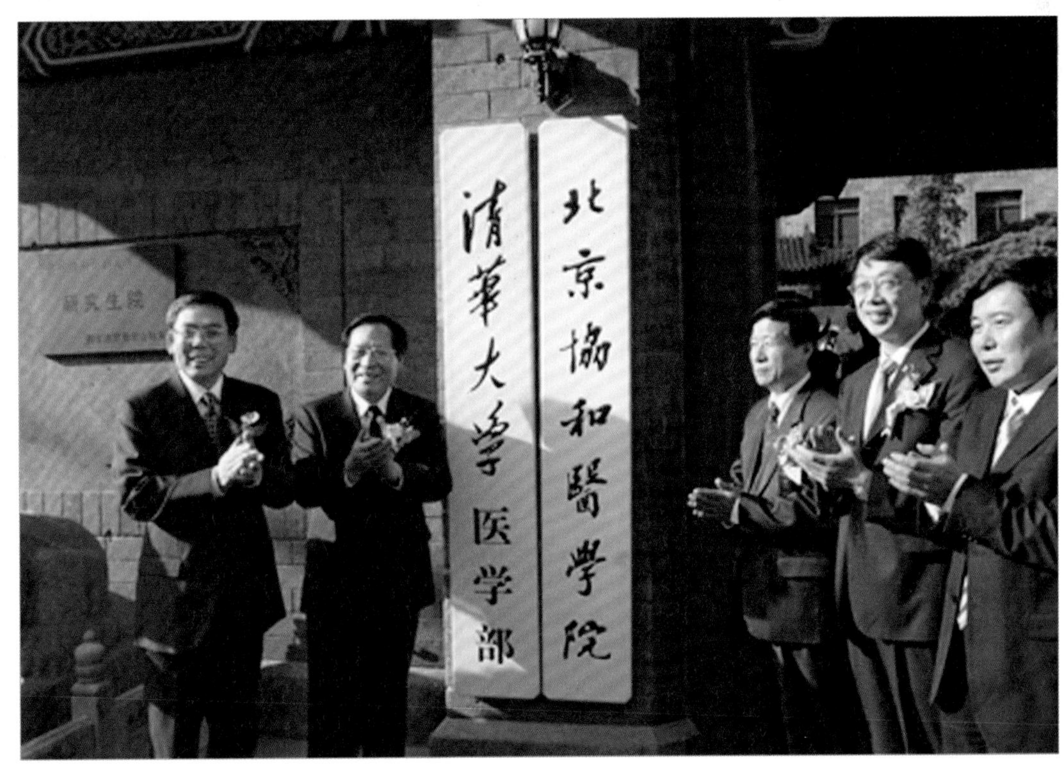

挂牌仪式结束后，两校领导为悬挂于校门口的新校牌揭彩。（左起：刘谦、顾秉林、刘德培、陈希、高文兵）

八年制医学教育

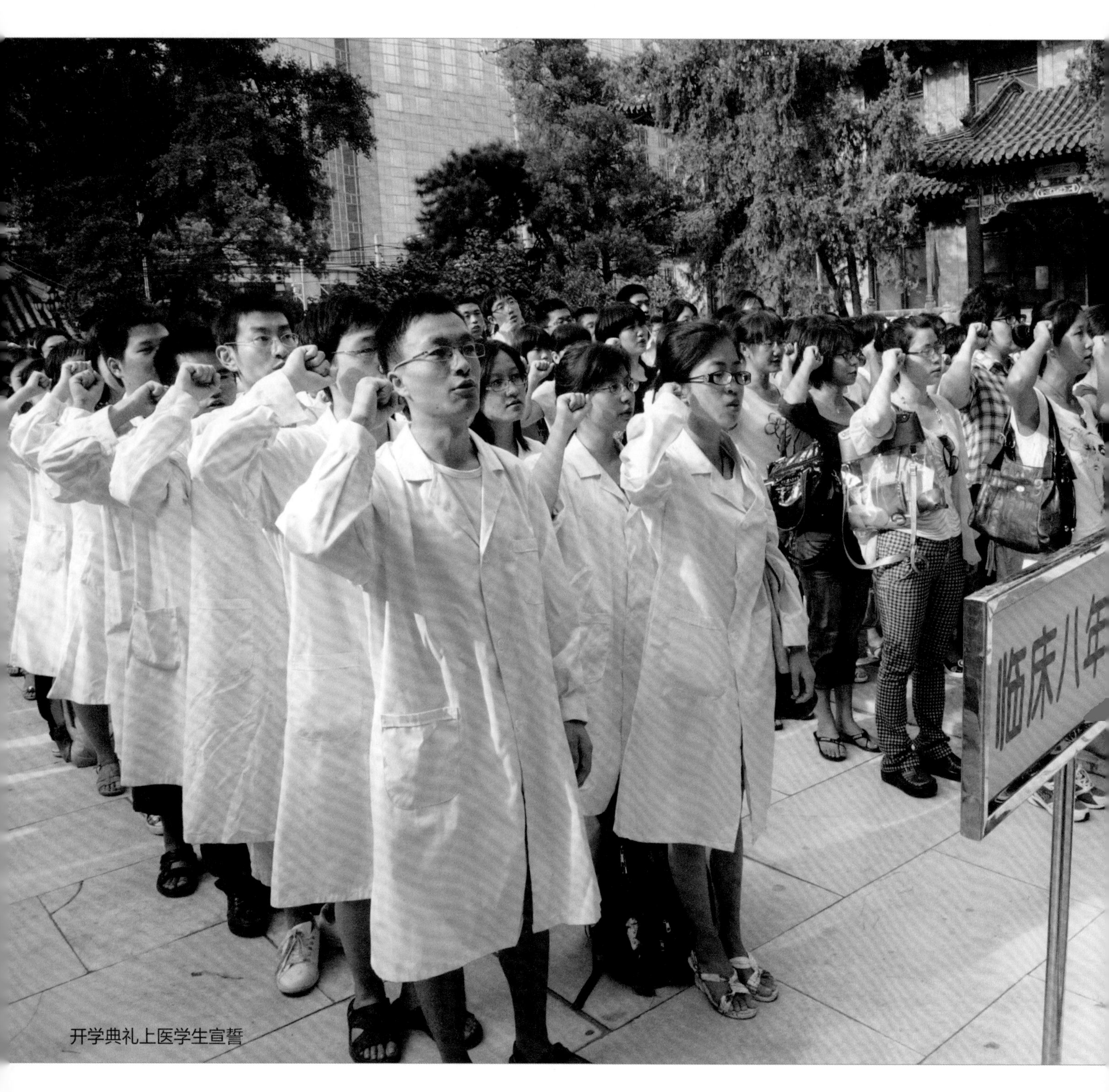

开学典礼上医学生宣誓

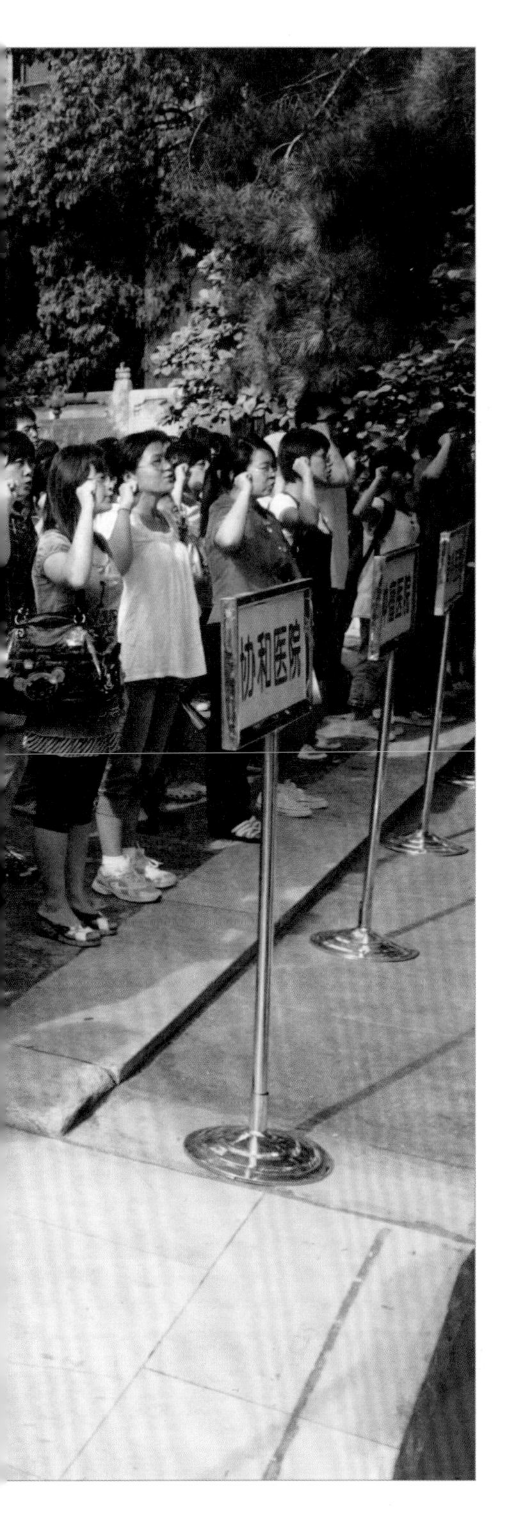

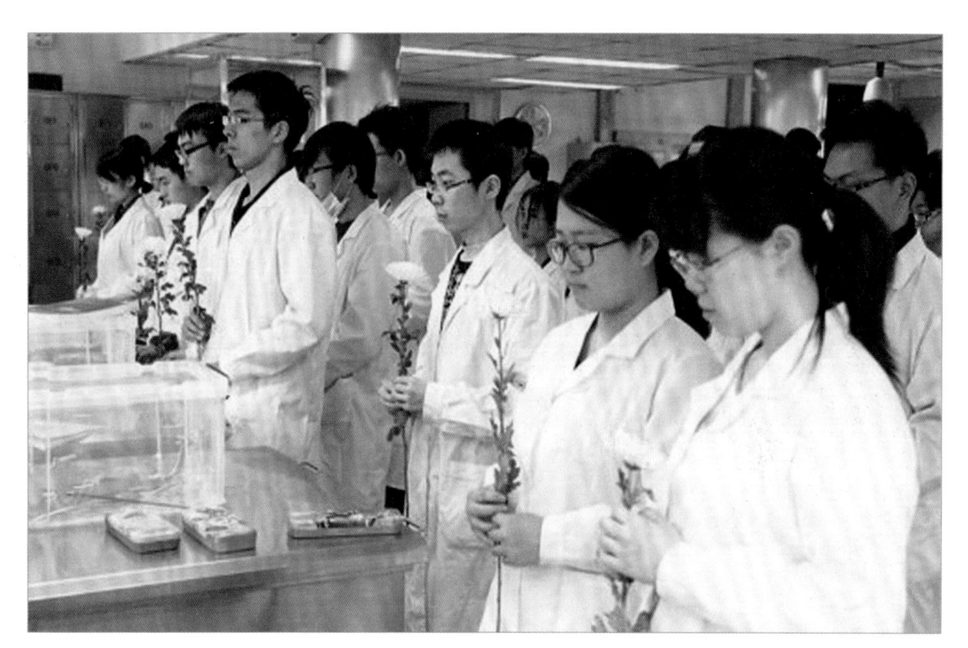

2013 级八年制临床医学生举行人体解剖学开课仪式

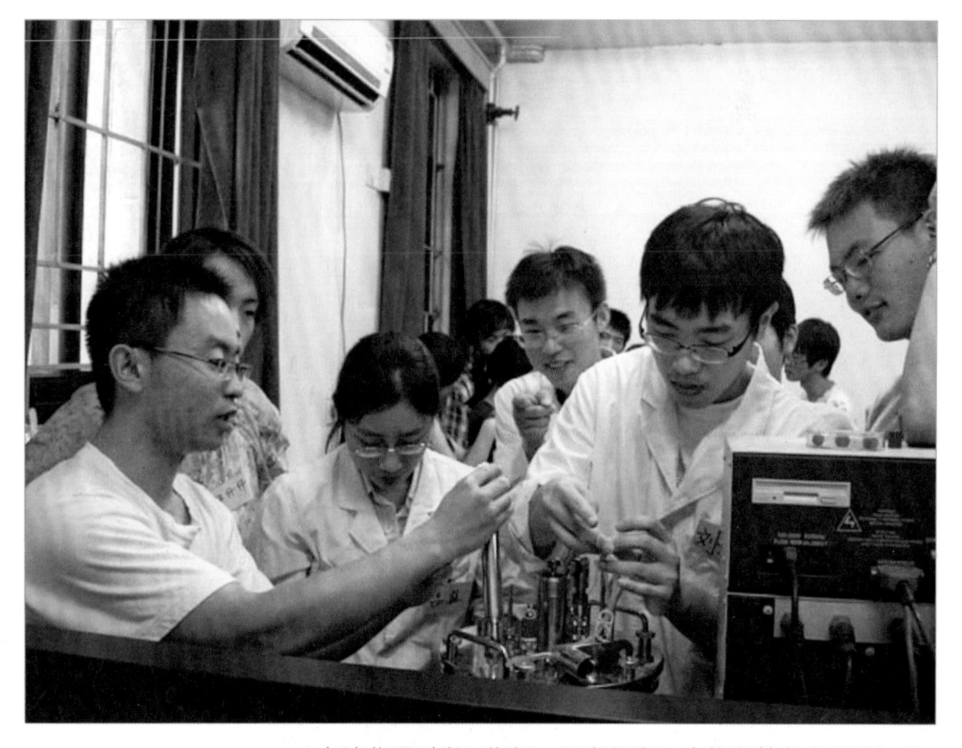

在清华预科学习期间，同学们学习生物学等各方面的知识。

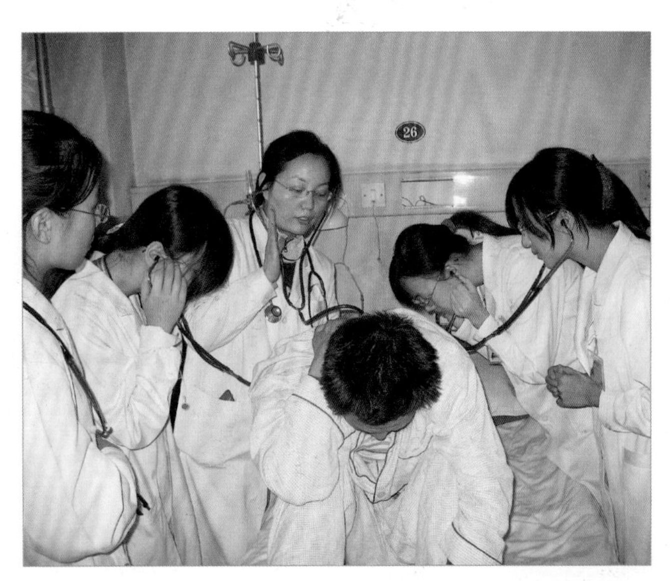

诊断学课堂

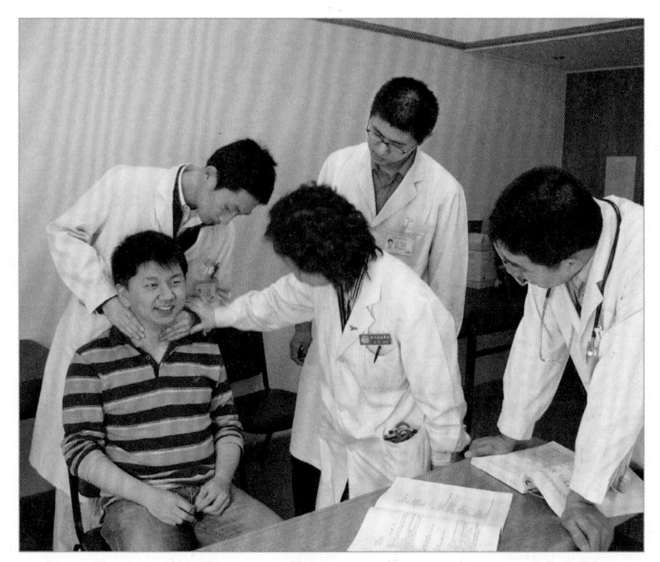

医学生临床早接触

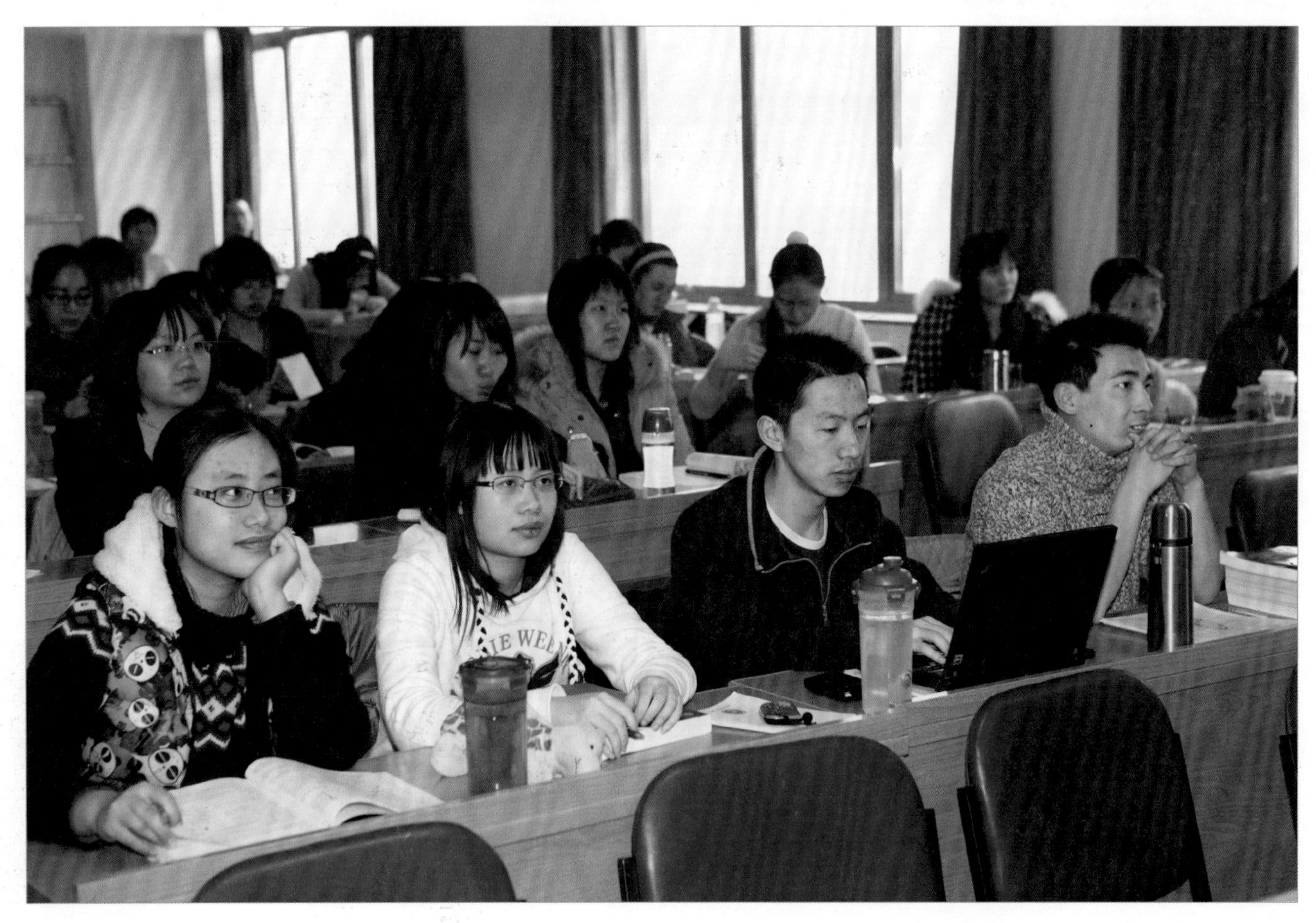

医学生在课堂上

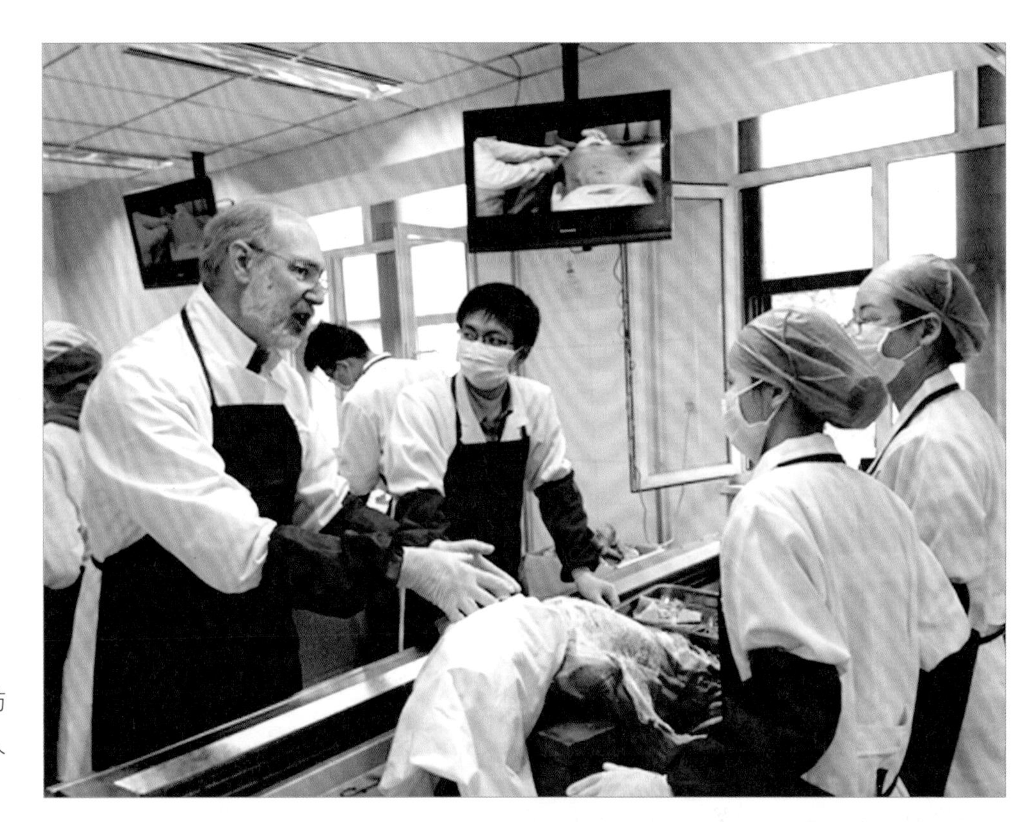

美国耶鲁大学医学院 Rizzolo 教授访问北京协和医学院期间指导医学生人体解剖学的理论和实验

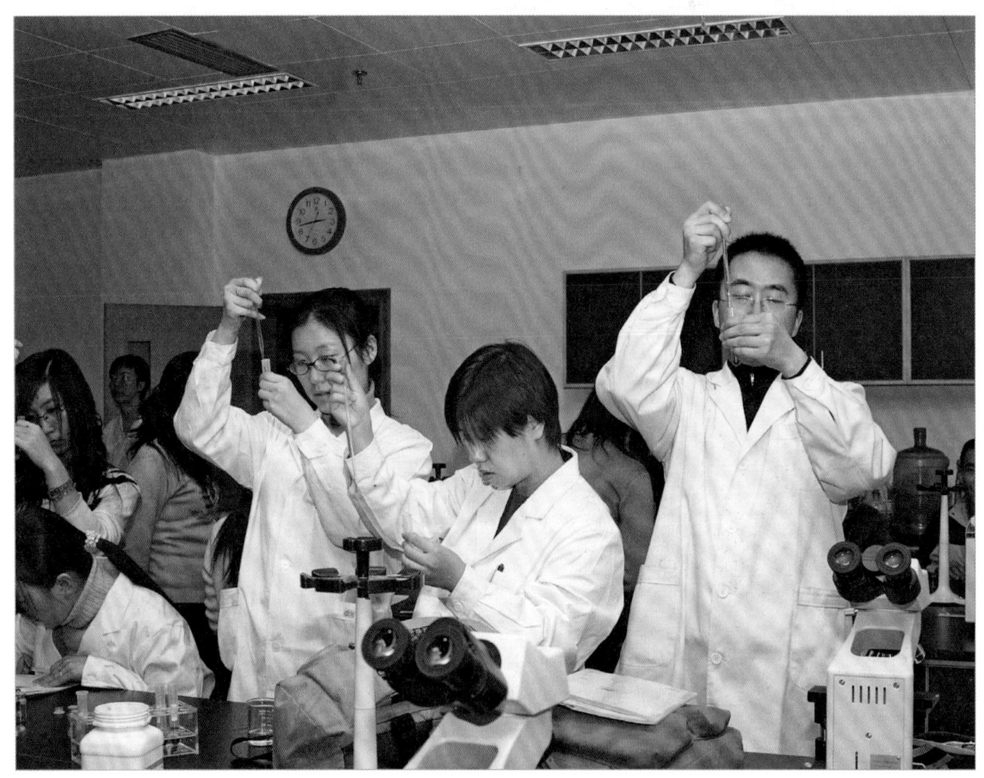

医学生在实验课上

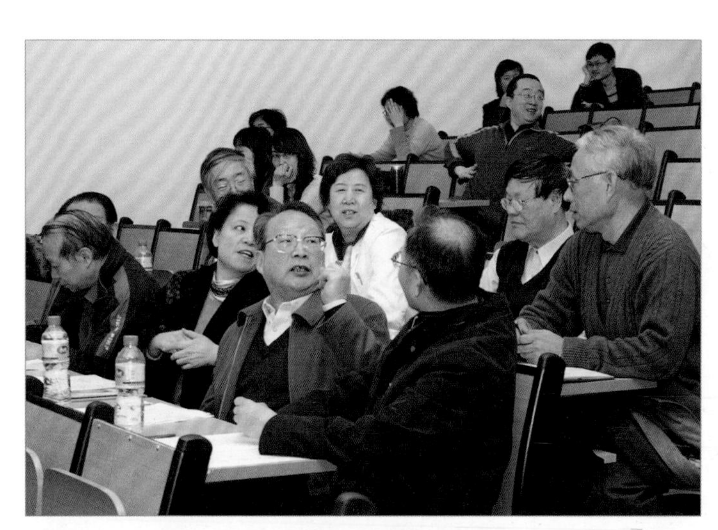

在青年教师教学基本功比赛现场评委们热烈讨论

院校领导深入课堂检查教学质量

A. Hershey & M. Chase 噬菌体遗传（1952）
R. Franklin &M. Wilkins DNA晶体结构
J. Watson & F.H.C. Crick DNA 双螺旋模型（1953）
PEKING UNION MEDICAL COLLEGE

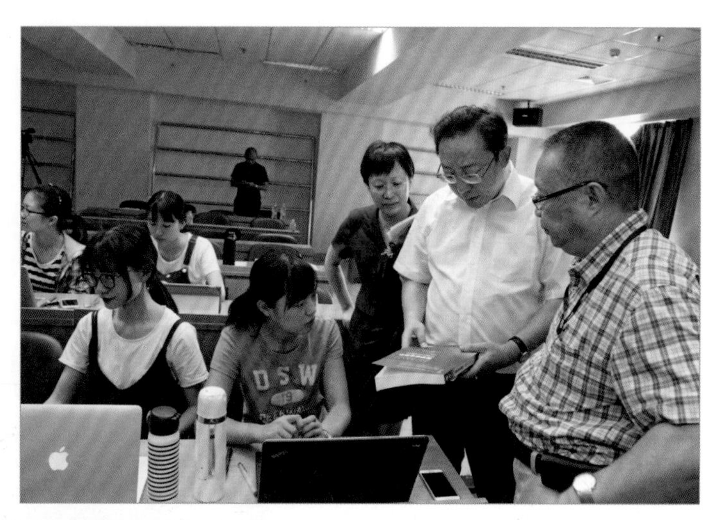

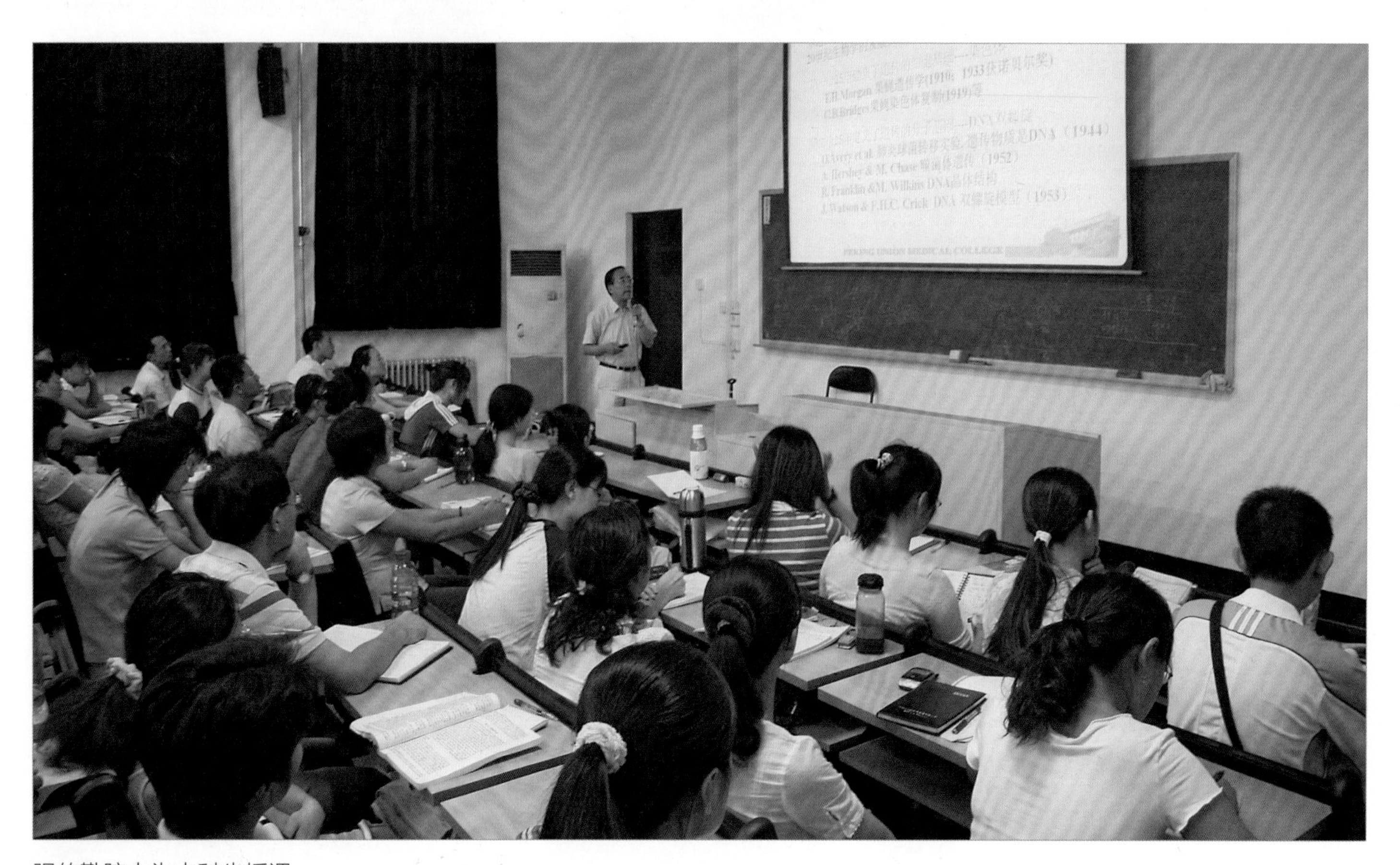

强伯勤院士为本科生授课

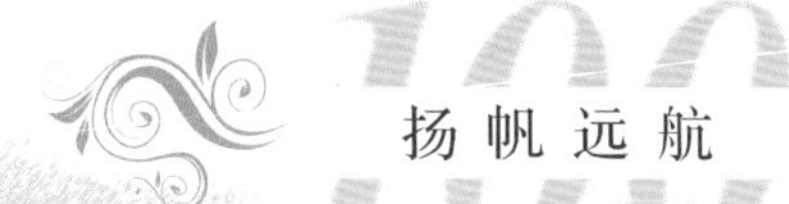

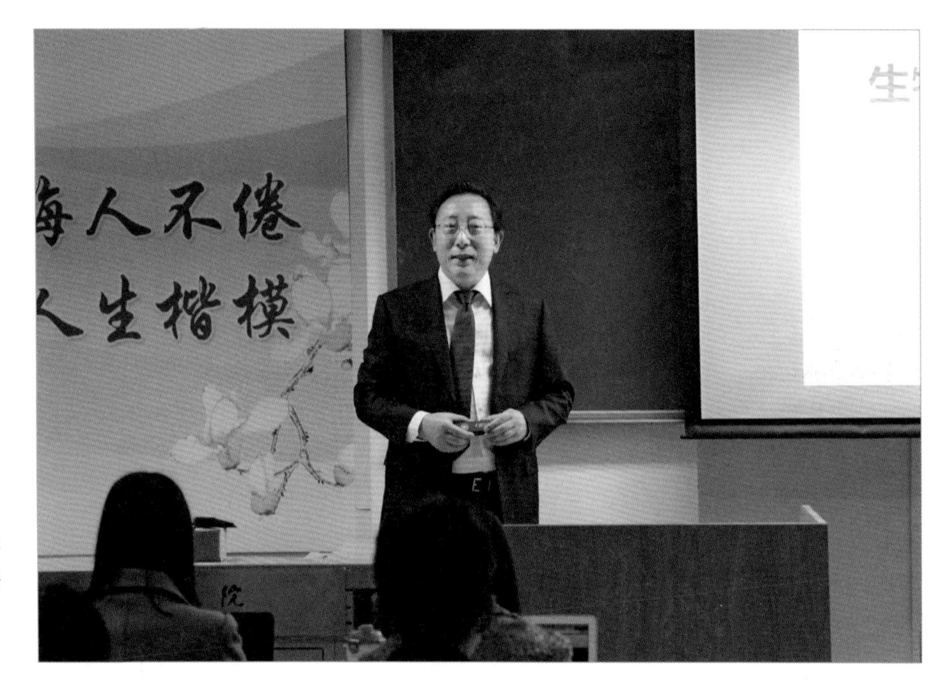

曹雪涛院校长为 2014 级临床八年制医学生讲授开学第一课——《生物医学研究的创新性和实用性》。

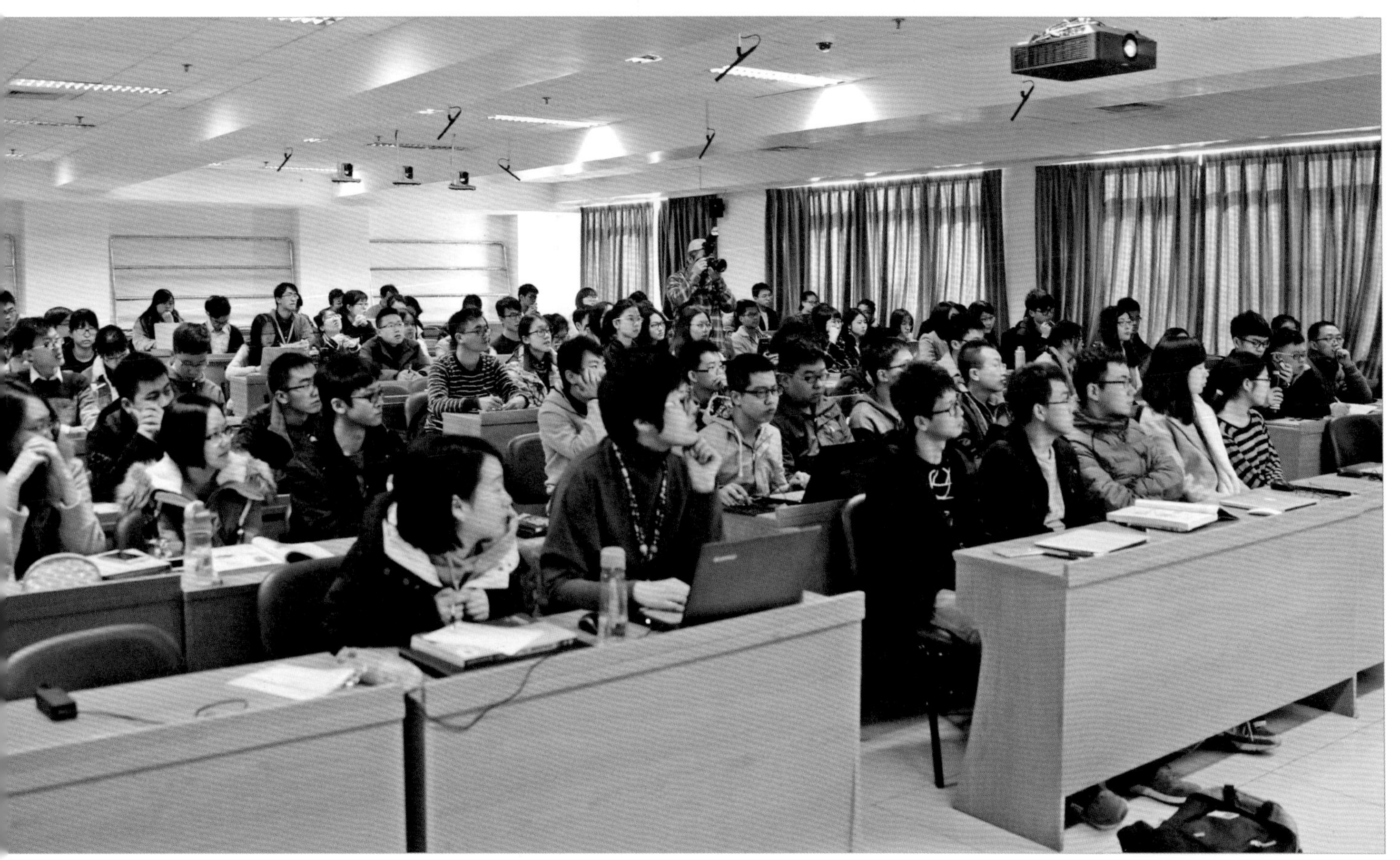

2017年北京协和医学院
“协和学子校园行”实践活动
动员会暨启动仪式
2017年9月

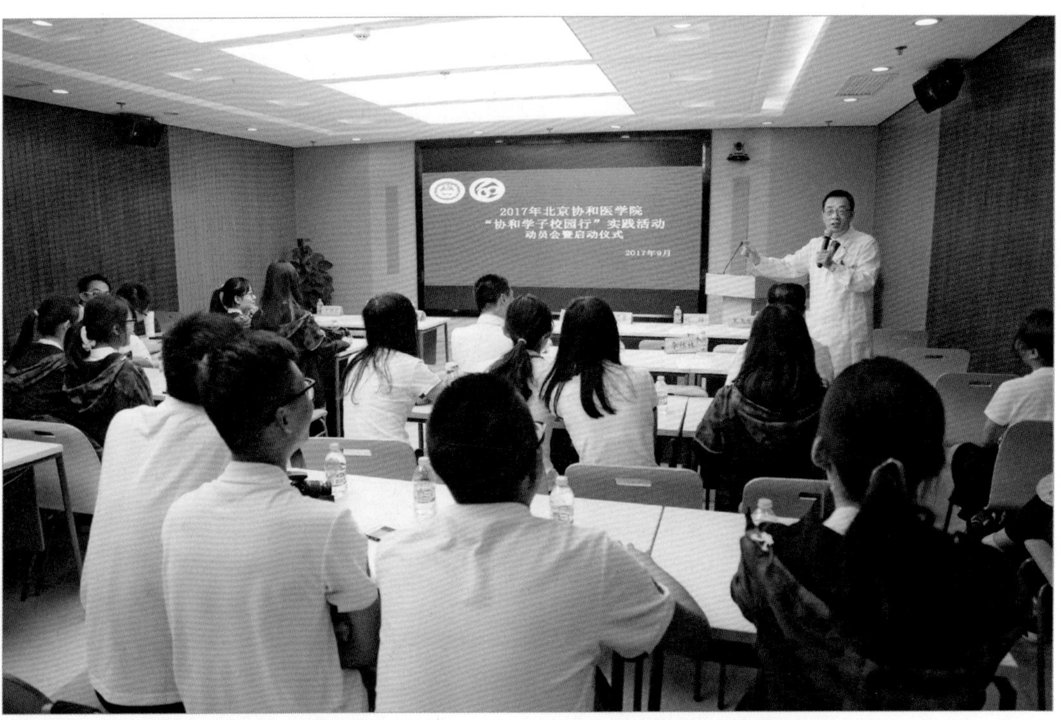

2017 年 9 月，北京协和医学院第二届“协和学子校园行”启动仪式在阜外心血管病医院举行，阜外心血管病医院姚焰主任为 2015 级临床医学八年制预科学生做医生职业道德与职业精神培育的演讲。

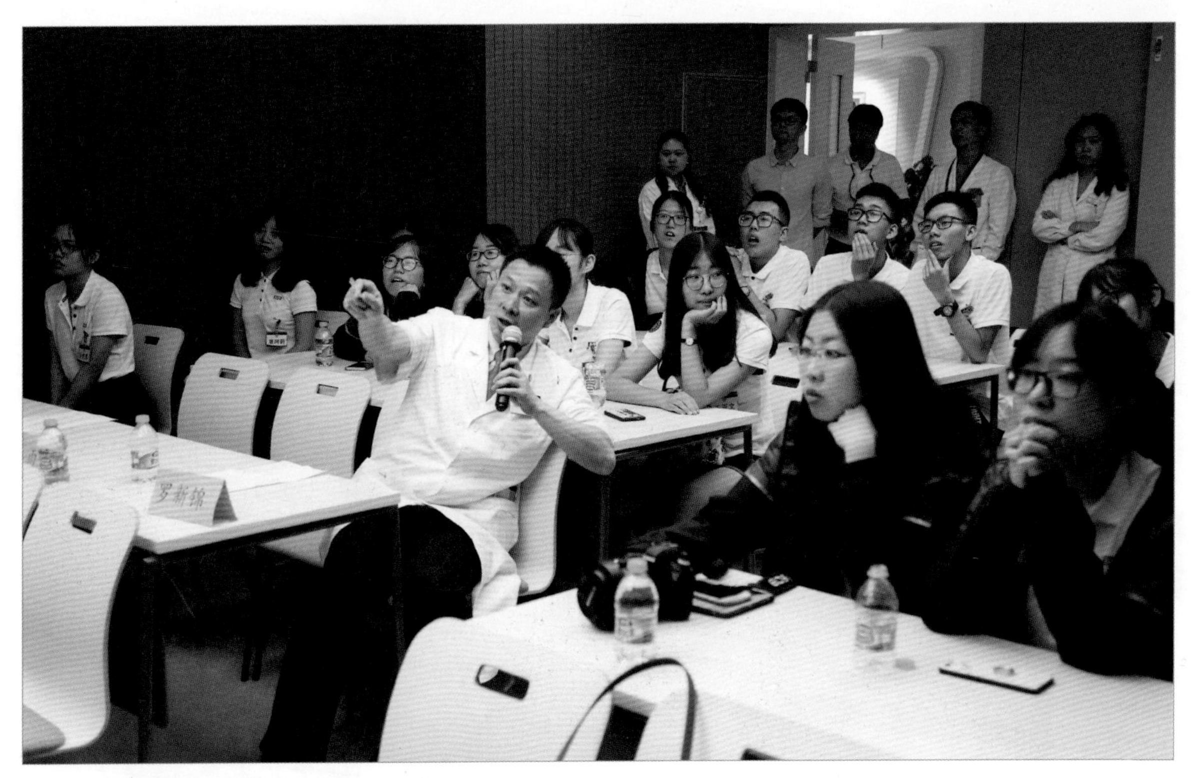

心脏内科手术实况转播，张奎俊、陈刚手术，姚焰（主任）现场讲解实况转播。

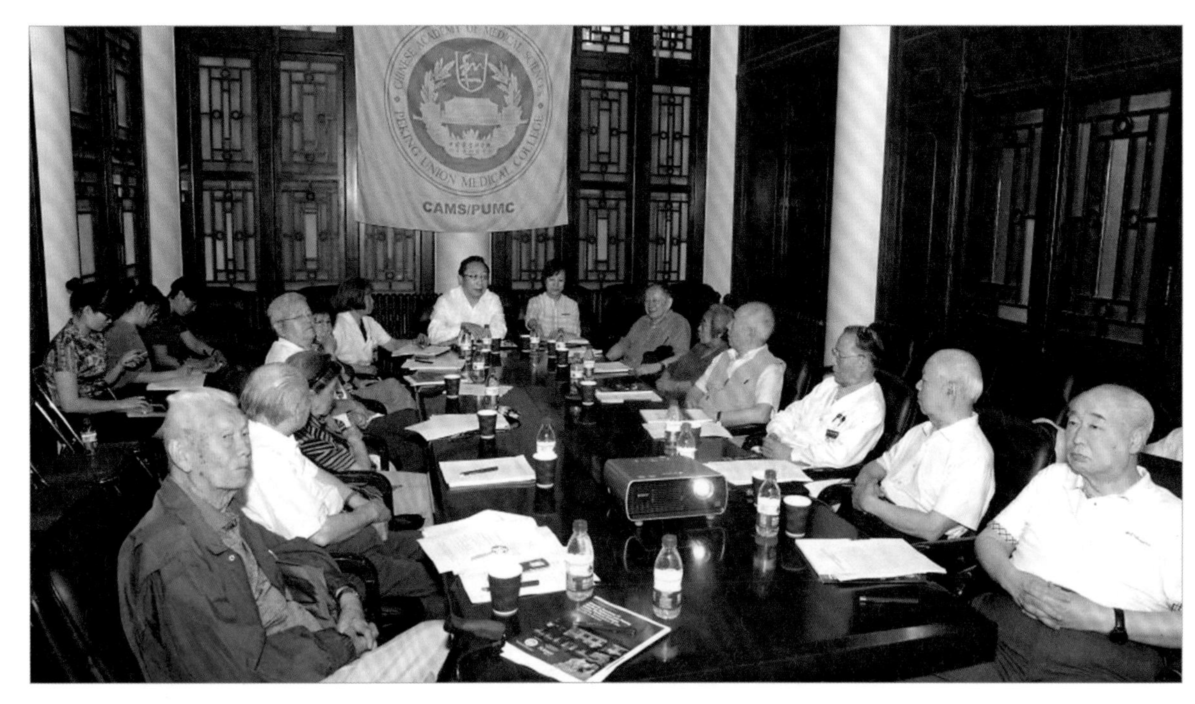

2017 年 6 月 13 日，院校领导与老专家研讨临床医学八年制课程改革。

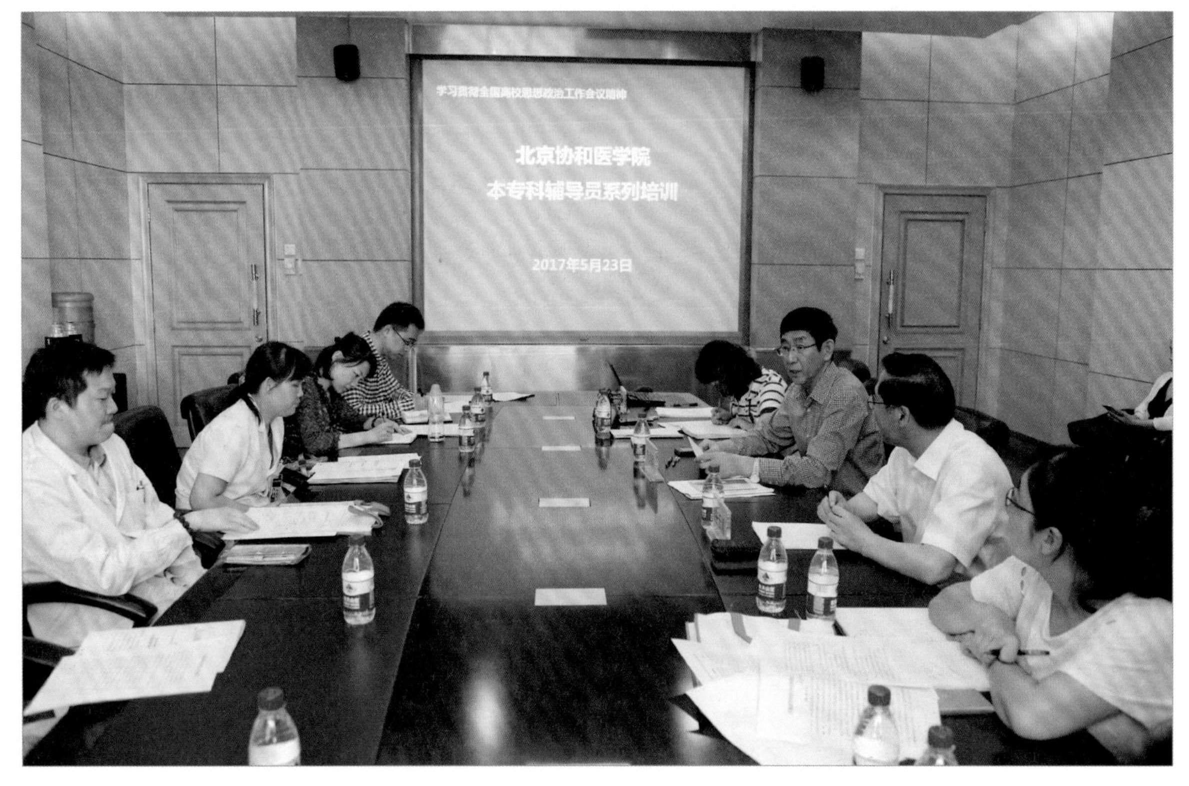

2017 年 5 月，北京协和医学院开展本专科辅导员系列培训，党委书记李国勤在培训班上讲话。

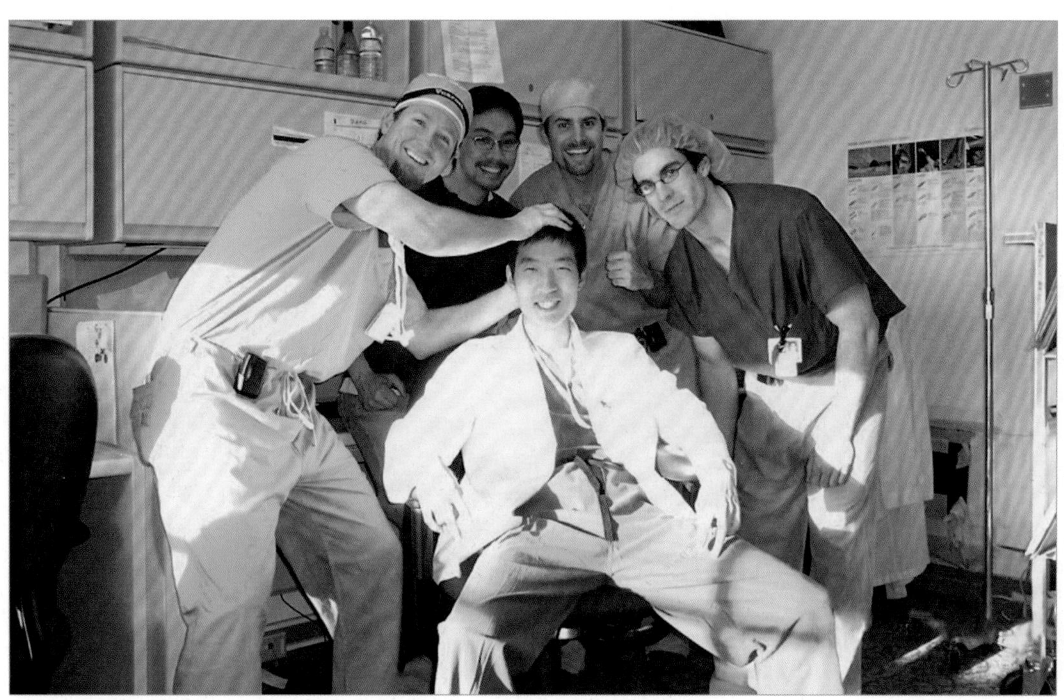

2000 级医学生在美国加州大学旧金山分校医学院进行交换学习

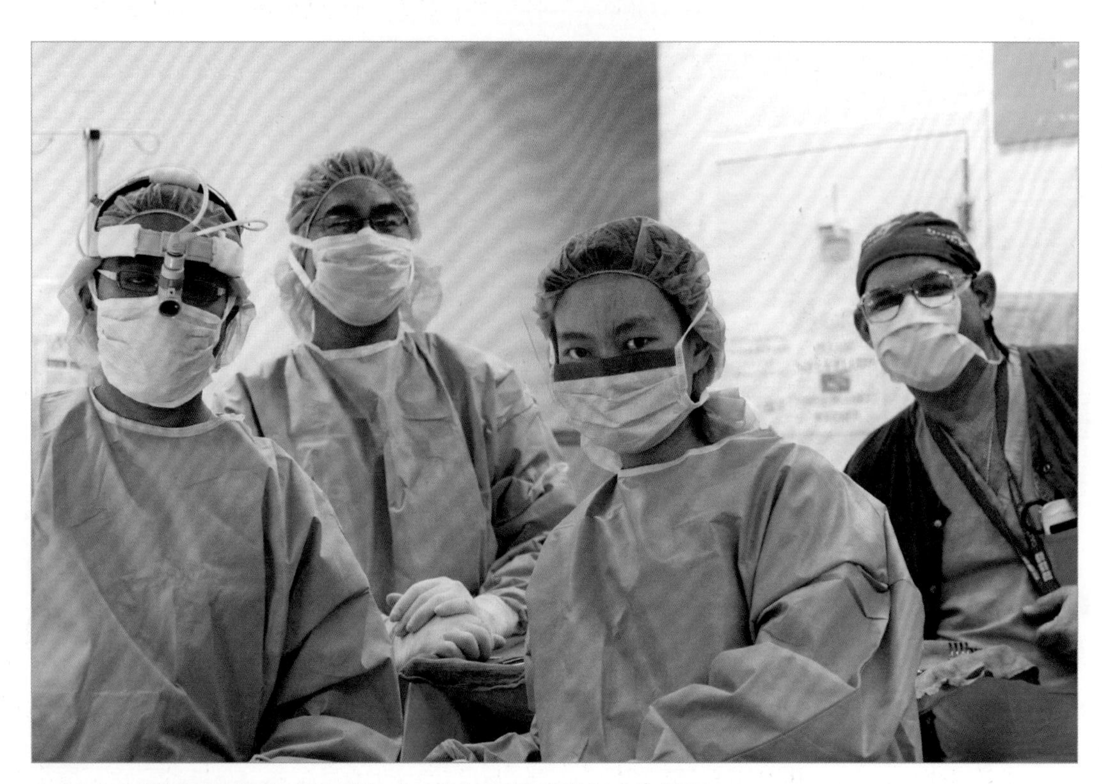

2002 级医学生在美国加州大学旧金山分校医学院进行交换学习

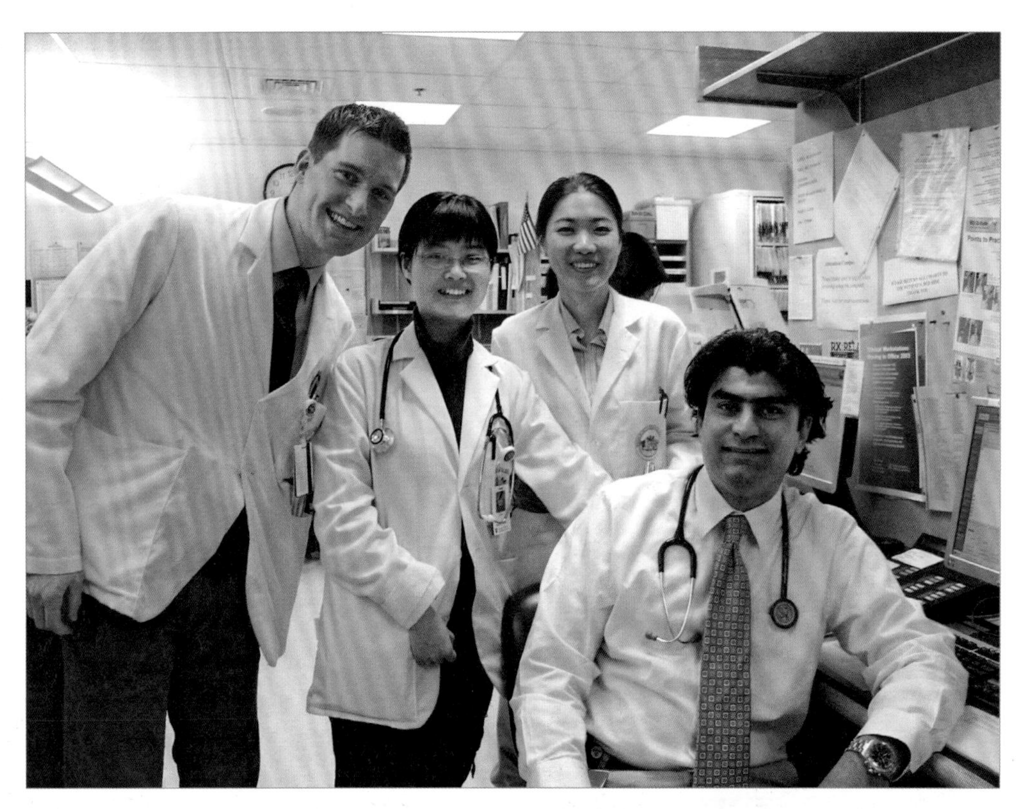

2001 级医学生在哈佛大学医学院进行交换学习

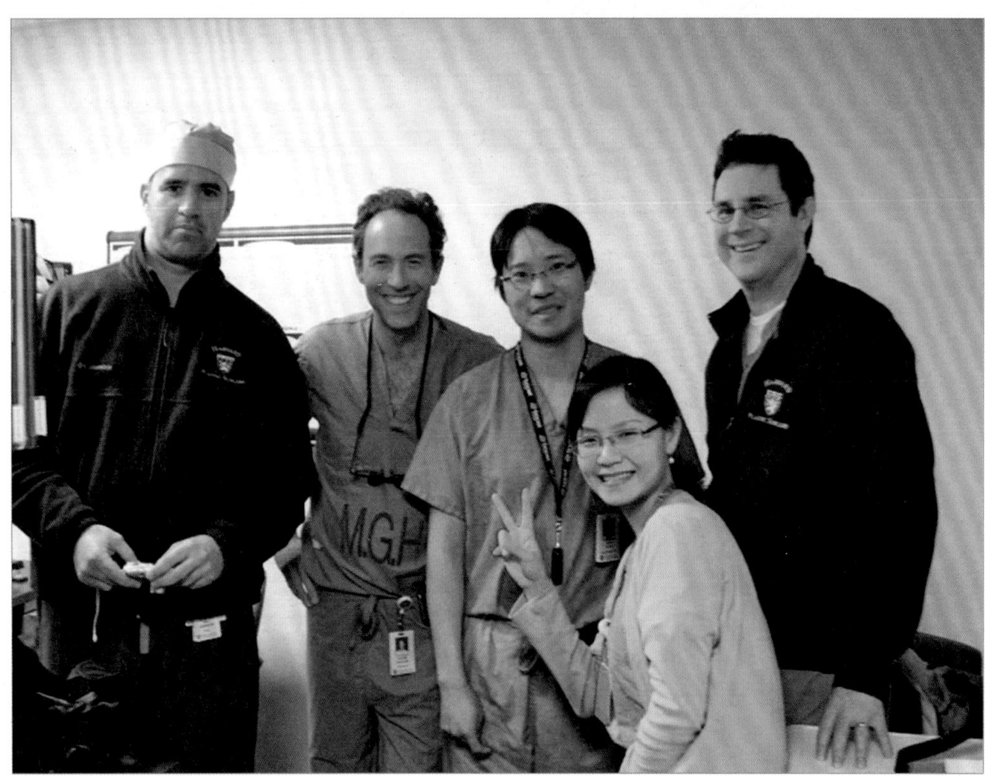

2003 级医学生在哈佛大学医学院进行交换学习

护理教育

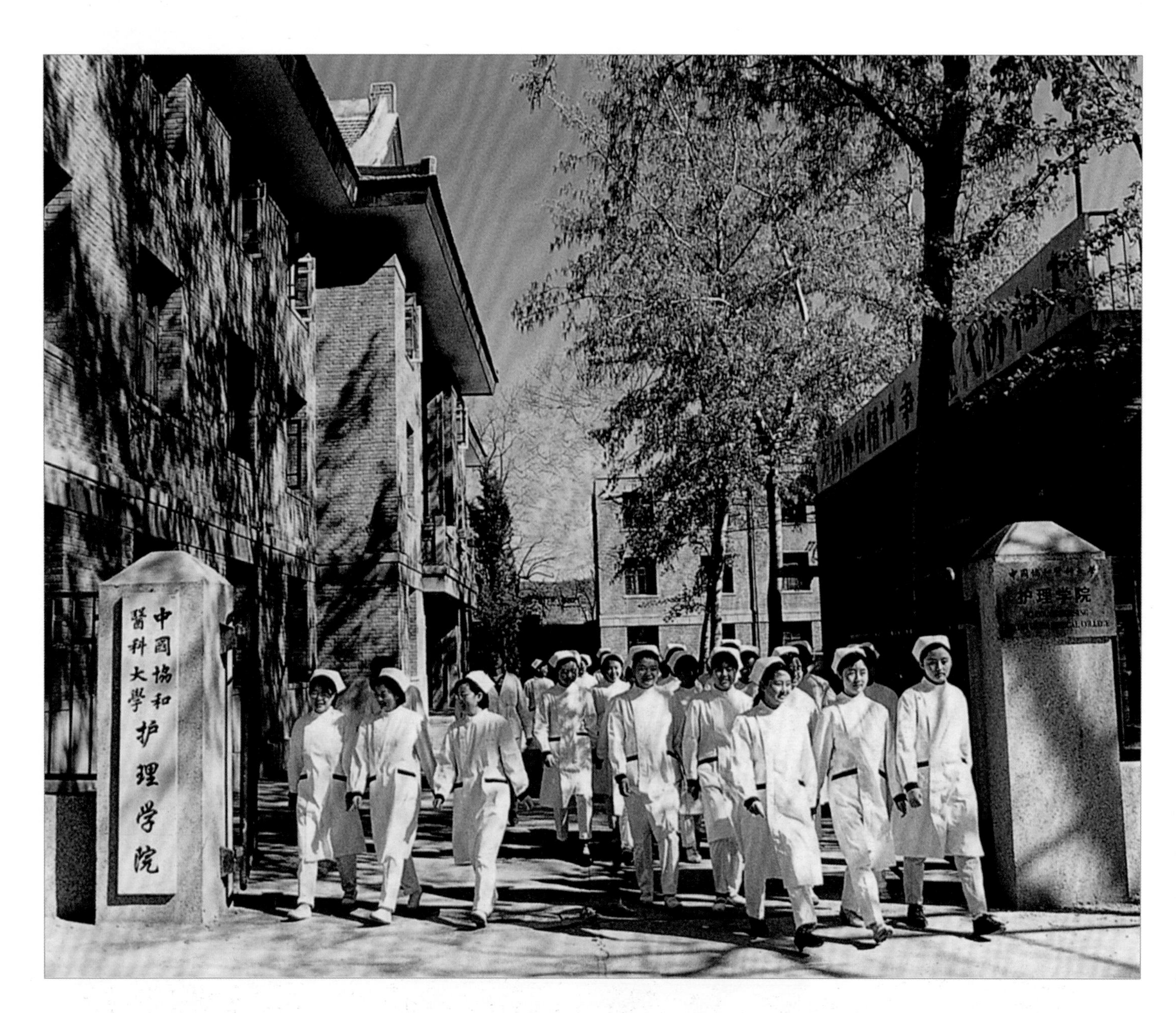

2000—201

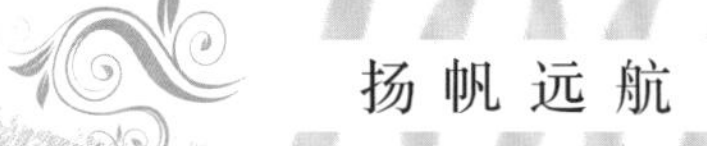

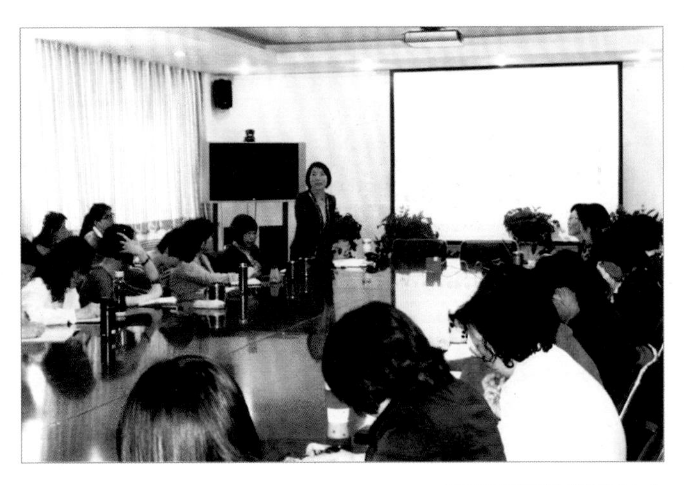

护理学院教学研讨会

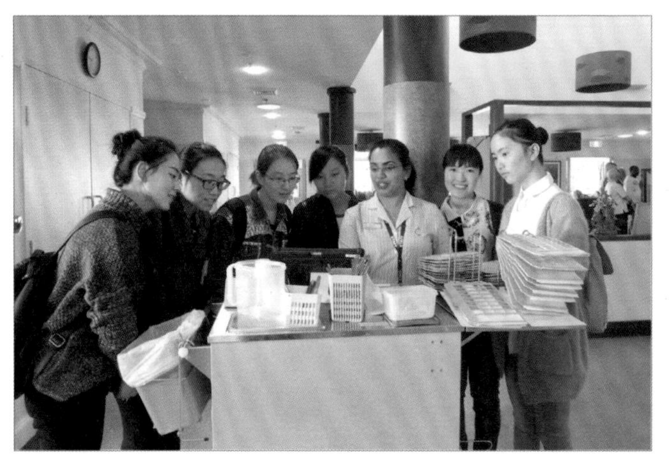

护理学院学生出访澳大利亚

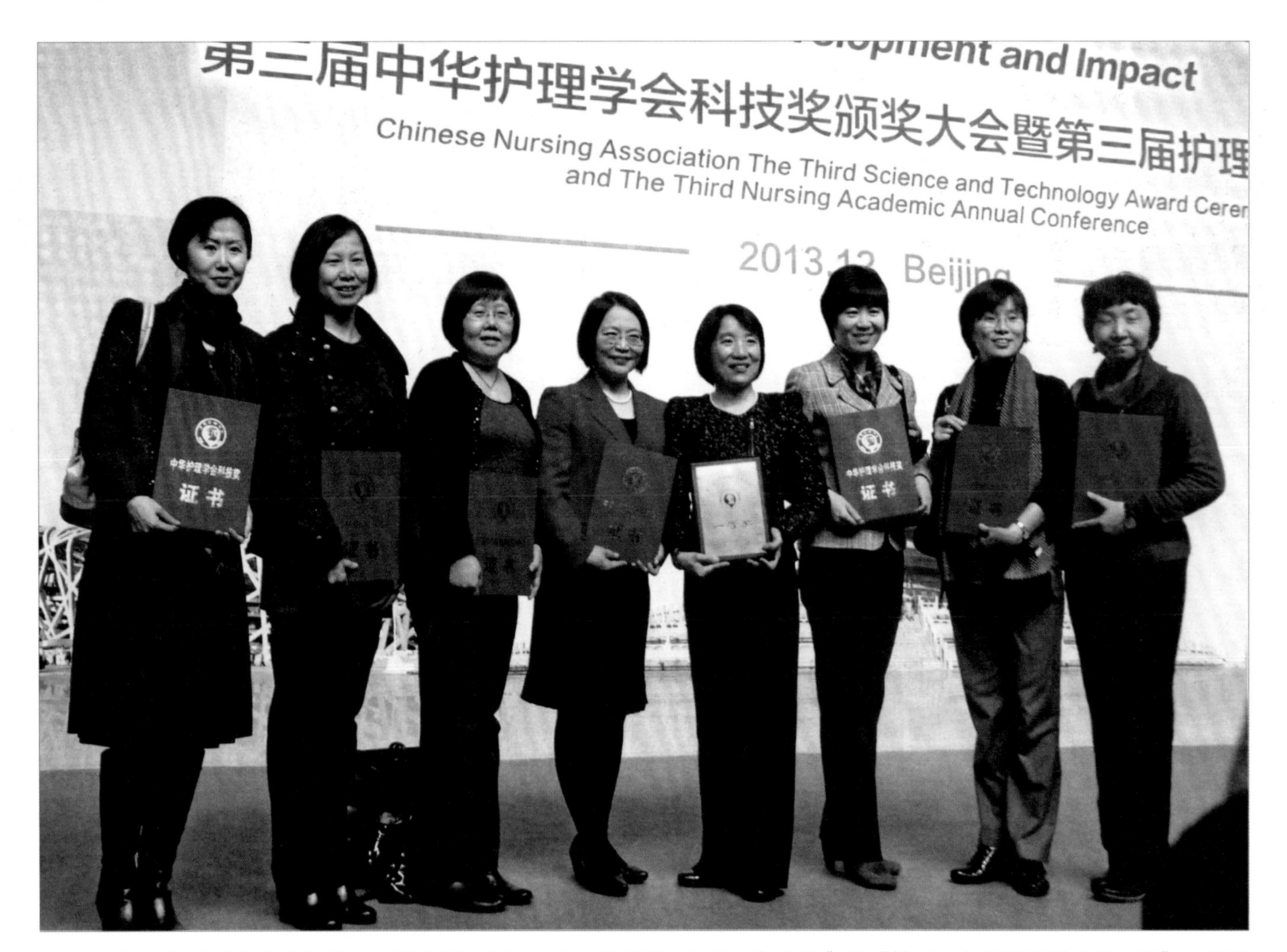

2013 年护理学院《构建应用型护理专业特色人才培养模式的研究与实践》获“第三届中华护理学会科技奖”一等奖

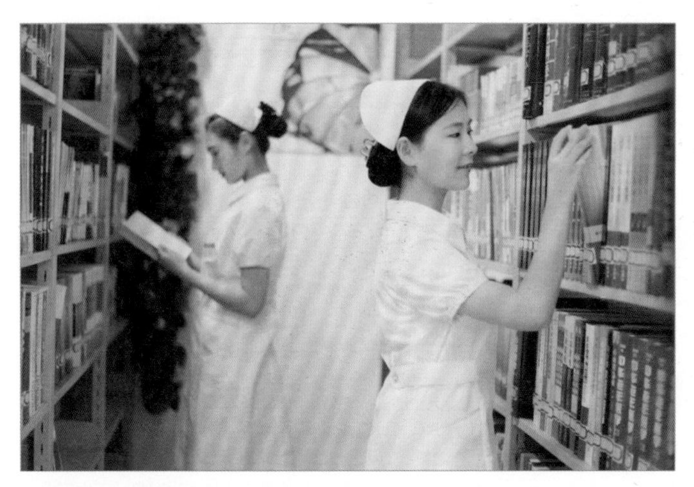

护理学院学生在图书馆查阅资料

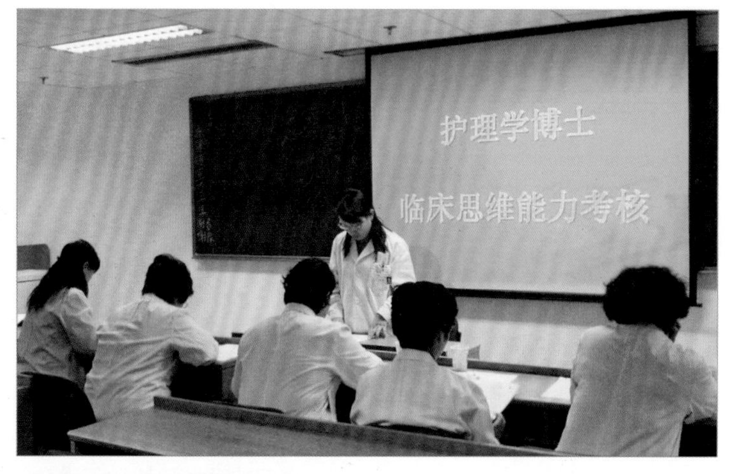

护理学博士临床思维能力考核

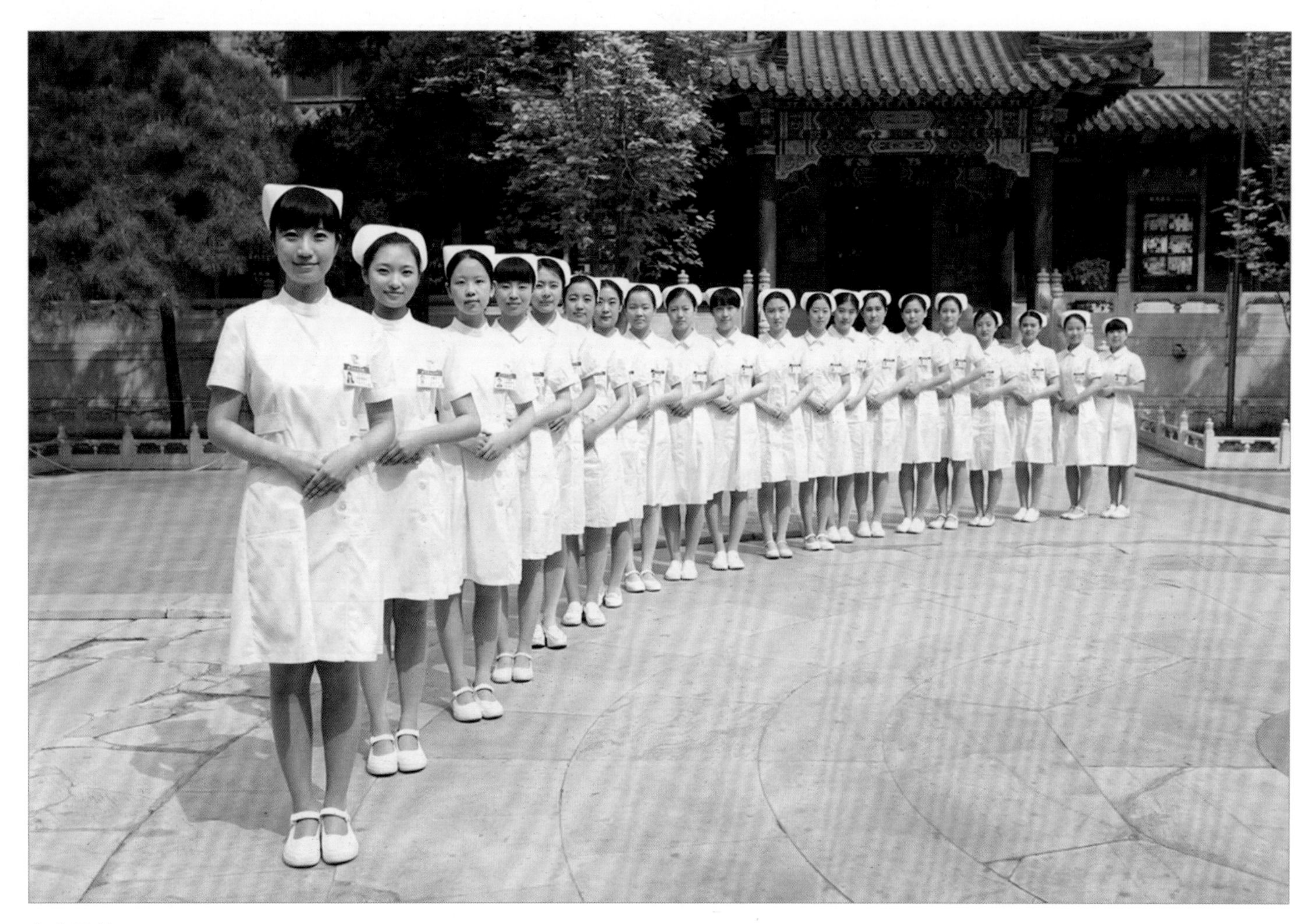

白衣天使

护士授帽仪式是护理学生成为护士的重要时刻。在护理学创始人南丁格尔像前，伴随着“平安夜”的庄严乐曲，学生直跪在护理前辈面前，前辈为学生戴上圣洁的燕尾帽，并佩戴校徽，学生接过前辈手中的蜡烛，站在南丁格尔像前宣读誓言，从此成为真正的护士。

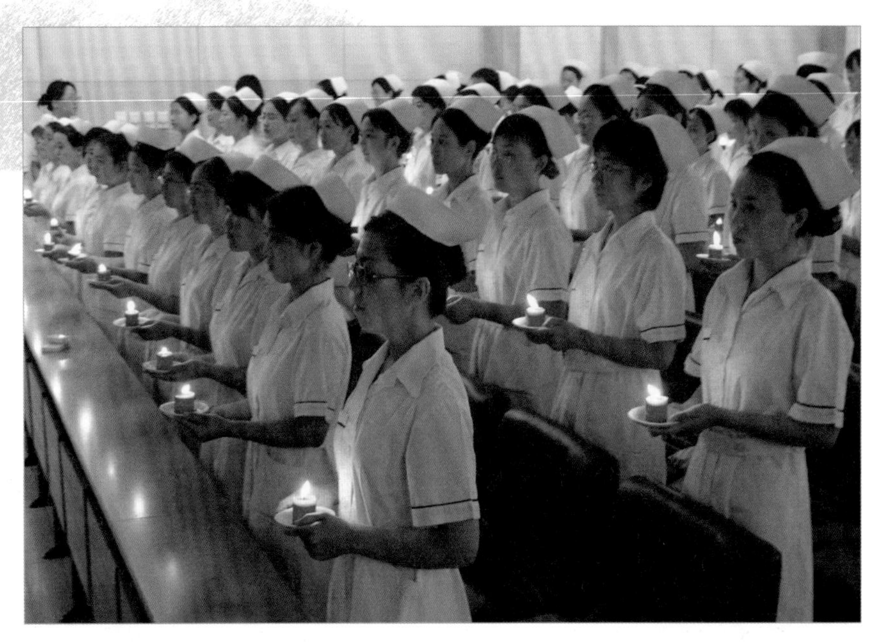

护理学院毕业典礼

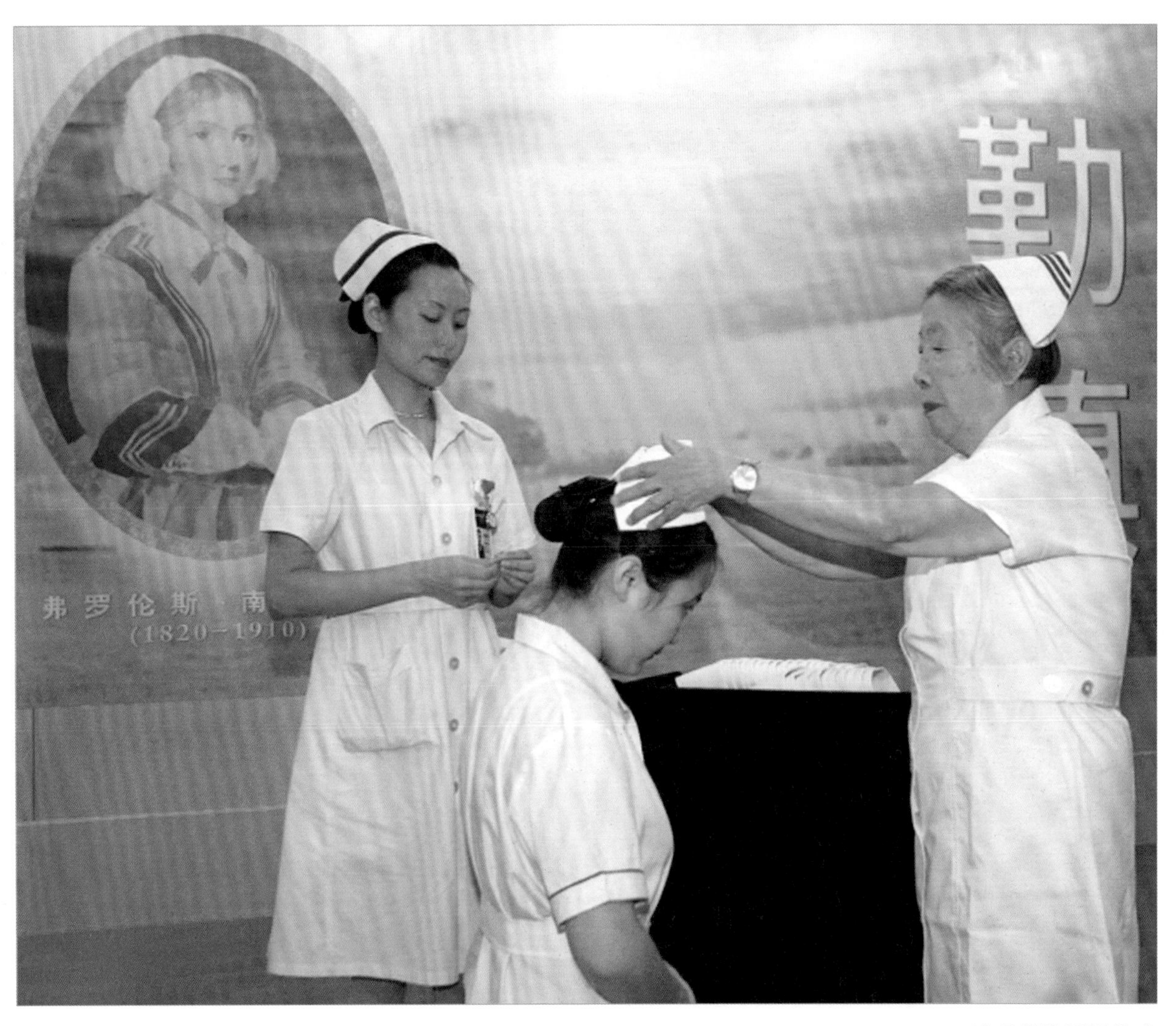

护理学院授帽仪式

课外生活

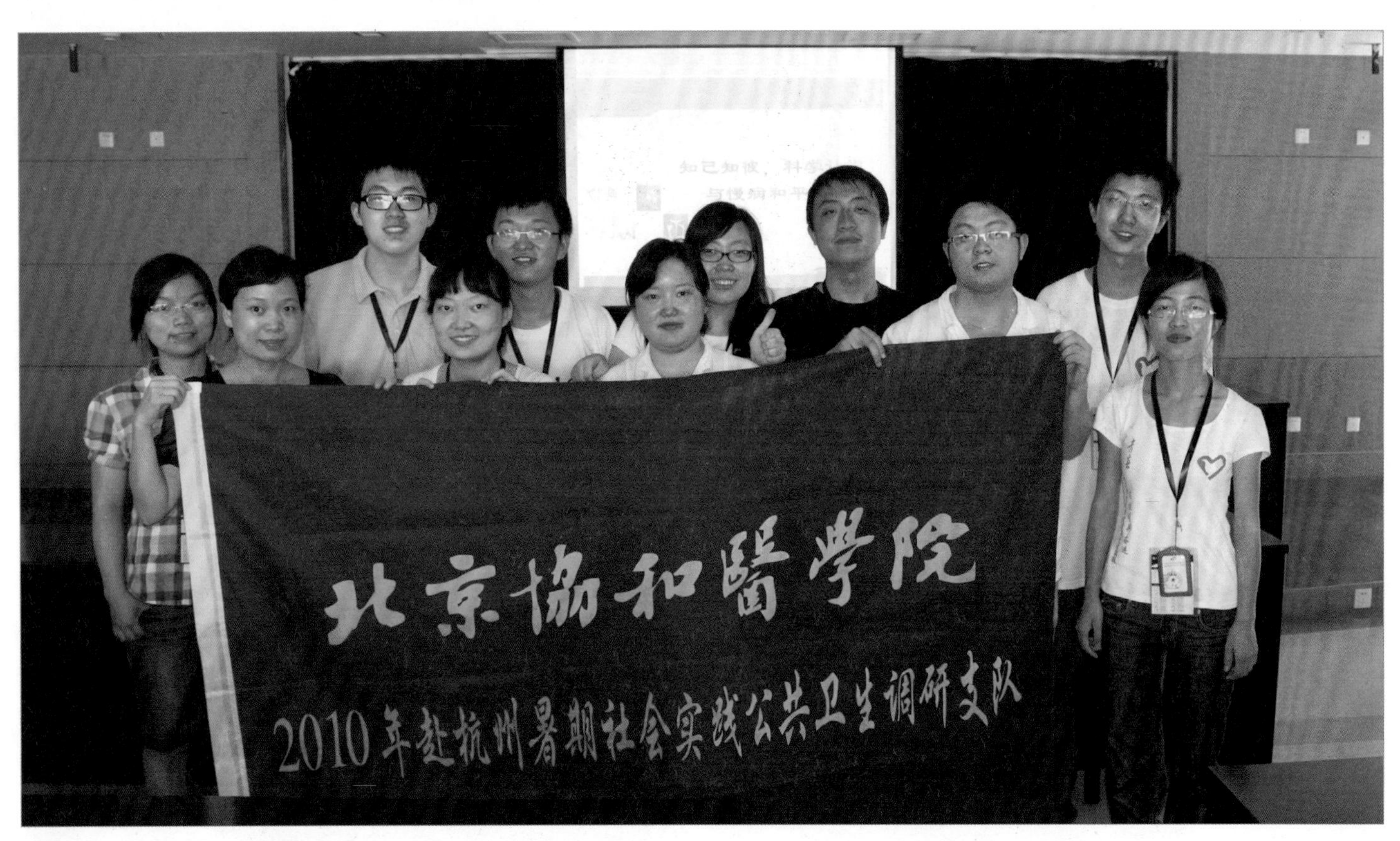

医学生利用暑假赴杭州进行医疗卫生、公共卫生实践

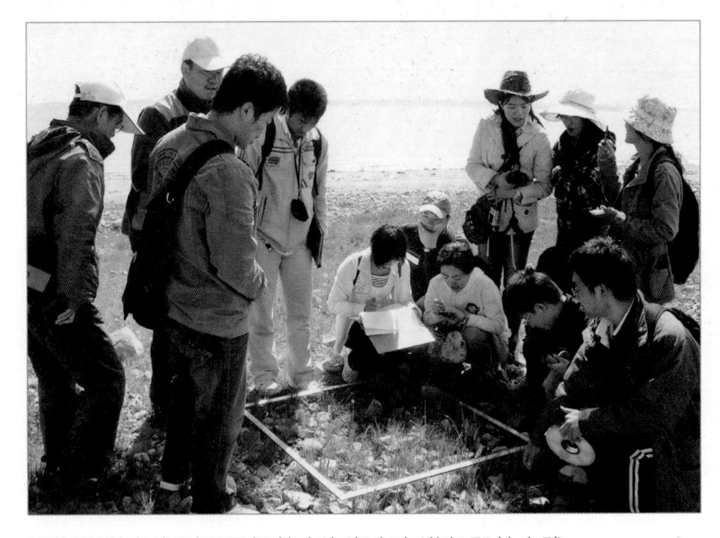

医学预科学生利用暑假赴青海湖鸟岛进行野外实践

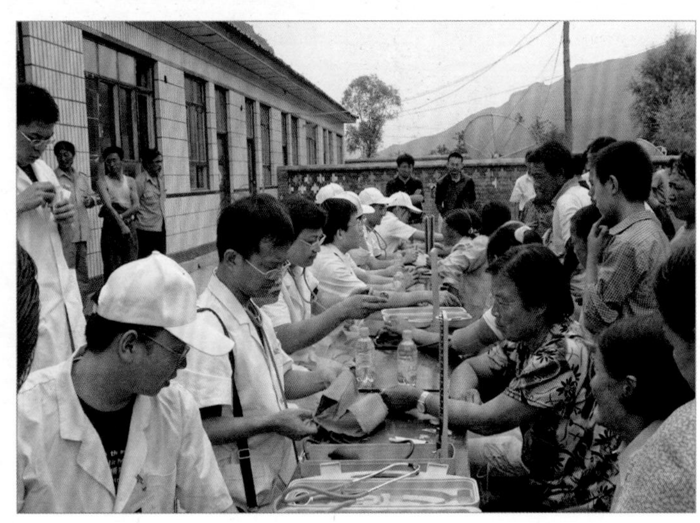

医学生深入农村普及医学知识

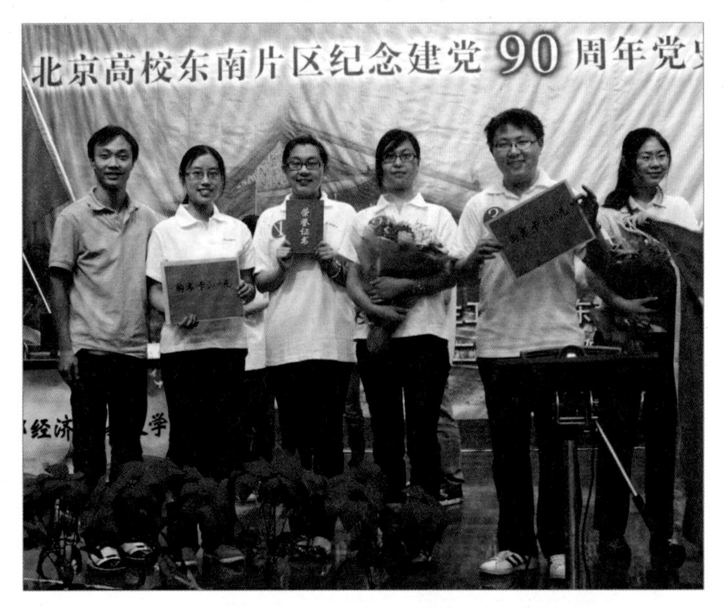

医学生参加北京高校建党 90 周年知识竞赛获奖

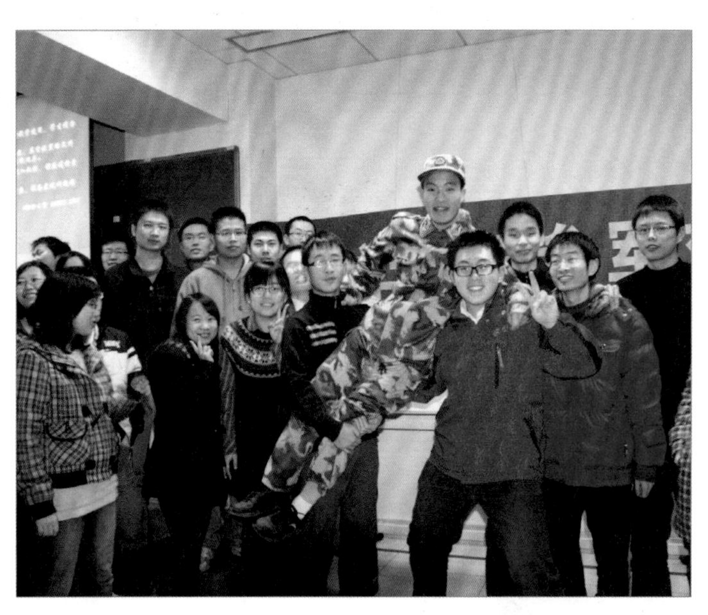

2010 年 12 月，首位协和医大学子志愿参军，同学们为他送行。

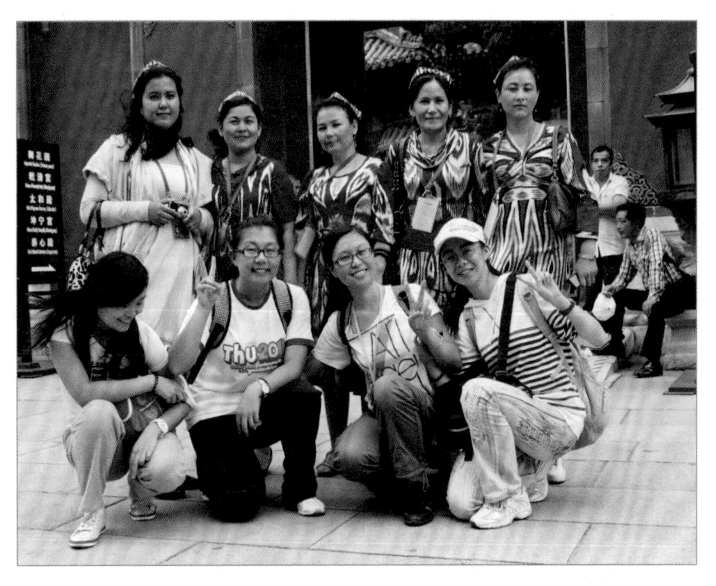

医学生志愿者采访来学校参加培训班的新疆乡村医生

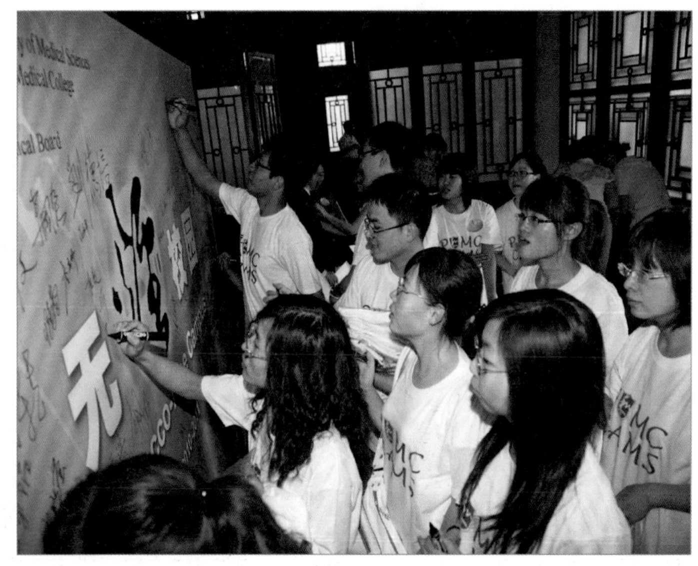

医学生郑重承诺拒绝烟草，从我做起，以实际行动支持控烟活动。

2000—2017

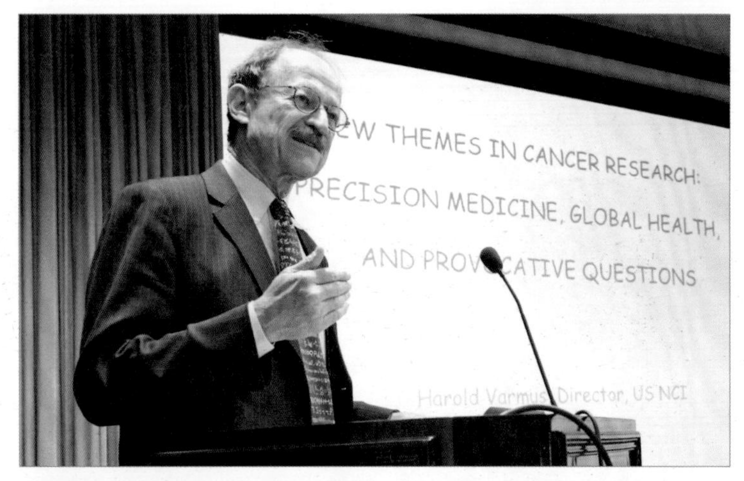

美国国家癌症中心，诺贝尔生理学医学奖得主 Harold Varmus 博士。

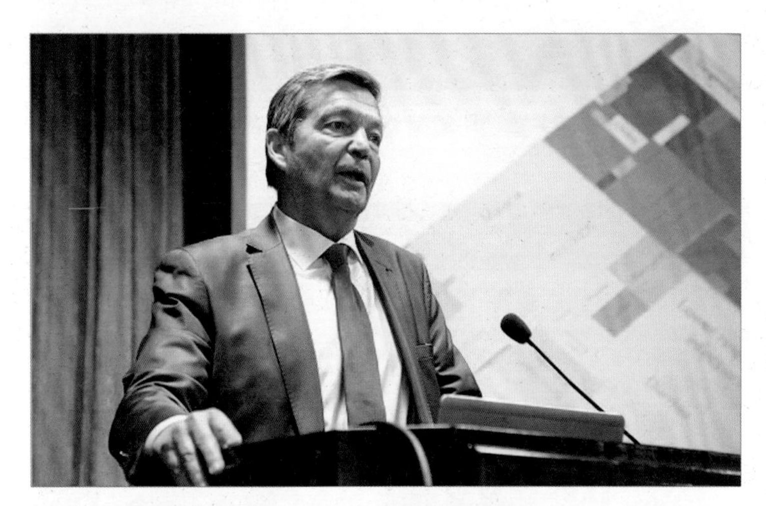

法国巴斯德研究院院长 Christian Bré chot 博士

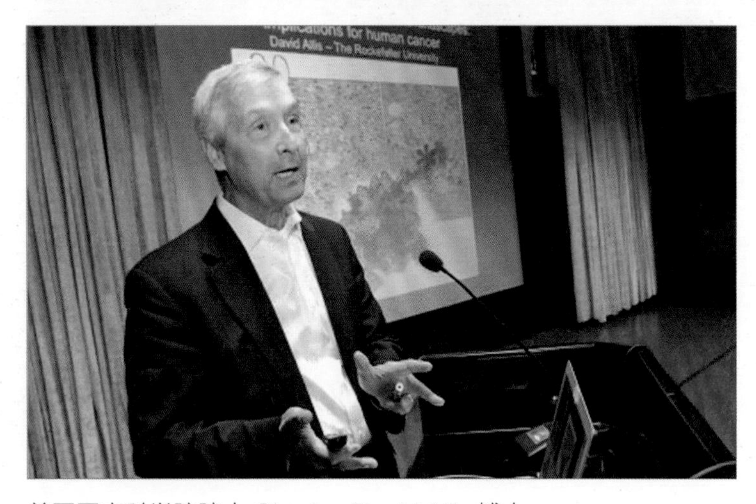

美国国家科学院院士 Charles David Allis 博士

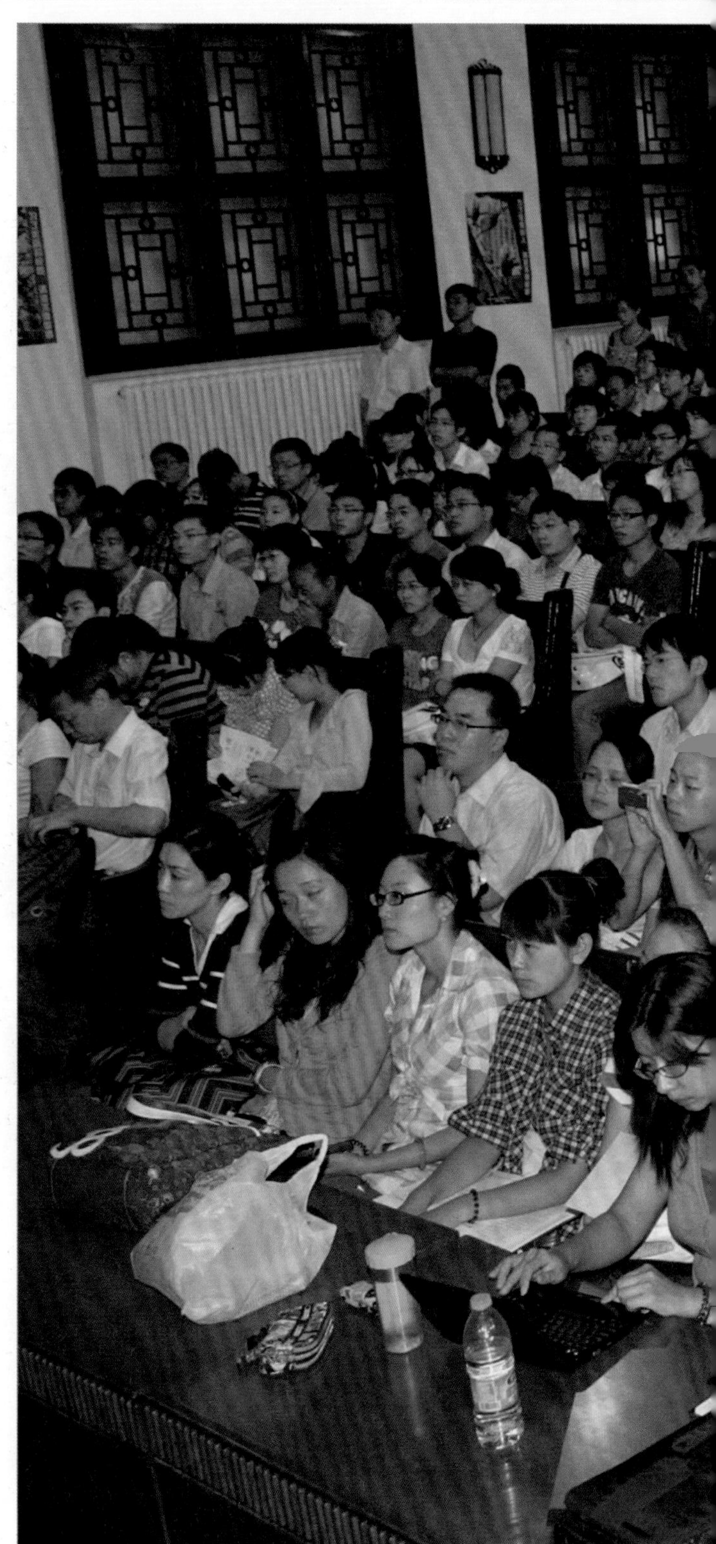

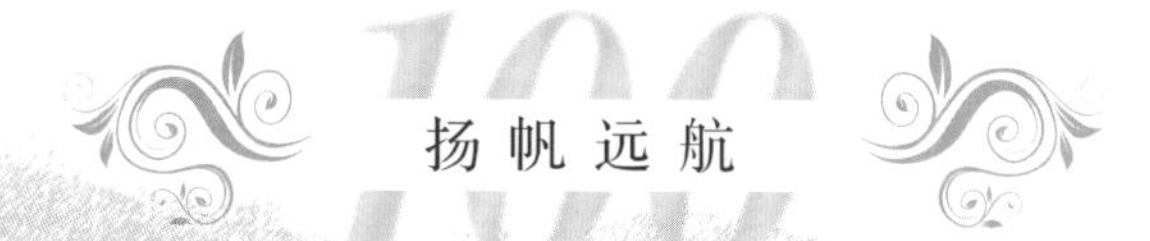

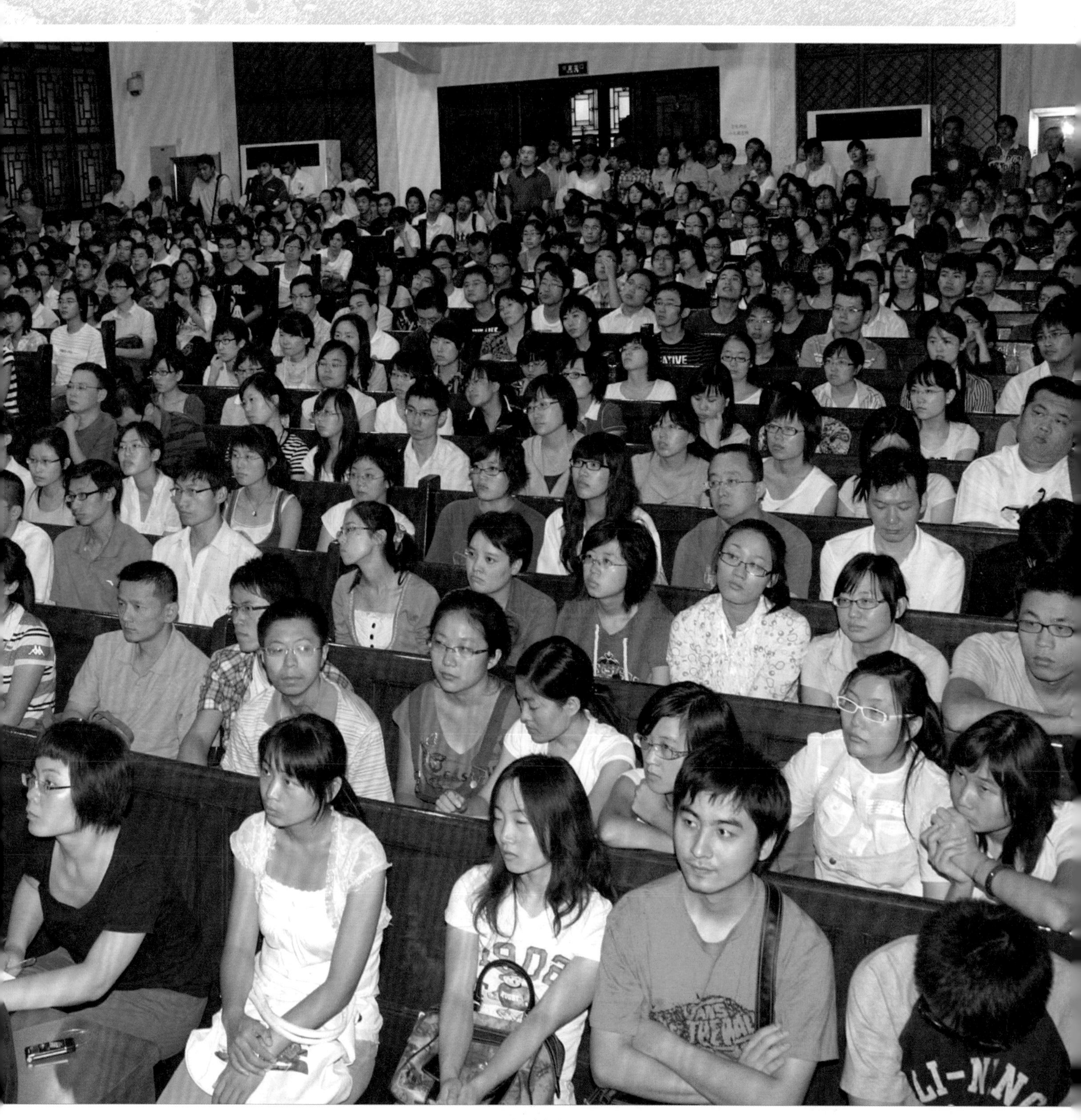

聆听大师的教诲，感受大师的风采，“协和大师讲堂”上座无虚席。

“学生记者团”是学校校报的一支重要力量，主要负责校报青年副刊及研究生专刊的编辑和出版工作，由学生自己撰稿排版并不定期发行，由于其内容主要是反映学生自己在校期间工作、学习和生活的情况，贴近他们的生活，所以成为医学生们非常喜爱的一份刊物。图为 2011 年 12 月，校报编辑部举行新一届学生记者纳新大会。

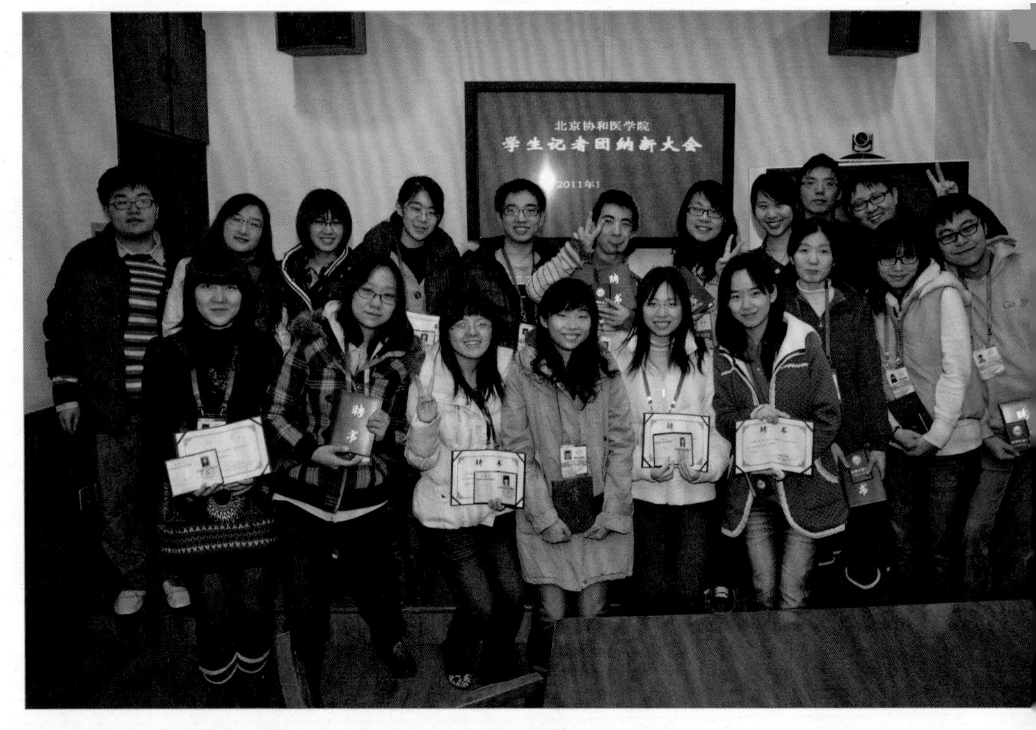

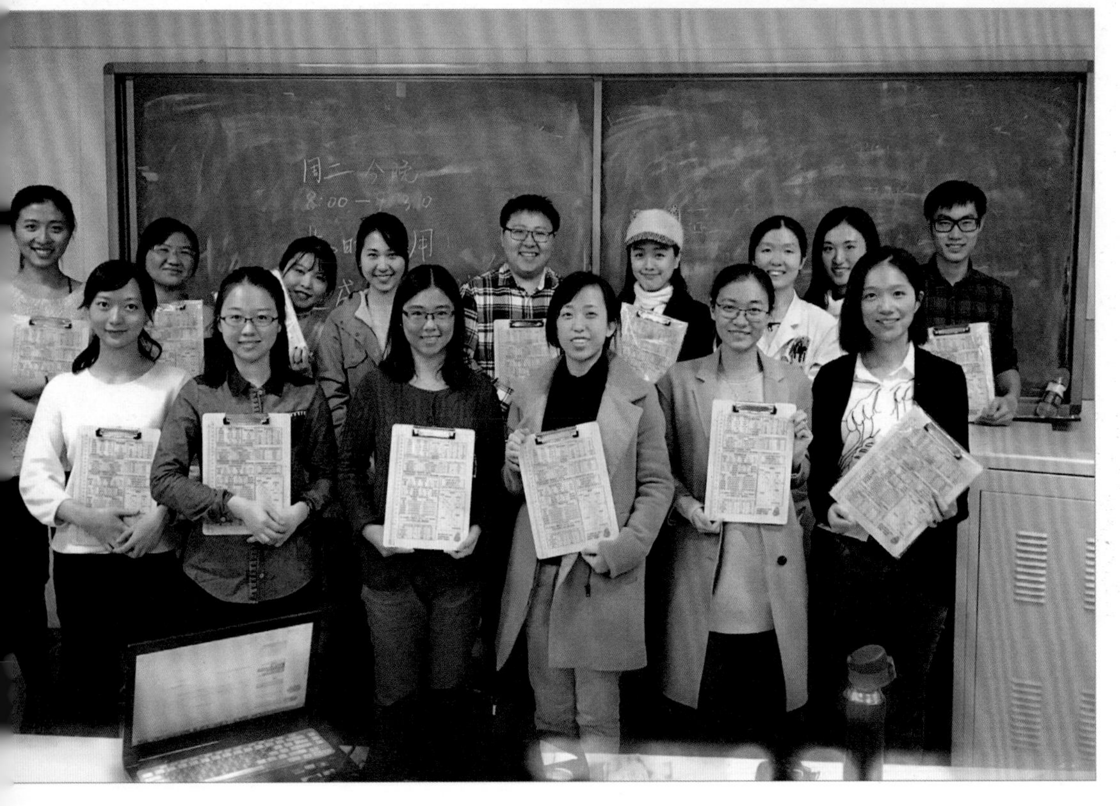

“协和八”是八年制医学生于 2014 年 10 月创办的新媒体品牌，定位于“小医生的大世界”，以“让临床妙趣横生，让思考更真诚，让生活更有趣”为目标。“协和八”通过微信平台传播，创办近三年来已获 2000 余万点击，12 万粉丝遍布全国医学院校，书籍《从医开始：协和八的奇妙临床笔记》、《医生你好：协和八的温暖医学故事》已由人民卫生出版社出版。图为“协和八”部分编辑手持自制的临床板夹合影。

“超级课程协会（Super Course China）”成立于2004年，旨在致力于帮助中国医学生提高流行病学与公共卫生的知识水平，通过将国外先进的公共卫生资源本土化、举办学术讲座、流行病调查等方式普及公共卫生理念。图为“超级课程协会”组织的志愿者培训课程结业。

抱学姐大腿~
协手演奏团第一次排练
大博的刘海真美腻!
音不准音不准TAT
好好听
音乐陶冶情操

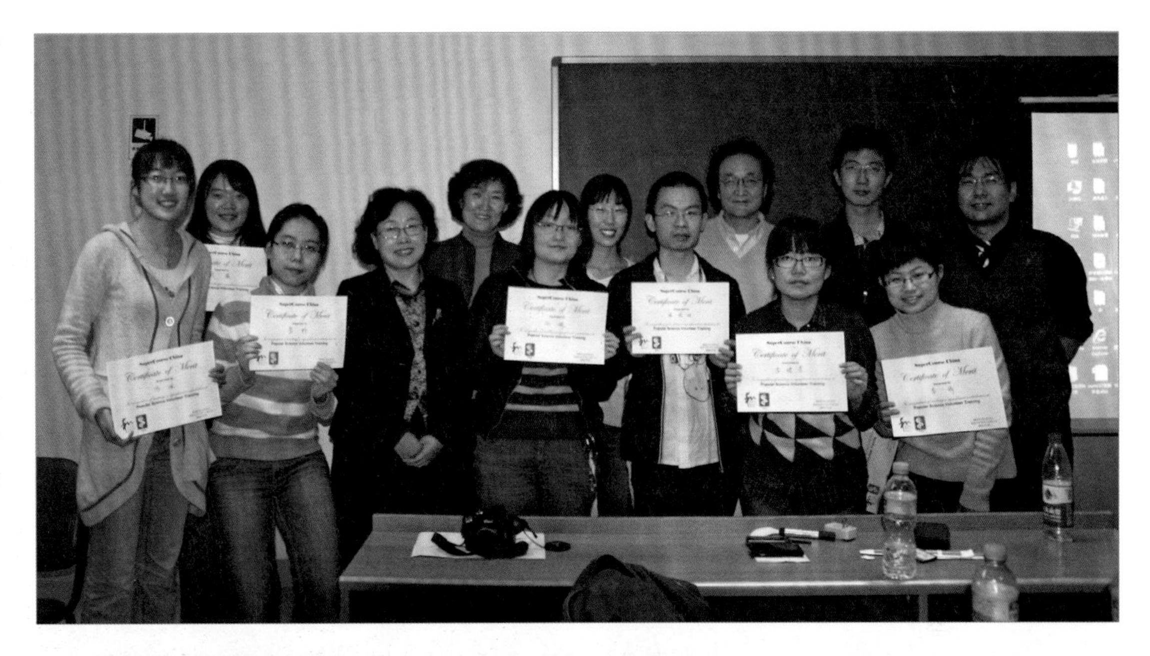

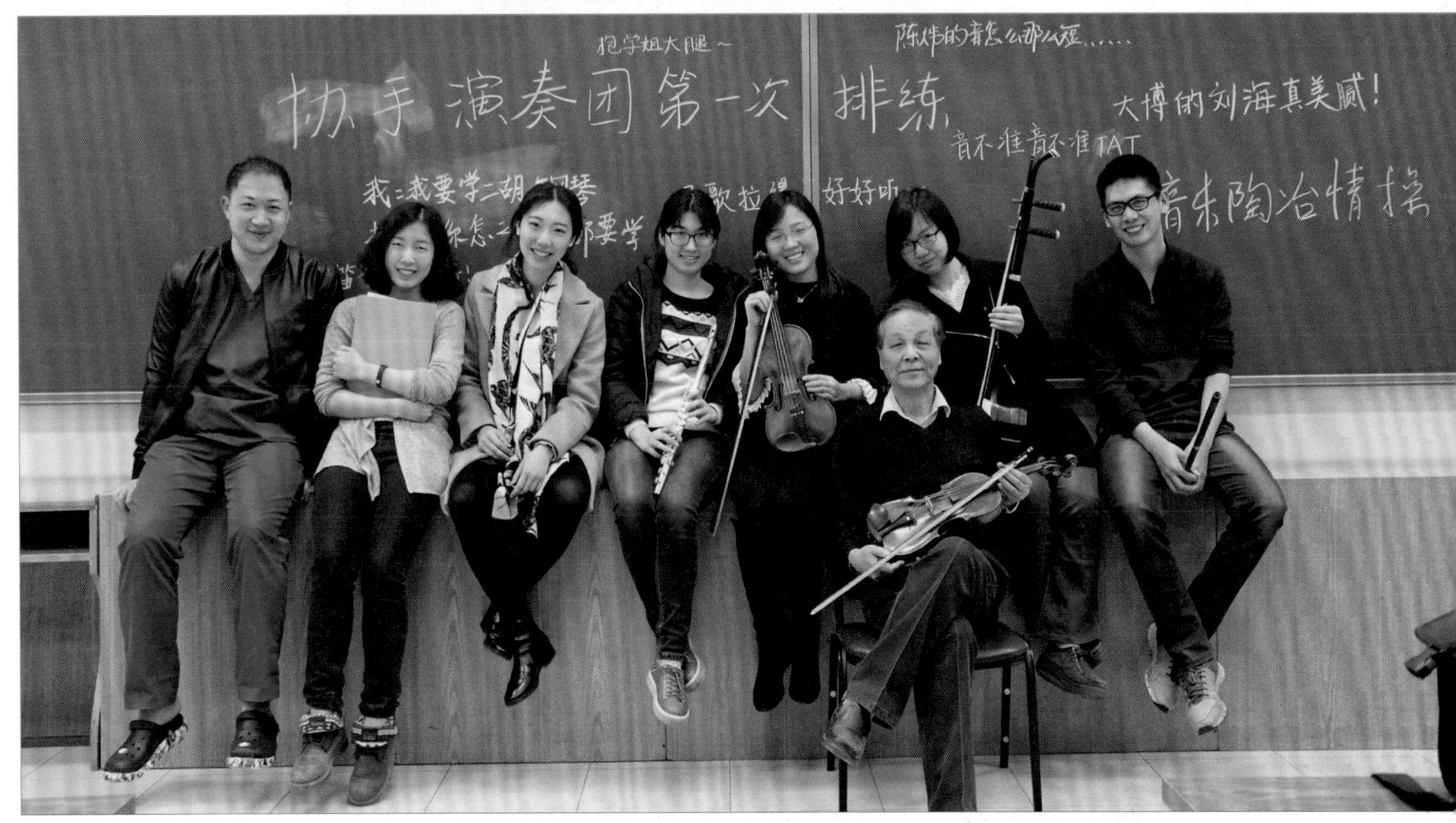

“协手演奏团”由协和医学院师生组成，旨在为热爱音乐的师生搭建一个平台。同时，他们将公益和志愿服务工作与音乐表演相结合，走进病房，用音乐的魅力拉近医患之间的距离，营造更加亲切的医疗氛围。图为“协手演奏团”正在排练。

醫學夢 我的 祖國夢
2013 | 年度“对话医学前辈”特别活动
2013 Special Event-Dialogue Between Mentors and Students
发起：北京协和医学院志愿服务协会
承办：“感恩梧桐树”项目组
“雄鹰计划”项目组
协办：北京协和医学院学生会、研究生会
北京协和医学院职业发展协会
清华大学生命科学学院学生会医药发展部
支持：北京协和医学院教学督导委员会
中国协和医科大学出版社 北京协和医学院校友会
北京健康长城公益基金会

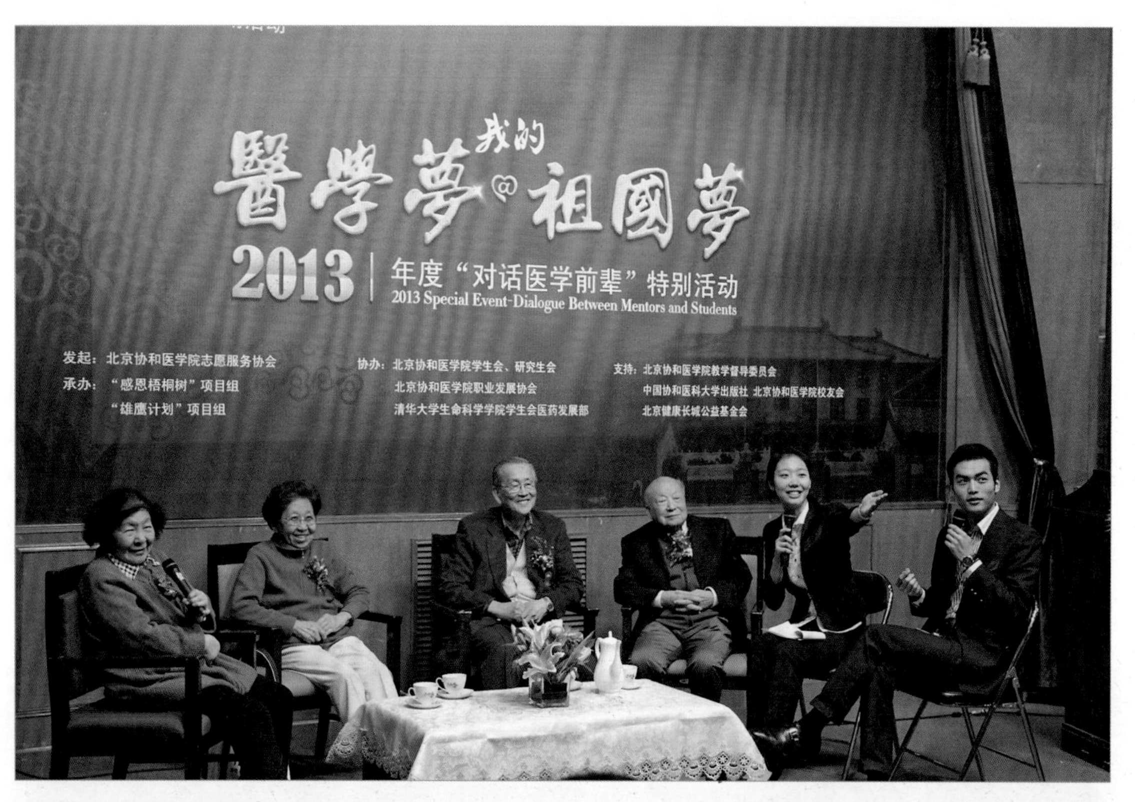

“感恩梧桐树”成立于2013年，是志愿服务协会运作的重要项目，以“感恩老师，关爱前辈”为宗旨，以老教授传帮带的形式，将协和的优良传统继承发扬，不仅是公益活动，更是协和精神代代传承的教育课堂。图为“感恩梧桐树”组织的2013年度“对话医学前辈”特别活动。

吴阶平老校长

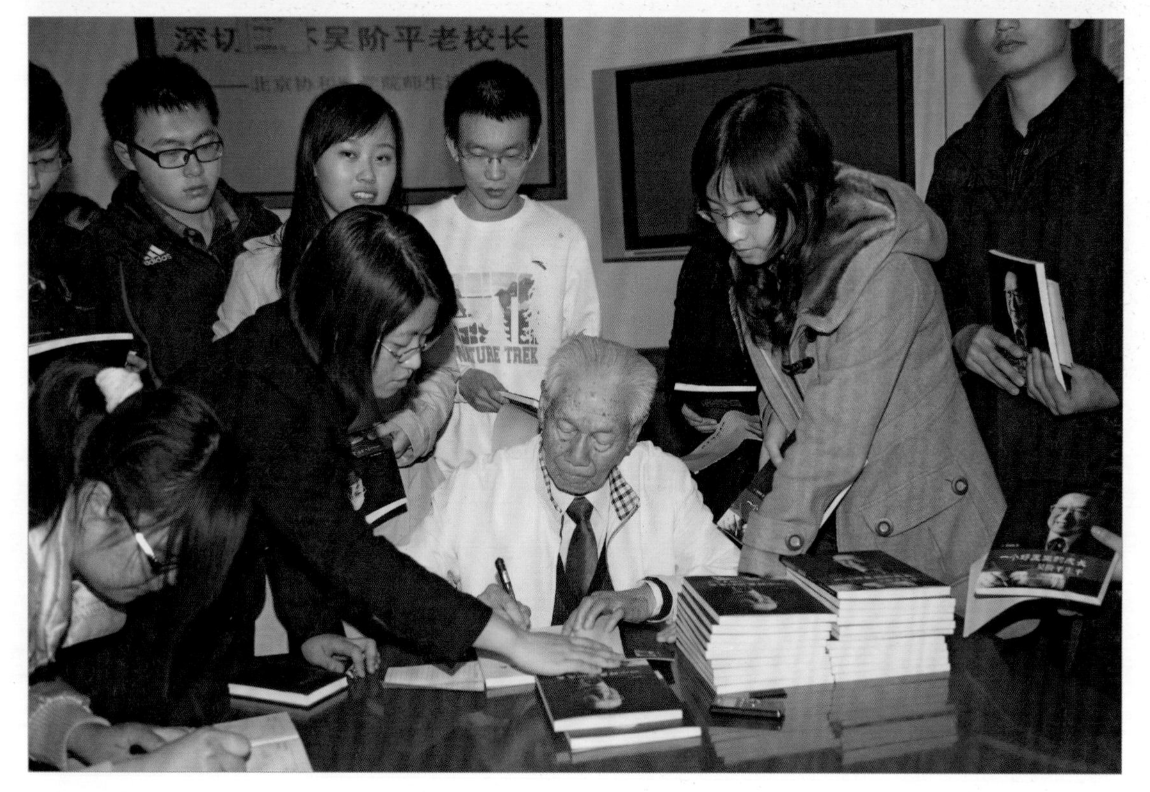

2011年3月，《一个好医生的成长——吴阶平生平》一书出版，本书作者原副院校长董炳琨为师生签名赠书。

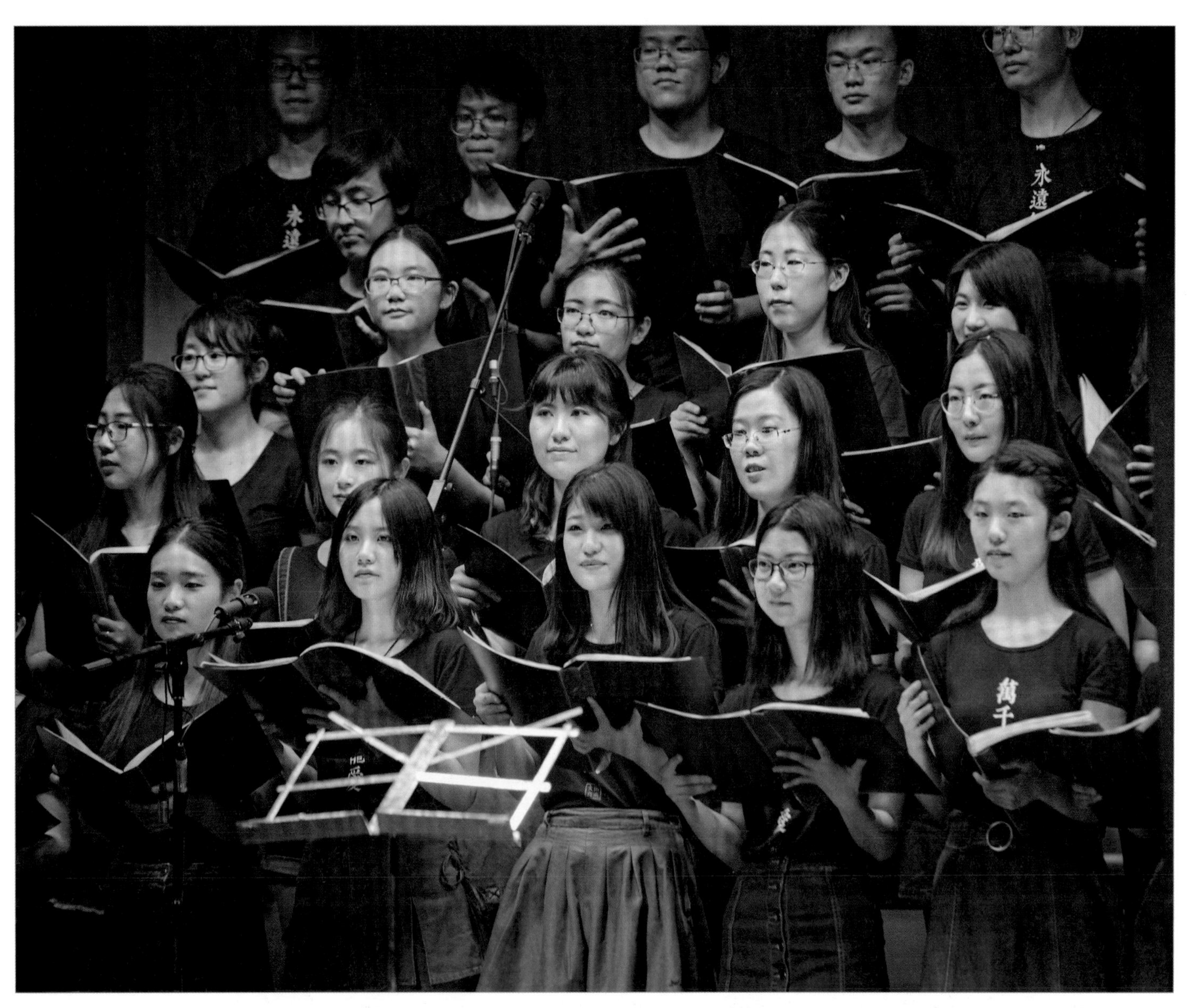

“雨燕合唱团”的前身“合唱小组”成立于 2006 年，2008 年正式更名为“雨燕合唱团”，主要成员均来自北京协和医学院八年制各年级。合唱团每周定期排练，每年都会举办专场演出，用歌声为每个人带来感动。图为“雨燕合唱团”演出的场景。

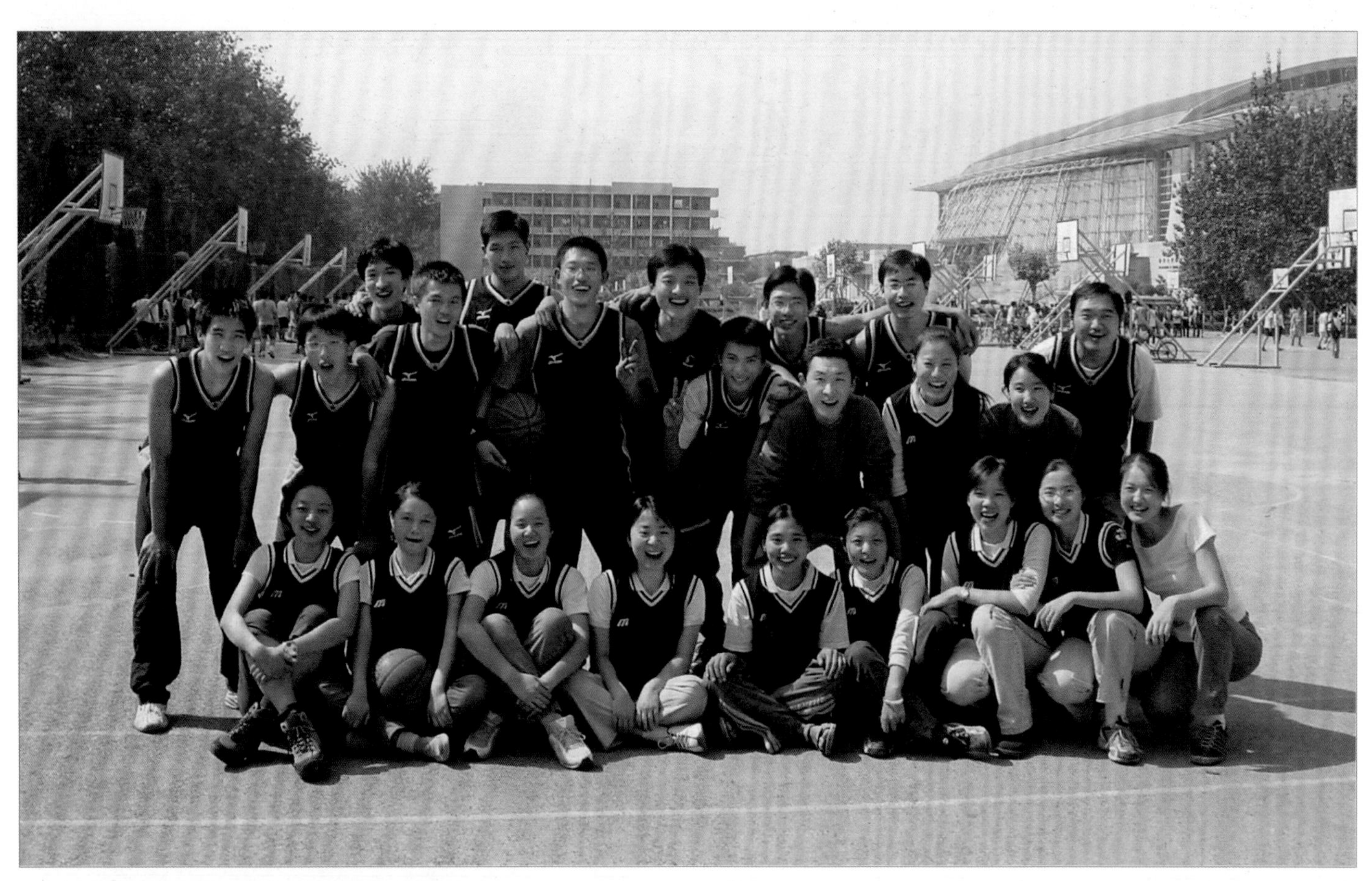

北京协和医学院八年制医学生参加运动会

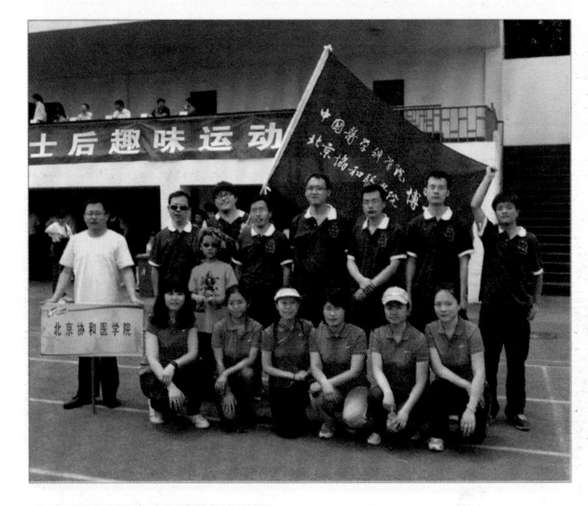

参加运动会的博士后们

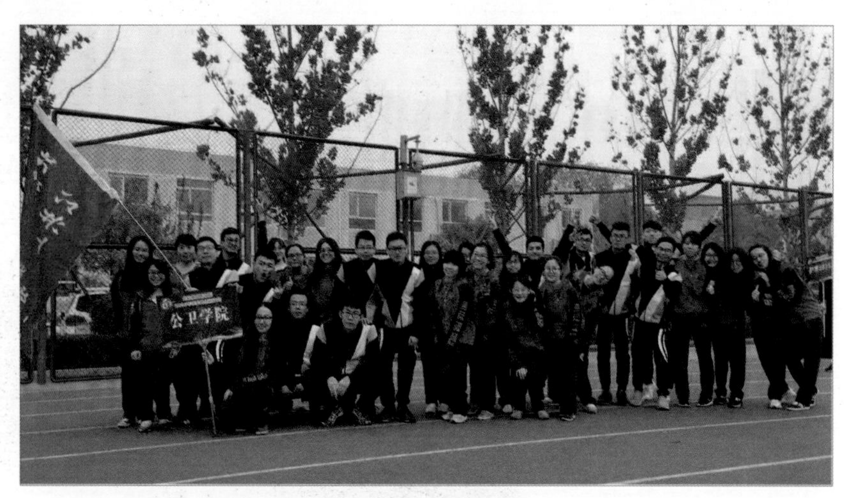

北京协和医学院公共卫生学院同学们在运动会上

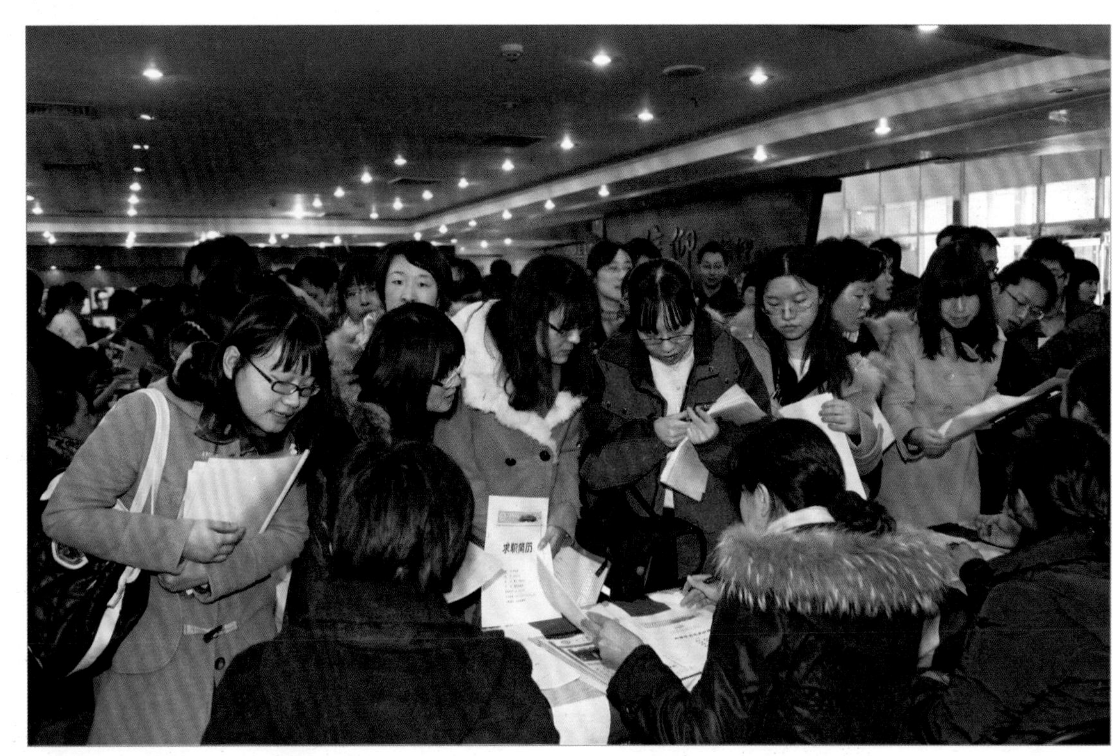

学校就业指导中心举办校园招聘会，为毕业生搭建就业平台。

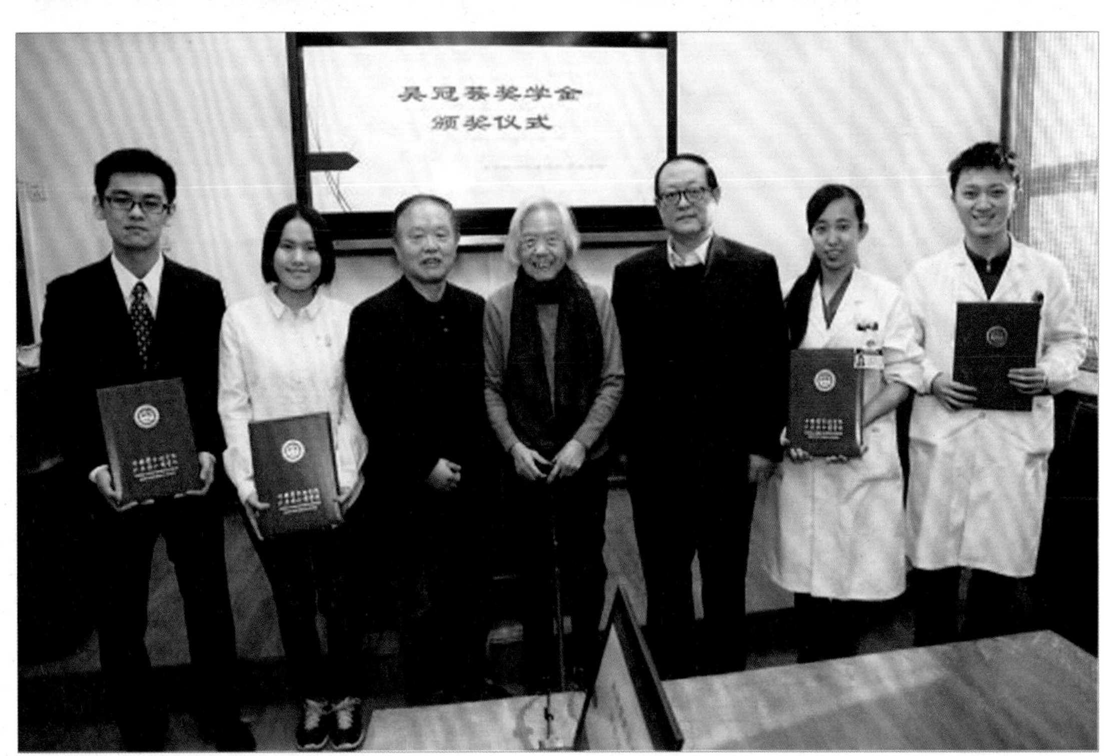

2015 年 12 月 24 日，北京协和医学院教育基金会组织召开“吴冠芸奖学金”颁奖仪式，曹逸涵、张硕、李映荷、孙晓宁同学荣获首届奖学金。

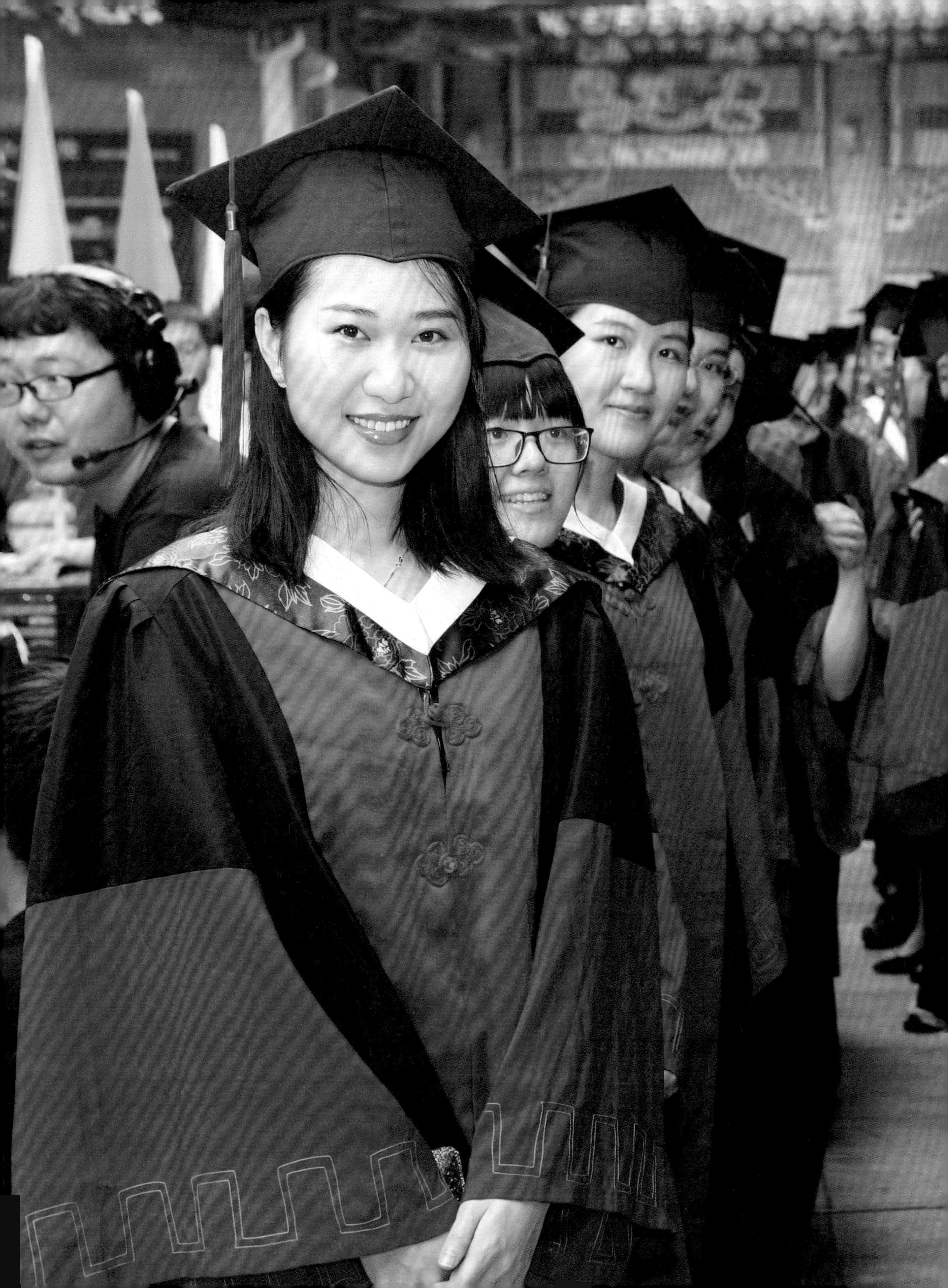

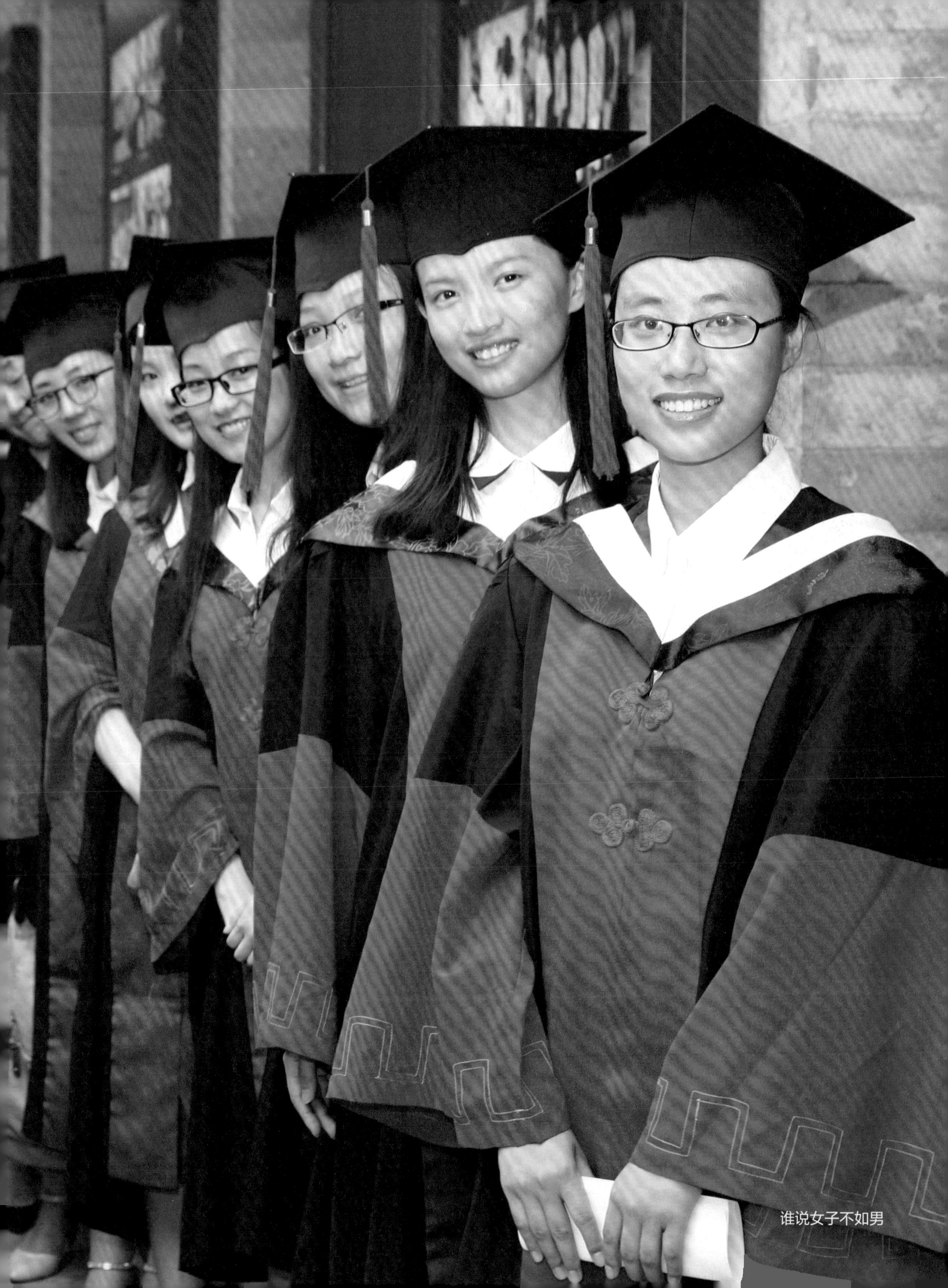
谁说女子不如男

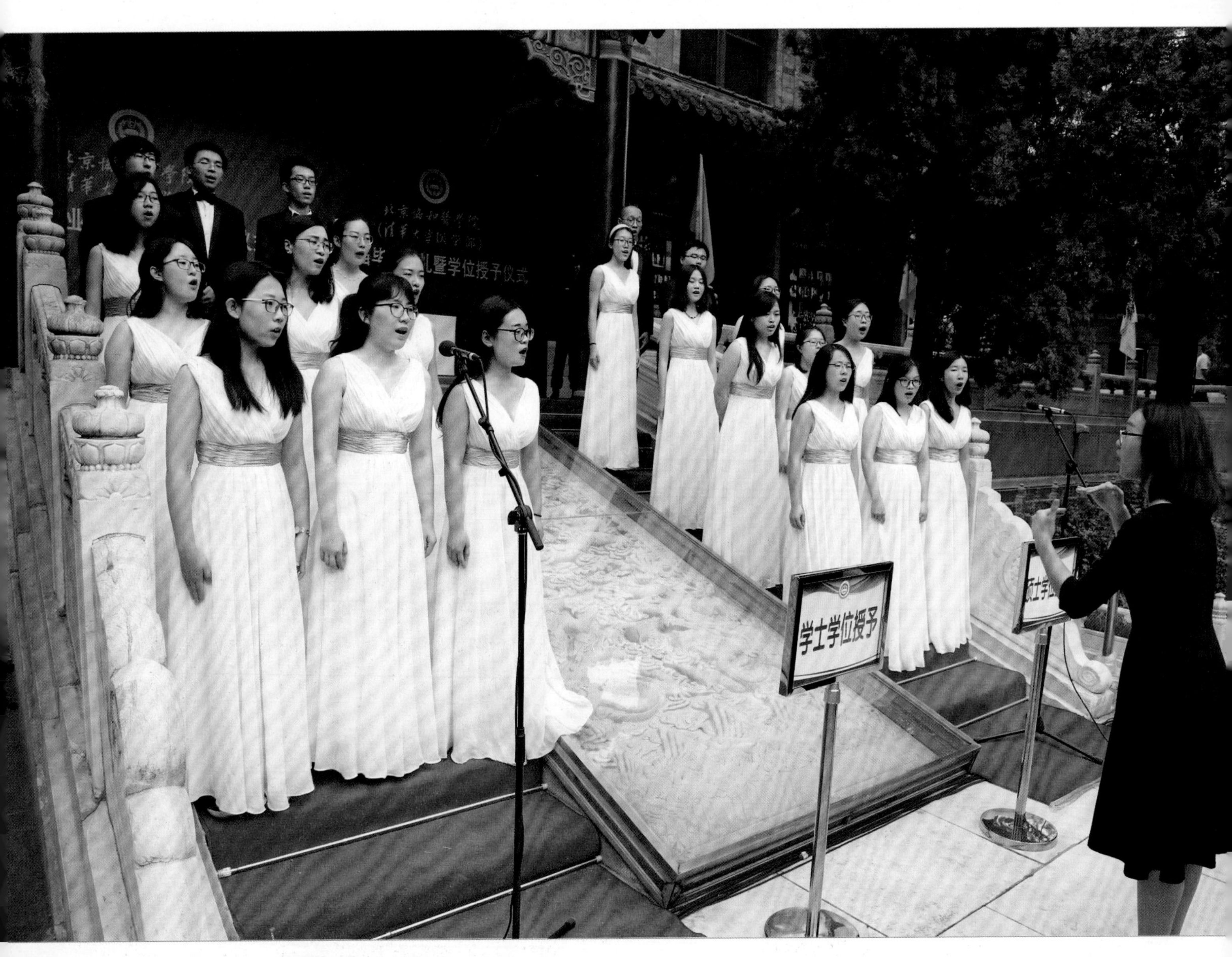

2017 年毕业典礼上“雨燕合唱团”唱起《协和颂》

2000—2017

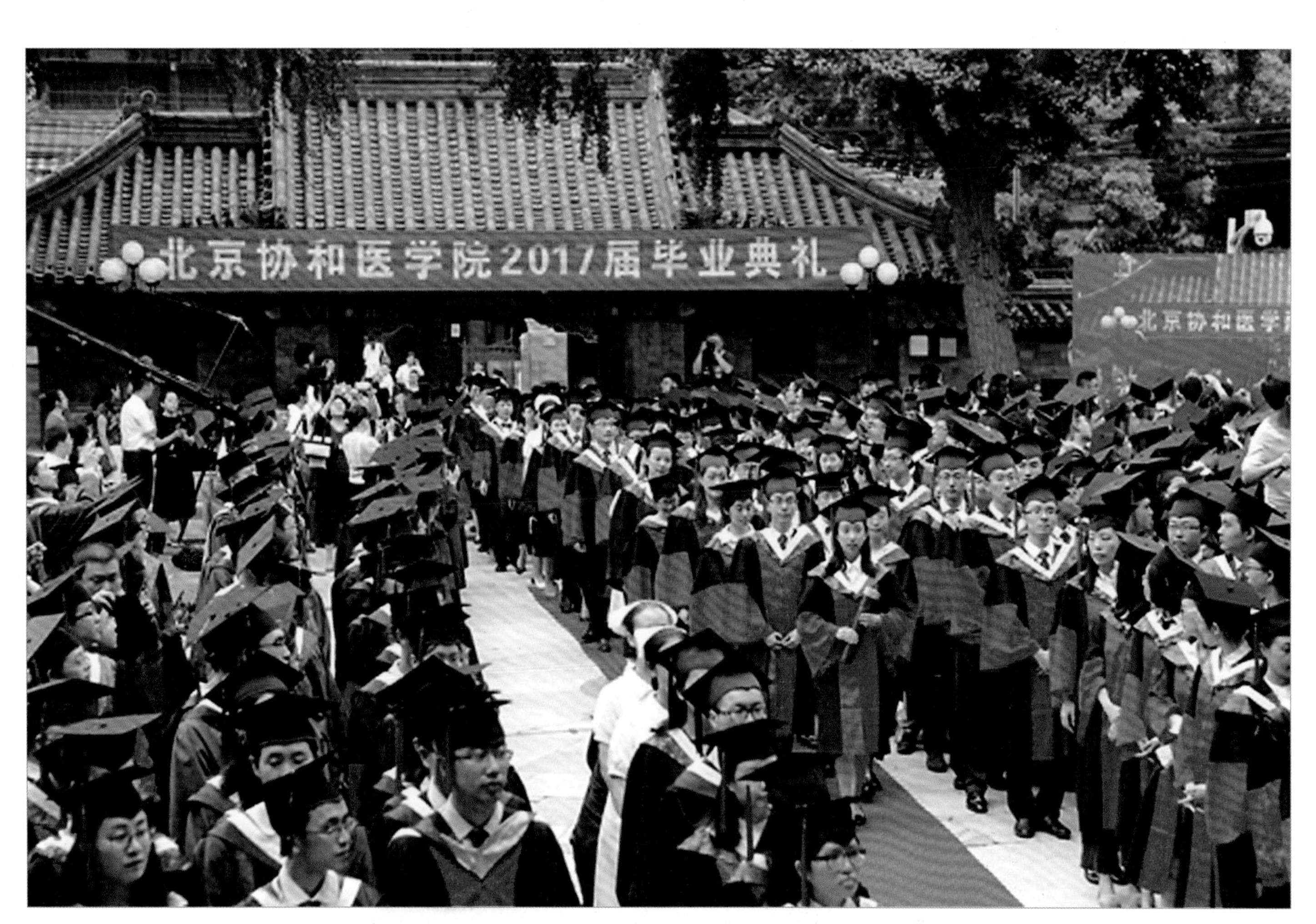

在“雨燕合唱团”悠扬的《协和颂》中，优秀毕业生手持“纪念牌”步入毕业典礼会场。在北京协和医学院建校 100 周年的毕业典礼上，恢复再现老协和这项庄重的仪式，希望协和的学子能够不忘初心，传承百年传统，续写百年辉煌。

成立教学机构

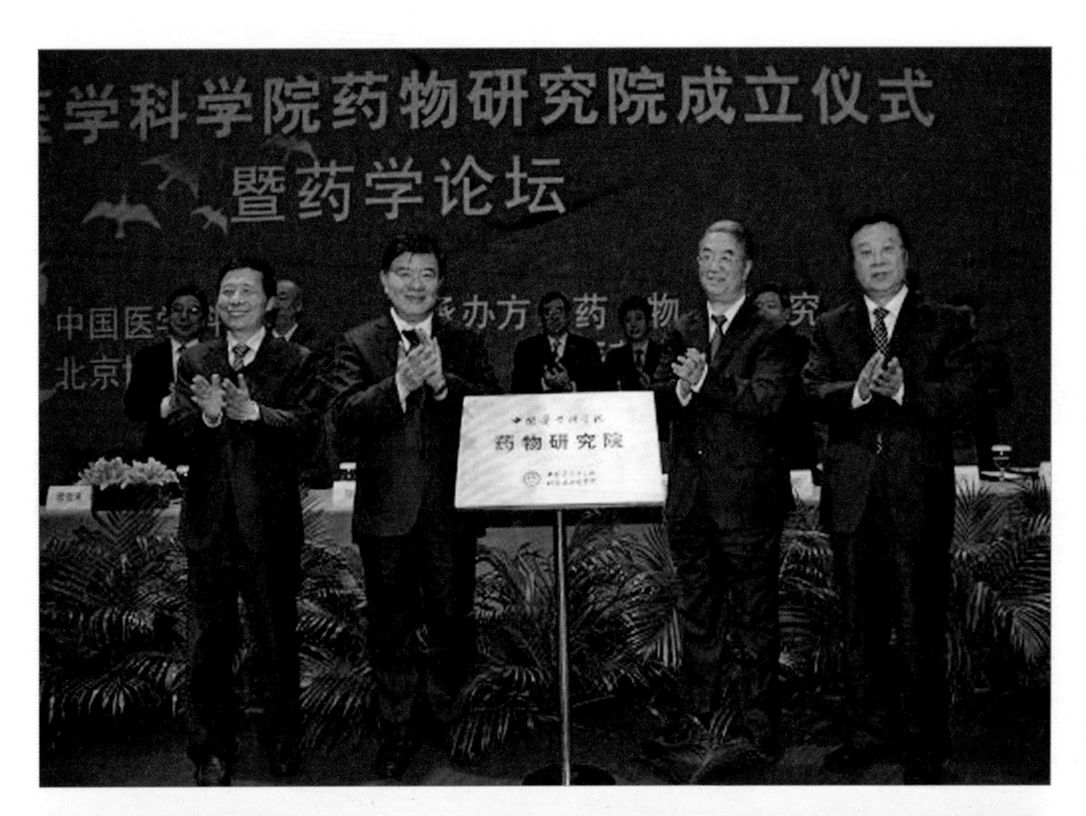

2011 年 12 月 17 日，中国医学科学院药物研究院成立。

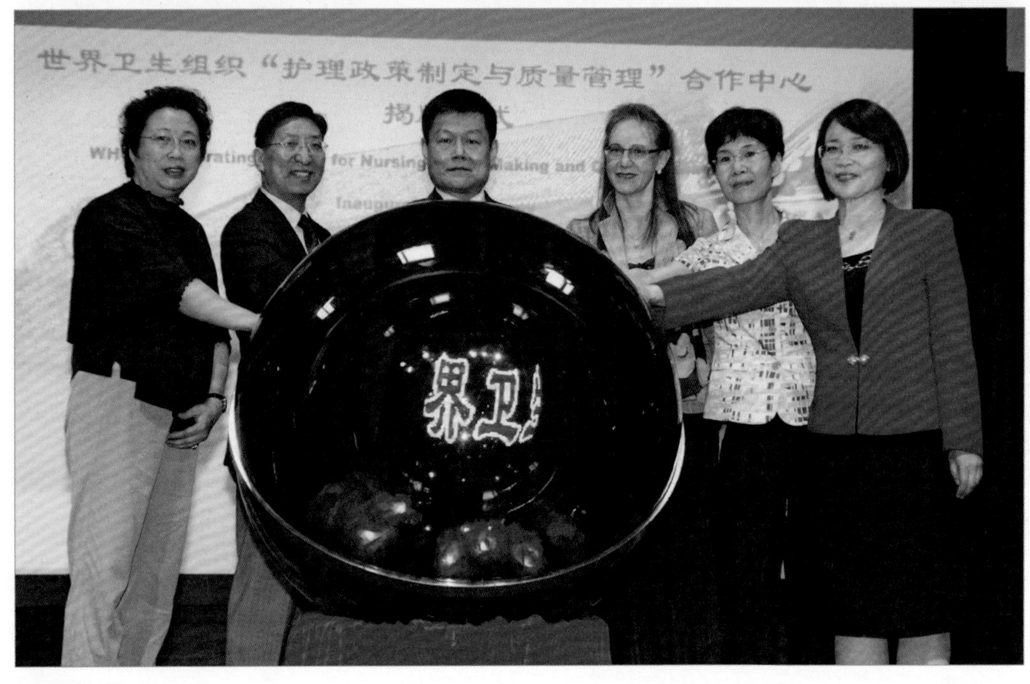

2012 年 6 月 7 日，护理学院举行世界卫生组织“护理政策制定与质量管理”合作中心挂牌仪式。

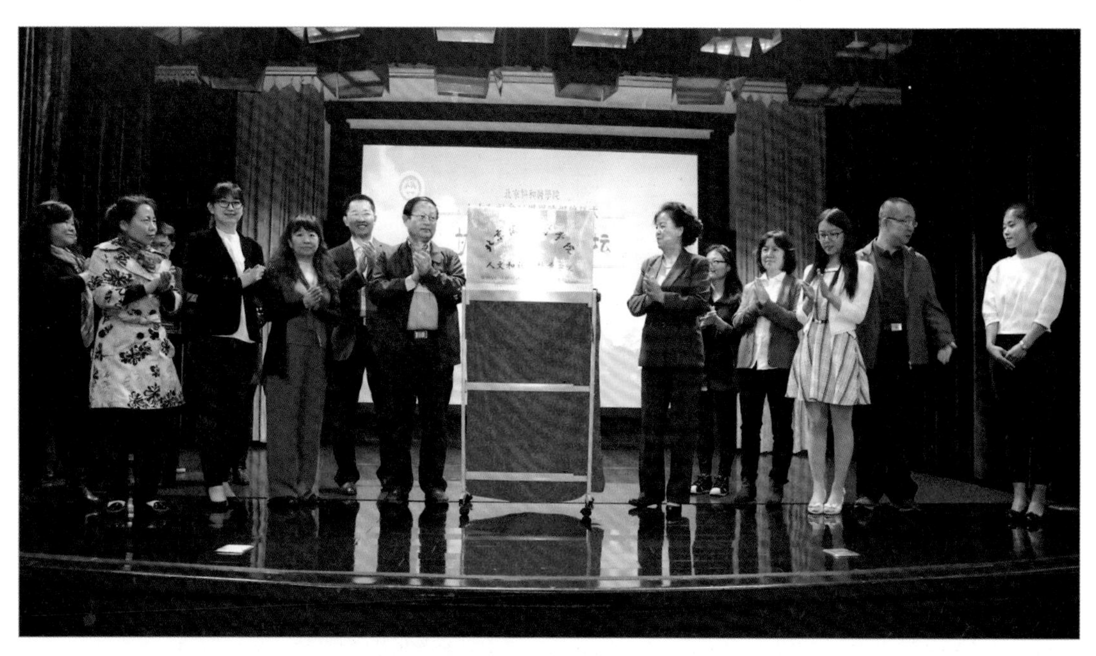

2014 年 10 月 8 日，北京协和医学院人文和社会科学学院成立。

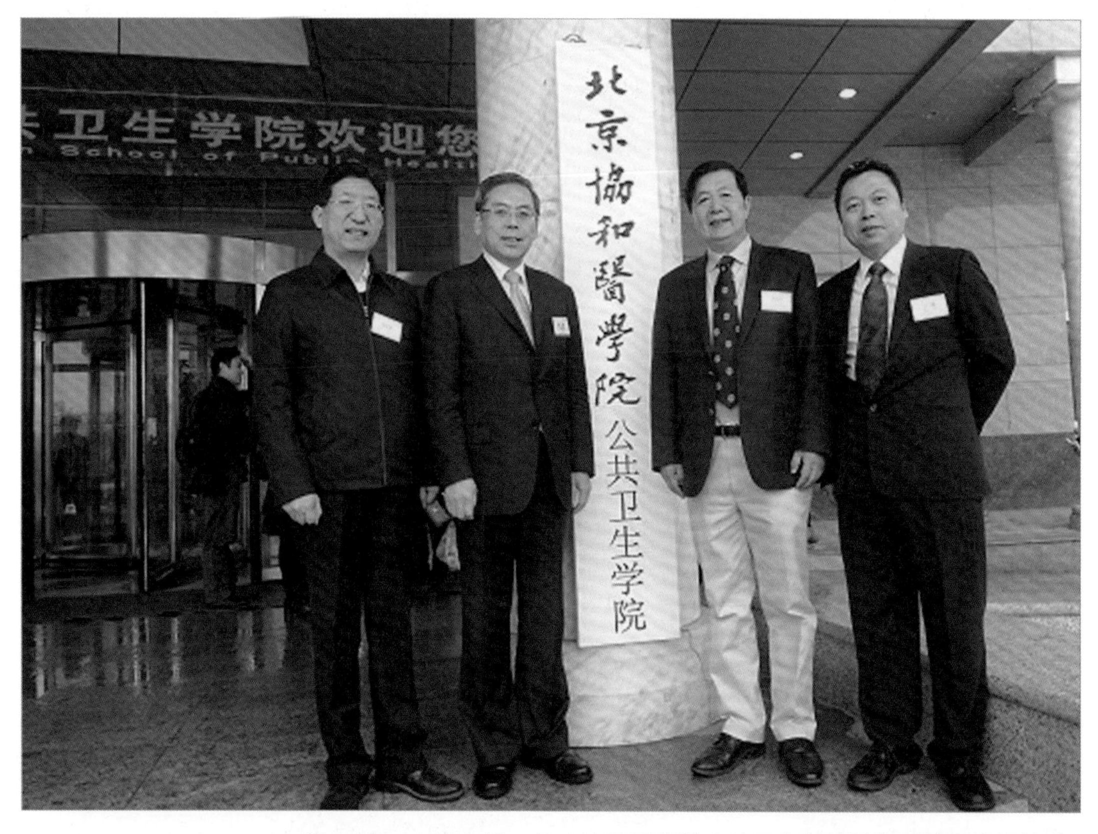

2015 年 11 月 6 日，北京协和医学院公共卫生学院举行新校园启用仪式。

建立医疗机构

2009 年 12 月 22 日，我国首个干细胞医学中心在天津成立。中国工程院副院长、中国医学科学院院校长刘德培院士、卫生部科教司司长何维为中心揭牌。

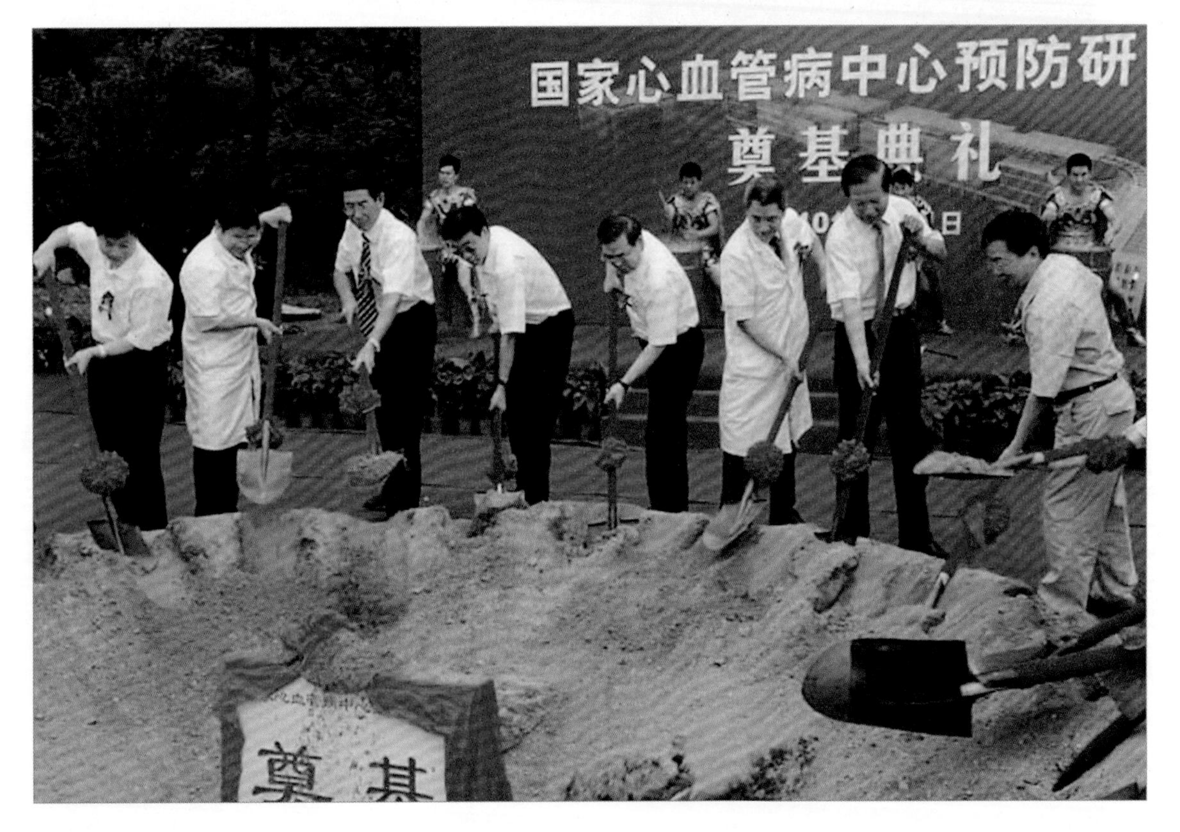

2010 年 8 月 31 日，国家心血管病中心预防研究部在北京市门头沟区永定镇冯村奠基破土动工。

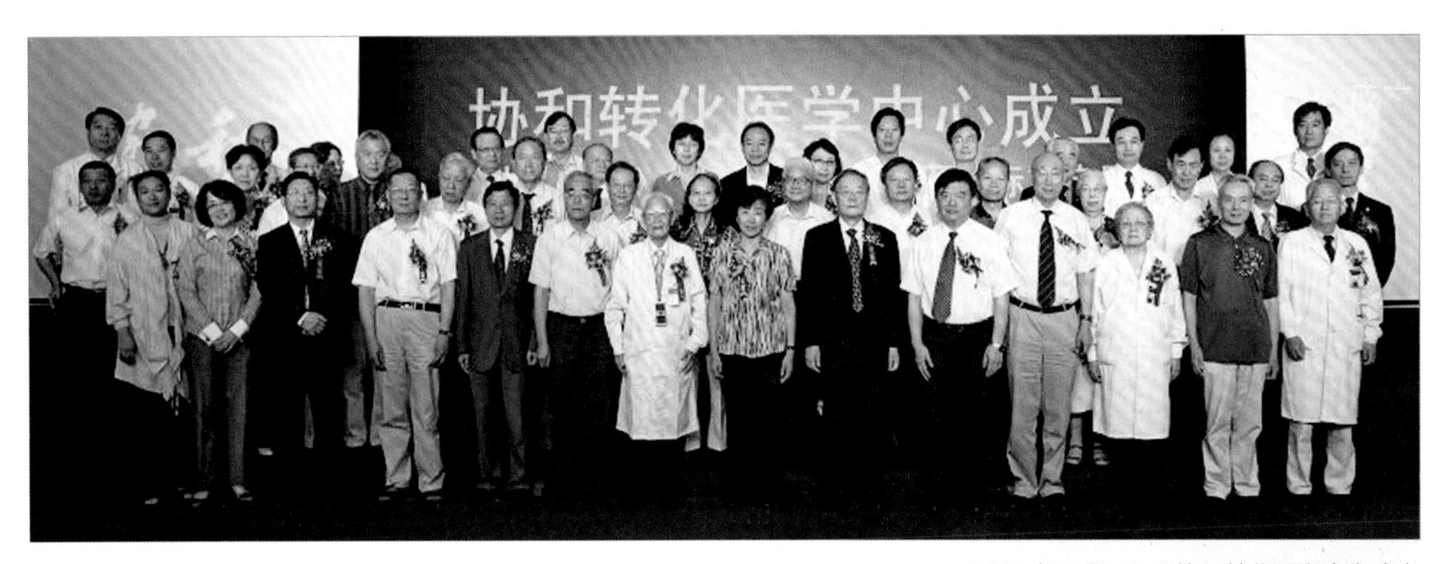

2010 年 9 月 16 日协和转化医学中心成立

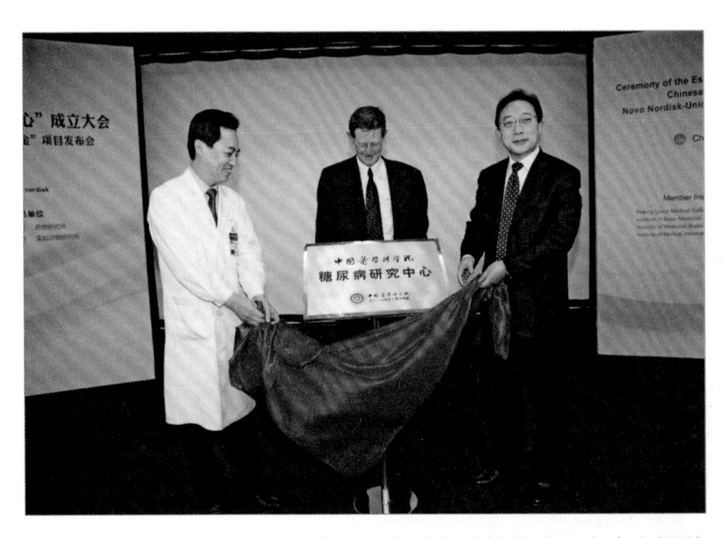

2011 年 11 月 14 日中国医学科学院糖尿病研究中心揭牌

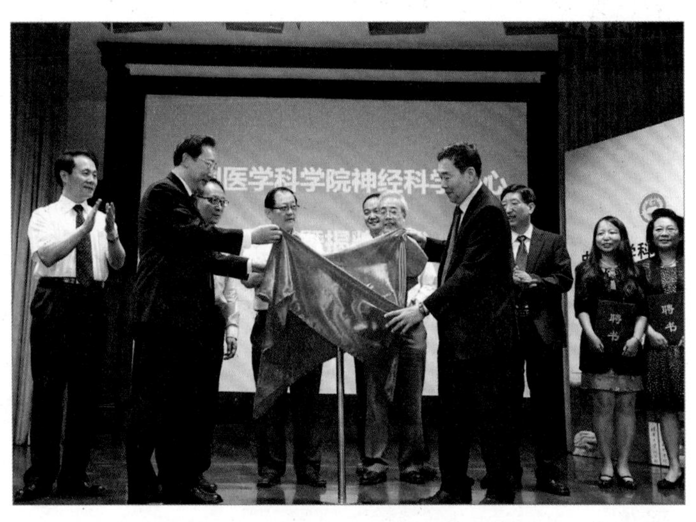

2013 年 5 月 5 日中国医学科学院神经科学中心成立

搭建协作平台

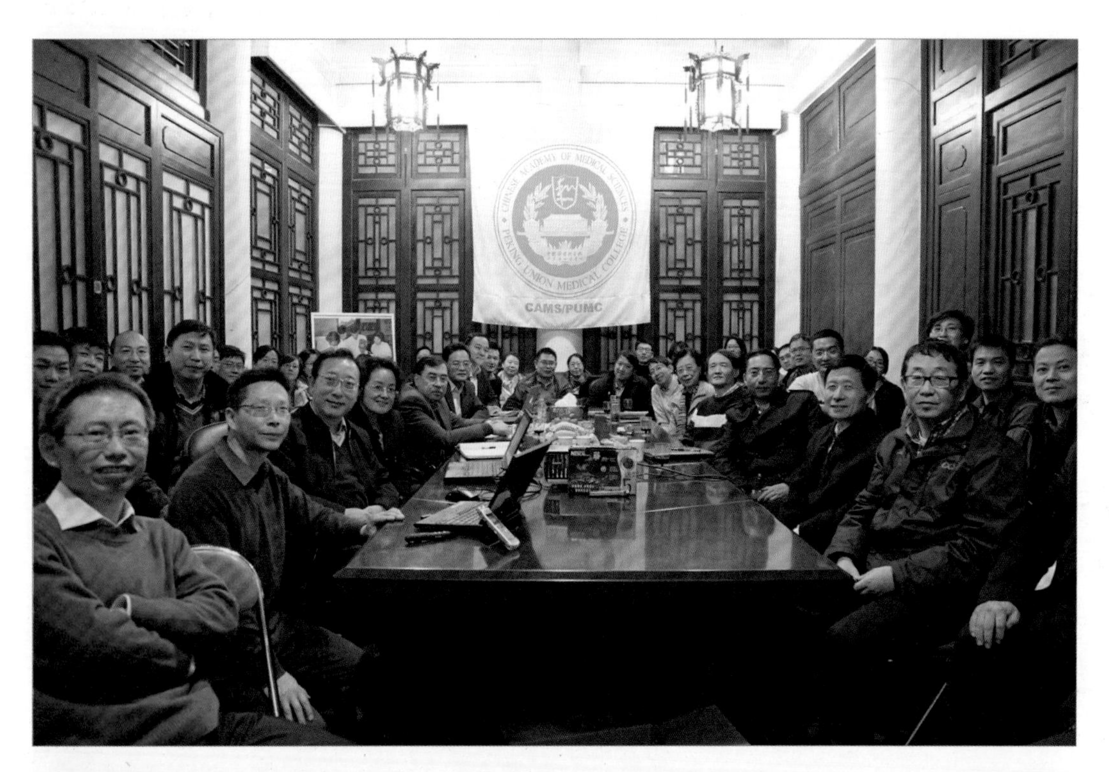

2012 年院校成立协和学术沙龙委员会，成立 5 年来已陆续举办数十期活动。该沙龙为院校内外基础、临床和药物等领域的专家搭建了平等交流学术思想和观点的平台，促进了跨学科和跨所院的科研合作。

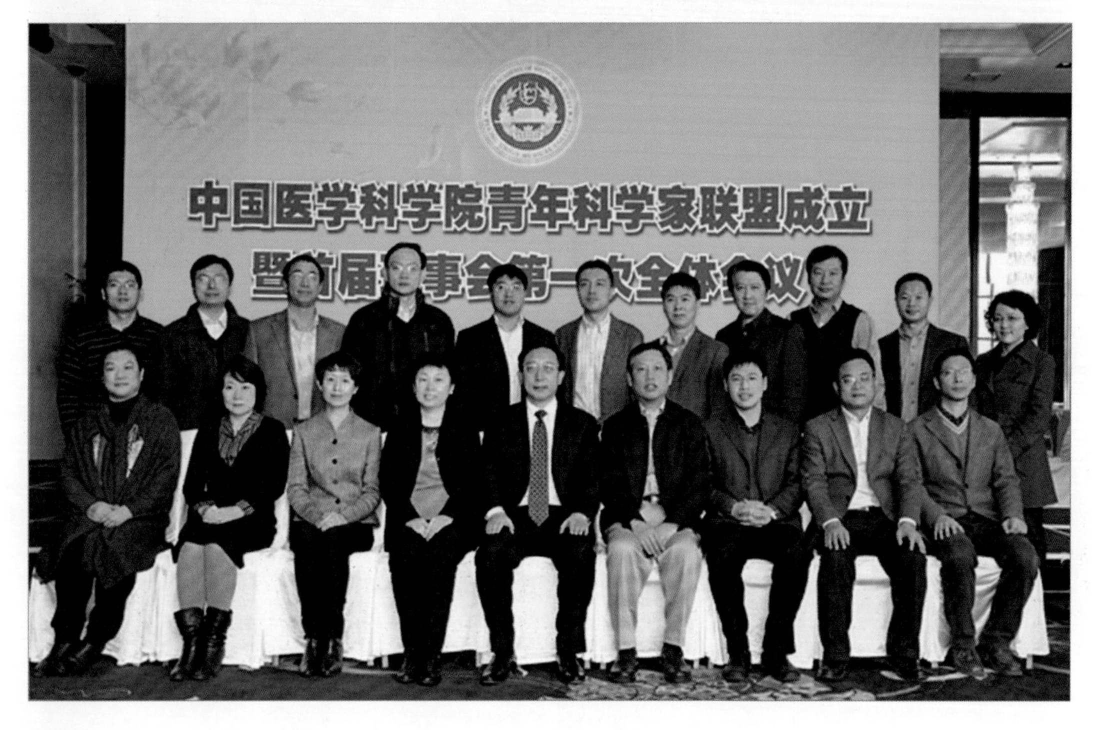

2012 年 12 月，中国医学科学院青年科学家联盟成立，该联盟旨在充分发挥青年科学家的创造性，为单位发展建言献策。

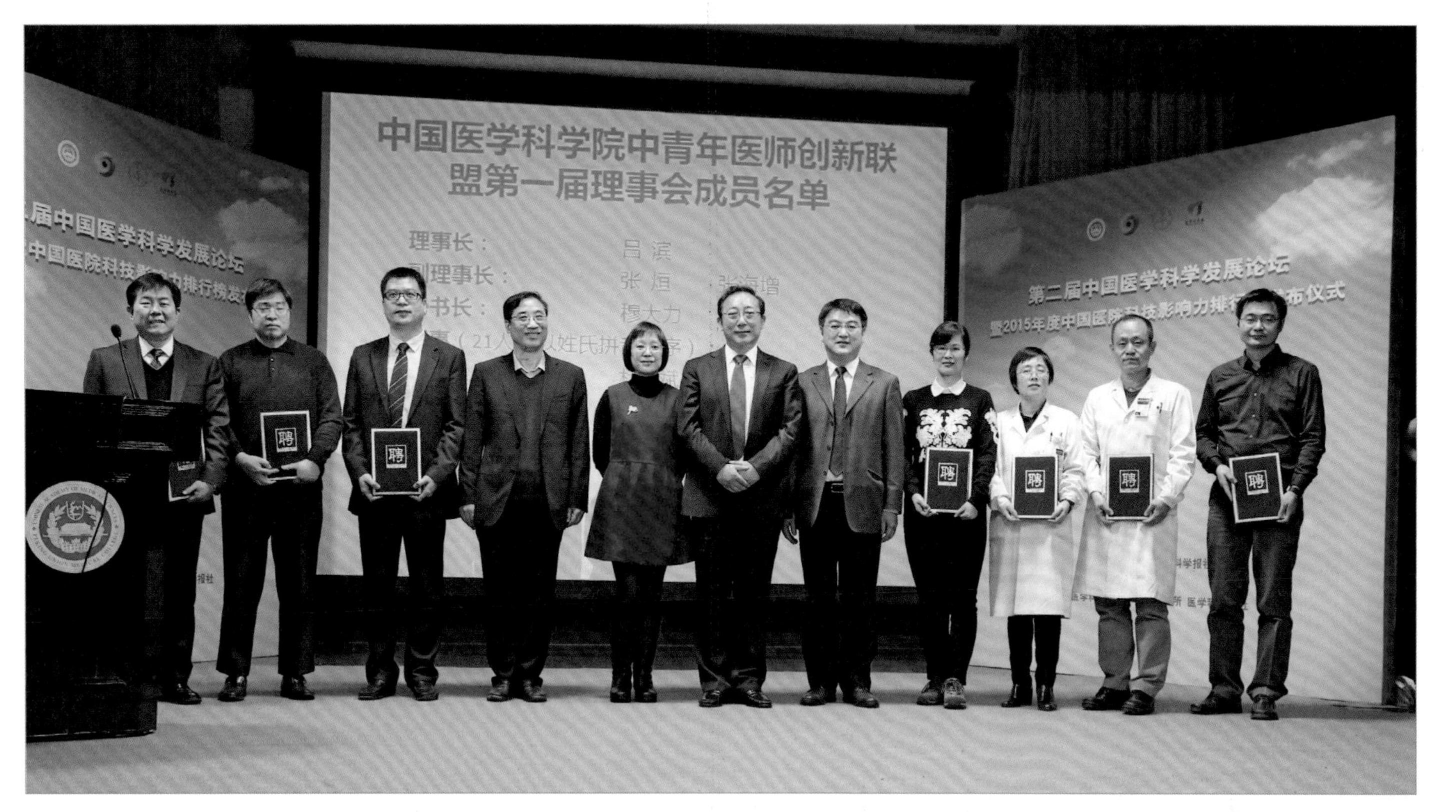

2015 年 12 月，中国医学科学院中青年医师创新联盟成立，该联盟旨在搭建中青年医师深度交流与协同创新的平台，致力于院校科技创新发展。

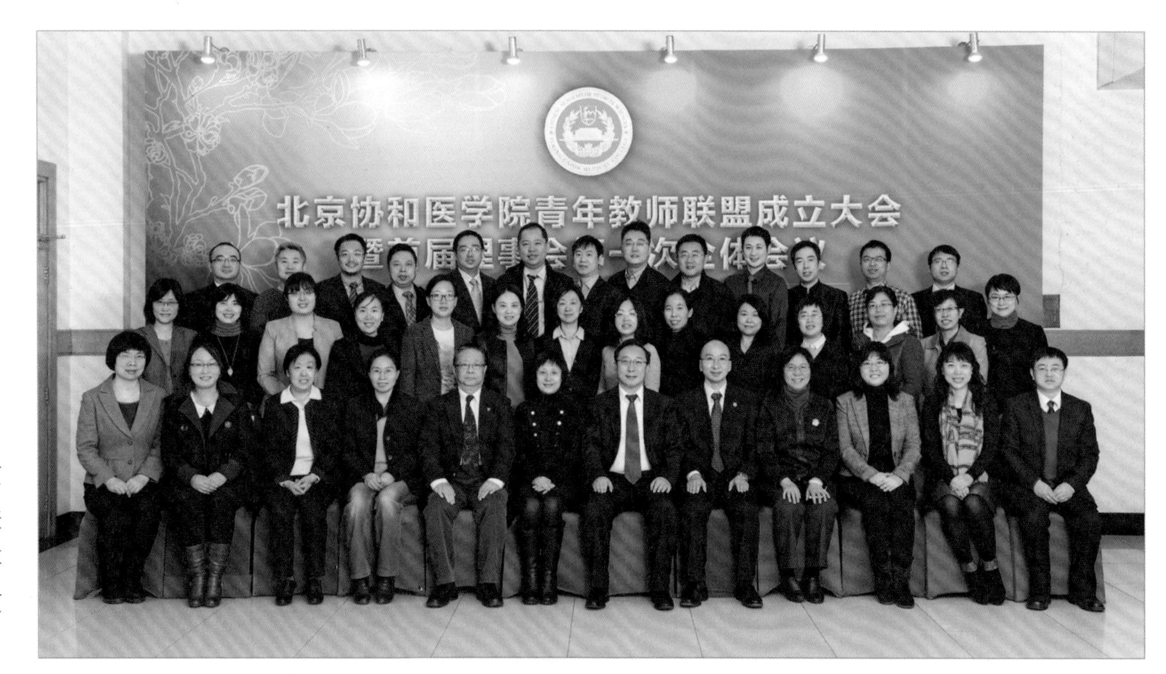

2016 年 12 月，北京协和医学院青年教师联盟成立大会暨首届理事会第一次全体会议在京举行。

服务国家 建言献策

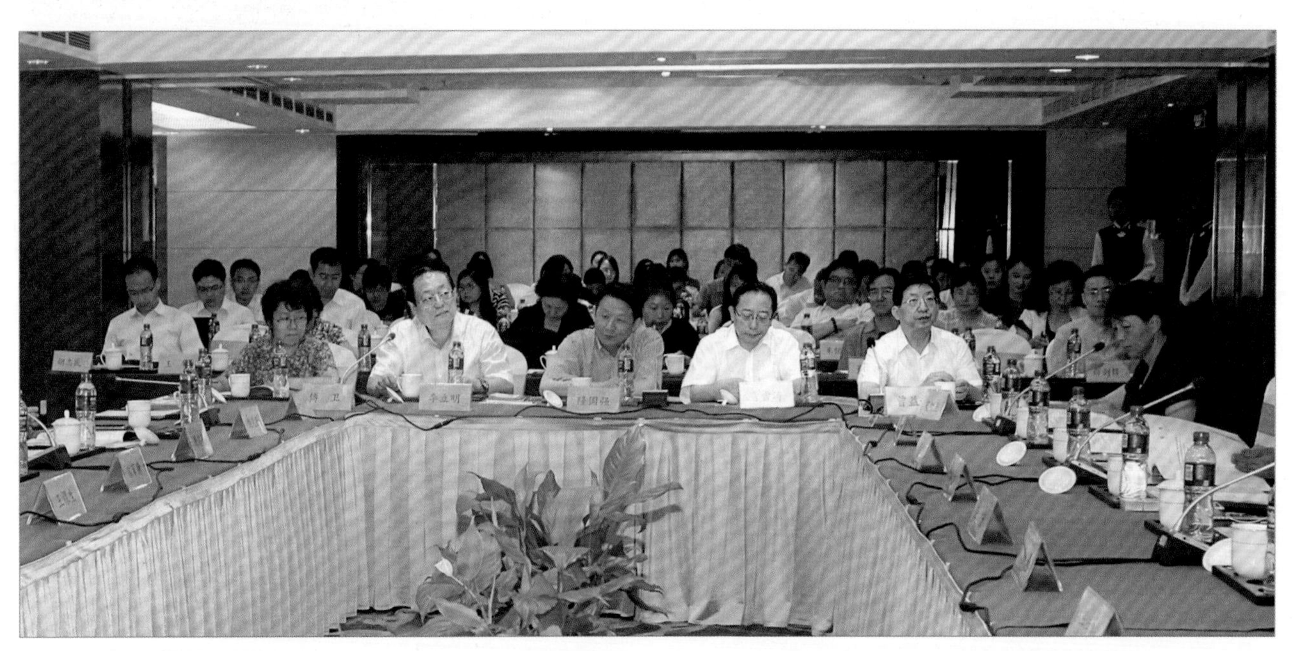

2015 年 7 月，院校领导曹雪涛、李立明、曾益新等参加《中国医改发展报告（2009—2014）》研讨会。

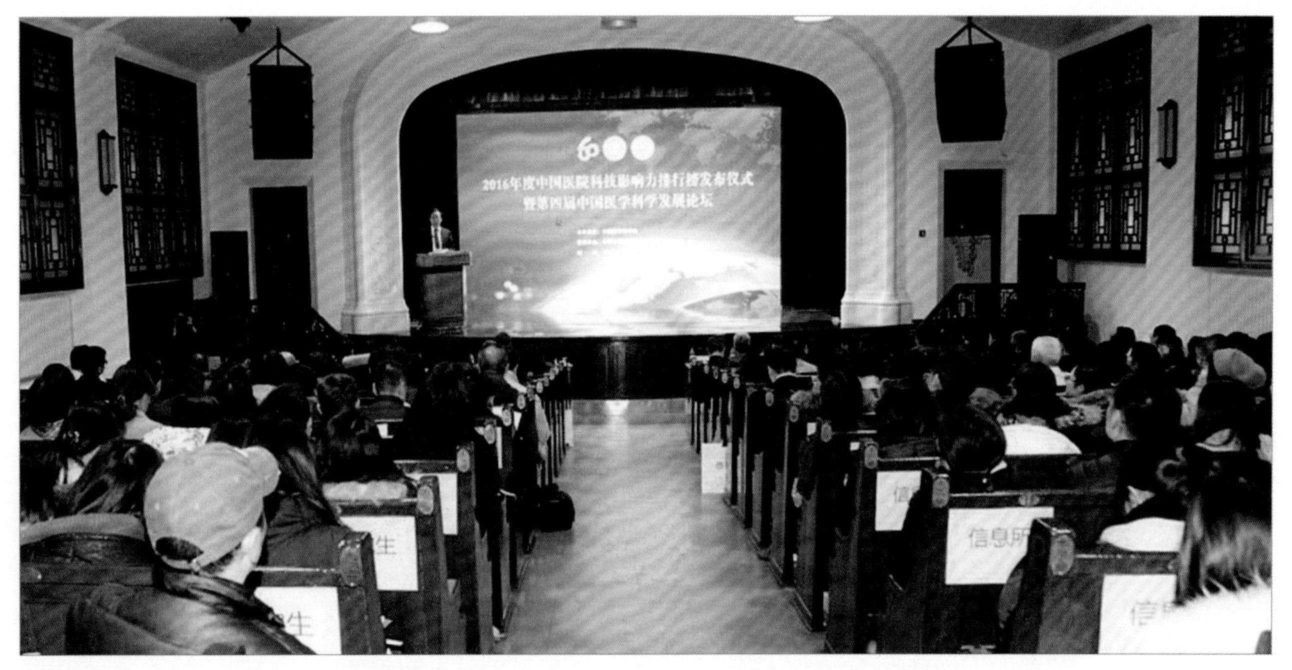

2016 年 12 月，“2016 年度中国医院科技影响力排行榜发布仪式暨第四届中国医学科学发展论坛”在中国医学科学院礼堂举行。院校长曹雪涛出席发布仪式并致辞。发布仪式由副院校长郑忠伟主持。

2017中国医改北京论坛
全球视野下的中国医改前行
高层对话
公立医院改革与院长职业化建设交流
持嘉宾：张学高 国家卫生计生委人才交流服务中心主任
话嘉宾：金小桃 国家卫生计生委副主任
曹雪涛 中国医学科学院院长、北京协和医学院校长、中国工程院院士
雷海潮 北京市卫生计生委主任

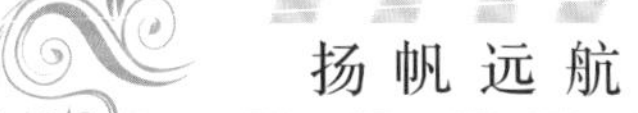

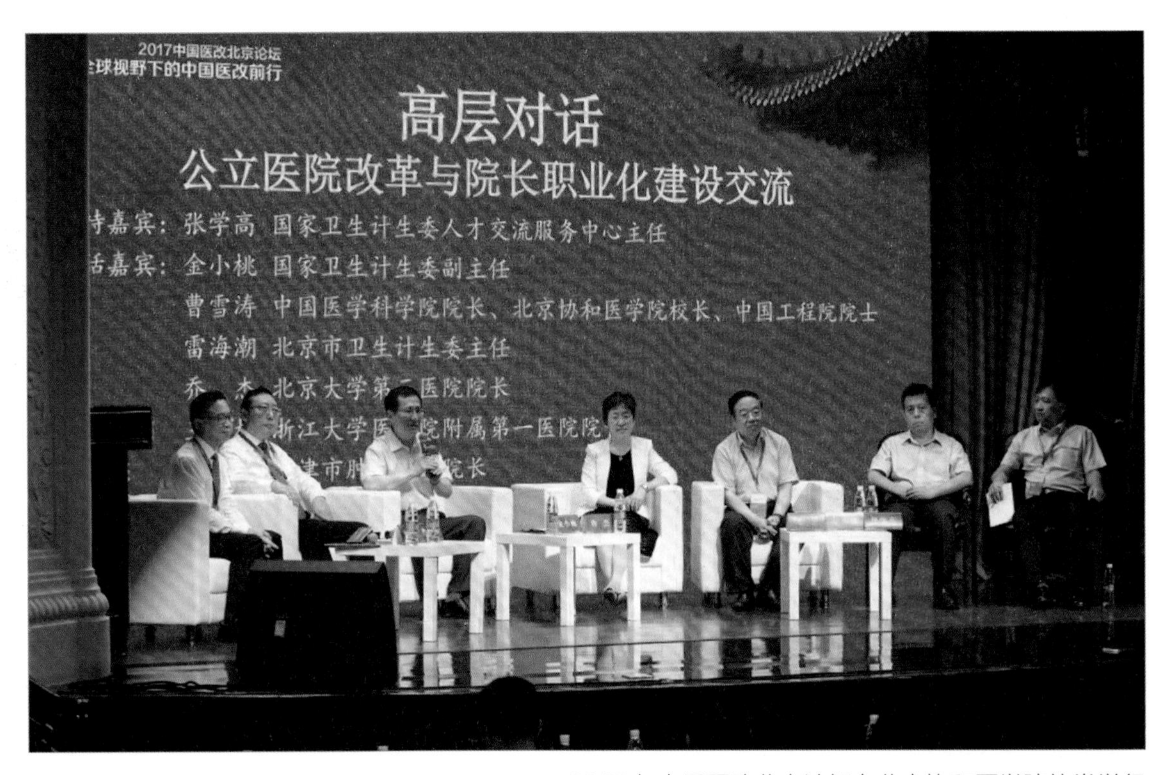

2017 年中国医改北京论坛在北京协和医学院礼堂举行

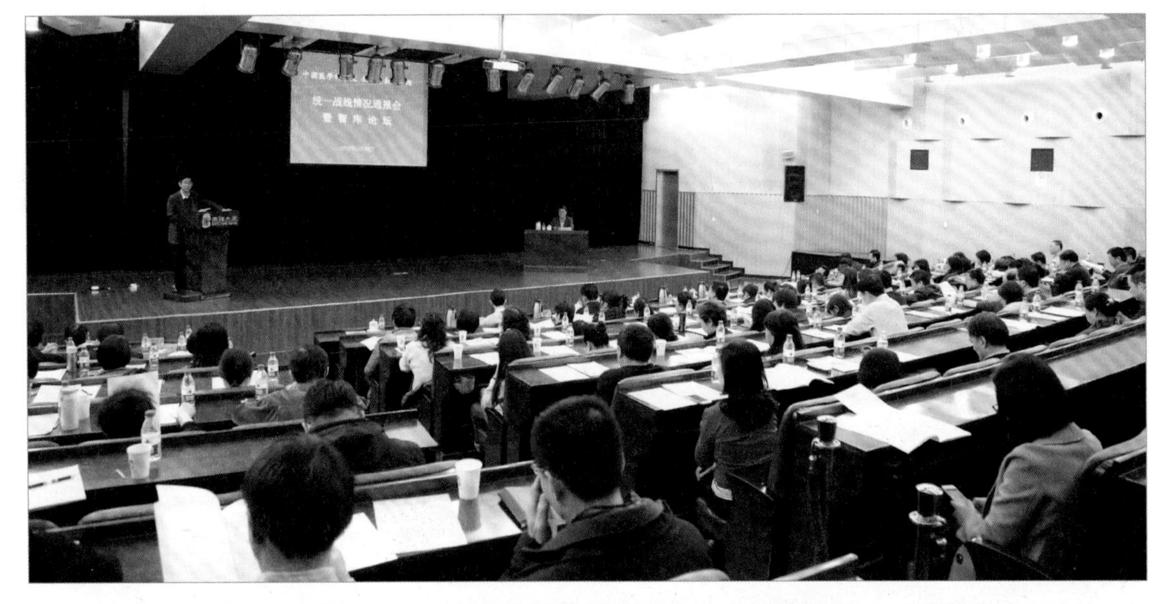

2017 年 2 月，在院校召开的统一战线情况通报会暨智库论坛上，院校党委书记李国勤在会上致辞。六位党外专家，紧紧围绕学科建设、分级诊疗、医药产业创新发展、深化医改、医学教育改革等卫生与健康领域的热点难点问题，充分发挥智库功能，积极建言献策，提出了具有创新性、前瞻性、可操作性的意见和建议。

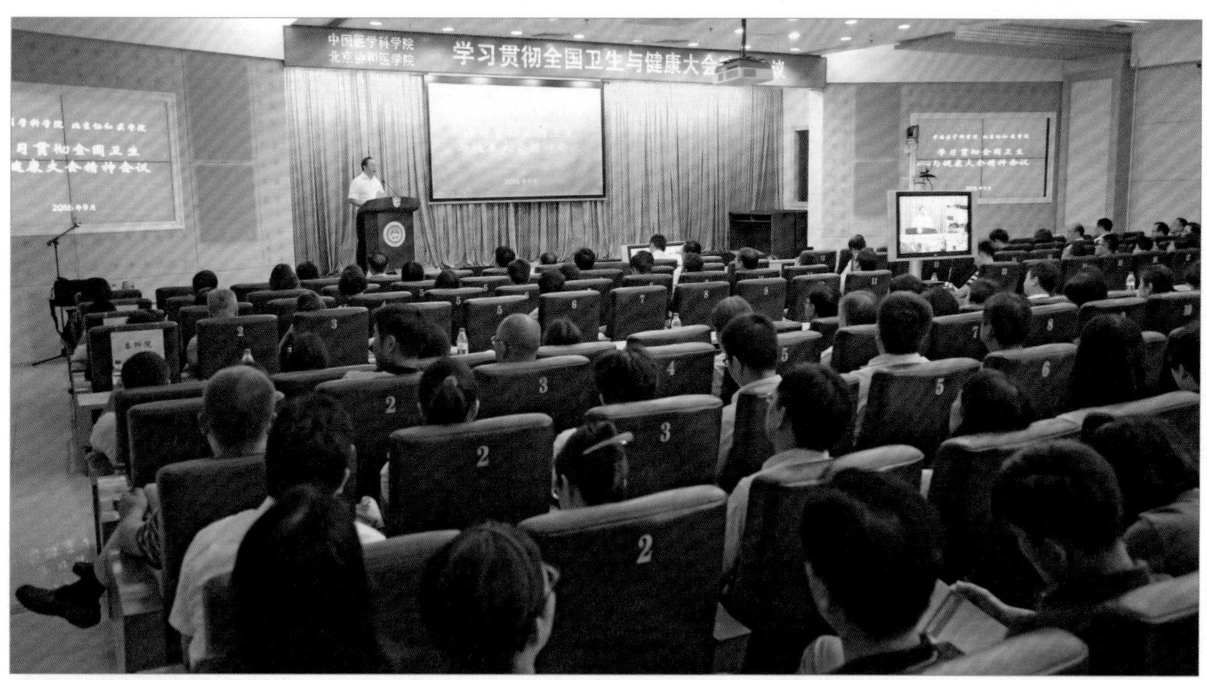

2016 年 9 月，院校召开学习贯彻全国卫生与健康大会精神会议，院校领导及各所院领导班子成员出席会议。

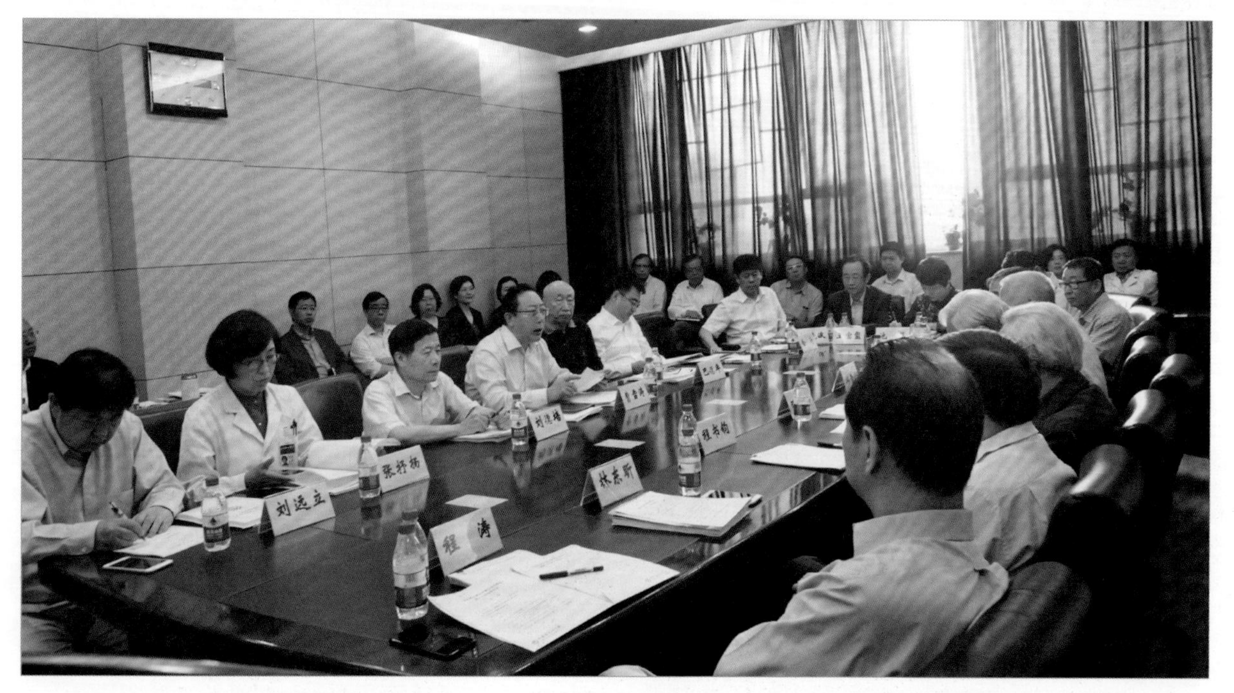

2017 年 5 月，院校召开“123”创新行动计划学委会论证会。该计划是以提升科技创新能力和教育综合实力为核心，有序推进医学与健康科技创新工程及“双一流”建设落实，是将“设计图”转化为“施工图”，狠抓“工作落实年”的重大举措。

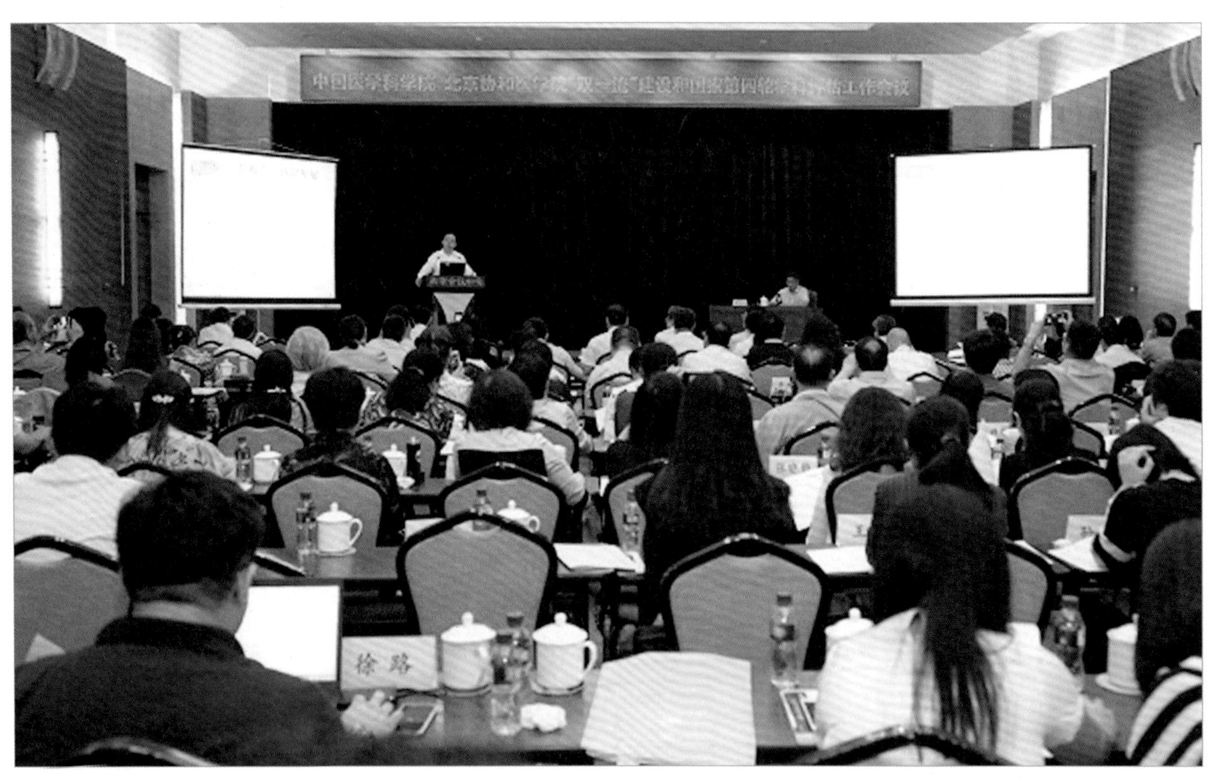

2016 年 6 月 6 日，中国医学科学院北京协和医学院“双一流”建设和国家第四轮学科评估工作会在京召开。

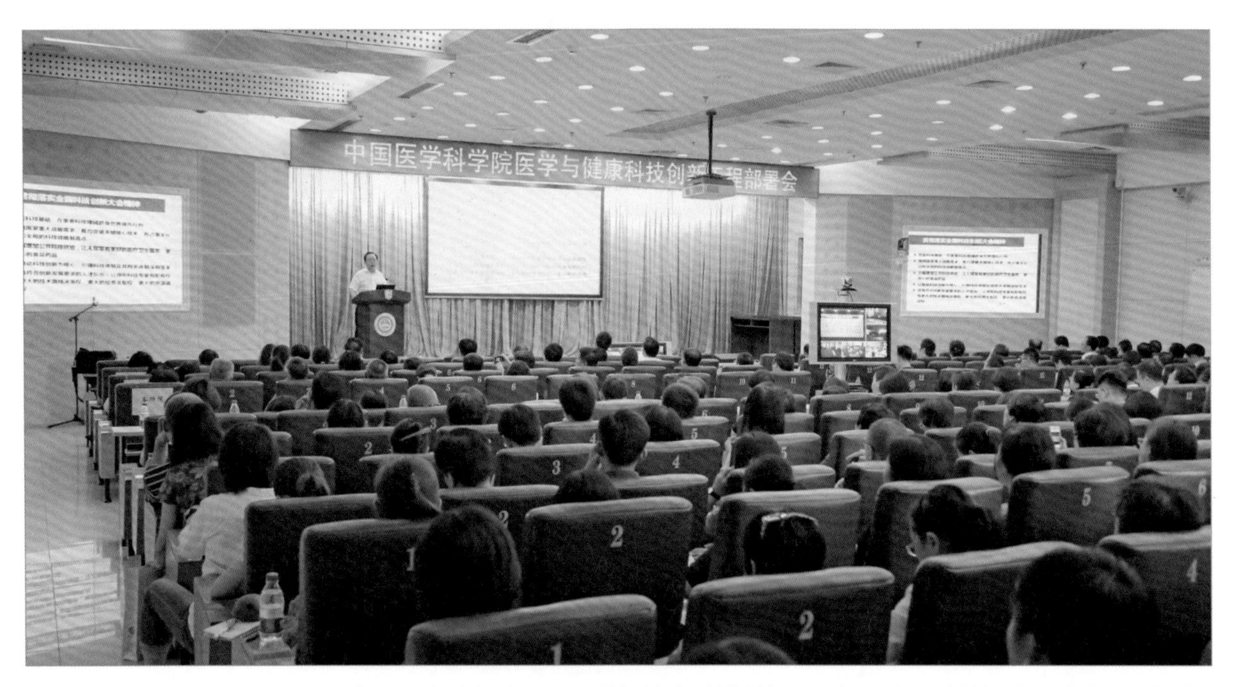

中国医学科学院召开医学与健康科技创新工程部署会，院校长曹雪涛作动员报告。

国家级重点学科

内科学（心血管病）

北京协和医学院内科学（心血管病）国家级重点学科点由阜外心血管病医院和北京协和医院心内科组成。该学科经过近60年的发展，已成为重要的临床科研教学基地。其临床工作总体水平一直处于国内领先，牵头承担国家多项攻关课题和具有前沿性的科研工作。培养的我国第一批研究生，现在均已成为心内科领域国家级的专家。每年都有相当数量的研究生入学和毕业，其中以博士生的培养为主，同时承担北京协和医学院研究生《心血管内科》课程的教学任务。

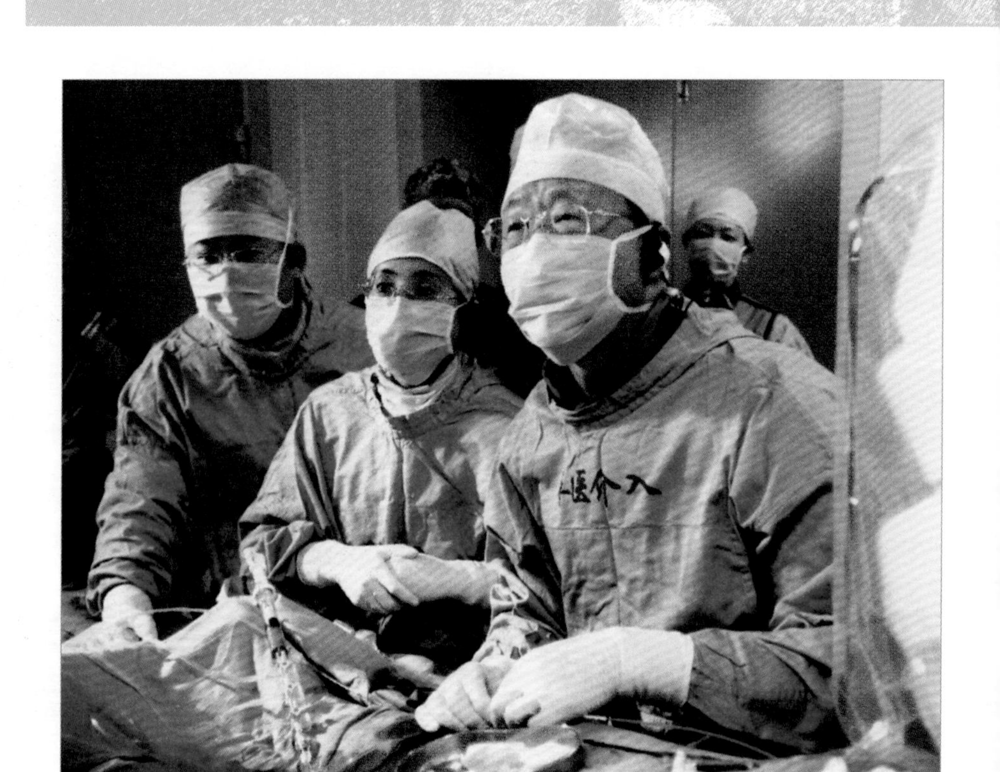

阜外心血管病医院心内科高润霖教授为病人做检查

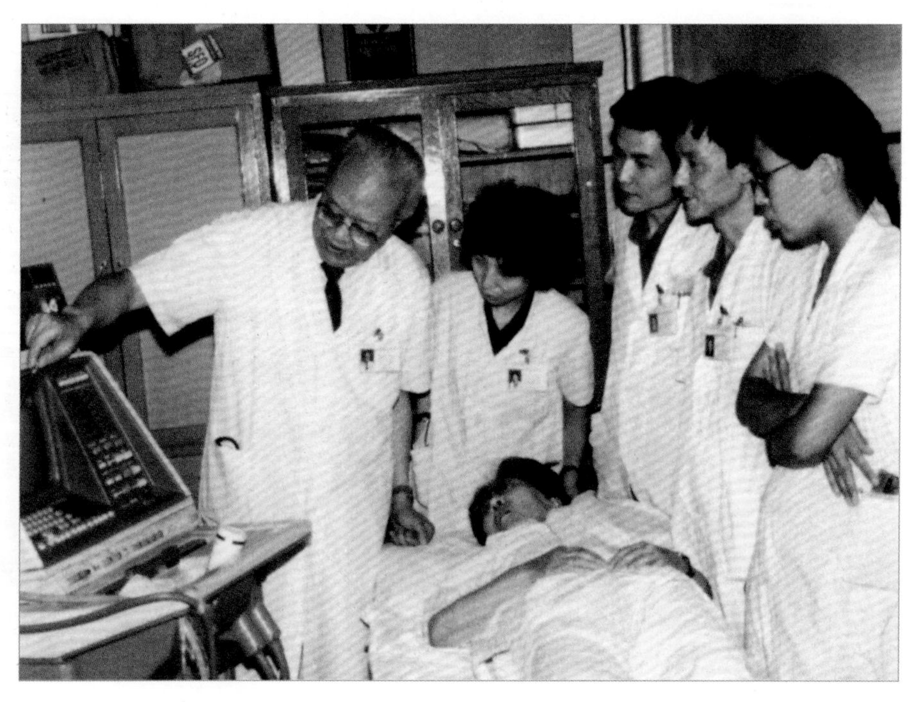

北京协和医院心内科方圻教授进行临床教学

内科学（内分泌与代谢病）

北京协和医学院内科学（内分泌与代谢病）国家级重点学科点建在北京协和医院内分泌科。研究方向包括垂体疾病、甲状腺疾病、糖尿病、甲状旁腺疾病及骨质病、肾上腺疾病和男性性腺疾病等。除开设多个专门门诊直接为临床科研服务，该学科还承担了多项国家级、省部级以上的研究课题以及研究生培养和本科生的教学工作。

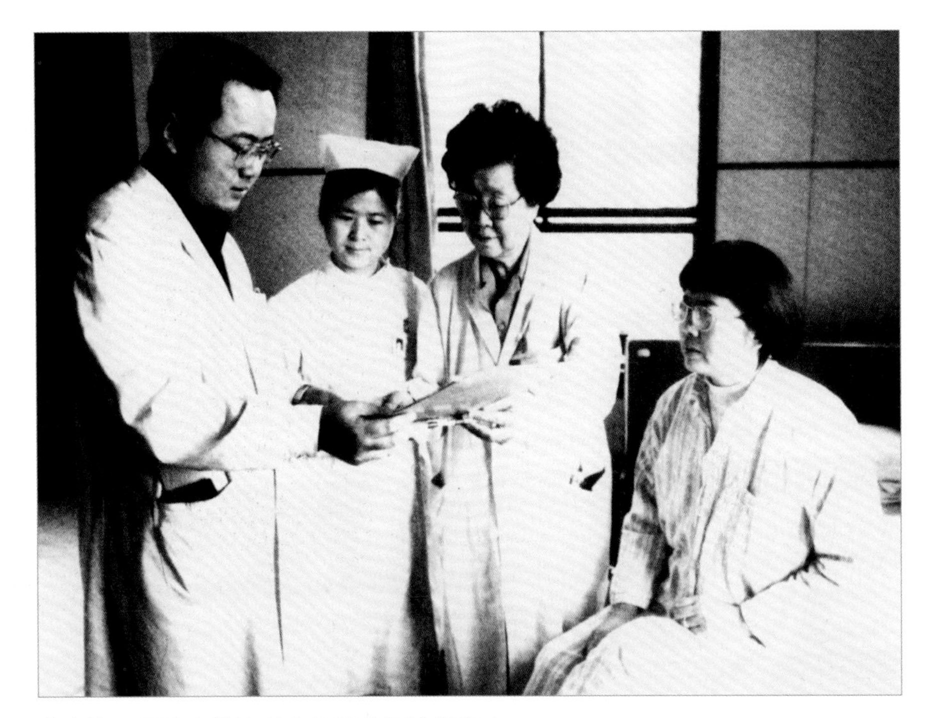

北京协和医院内分泌科史轶蘩教授教学查房

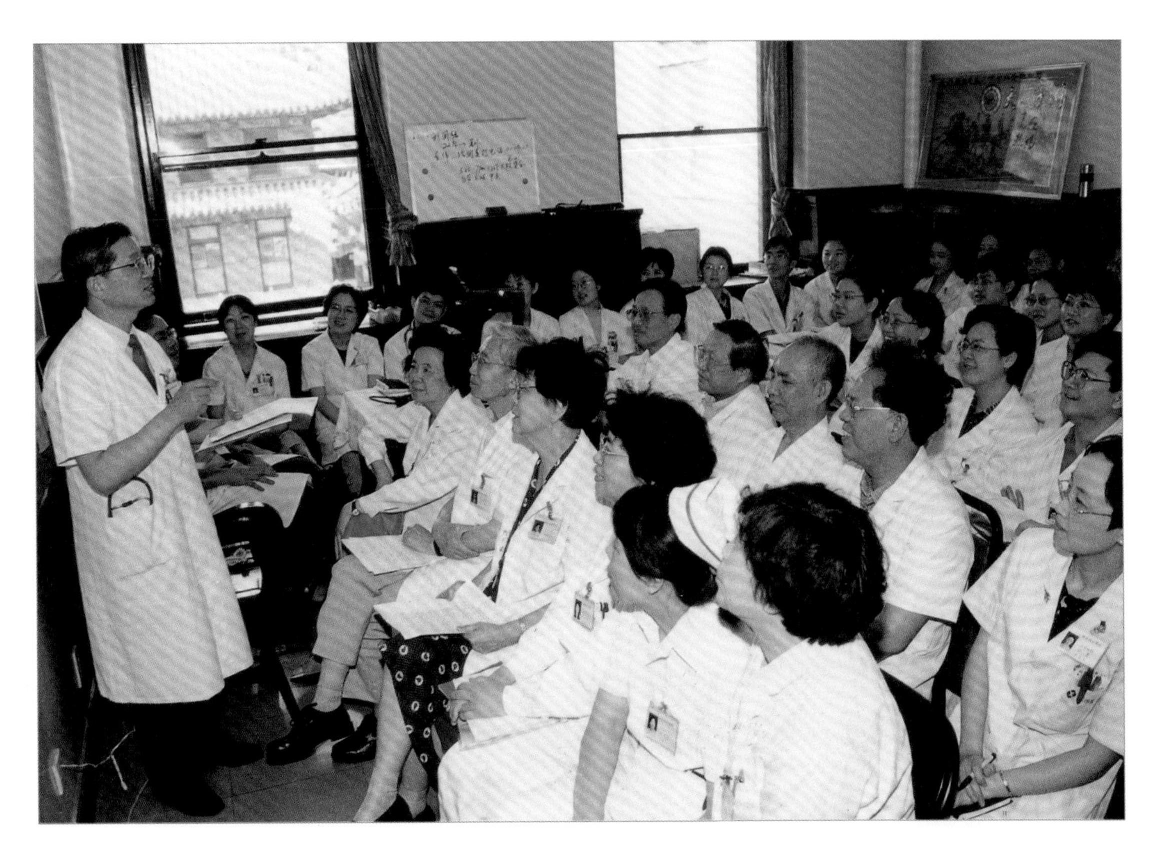

北京协和医院内分泌科进行病例讨论

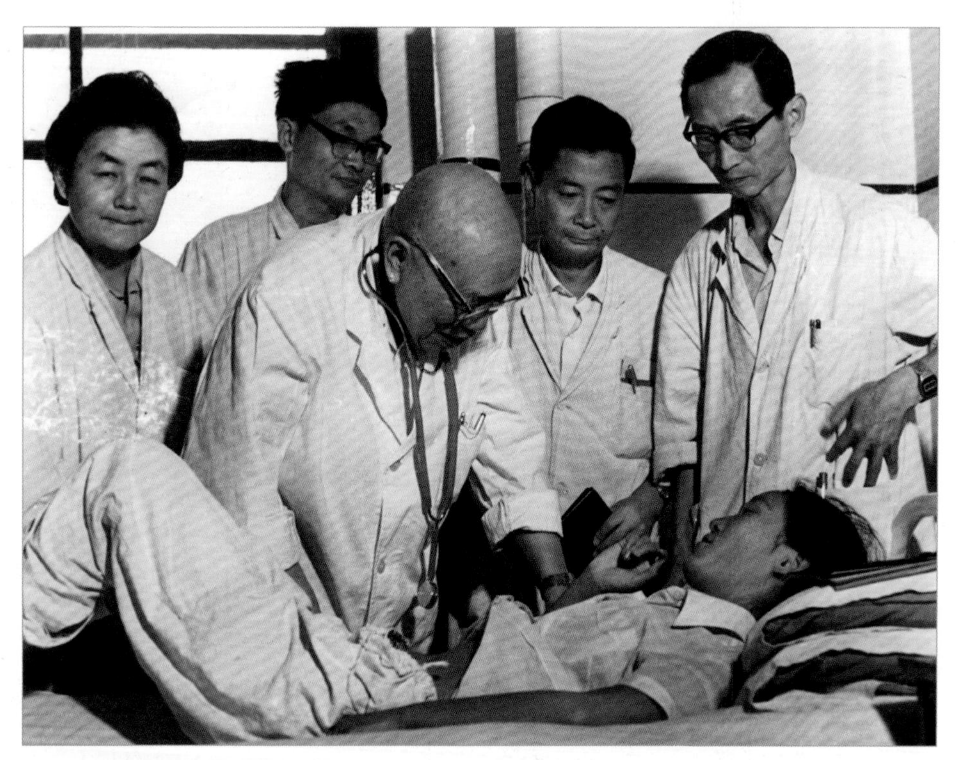
北京协和医院内科张孝骞教授与同事一起查看病人

内科学（消化系病）

北京协和医学院内科学（消化系病）国家级重点学科点设立在北京协和医院消化内科。从20世纪30年代我国医学泰斗张孝骞教授在该院建立国内第一个胃肠实验室开始，经过70余年的发展和几代人的努力，消化内科已经成为国内胃肠学骨干人才和专业人才的培训基地，并发展成为国内有影响、分支学科齐全、学术实力雄厚的高水平胃肠学学科和胃肠疑难重症诊治中心。该学科作为博士后流动站，多年来一直承担研究生培养和本科生的教学工作。

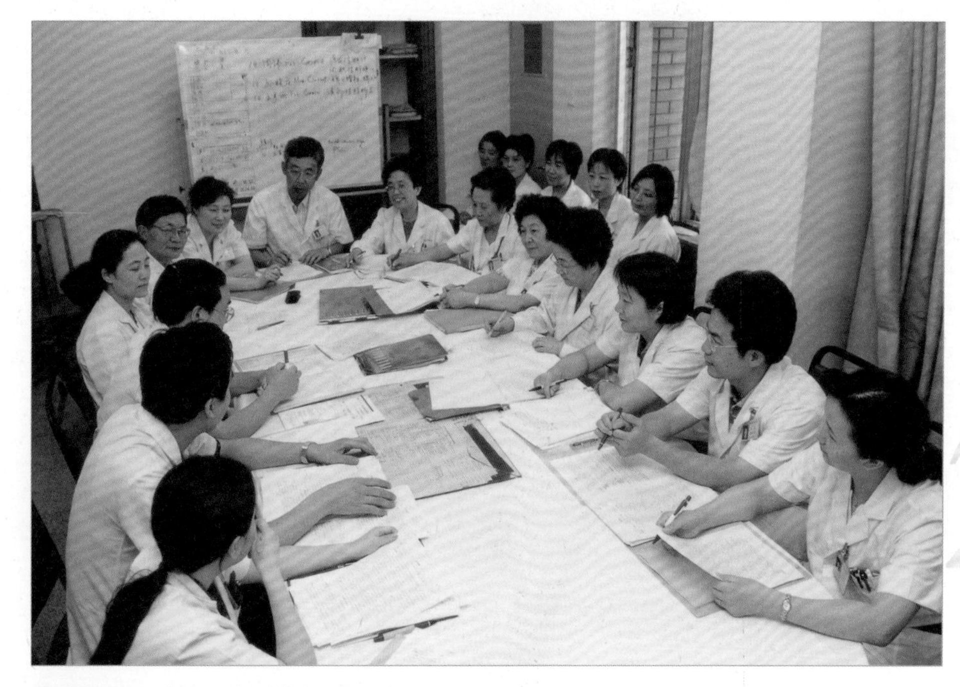
北京协和医院消化内科集体讨论病例

2000—

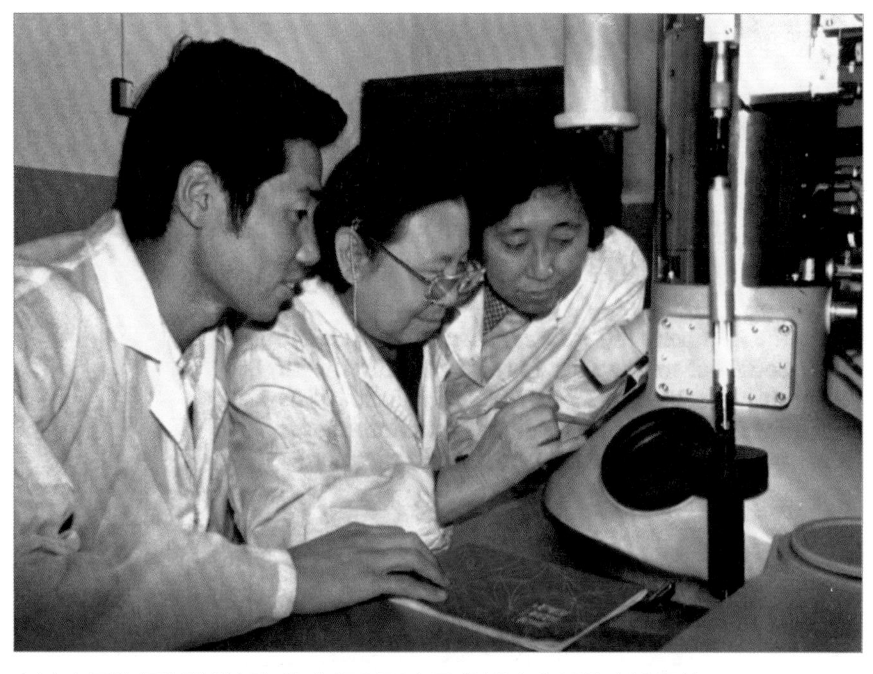

血液病医院杨崇礼教授与协作组科研人员分析病人骨髓电镜切片

内科学（血液病）

北京协和医学院内科学(血液病)国家级重点学科点成立于1989年，由血液学研究所血液病医院血液内科、北京协和医院血液内科及放射医学研究所放射病科组成。该学科的主要研究方向和研究内容为白血病等血液系统肿瘤发病机制和诊治、难治性贫血、造血干细胞移植等，目前承担及合作承担国家级、省部级及国际合作科研项目、科技部重大专项、国家杰出青年基金、国家自然科学基金等多项课题，同时担任研究生培养任务。

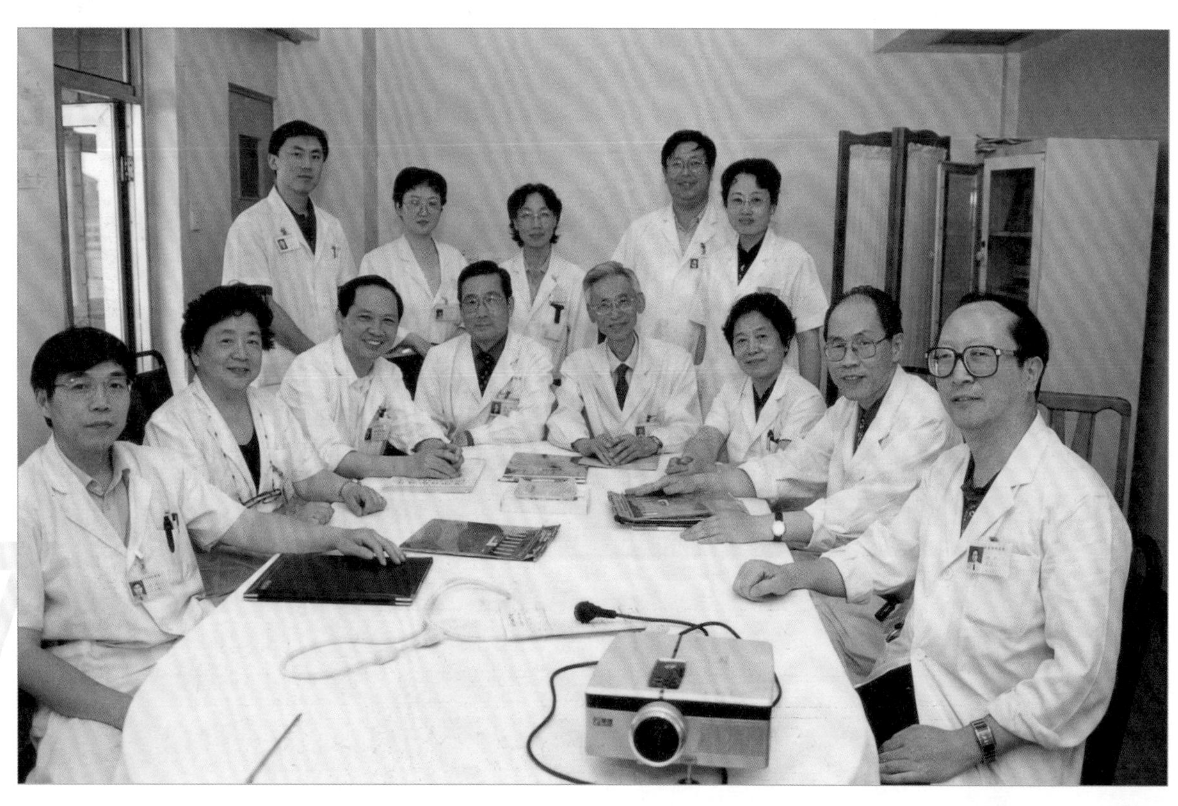

北京协和医院血液科

妇产科学

北京协和医学院妇产科学国家级重点学科点设在北京协和医院妇产科，由我国著名妇产科专家林巧稚创建。该学科专业齐全、富于特色、技术力量雄厚，在国内外享有盛誉。从1994年起成为世界卫生组织（WHO）人类生殖研究合作中心。2001年被卫生部命名为“林巧稚妇产科研究中心”。该学科的研究方向为普通妇科疾病、妇科肿瘤、产前诊断等，是全国唯一的国家继续教育基地，作为北京协和医学院的学系对本科学生及研究生的教育有独到之处。

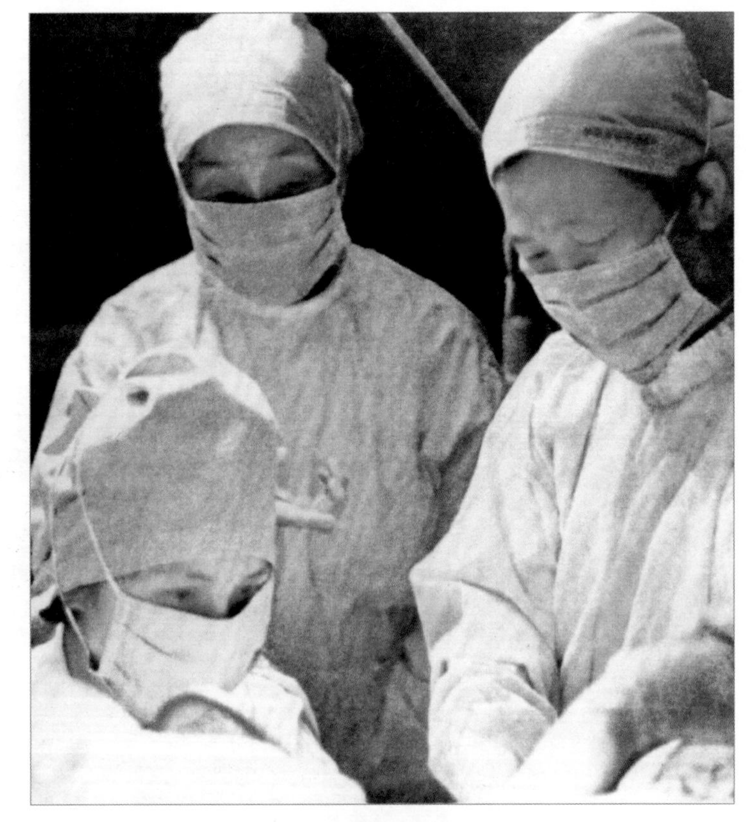

北京协和医院妇产科林巧稚教授与连利娟教授在手术台上

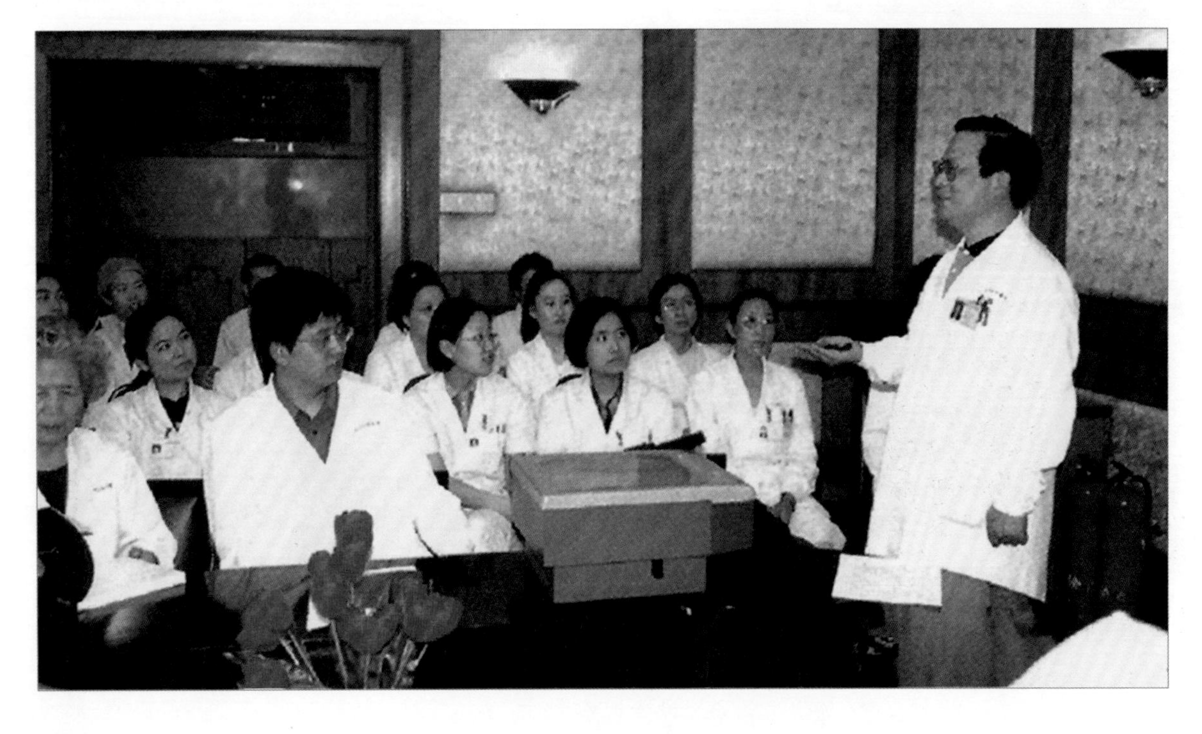

北京协和医院妇产科郎景和教授为青年医生讲课

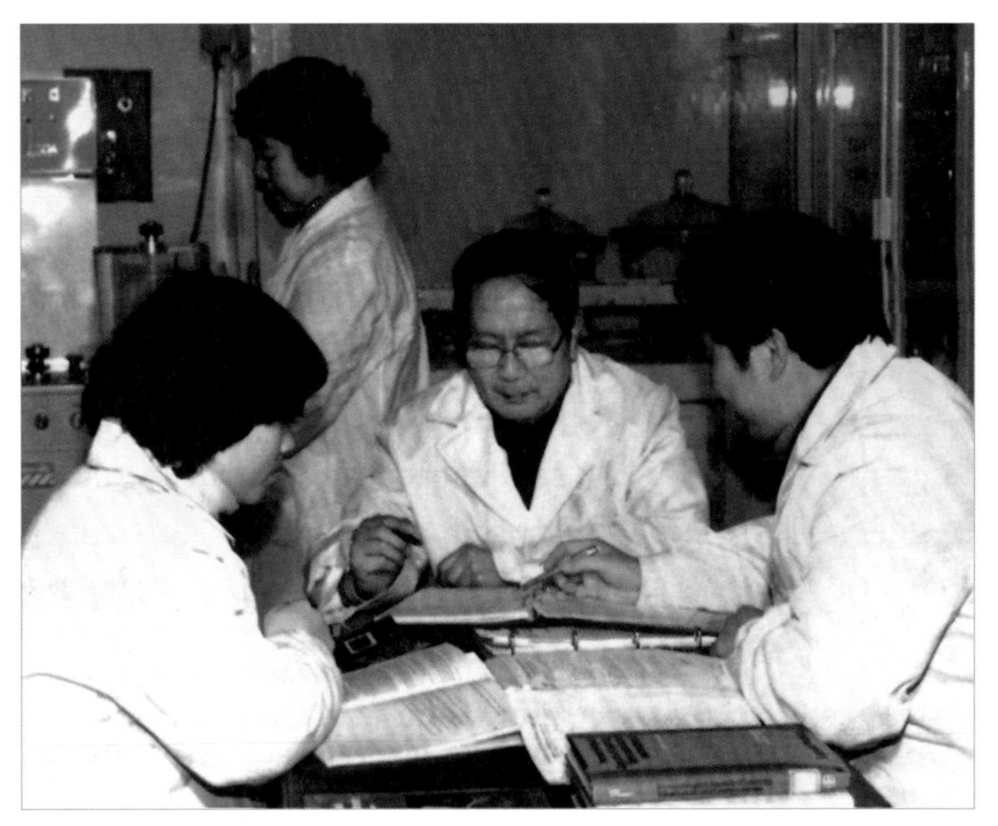

皮肤病研究所叶干运教授在麻风实验室工作

皮肤病与性病学

北京协和医学院皮肤病与性病学国家级重点学科点由皮肤病研究所和北京协和医院皮肤性病科组成。建国以来该学科承担了大量的国家任务，在性病和麻风病防治等方面制订出一系列防治与消灭措施和方案，指导全国性病、麻风病防治工作等；其中麻风病研究达到国际先进水平，性传播疾病、真菌病和皮肤病等方面处于国内领先地位。该学科点是北京协和医学院博士学位授予点和硕士学位授予点，承担培养基础及临床医学博士生和硕士生的教学任务。

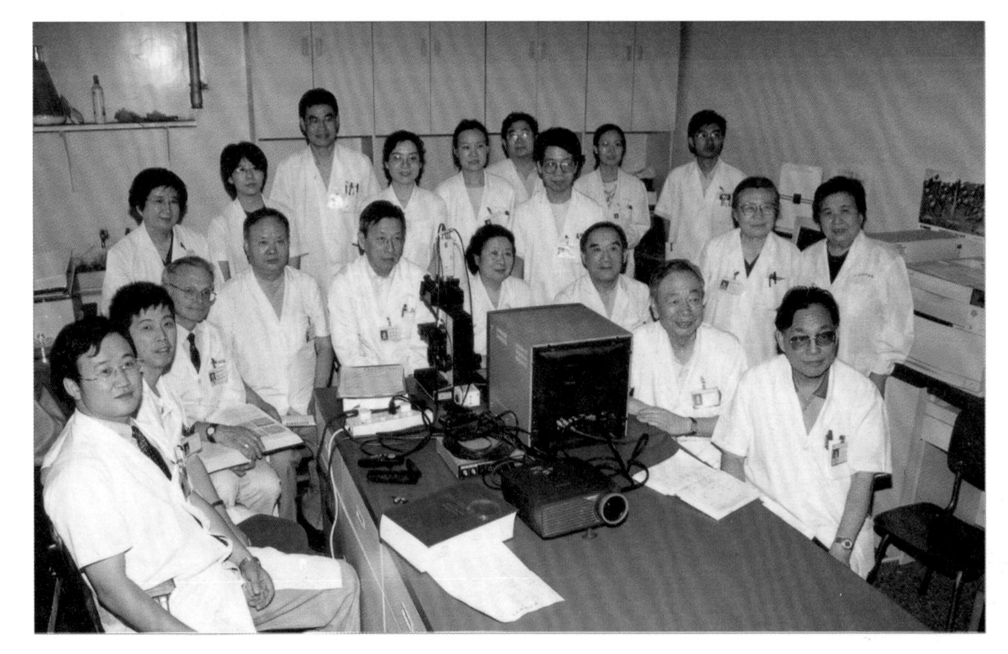

北京协和医院皮肤性病科集体讨论病例

外科学（胸心外）

北京协和医学院外科学（胸心外）国家级重点学科点建于1990年，设立在阜外心血管病医院。该学科主要研究方向为与心脏和大动脉外科相关的临床和基础方面的前沿问题，包括冠心病、心脏瓣膜、先心病和主动脉外科等。自建科以来已完成各类心血管外科手术数万例；承担多项科研课题，是国内心血管外科研究课题最多的学科。该学科同时承担本科生及研究生的教学任务。2004年被卫生部批准为心血管外科"国家级继续医学教育基地"。

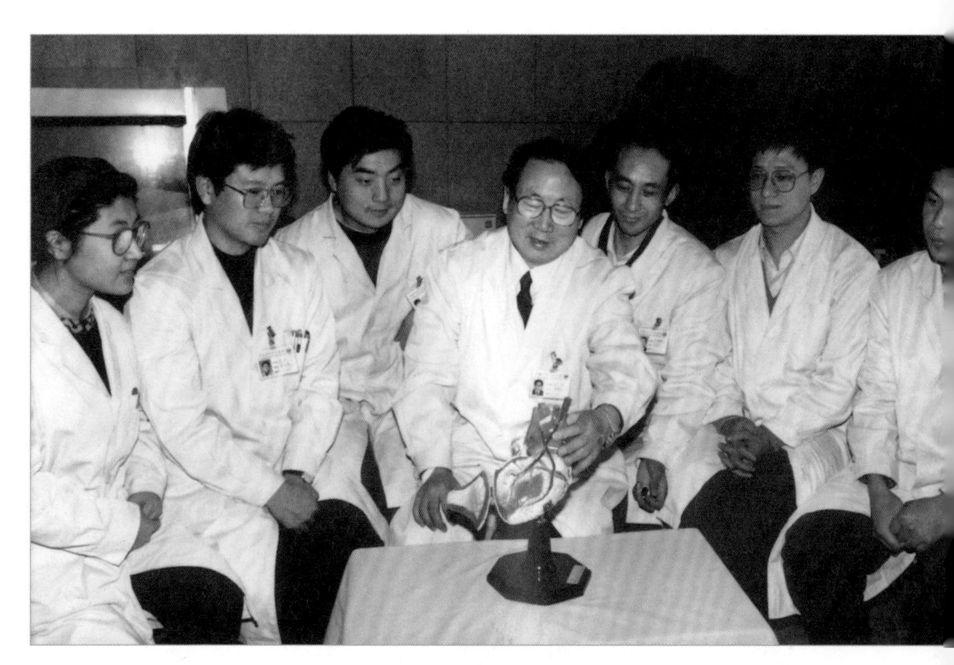

阜外心血管病医院朱晓东教授进行教学

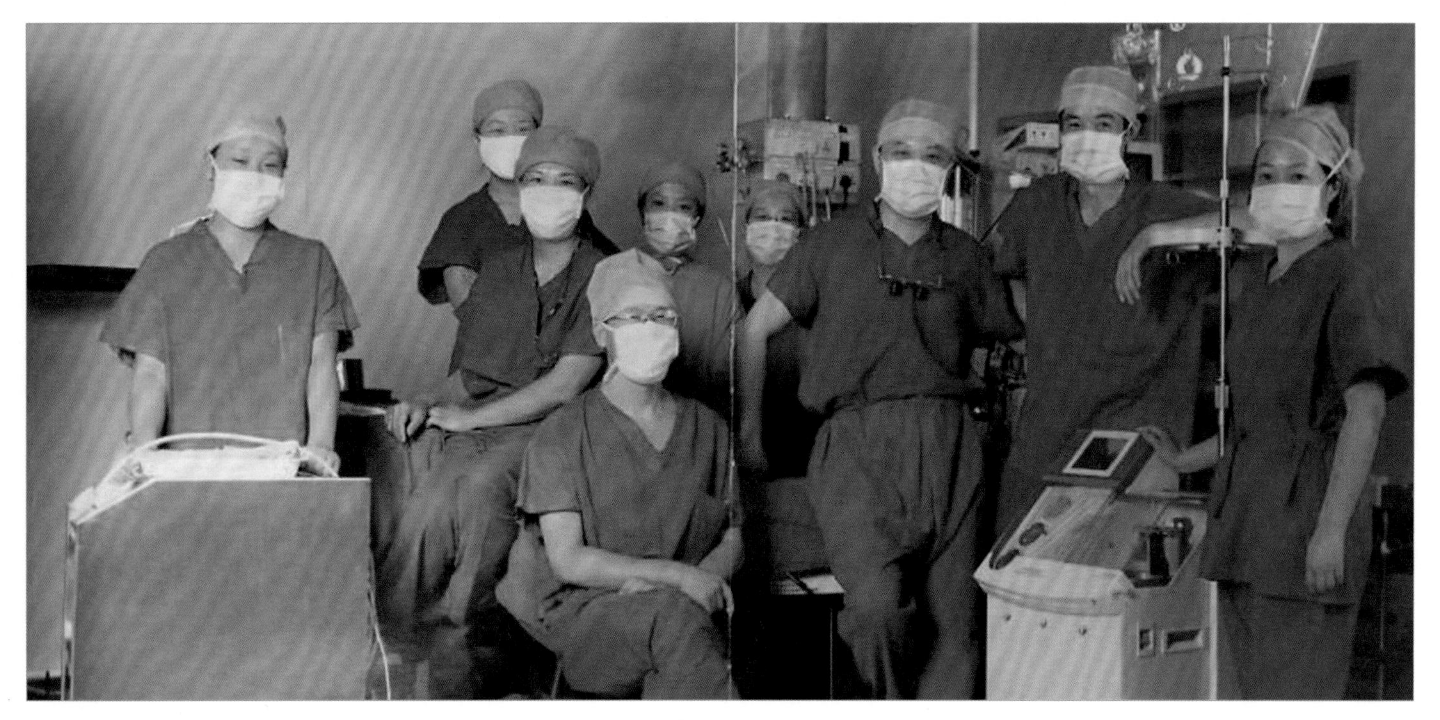

阜外医院的医生

肿瘤学

北京协和医学院肿瘤学国家级重点学科点设立在肿瘤医院。该学科主要研究方向为应用高新技术的肿瘤治疗方法及癌前病变到早期癌阶段的分子变化和转归机理，为早诊早治提供新思路；研究我国恶性肿瘤流行趋势，探讨降低这些肿瘤发病率的预防策略。学科集肿瘤基础研究、临床医疗和高发现场防治于一体，在肿瘤流行病学、病因学及食管癌、肝癌高发现场综合预防等方面研究成绩卓著，该学科同时还承担国家重大科研项目及国际合作项目多项，同时承担研究生教学任务。

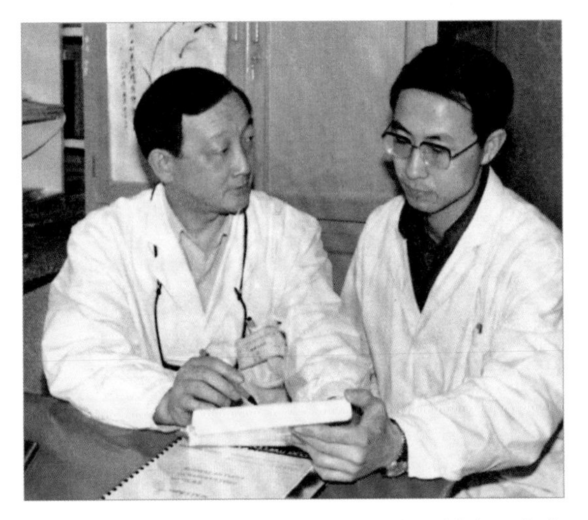

肿瘤医院吴旻教授指导博士研究生

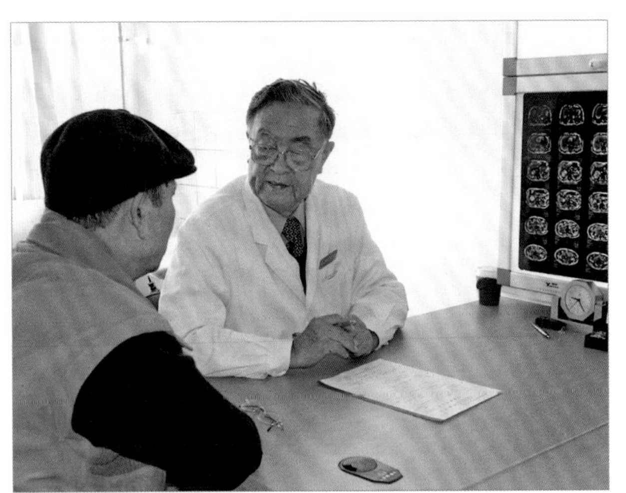

肿瘤医院孙燕教授为患者诊病

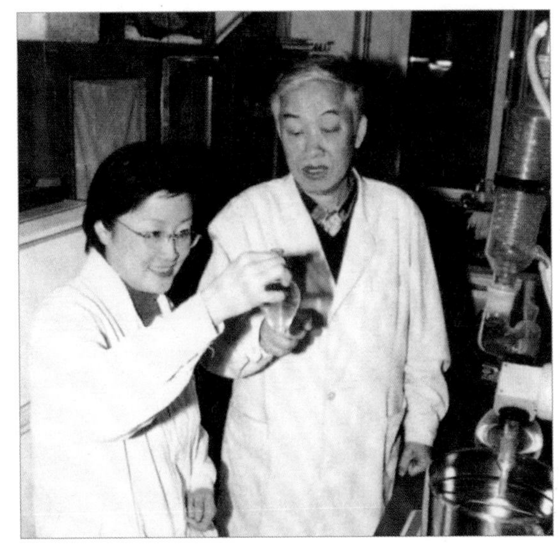

肿瘤医院陆士新教授在实验室指导学生

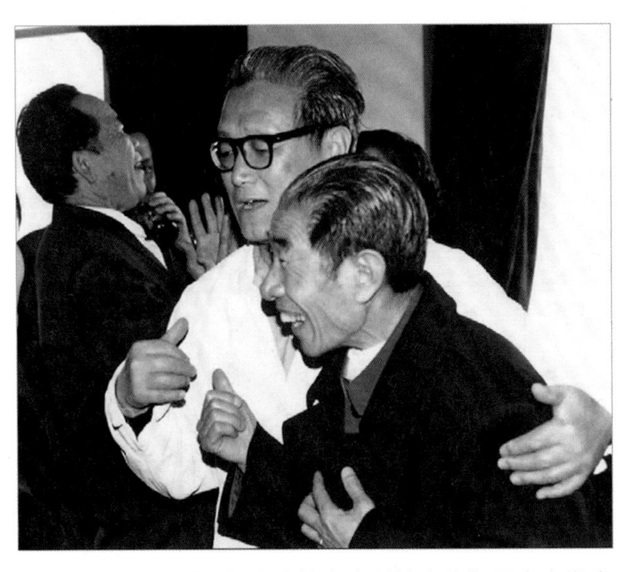

肿瘤医院屠规益教授在食管发音训练班上指导患者发音

影像医学与核医学

北京协和医学院影像医学与核医学国家级重点学科点由北京协和医院、阜外心血管病医院、肿瘤医院放射科、超声科、核医学科及放射医学研究所核医学室共同组成。该学科涵盖了普通和数字X线成像、CT、核磁共振(MR)、心脏和血管造影(含DSA)及介入治疗、超声、核医学等多个领域，基本形成了种类齐全、设备先进、梯队合理的现代医学影像学体系。在胰腺肿瘤、垂体肿瘤和脑血管病的诊断和介入治疗、风湿免疫病及内分泌代谢性骨病的影像学研究、PET的研究与应用，各类心血管病的诊治，各种肿瘤的诊断及介入治疗等方面均处于国内领先水平。该学科同时承担本科生及研究生的教学任务。

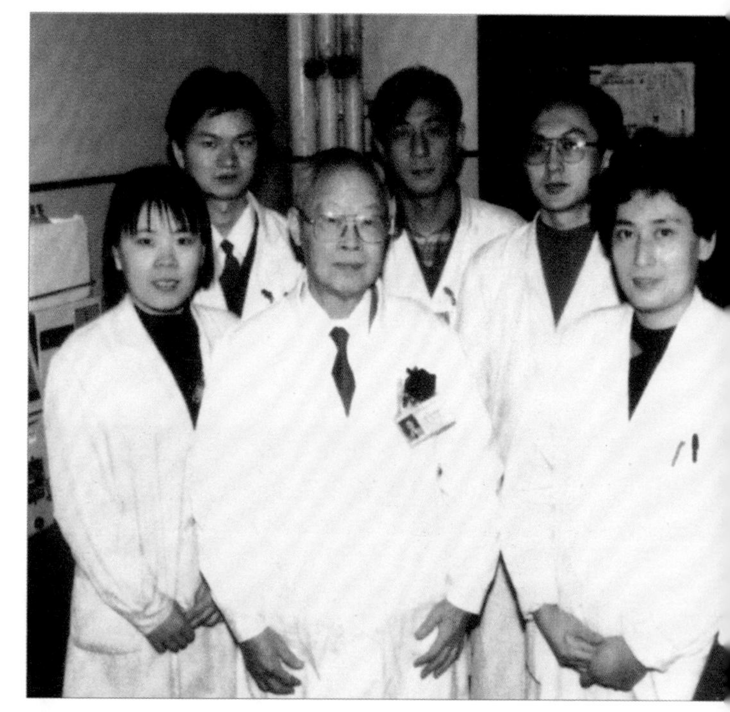

北京协和医院王世真教授与实验室工作人员

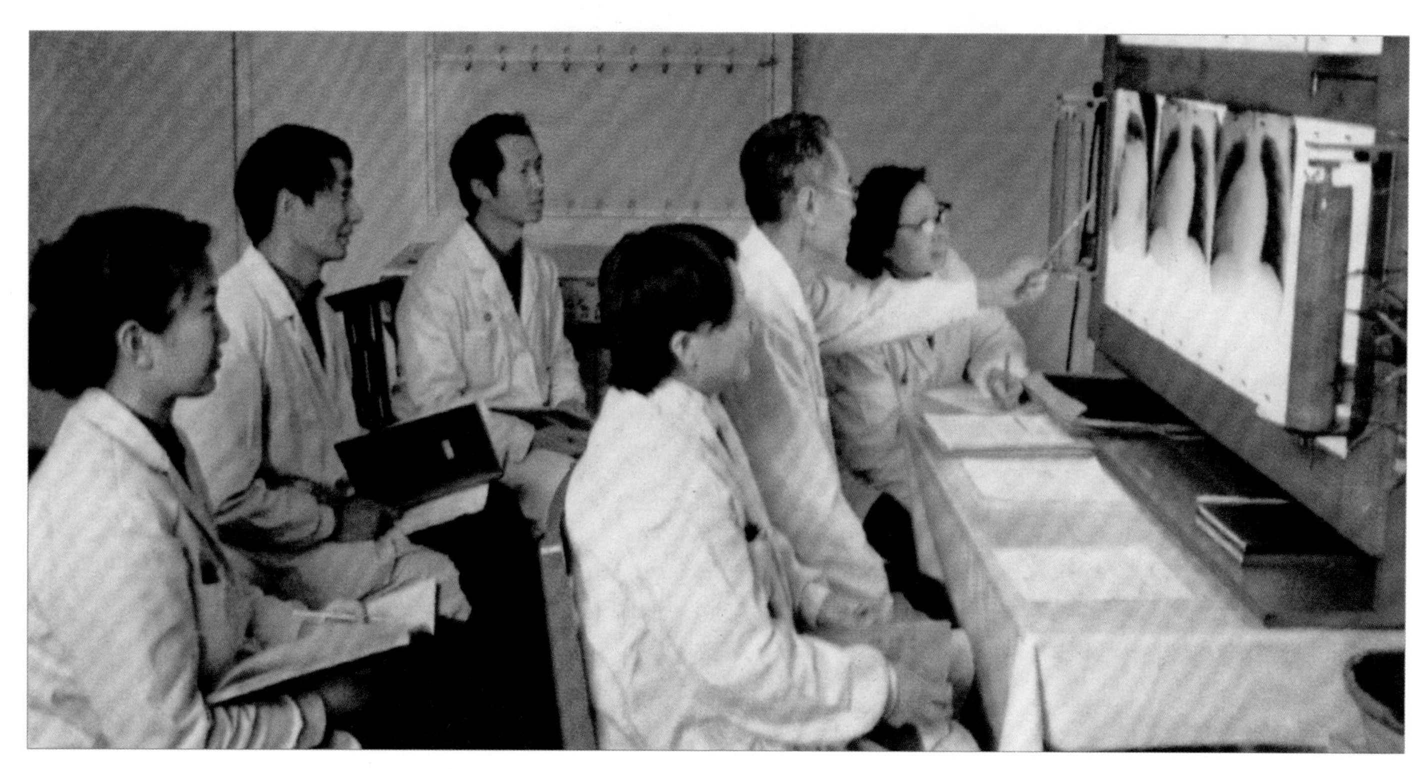

阜外心血管病医院放射科刘玉清教授与同事们讨论病例

麻醉学

北京协和医学院麻醉学国家级重点学科点由北京协和医院、阜外心血管病医院、整形外科医院、肿瘤医院麻醉科共同组成。在疑难危重病例的麻醉处理方面具有丰富的临床经验。该学科在主要承担八年制医学生麻醉学教学任务的同时，还承担硕、博研究生、住院医培训、进修医生、实习医生的教学工作。在医学教育、科研、临床等方面坚持走“综合与专科相结合”的道路，在全方位提高麻醉专业水平的同时，紧密结合临床实际，开拓了多项具有国际先进水平和自身特色的研究领域。

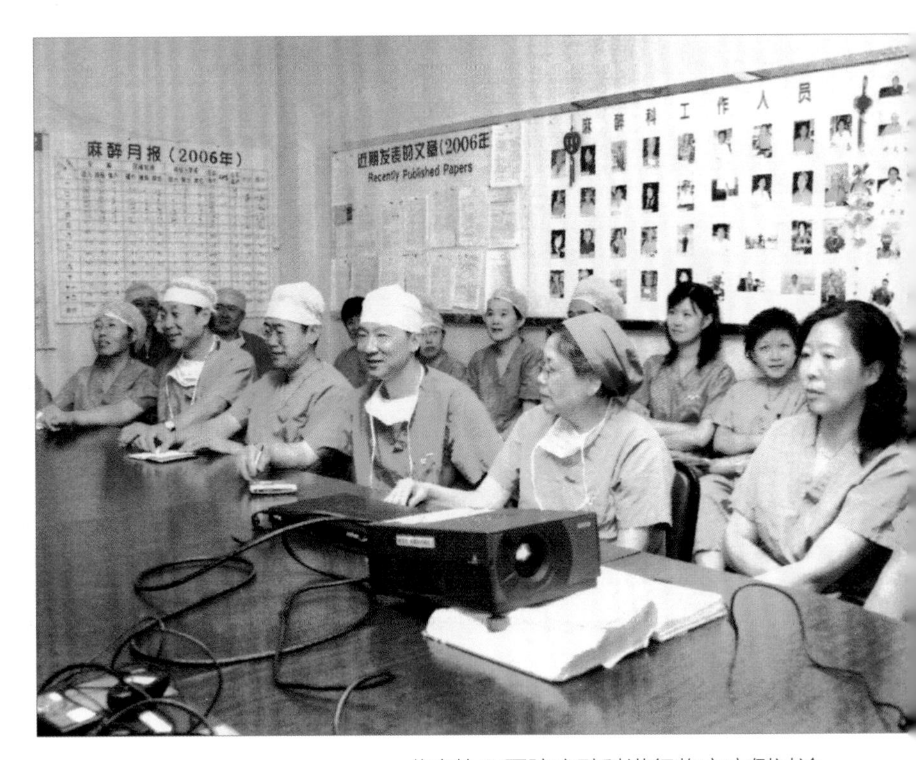

北京协和医院麻醉科进行临床病例讨论

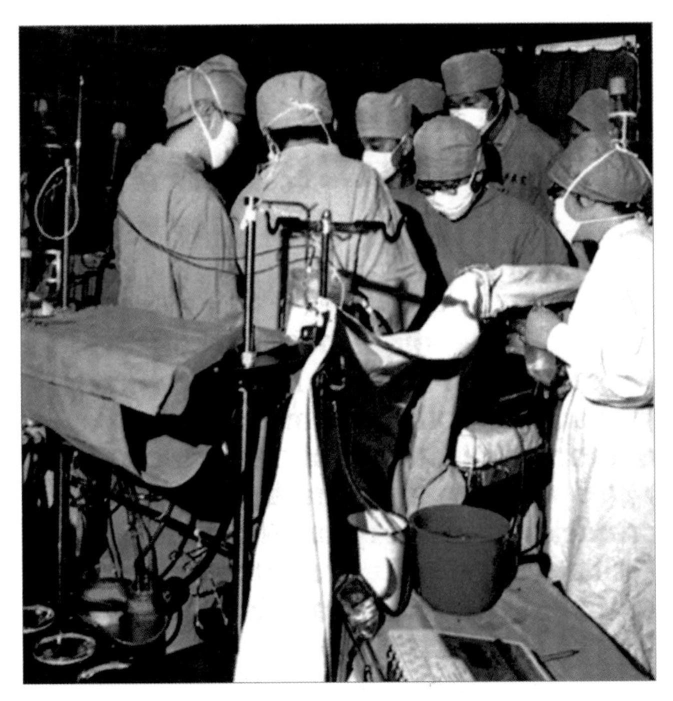

阜外心血管病医院麻醉科医生为患儿做深低温停循环操作

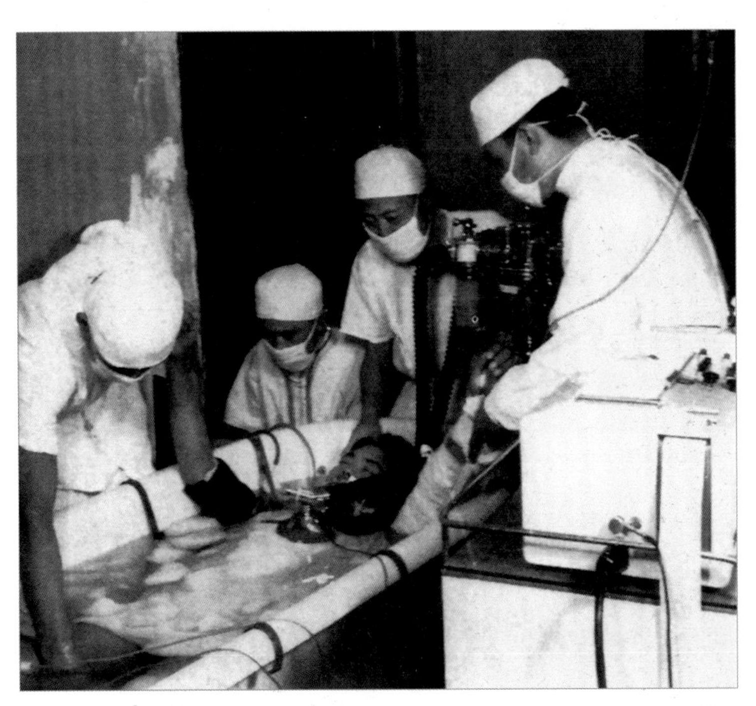

阜外心血管病医院麻醉科医生为病人施行低温麻醉

生物化学与分子生物学

北京协和医学院生物化学与分子生物学国家级重点学科点建立于1989年，1991年国家计委批准建立以该学科点为主体的医学分子生物学国家重点实验室，进一步确立了该学科在我国医学分子生物学领域的“国家队”地位。该学科点承担北京协和医学院教学、科研两大任务。20余年来，在教学和科研领域做出了突出成绩。

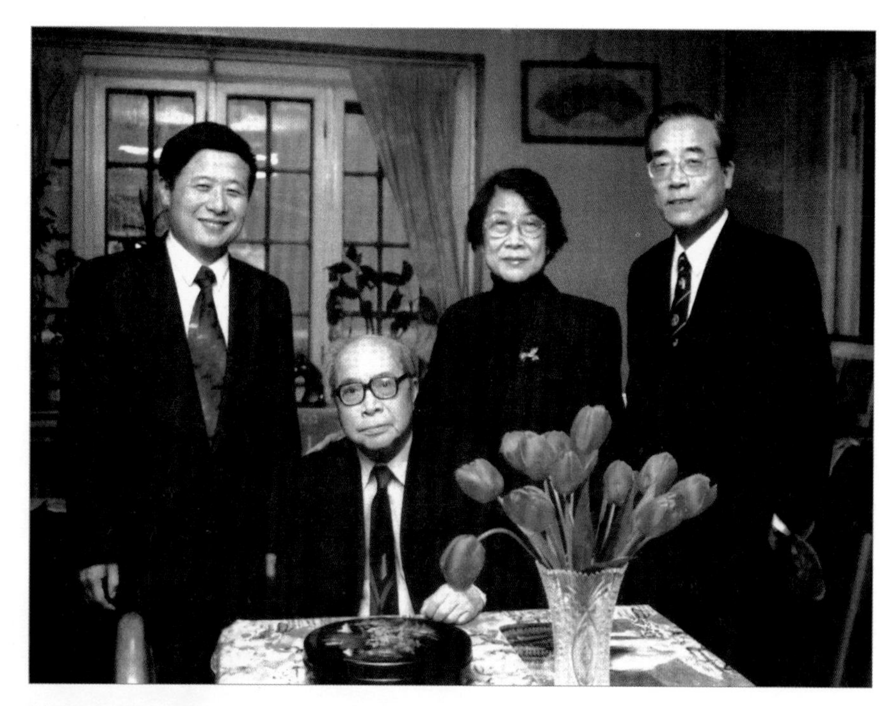

基础医学院生化系四位院士，左起：刘德培、梁植权、王琳芳、强伯勤。

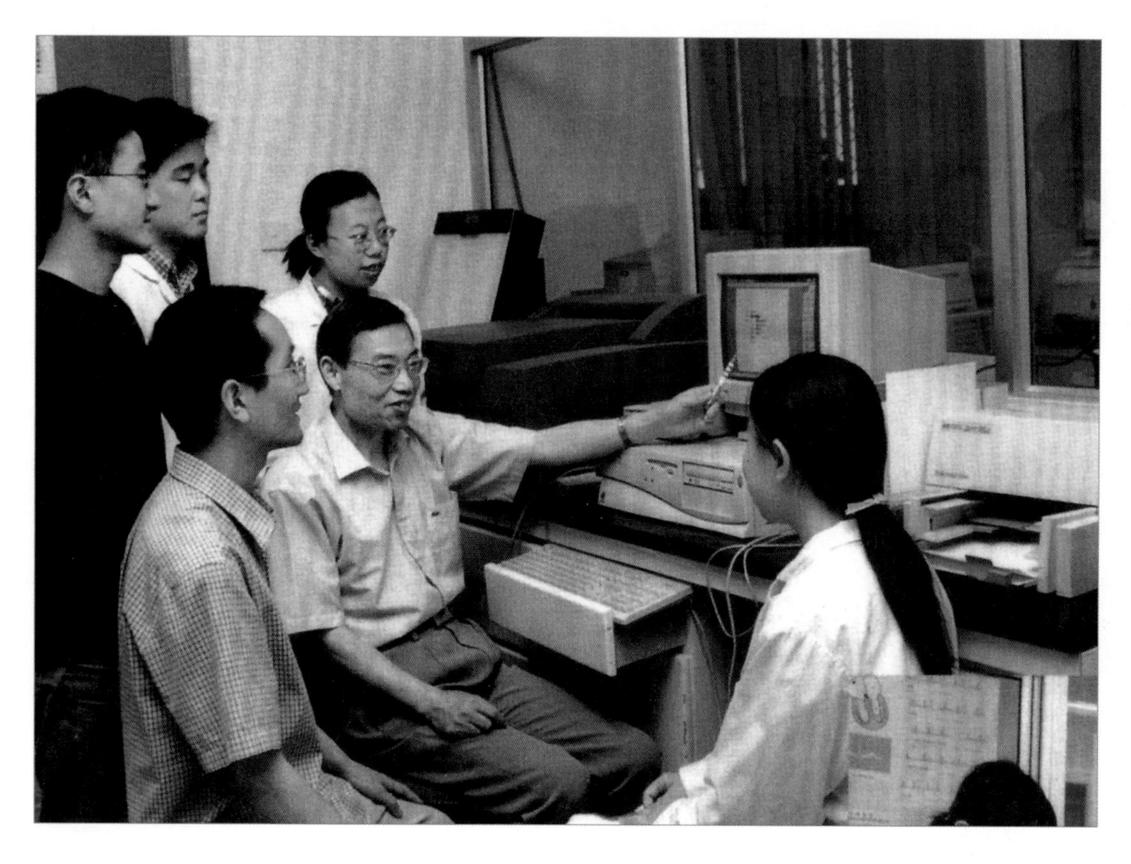

基础医学院分子生物学方福德教授指导青年科研人员

免疫学

北京协和医学院免疫学国家级重点学科点由基础医学院免疫学系、病原学系，北京协和医院风湿免疫科以及医学生物学研究所病毒免疫学研究室、病原生物学研究所、艾滋病研究中心等相关单位共同组成。该学科自建立以来，在承担国内外重大研究项目，科研成果产出、人才梯队建设与培养，以及医大八年制本科生，研究生院研究生教学等方面取得了突出的成绩。该学科同时承担本科生及研究生的教学任务。

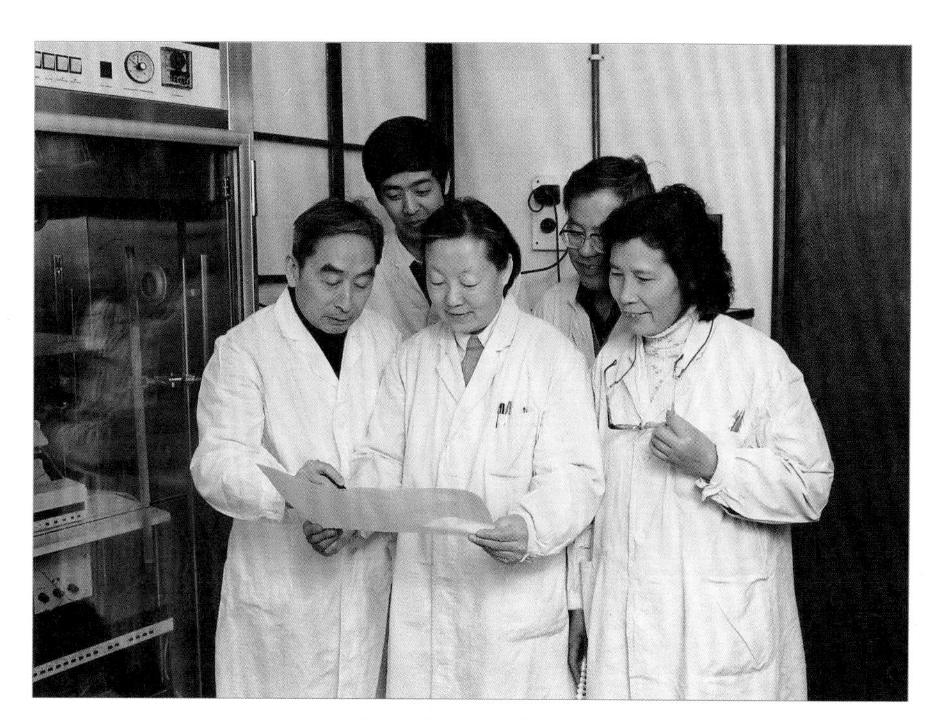

基础医学院吴安然教授与免疫室的科技人员讨论工作

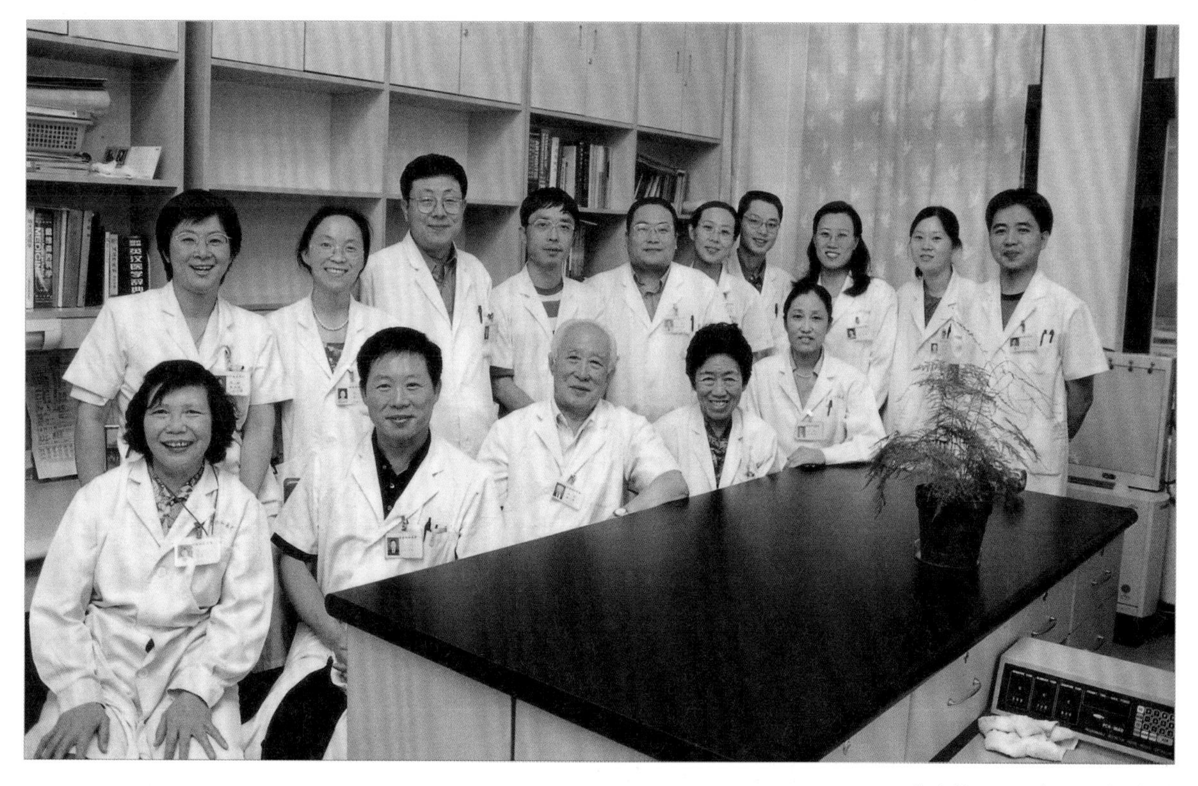

北京协和医院风湿免疫科

细胞生物学

北京协和医学院细胞生物学国家级重点学科点建立于2002年，该学科点以基础医学院细胞生物学系为主体，联合肿瘤研究所信号传导研究组、血液病研究所细胞因子研究组共同组成。主要研究方向为哺乳动物红细胞的分化及排核机制；细胞通讯与疾病；肿瘤细胞的分化调控；细胞治疗；单克隆抗体的制备及应用；精子发生的分子机制以及棉酚抗男性生育的研究等。

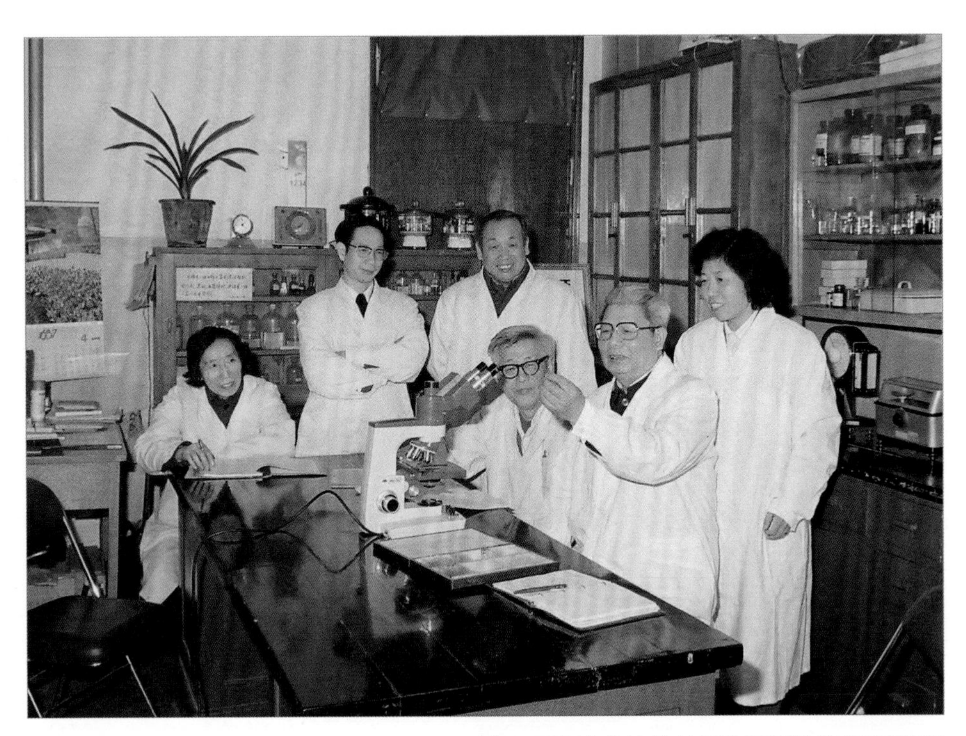

基础医学院薛社普教授指导课题组开展科研

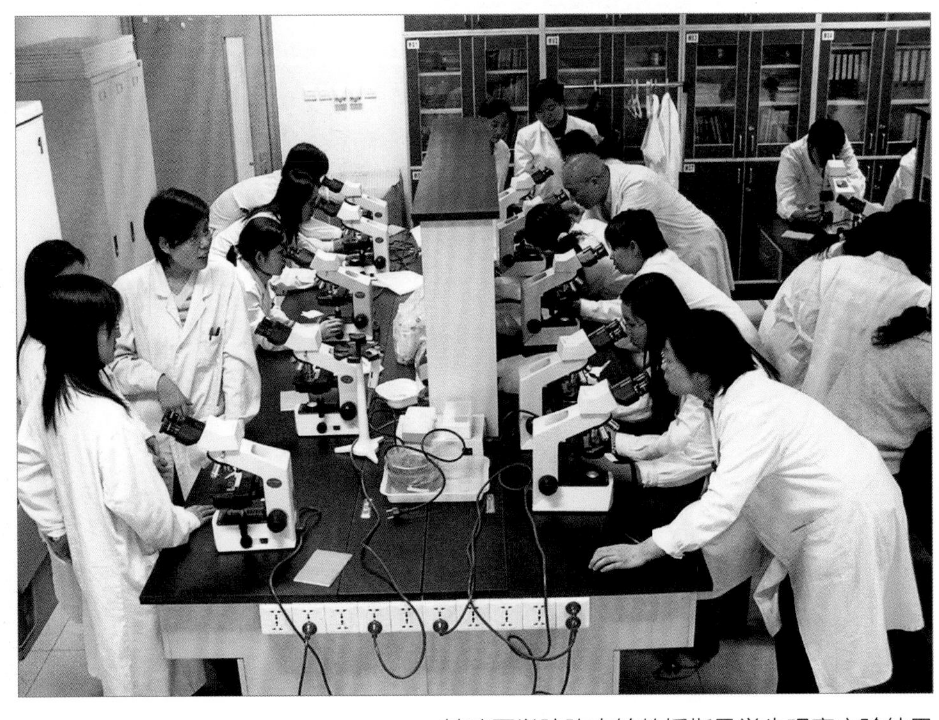

基础医学院陈克铨教授指导学生观察实验结果

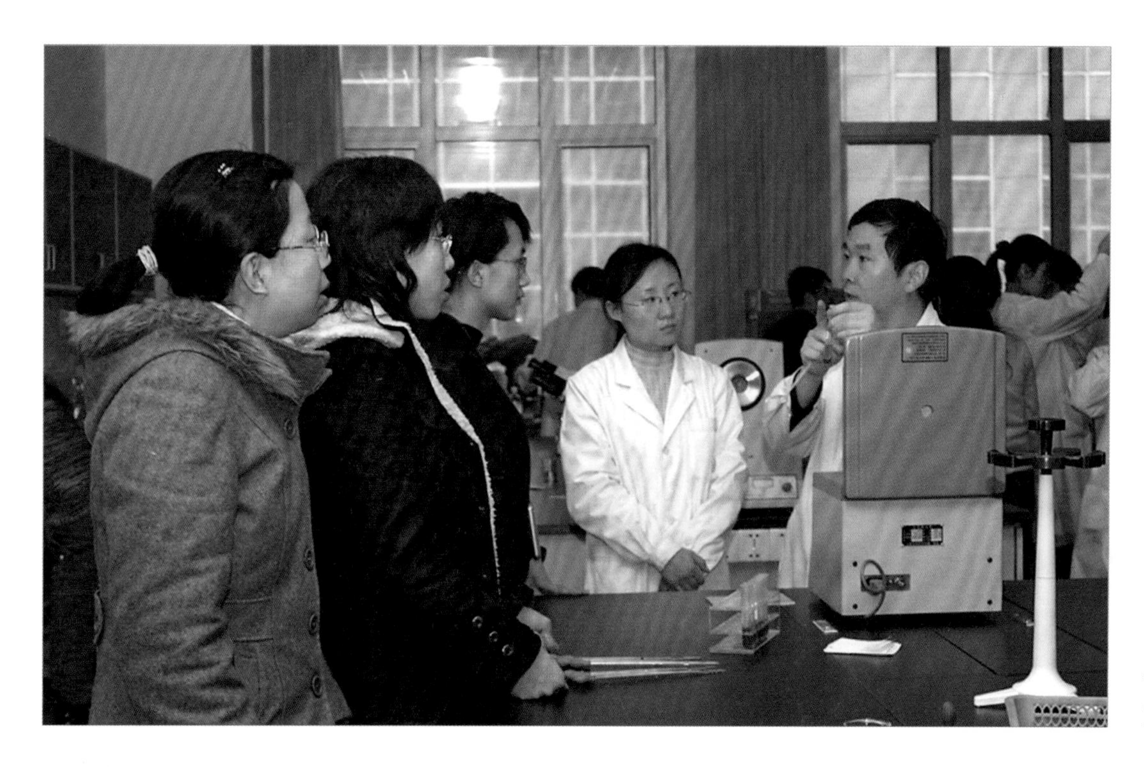

基础医学院学生们在实验室上课

遗传学

北京协和医学院遗传学国家级重点学科点建立于2002年，该学科点主要由基础医学院医学遗传学系、阜外心血管病研究所分子医学中心和医学生物学研究所医学遗传室共同组成。该学科主要研究方向包括遗传病致病基因定位克隆、临床遗传学、心血管病遗传学、遗传资源保存及基因多样性和肿瘤遗传学等，同时承担培养博士生、硕士生和进修生任务，是我国医学遗传学各层次专业人才的培养基地之一。

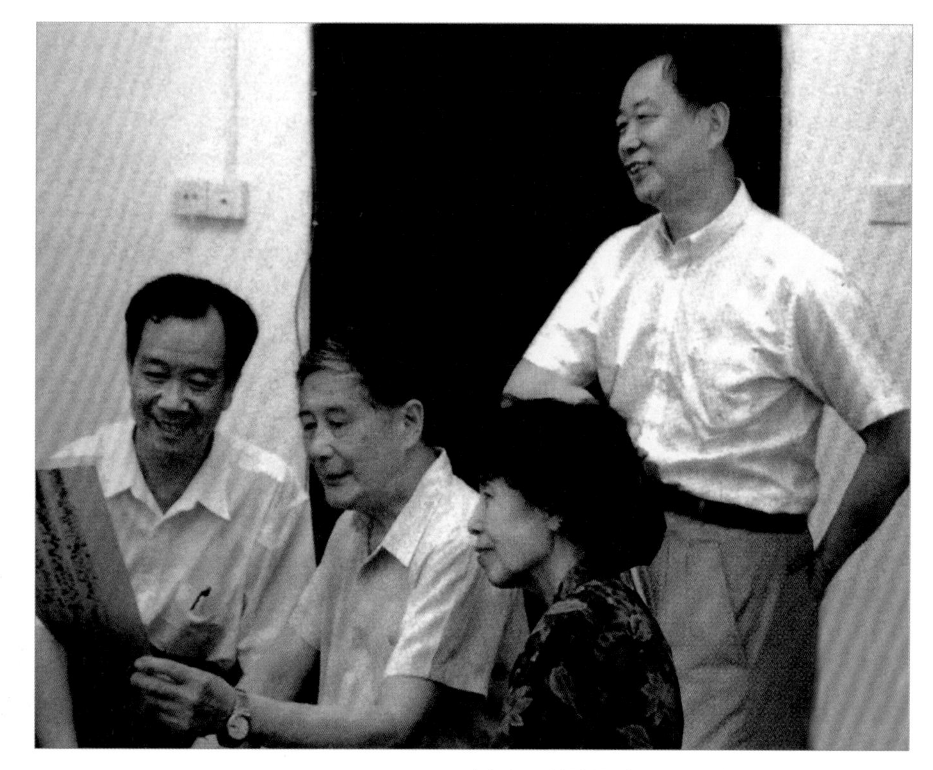

基础医学院罗会元教授与同事们讨论工作

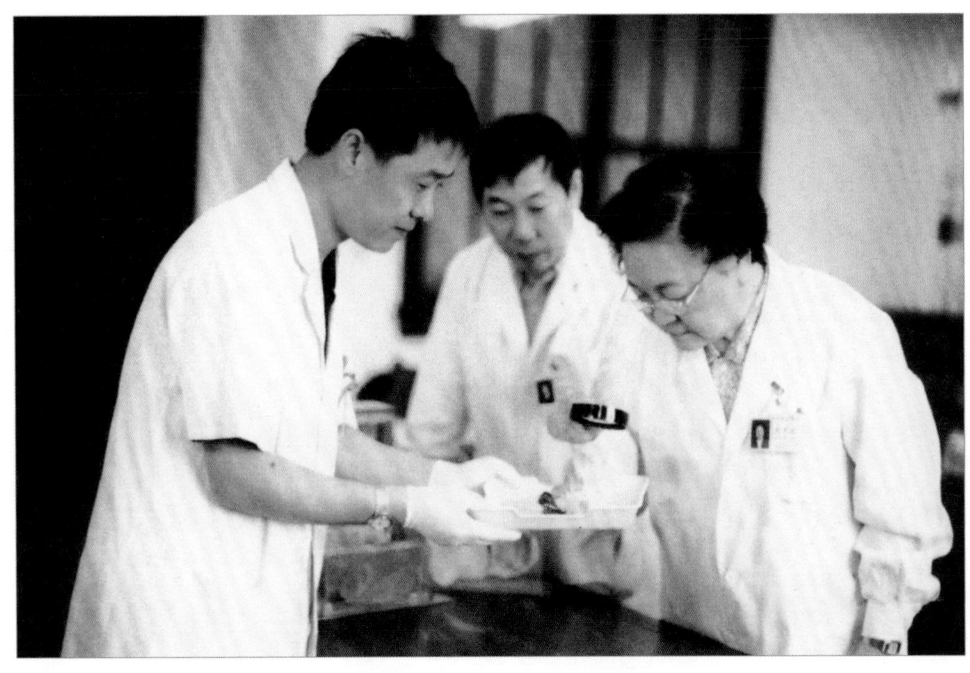

北京协和医院刘彤华教授在查验病例

病理学与病理生理学

北京协和医学院病理学与病理生理学国家级重点学科点由基础医学院病理学系、北京协和医院病理科和阜外心血管病医院病理科共同组成。主要研究方向为炎症及抗炎损伤修复；新兴学科蛋白质组学；临床病理及癌分子生物学等。该学科在承担国家一系列重大科研课题的同时，还承担八年制医学生、研究生等的教学任务。

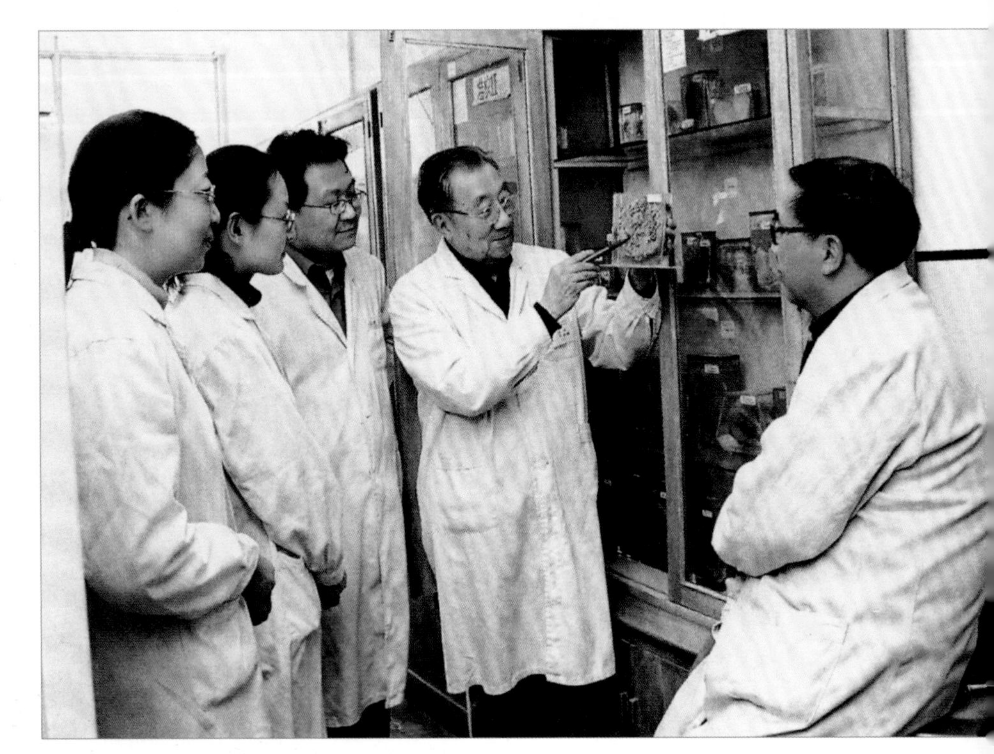

基础医学院佘铭鹏教授指导课题组科研人员

药物化学

北京协和医学院药物化学国家级重点学科点由药物研究所合成药物化学、天然产物化学、天然药物生物合成和药物开发四个研究室共同组成。该学科重点开展抗肿瘤、心脑血管疾病、抗炎免疫、神经精神类疾病、糖尿病以及老年性退行性疾病等药物的研究，成功地开发了转氨酶抑制剂——双环醇、人工麝香等具有国家自主知识产权的一类药物以及部分获得临床研究批文的药物。该学科同时承担北京协和医学院的教学任务。

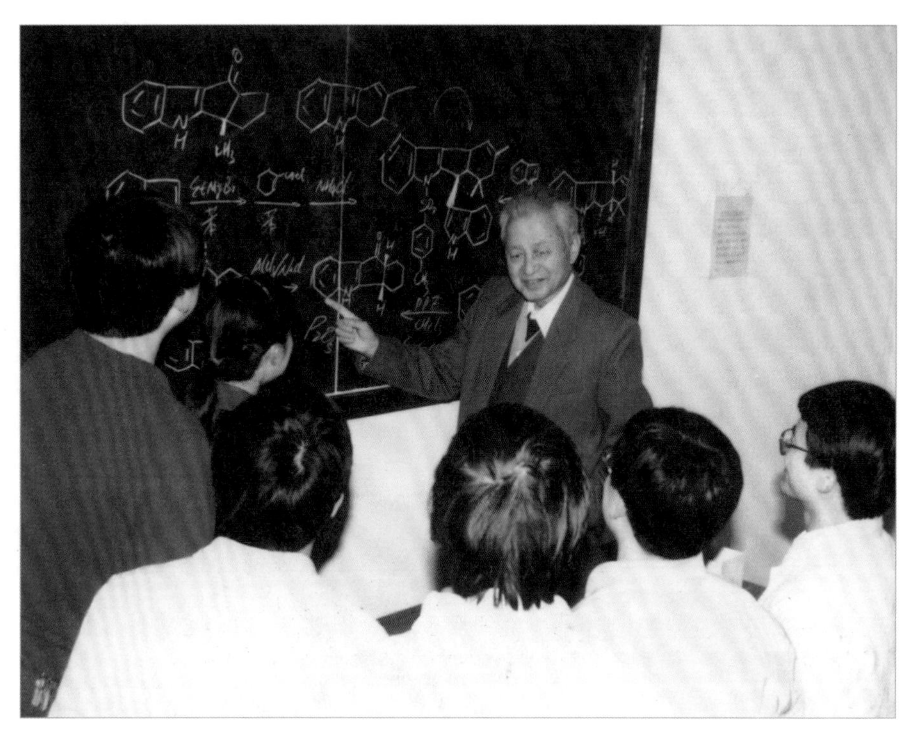

药物研究所梁晓天教授给学生上课

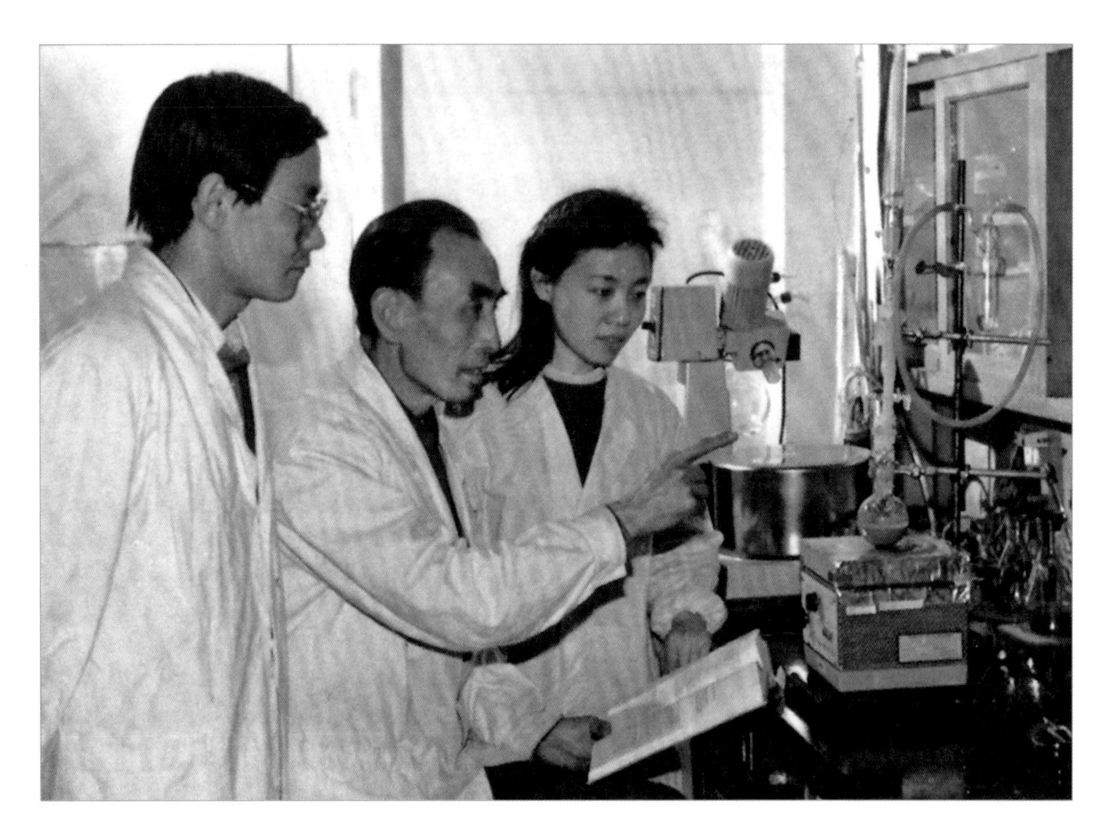

药物研究所赵知中教授指导学生实验

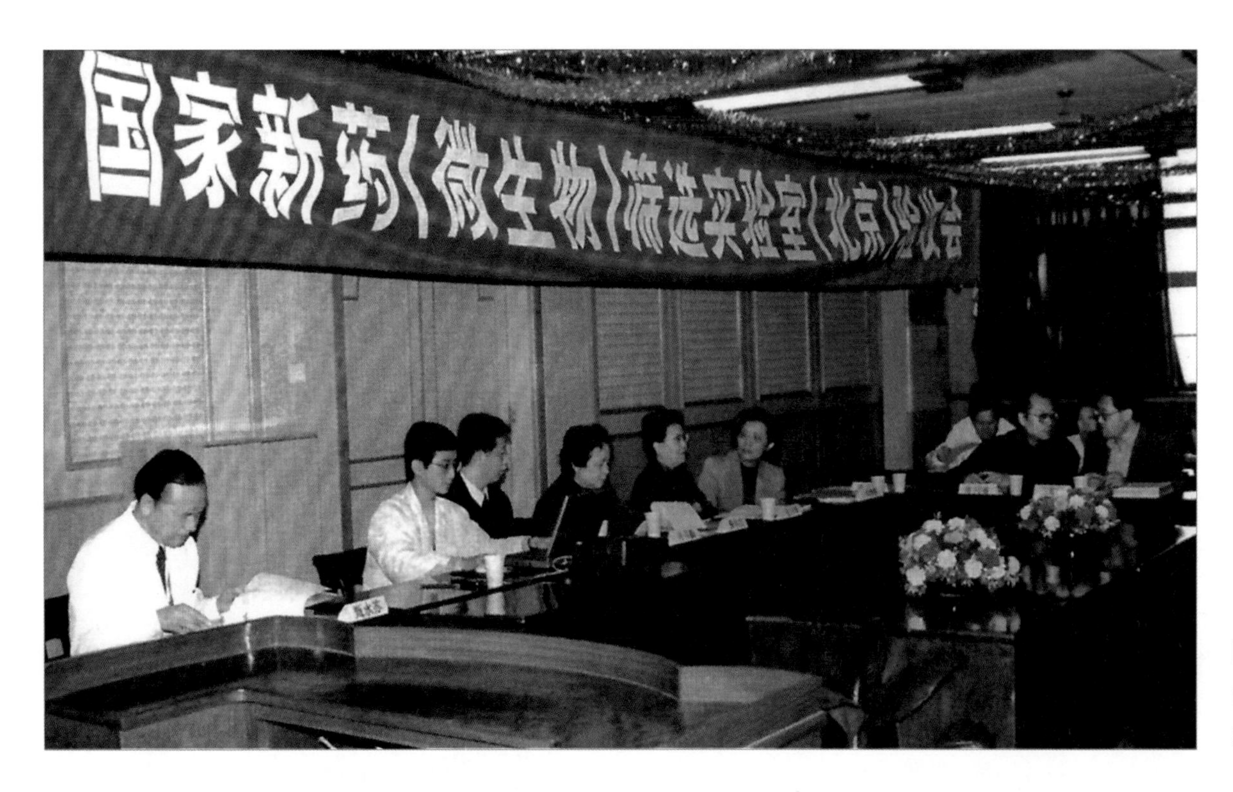

国家新药（微生物）筛选实验室（北京）验收会验收现场

微生物与生化药学

北京协和医学院微生物与生化药学国家级重点学科点建立于2002年，该学科的主要研究方向是微生物来源的防治重大疾病的药物，研究领域涵盖了基因工程、细胞工程、酶工程、微生物代谢工程、生物反应器和传感器、化学与组合化学、药物分子筛选模型、微生物药用资源与信息学、药物基因组学等。该学科点具有先进的科研与教学实验基地，承担多项药学、药理学、生物工程、医药生物技术等教学任务。

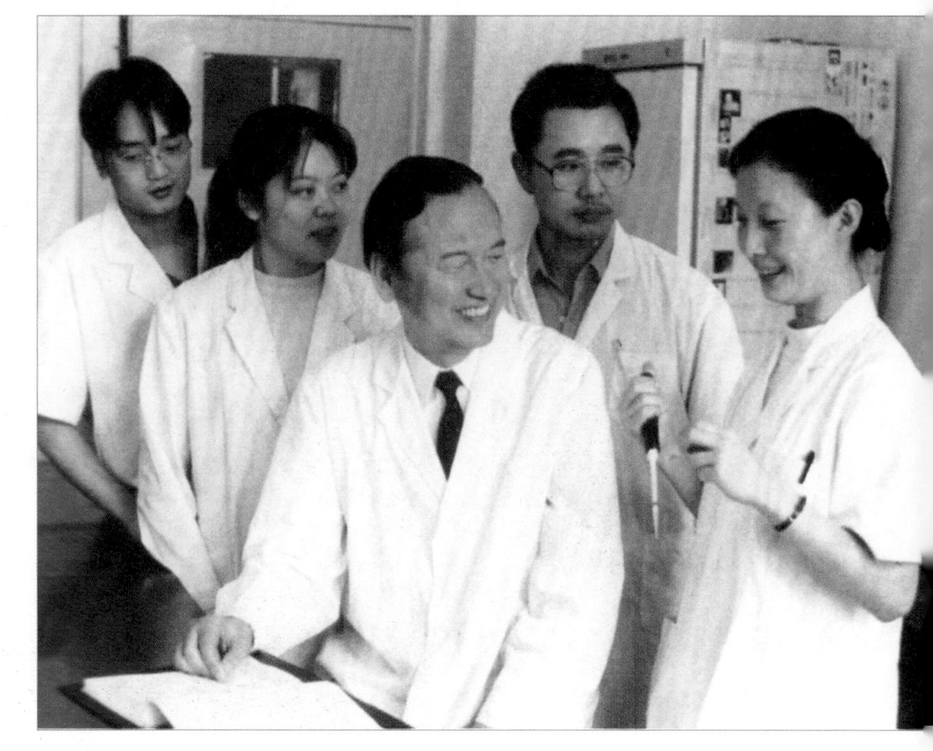

医药生物技术研究所甄永苏教授指导研究生

药理学

北京协和医学院药理学国家级重点学科点建立于1989年，由药物研究所药理室、基础医学院药理室和血液学研究所药理室共同组成。该学科在国内首先开创了许多新的研究领域，如药物代谢研究和受体药理学等，并研制出一大批享誉国内外的新药，如抗肿瘤新药三尖杉酯碱、靛玉红，抗肝炎新药联苯双酯，心脑血管药物和抗病毒药等，多次荣获国内重大奖励和国际奖项。该学科同时承担北京协和医学院的教学任务。

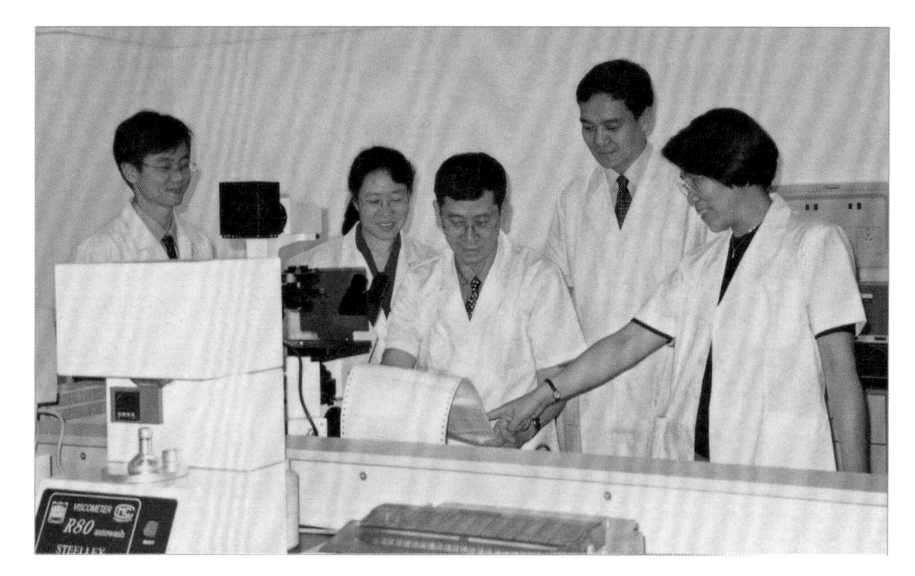

药物研究所王晓良教授和同事在实验室

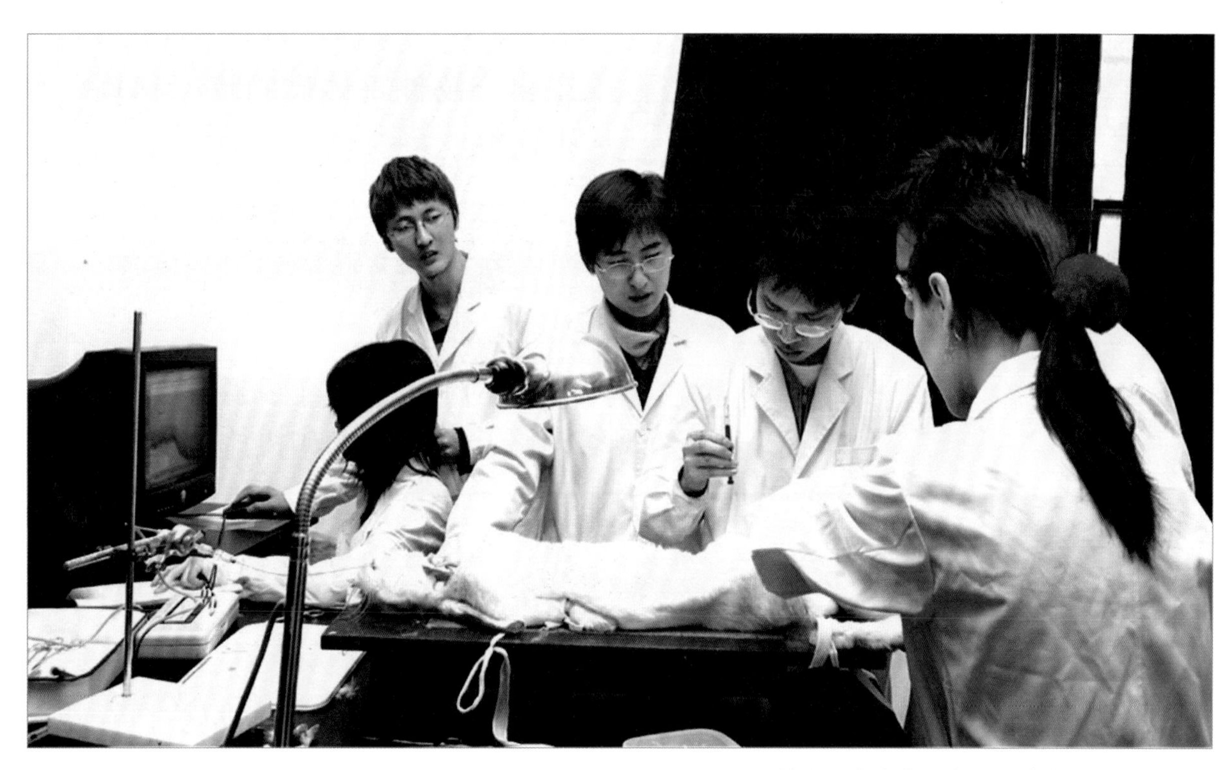

基础医学院药理学系学生在药理实验课上

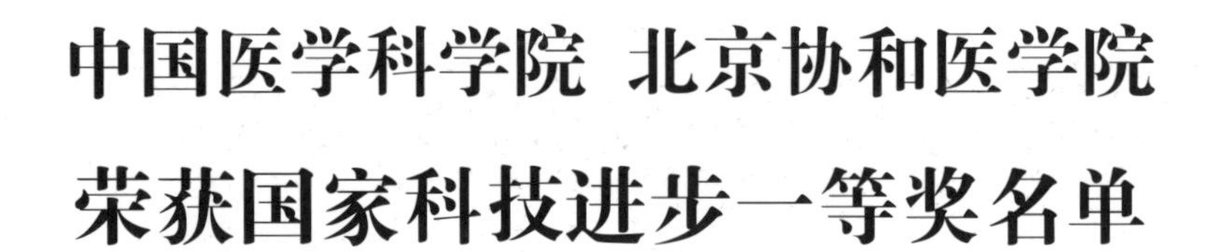

中国医学科学院 北京协和医学院
荣获国家科技进步一等奖名单

获奖时间	获奖等级	成果名称	获奖单位
1985 年	国家科技进步一等奖	绒癌的根治疗法及推广	北京协和医院
1985 年	国家科技进步一等奖	海南粗榧抗癌有效成分的研究	药物研究所
1992 年	国家科技进步一等奖	激素分泌性垂体瘤的临床和基础研究	北京协和医院
1992 年	国家科技进步一等奖	兴奋剂检测方法的研究与实施	药物研究所
2001 年	国家科技进步一等奖	全国控制和基本消灭麻风病的策略、防治技术和措施研究	皮肤病研究所
2013 年	国家科技进步一等奖	食管癌规范化治疗关键技术的研究及应用推广	肿瘤医院
2015 年	国家科技进步一等奖	人工麝香研制及其产业化	药物研究所

重大科技成就

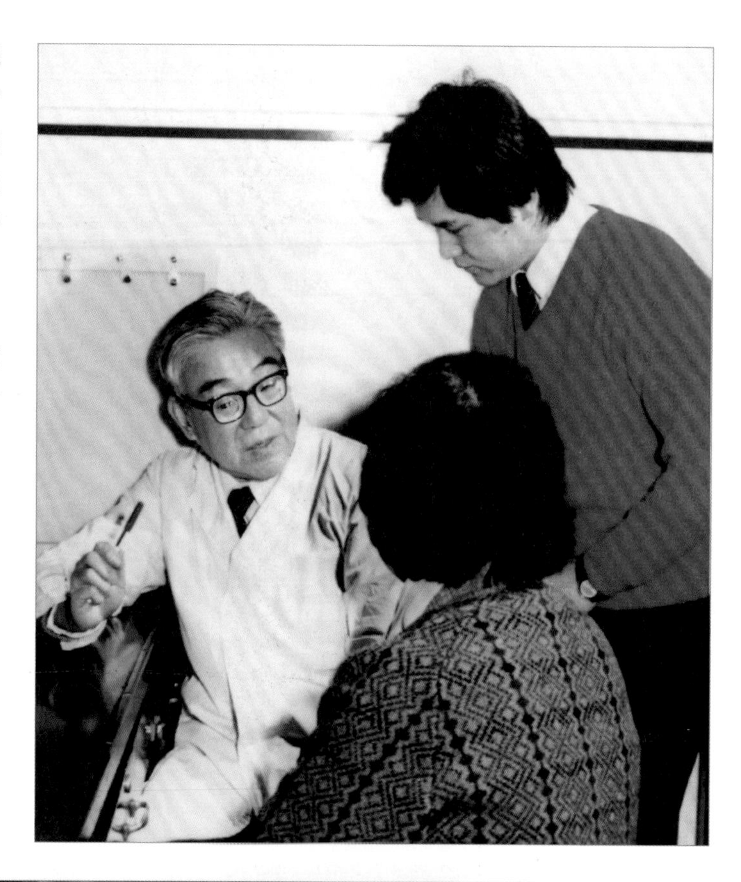
北京协和医院妇产科宋鸿钊院士领衔完成的“绒癌的根治疗法及推广”研究，用化学疗法成功地治愈了绒毛膜上皮癌患者，治愈后的患者不仅可保留子宫，而且可保留生育能力，是中国对世界医学的一大贡献，该成果 1985 年荣获国家科技进步一等奖。图为宋鸿钊院士在诊治病人。

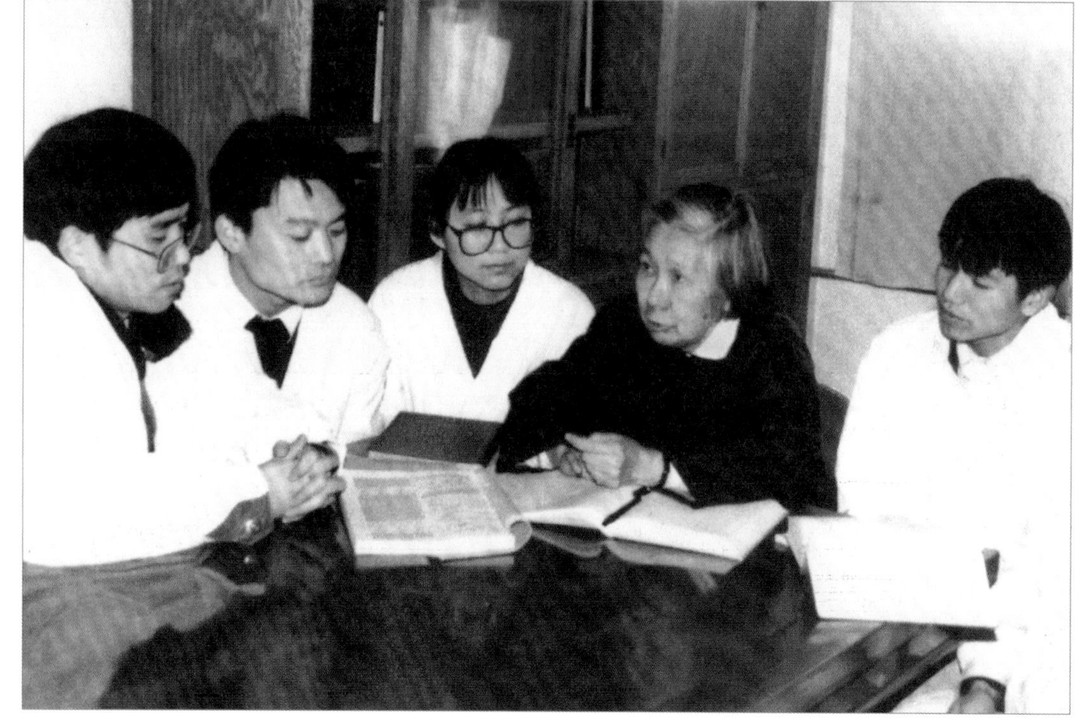
药物研究所薛智、黄量、韩锐等完成的“海南粗榧抗癌有效成分的研究”，在国际上首先完成了有效酯碱的半合成及药理研究，建立了海南粗榧生物碱及三尖杉酯碱的薄层及高效液相色谱分析方法。该成果 1985 年荣获国家科技进步一等奖。图为黄量院士指导研究生。

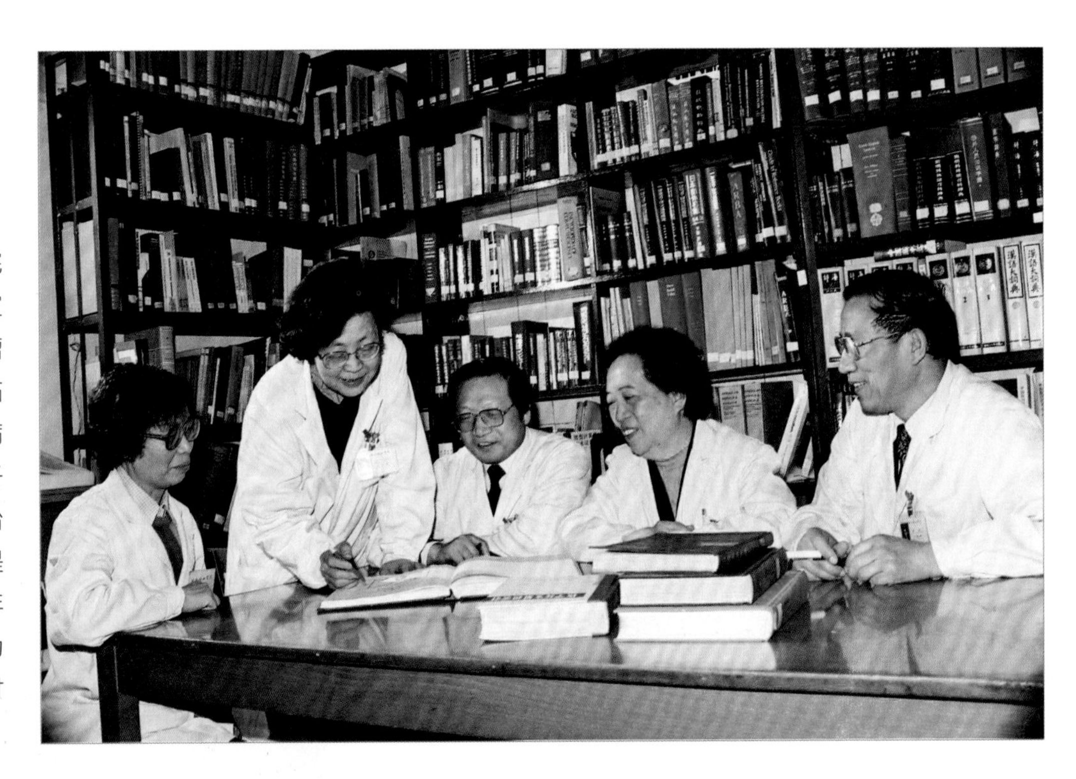

北京协和医院内分泌科史轶蘩院士主持，联合神经科等九个科室共同完成的“激素分泌性垂体瘤的临床和基础研究”项目，在临床研究基础上开展垂体瘤的发病机制研究，从整体、细胞和分子水平进行系统深入的探讨，为治疗方法的选择和垂体瘤的分类提供了理论依据。该成果1992年荣获国家科技进步一等奖。图为史轶蘩院士和研究组成员在研讨工作。

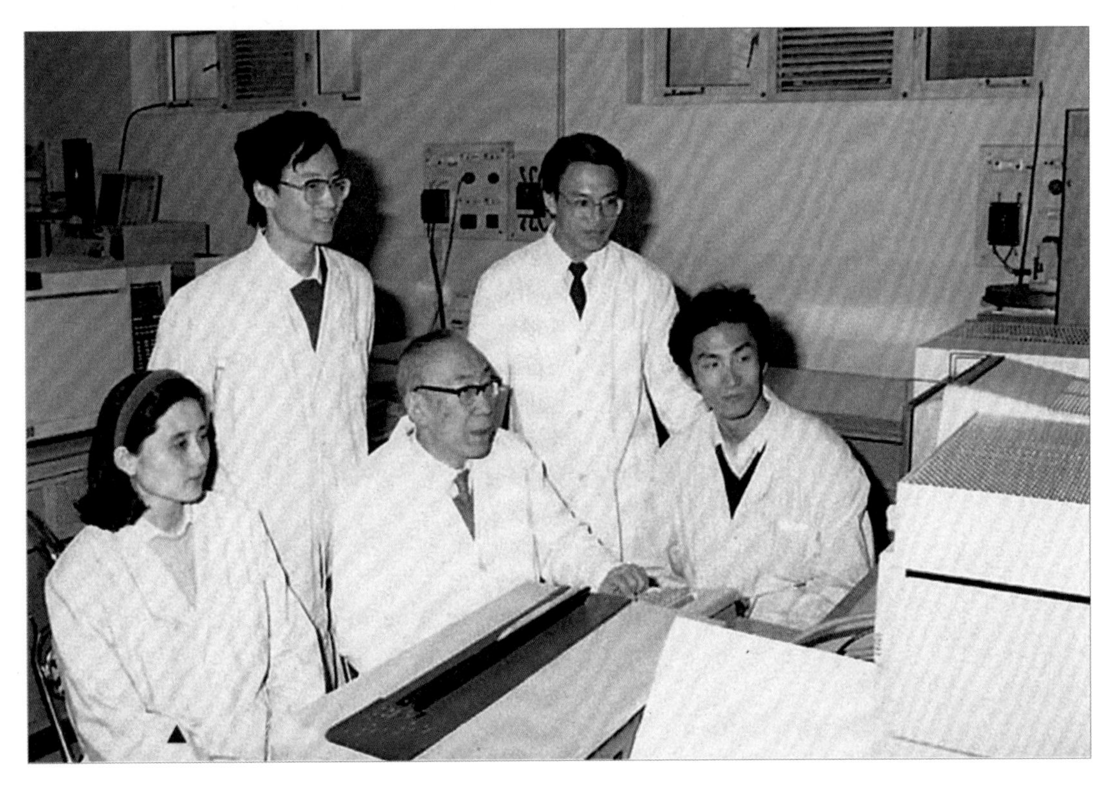

药物研究所周同惠院士负责筹建的中国兴奋剂检测中心，于1990年作为主办国，独立、圆满地完成了第11届亚洲运动会的兴奋剂检测任务，为国家节省了大量外汇，争得了荣誉。1992年由周同惠院士主持完成的“兴奋剂检测方法的研究与实施”项目，荣获国家科技进步一等奖。图为周同惠院士指导实验。

第十五届国际麻风大会
The 15th International Leprosy Congress
Sept. 7-12, 1998
Beijing, China
先进集体

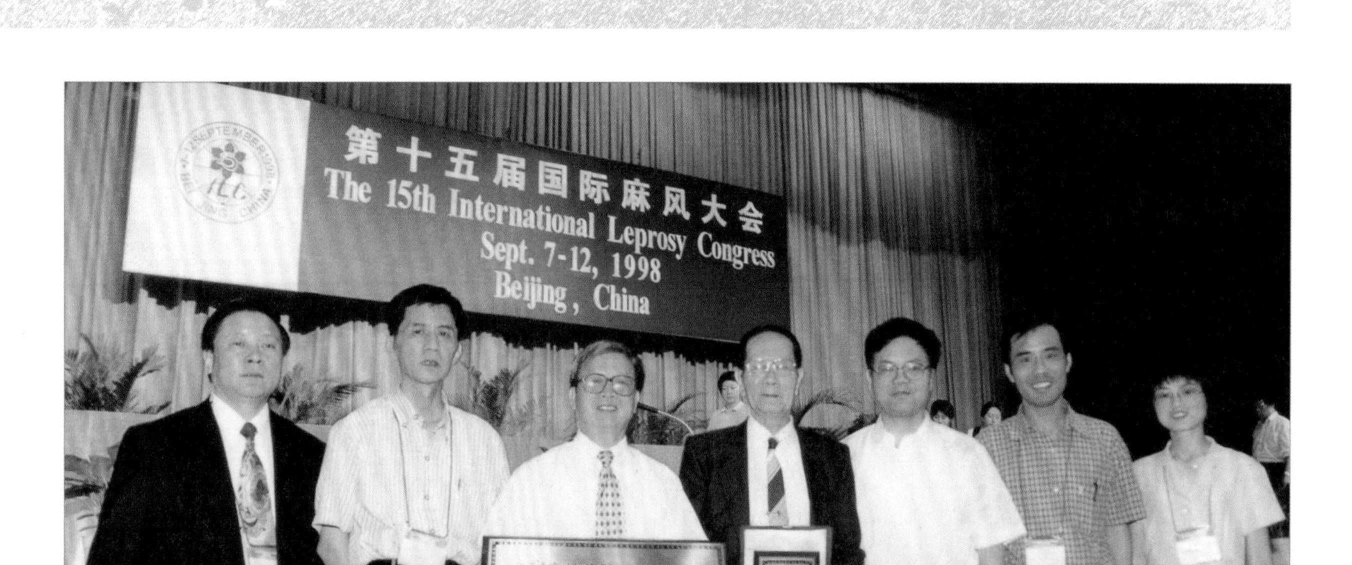

经过几代麻风防治工作者的不懈努力，1999 年我国 98.6% 的县市达到消除麻风的目标（患病率 <1/10 万），90% 的县市已经实现基本消灭麻风的目标（患病率 <0.1/10 万），成为发展中国家实现消除和基本消灭麻风的范例。2001 年，皮研所“全国控制和基本消灭麻风病的策略、防治技术和措施研究”荣获国家科技进步一等奖。图为在第十五届国际麻风病大会及全国麻风防治工作会议上，皮肤病研究所荣获全国麻风防治工作先进集体称号。

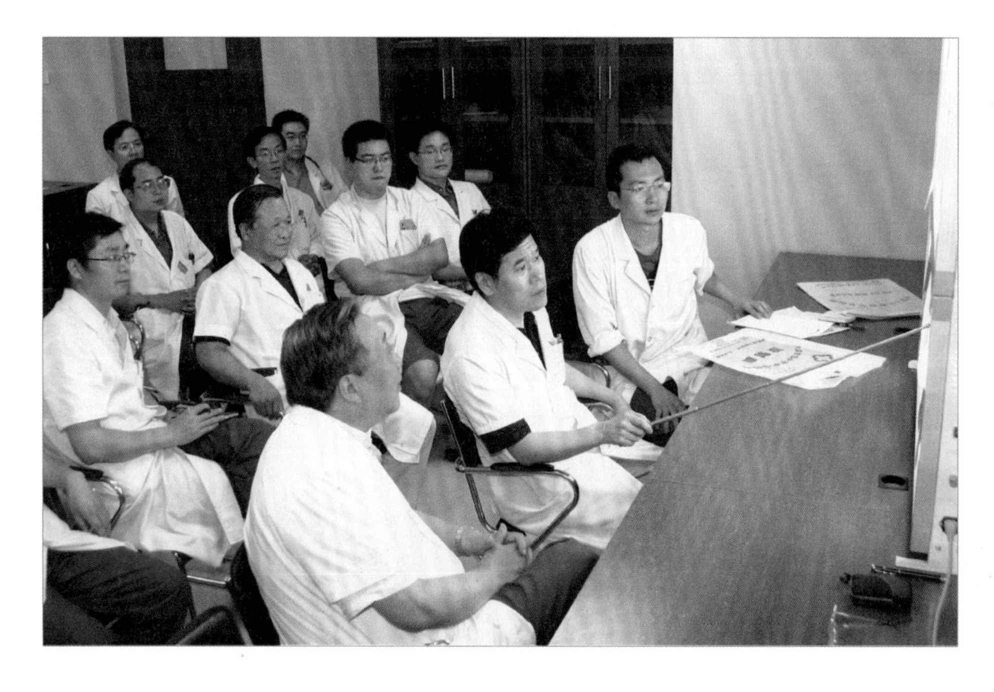

肿瘤医院赫捷院士牵头多学科研究团队完成的“食管癌规范化治疗关键技术的研究及应用推广”项目，对食管癌发病规律和诊治技术进行了系统研究，在国际国内率先建立和应用了多项规范化治疗的关键技术，推动了我国食管癌诊治技术水平的整体提高。该成果 2013 年荣获国家科技进步一等奖。图为赫捷院士与科室同事集体讨论病例。

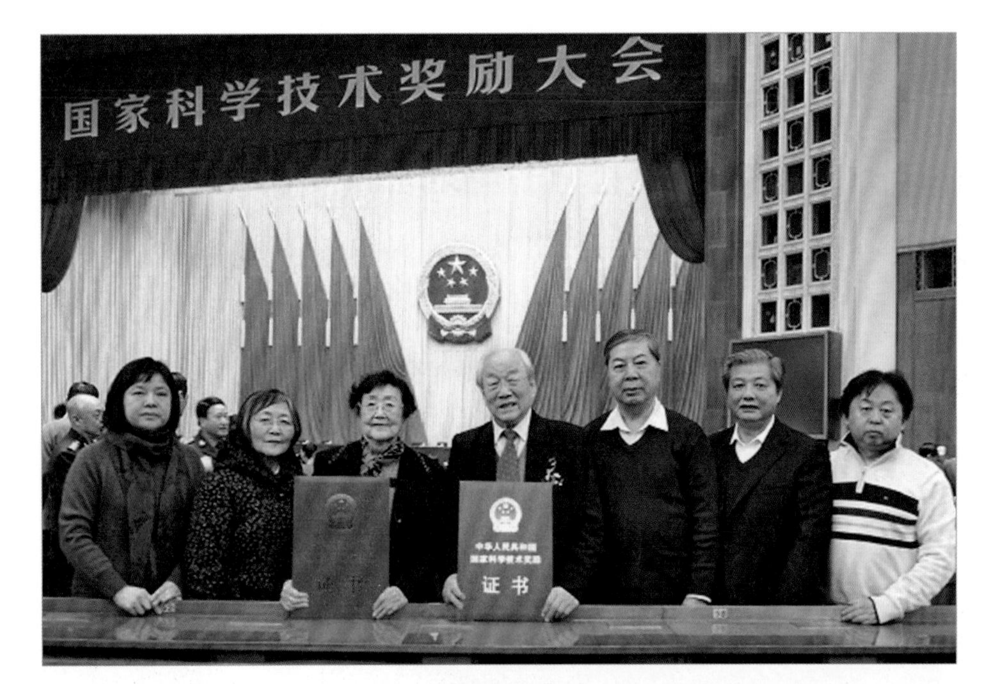

药物研究所于德泉院士主持完成的“人工麝香研制及其产业化”项目，针对我国珍稀中药材麝香资源受到严重破坏，药源紧缺的局面，以仿生学为思路，历经近 40 年的潜心研究，设计出独特的配制处方，在国内外首次研制成功了人工麝香，并实现了产业化，取得了极其显著的社会效益、经济效益和生态效益。该项目 2015 年荣获国家科技进步一等奖。图为于德泉院士与课题组同事参加国家科学技术奖励大会。

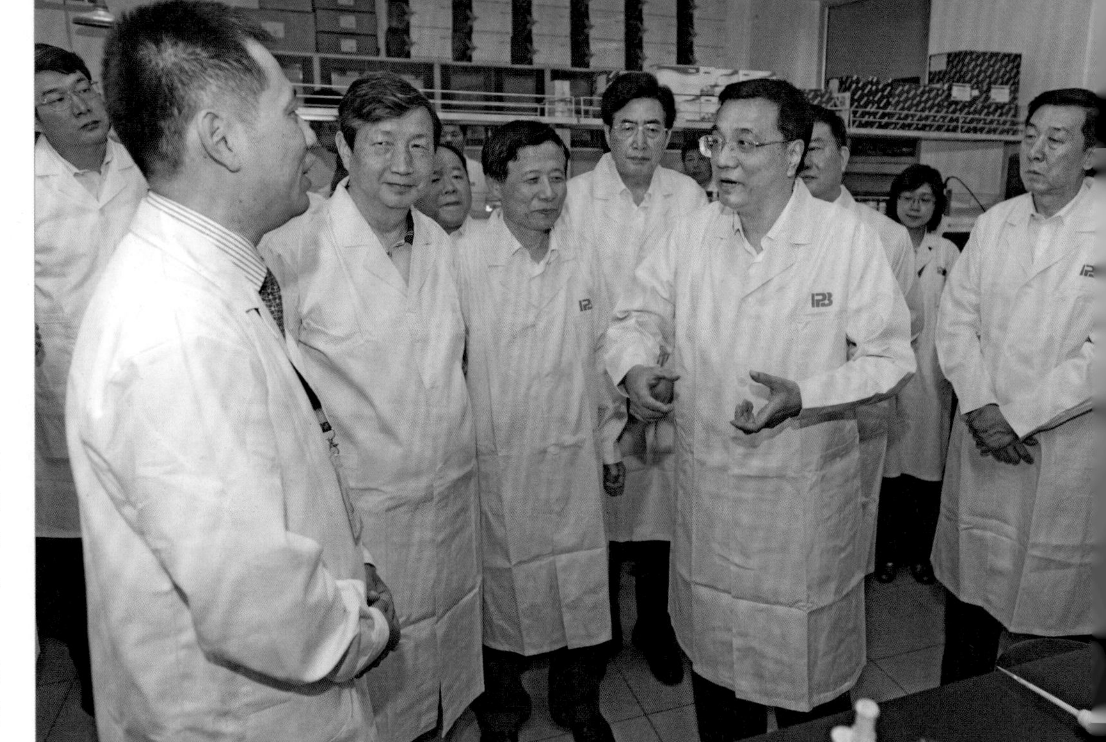

病原生物学研究所参与完成的“我国首次对甲型 H1N1 流感大流行有效防控及集成创新性研究”2014 年荣获国家科技进步一等奖。图为 2009 年 5 月 29 日，李克强副总理一行莅临病原生物学研究所考察甲型 H1N1 流感病毒科技支撑工作。

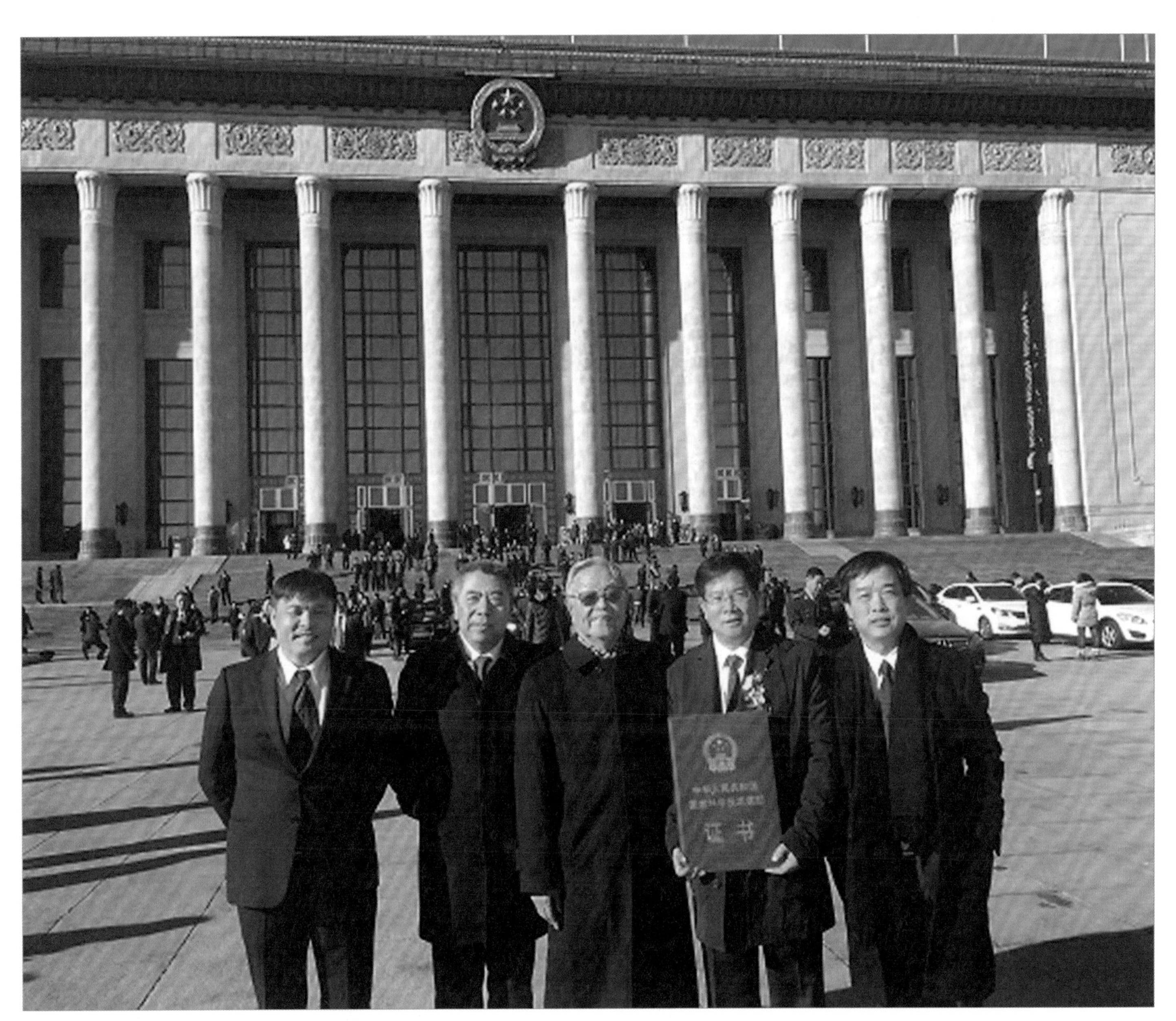

肿瘤医院石远凯教授、孙燕院士等参与完成的“小分子靶向抗癌药开发研究、产业化和推广应用”项目，2015年荣获国家科技进步一等奖。“盐酸埃克替尼”药物的开发研究，开启了中国抗癌药研究的新纪元，堪称国际肿瘤领域的里程碑。该药上市后，打破了进口药在该领域的垄断，显著降低了治疗费用，惠及民生。图为石远凯教授、孙燕院士与课题组同事在人民大会堂前合影。

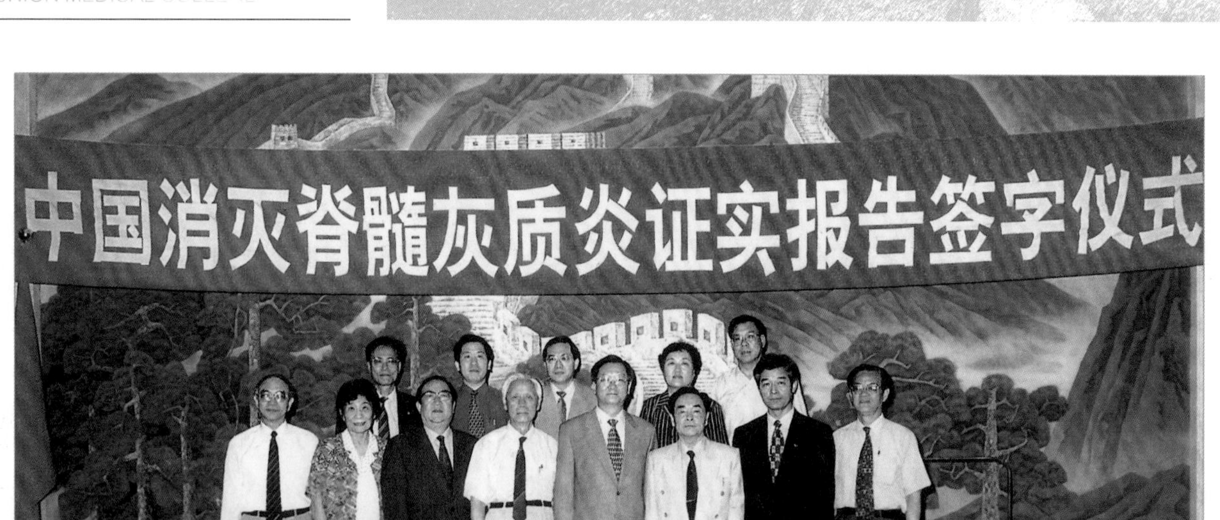

2000 年 7 月，经世界卫生组织认证，从 1994 年 10 月起中国已无由本土脊髓灰质炎野病毒引起的脊髓灰质炎病例，达到了无脊髓灰质炎的目标。

基础医学院罗会元教授主持完成的“中国人经典型苯丙酮尿症突变基因的鉴定与产前诊断”项目，在中国最早建立了苯丙酮尿症（PKU）基因诊断技术体系，发现 PAH 基因的多种致病突变，初步建立了中国人 PKU 的 PAH 基因突变谱，完成大量 PKU 病例的基因诊断和产前诊断。该项目 2000 年荣获国家科技进步二等奖。

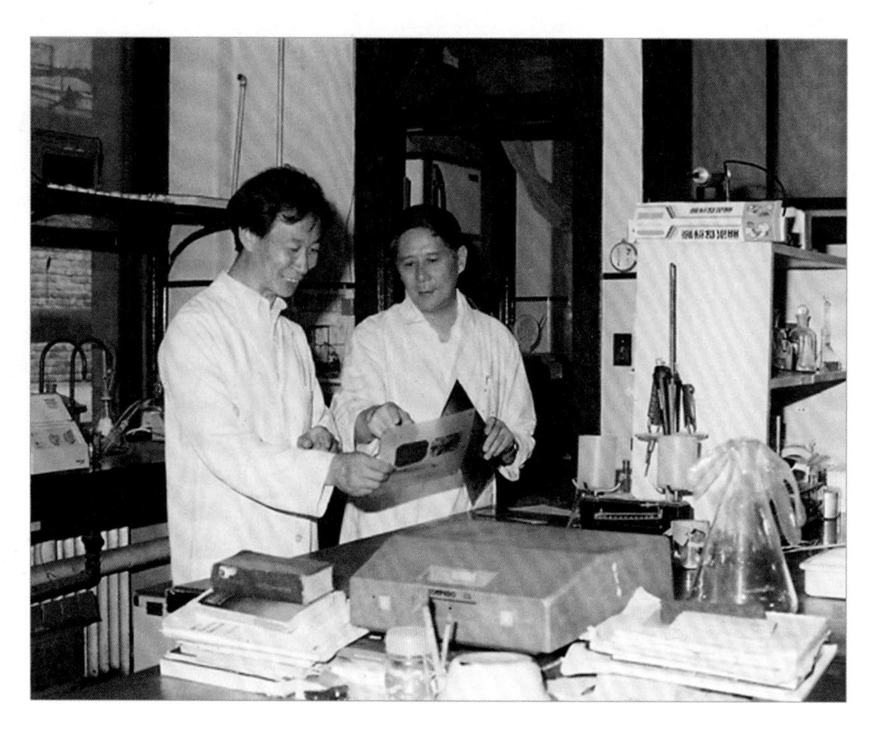

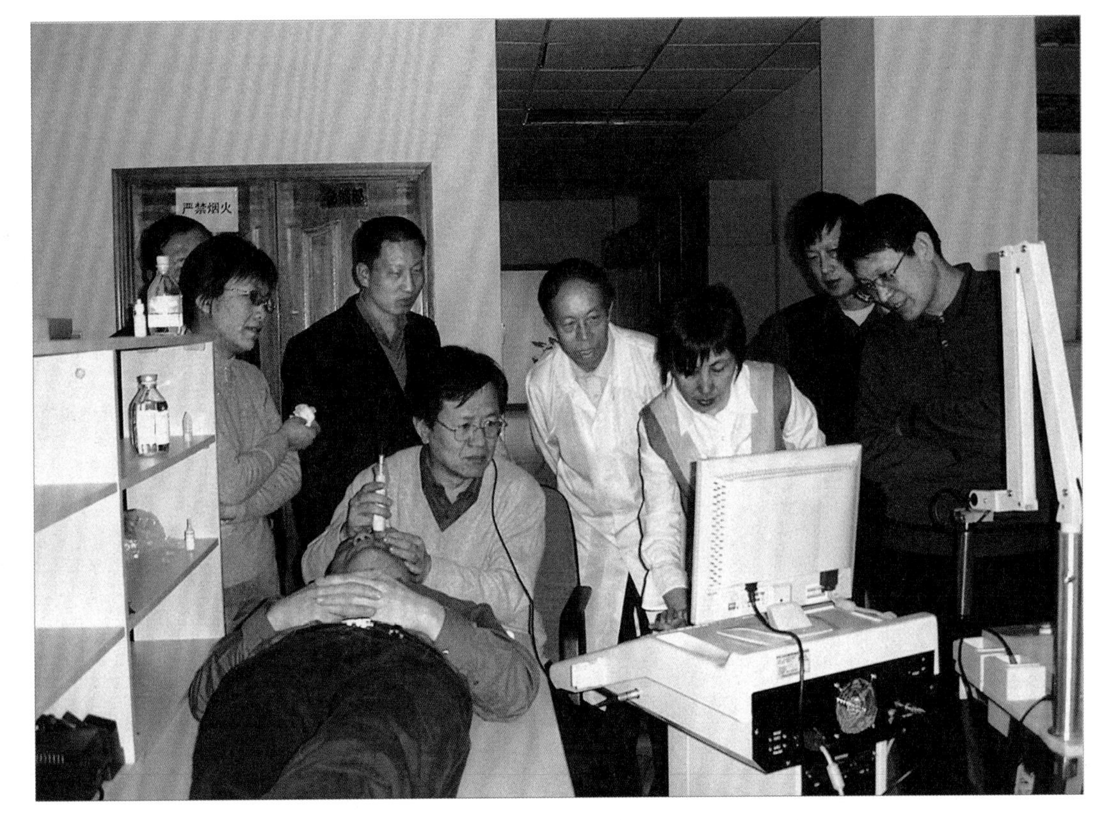

生物医学工程研究所研究员王延群研制的“BME-200眼科超声波诊断仪”，能够较明确地诊断玻璃体浑浊、视神经狭窄、萎缩炎症和球内异物及眼眶肿瘤等，在许多医院发挥着重要的作用。该项目2000年荣获国家科技进步二等奖。

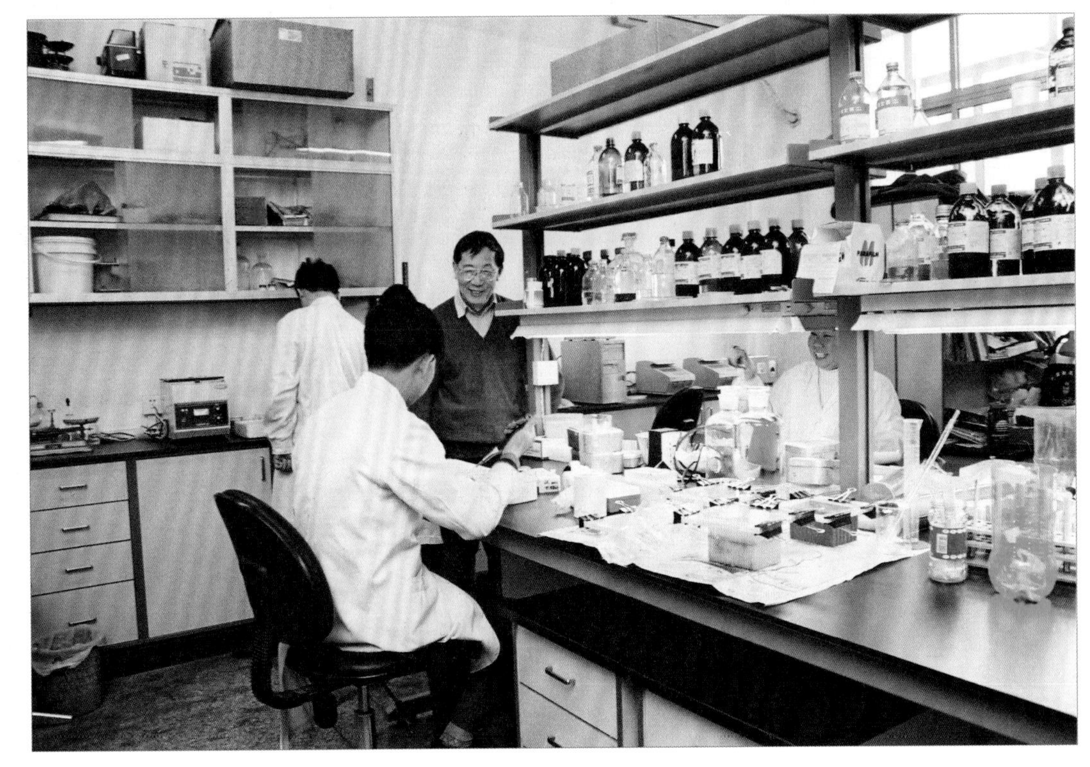

基础医学院沈岩教授主持完成的“遗传性乳光牙本质致病基因的研究”项目，在国际上首次发现牙齿涎磷蛋白基因突变导致遗传性乳光牙本质，该项目2002年荣获国家自然科学二等奖。

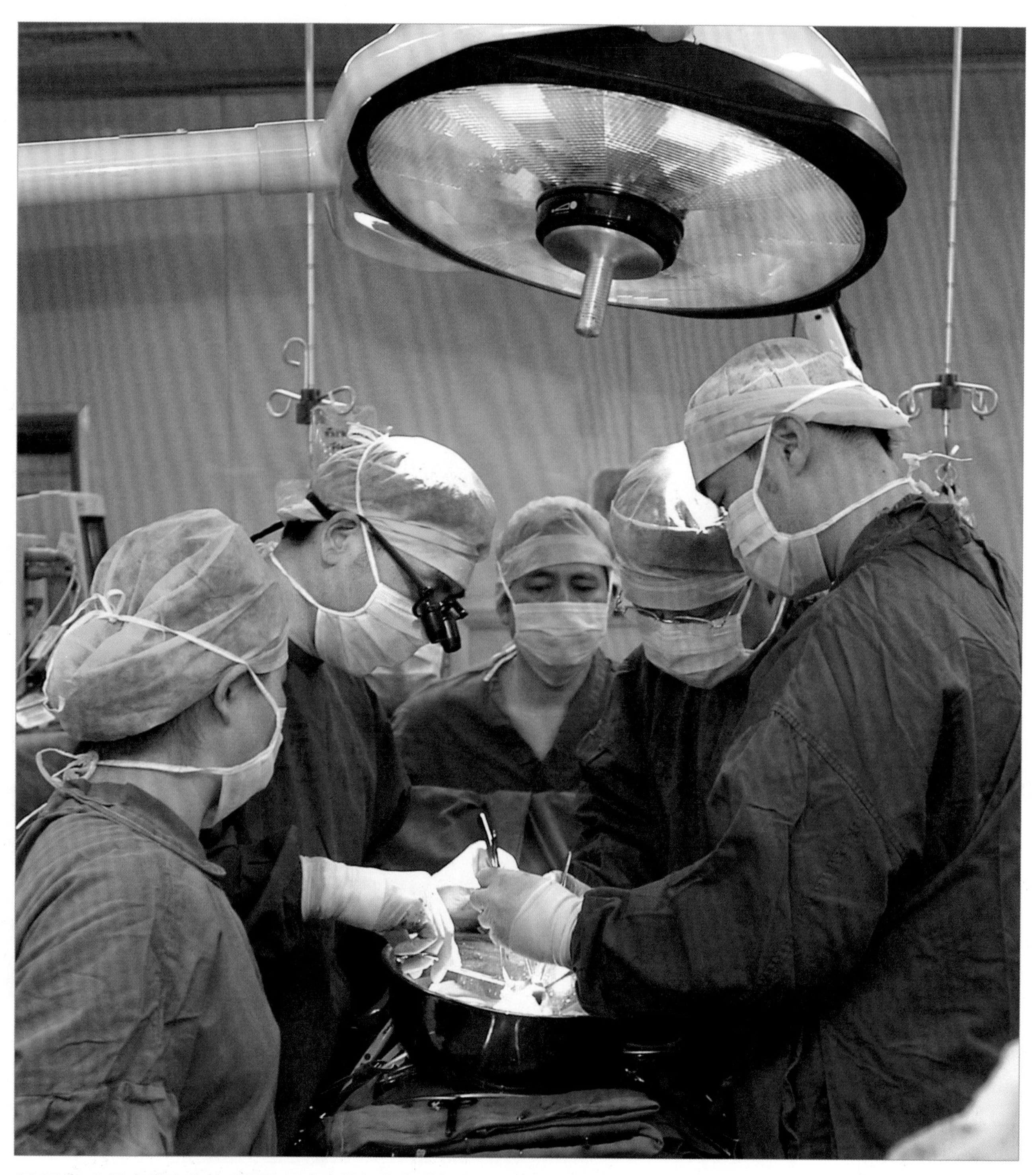

2005 年 3 月阜外心血管病医院胡盛寿教授施行首例心脏移植手术成功

北京协和医院骨科邱贵兴教授主持完成的“特发性脊柱侧凸的系列研究及临床应用”项目，建立了国际上最大的数据库特发性脊柱侧凸(IS)，于2002年开创性地提出了IS的PUMC(协和)分型系统。现已在国内脊柱侧凸治疗较多的医院内广泛应用，并逐步向世界范围推广。该项目2005年荣获国家科技进步二等奖。

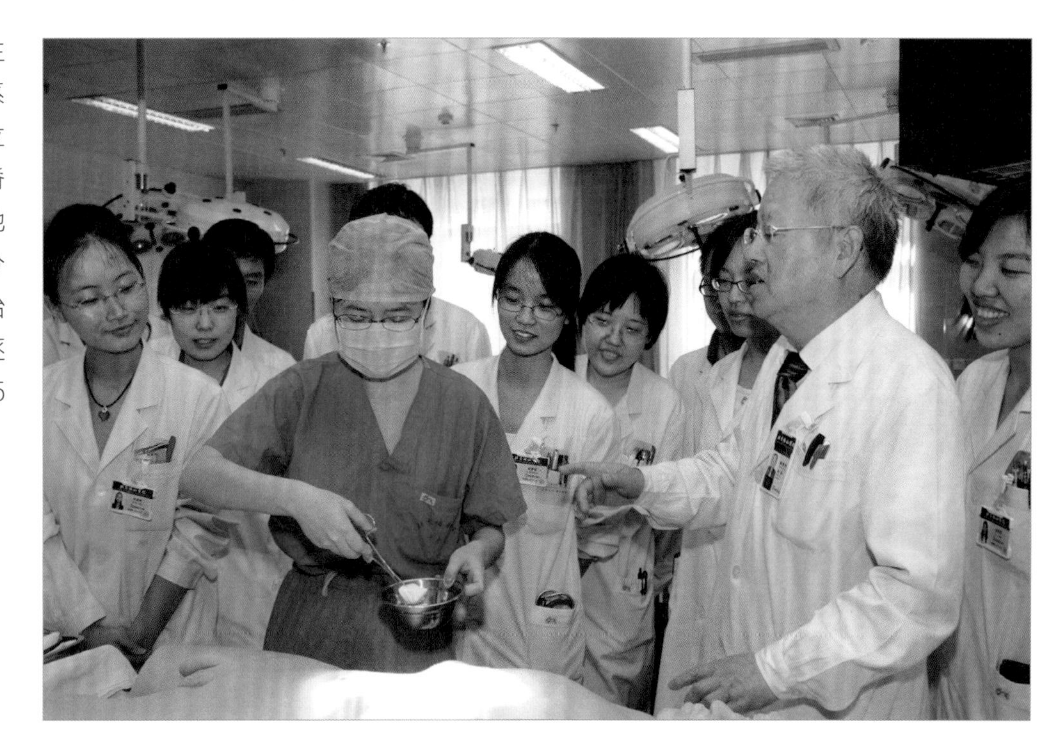

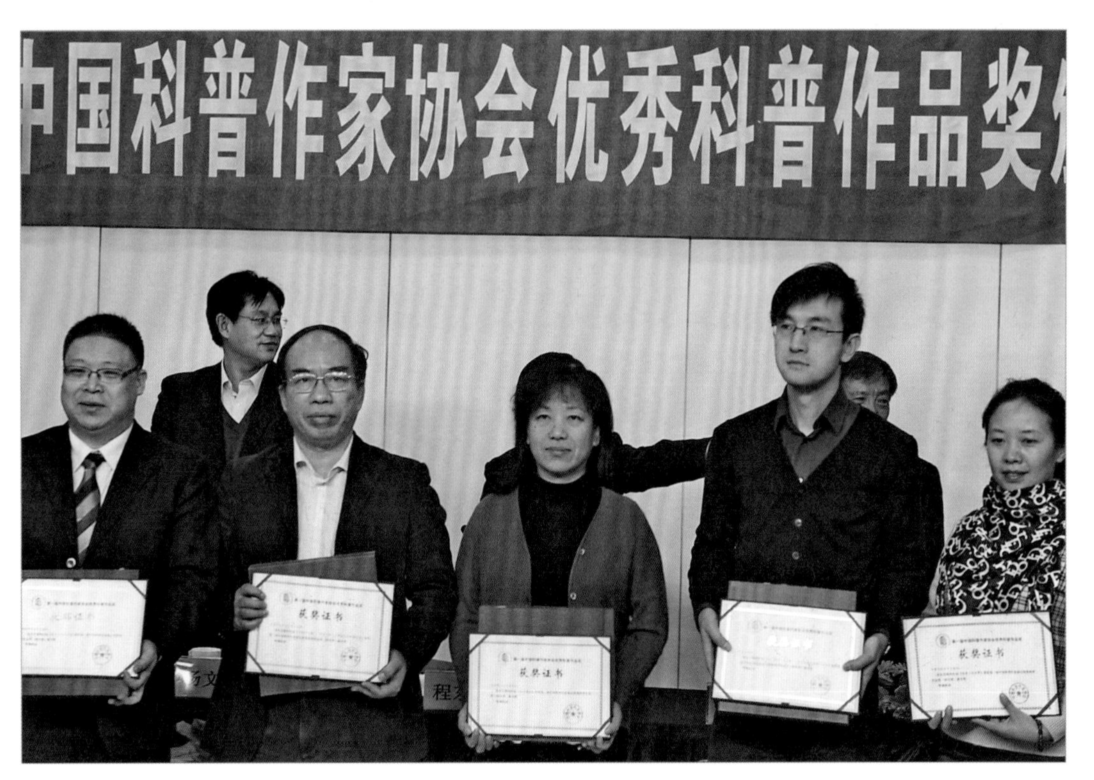

中国协和医科大学出版社出版的《协和医生答疑丛书》，由北京协和医院专家编写，该书以其对新知识的理解、新技术的运用，对临床疑难问题的清晰思路和娴熟处理技巧，通过答疑形式，涵盖患者及家属可能面临的问题，认真细致解答难点疑点以及突出问题的解决，是协和整体学术水平和厚重实践经验的集大成者。该项目2006年荣获国家科技进步二等奖。

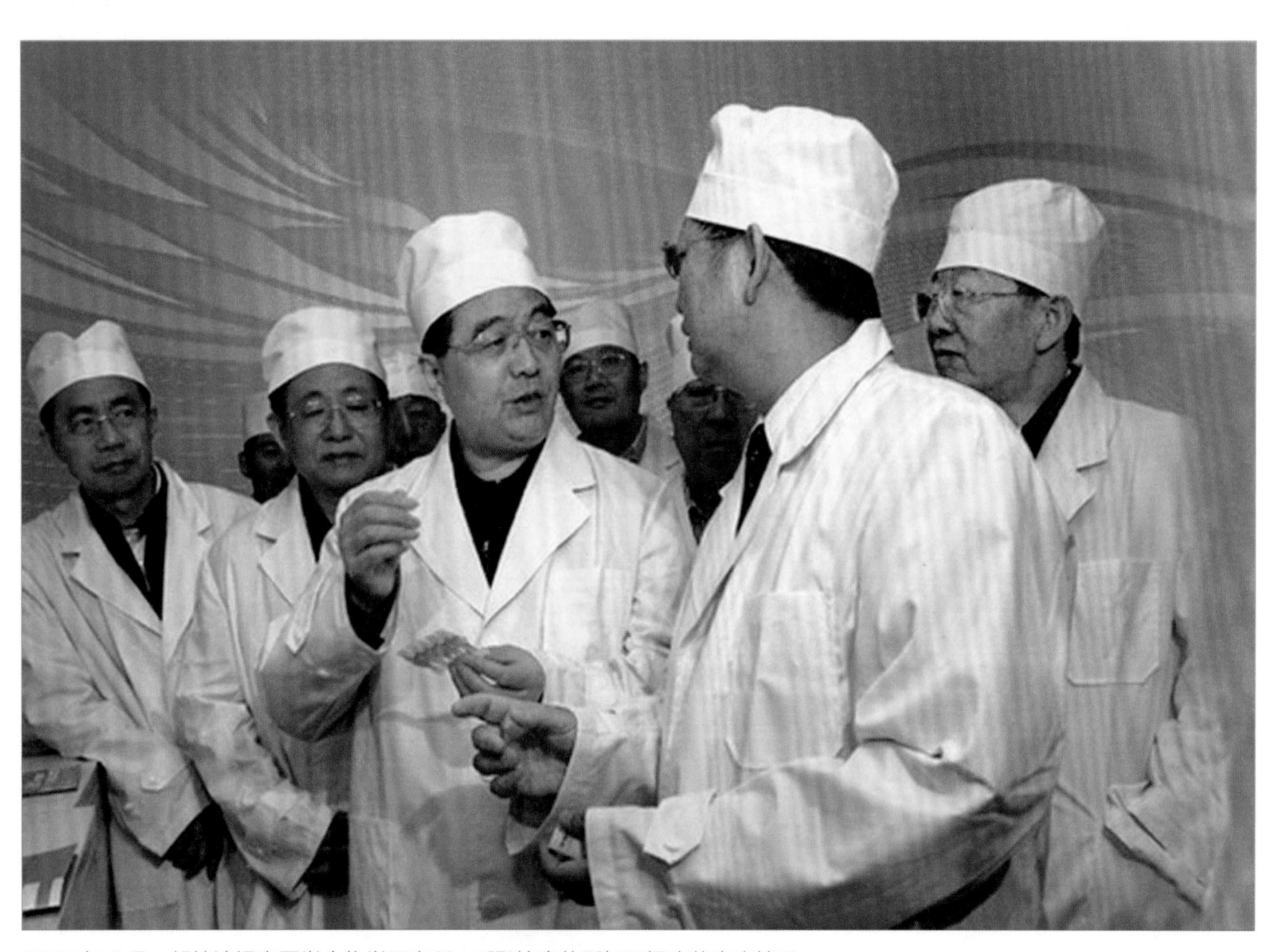

2006 年 5 月，胡锦涛视察医学生物学研究所，听取褚嘉佑所长汇报疫苗生产情况。

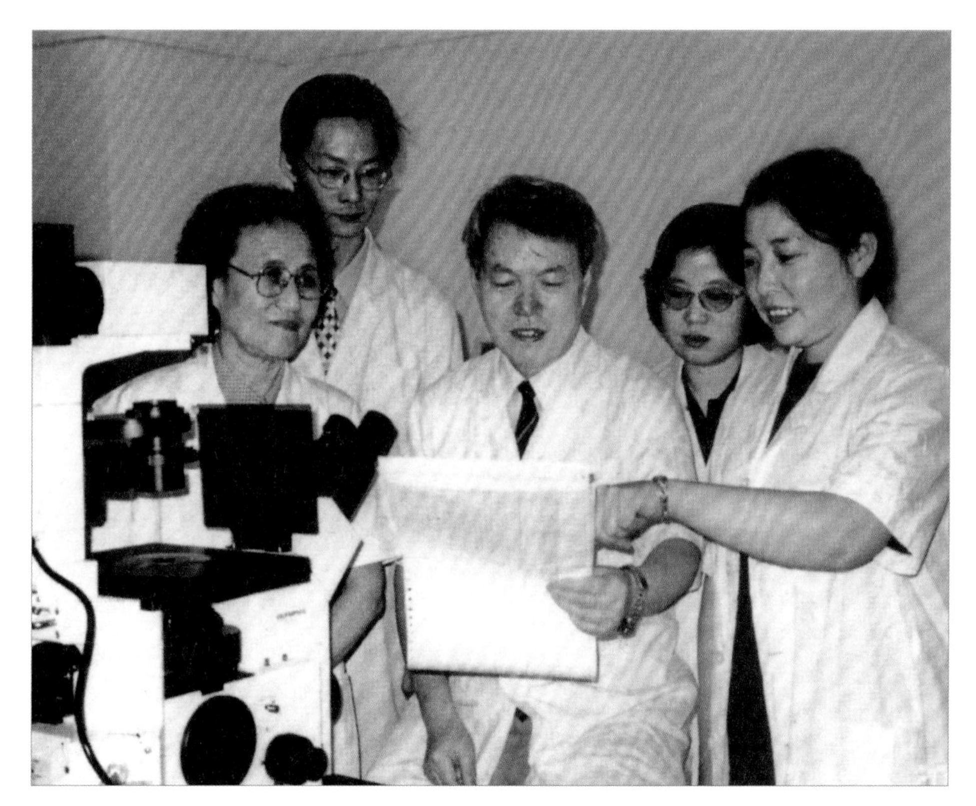

药物研究所刘耕陶教授主持完成的国家一类抗肝炎药双环醇是中国第一个拥有自主知识产权的抗肝炎新药。该药成功地实现了科研成果产业化，已产生重大的社会效益和经济效益。该成果 2007 年荣获国家科技进步二等奖。

胰腺癌概述
近年来其发病率有明显增加的趋势
早期诊断率低 中晚期手术切除率低

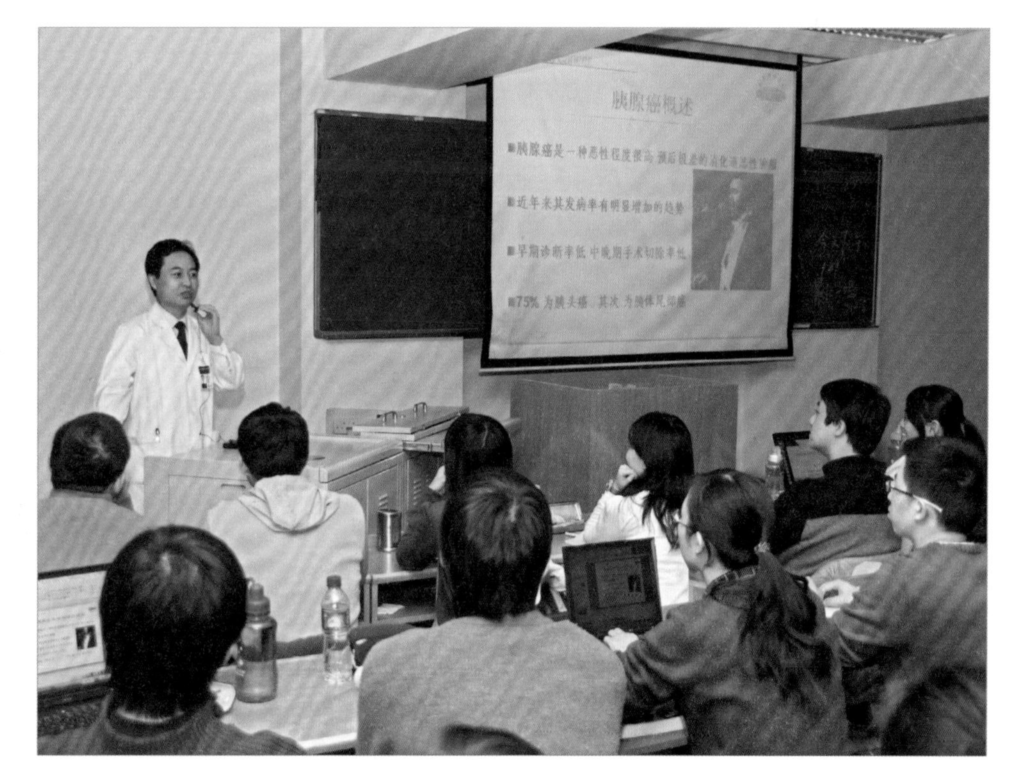

北京协和医院赵玉沛教授主持完成的“胰腺癌综合诊治方案的基础研究与临床应用”项目，采用免疫蛋白质组学技术，发现了一些新的人胰腺癌相关肿瘤标记物，为实现胰腺癌的早期诊断，提供了基础理论和技术平台；在临床应用方面，率先提出了“胰腺癌高危人群”和“胰腺癌诊治绿色通道”的概念，制订了“胰腺癌诊治流程”和“术前可切除性评估系统”。该项目 2008 年荣获国家科技进步二等奖。

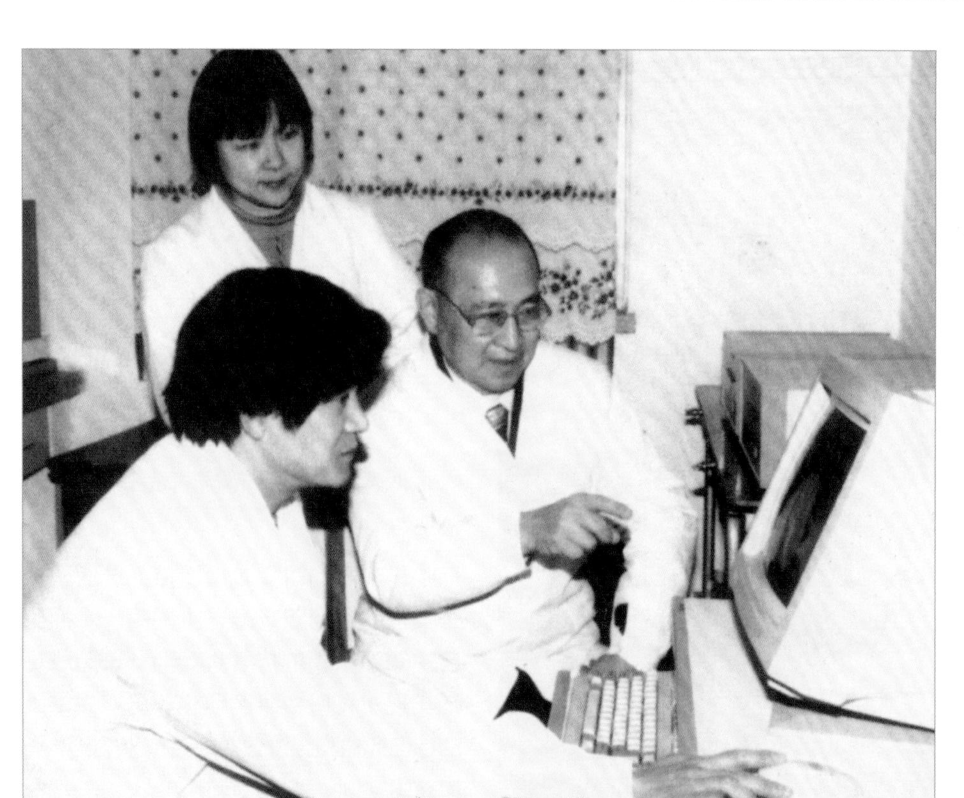

药用植物研究所肖培根教授主持完成的“中国药用植物种质资源迁地保护与利用”项目，建立了我国药用植物种质资源迁地、离体保护技术体系，在我国热带、亚热带和温带地区，建立了全世界规模最大的药用植物种质迁地保护专业平台，建立运行了中国第一座国家药用植物种质资源库。该项目2009年荣获国家科技进步二等奖。

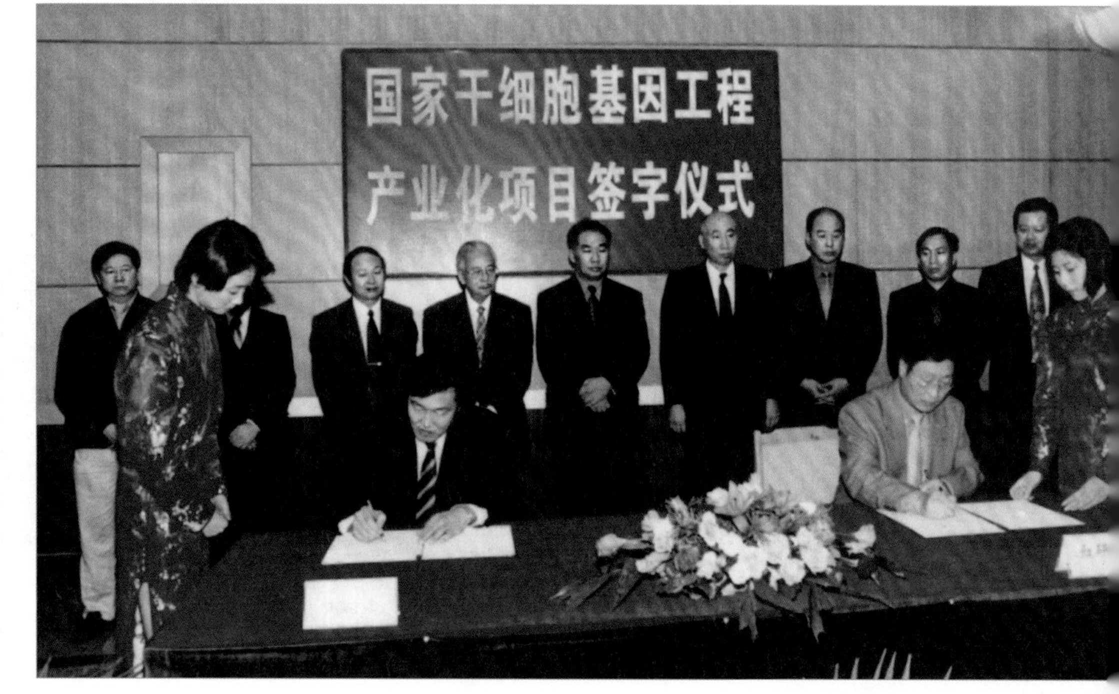

血液学研究所韩忠朝教授主持完成的“血液干细胞技术及其应用研究”，通过研究不同干细胞的特性，建立关键工程技术，在血液和脐带干细胞的应用基础研究、产业工程技术和临床应用三方面均取得成效。该成果2009年荣获国家科技进步二等奖。图为血液病医院国家干细胞基因工程产业化项目签字仪式。

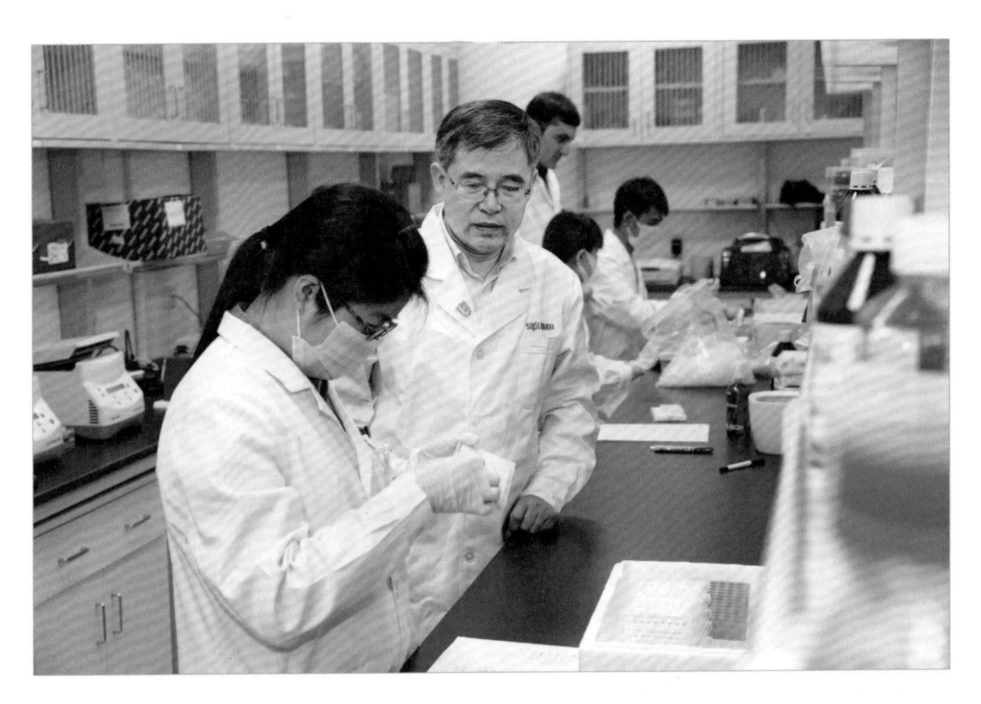

北京协和医学院基础学院张学教授主持完成的“遗传病致病基因和致病基因组重排的新发现”项目，可为基因诊断、携带者筛查和产前诊断，提供理论依据和技术手段，能直接转化为出生缺陷防治的实际应用，有效防止严重致愚、致残和致死性遗传病患儿出生。该项目 2014 年荣获国家自然科学二等奖。

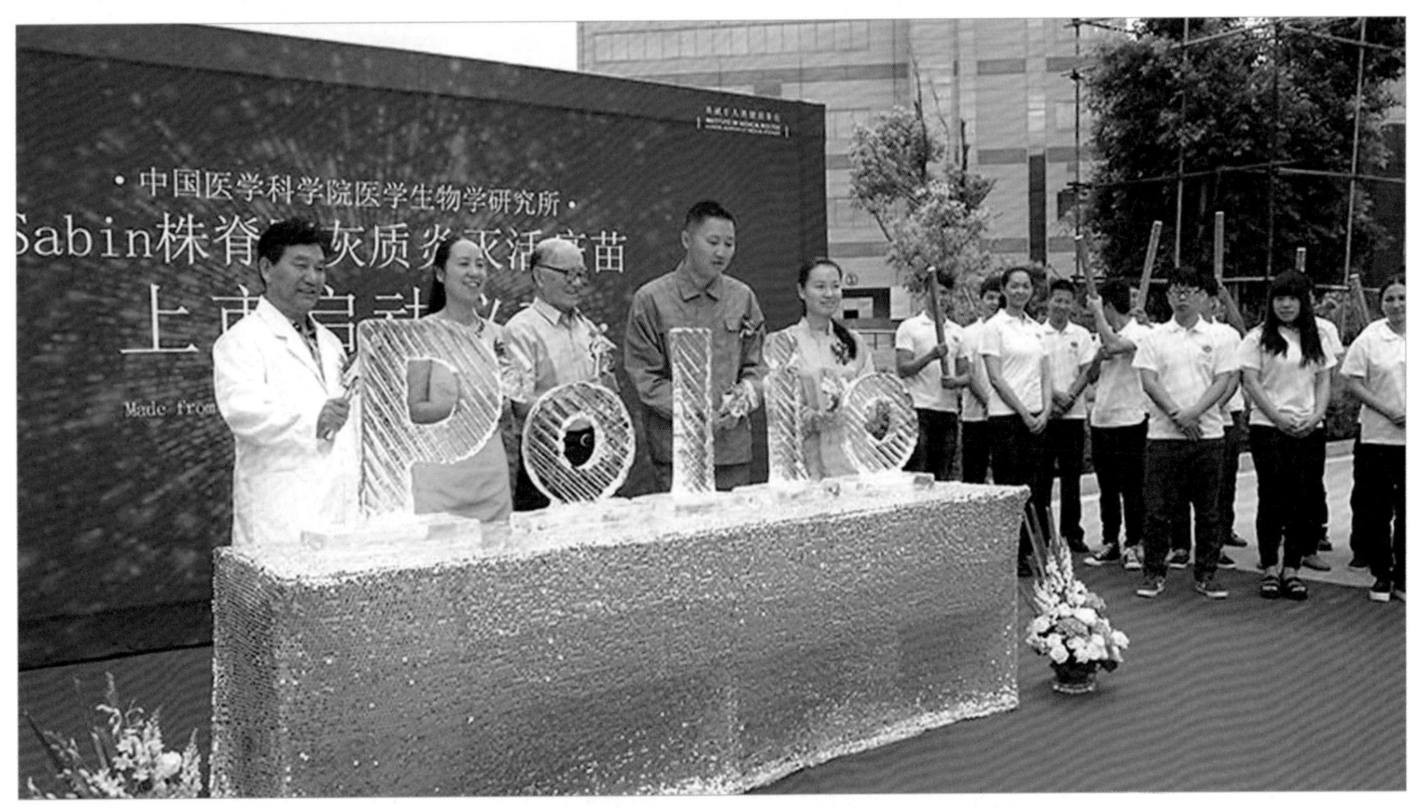

2015 年 6 月 30 日，医学生物学研究所全球首个 Sabin 株脊髓灰质炎灭活疫苗新产品上市，该疫苗是我国拥有完全自主知识产权的“中国创造”新疫苗。

协作共建

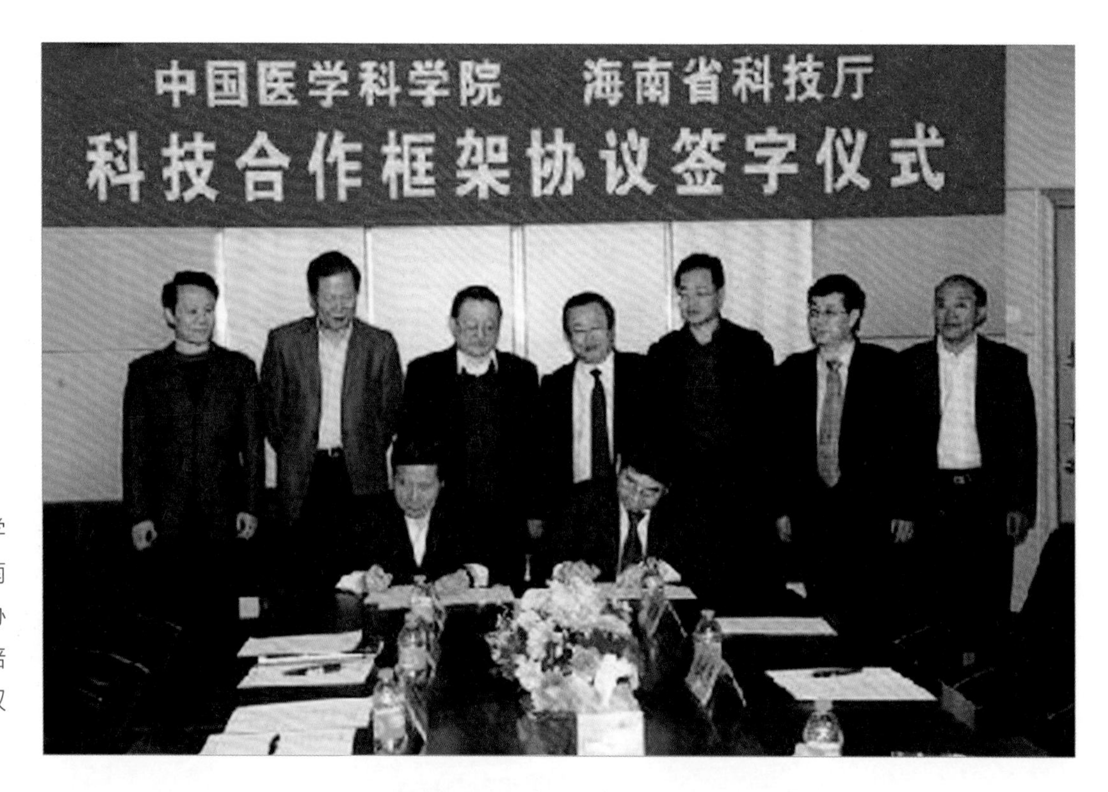

2011年3月9日，中国医学科学院北京协和医学院与海南省科技厅举行科技合作框架协议签字仪式在京举行。刘德培院校长和王路厅长分别代表双方在协议上签字。

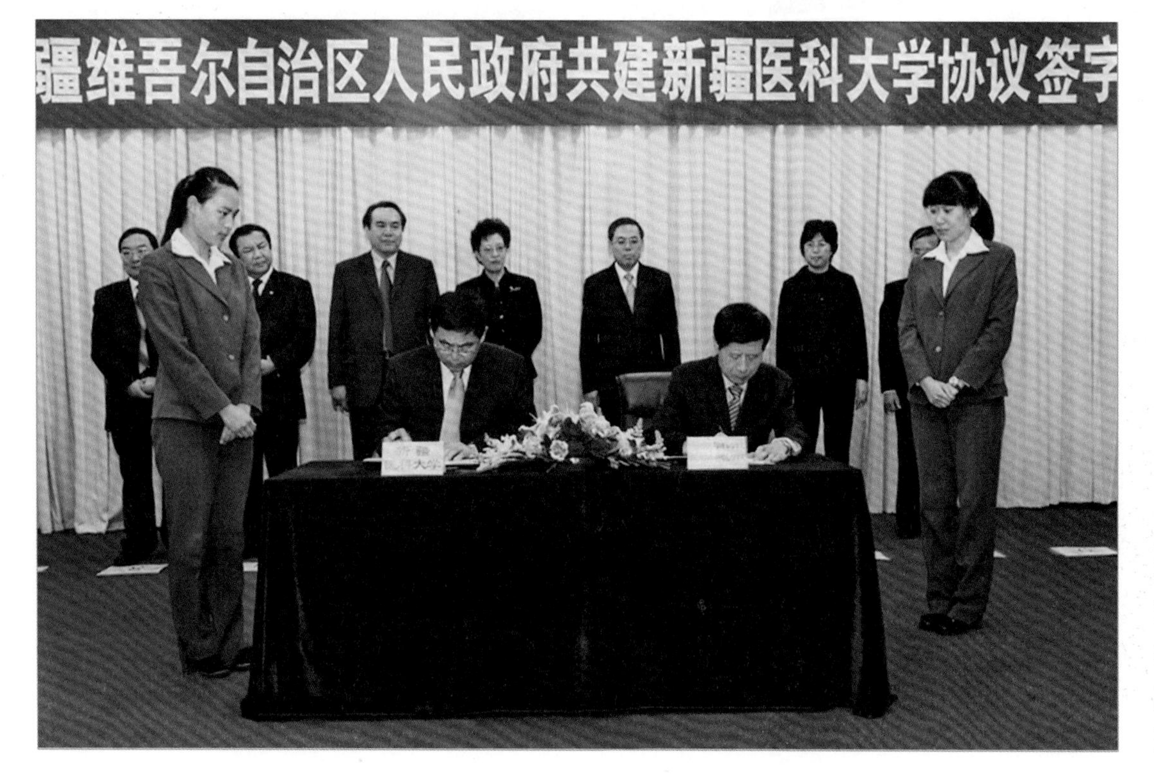

2011年11月4日，中国医学科学院北京协和医学院院校长刘德培和新疆医科大学党委书记李斌共同签署《对口支援协议书》

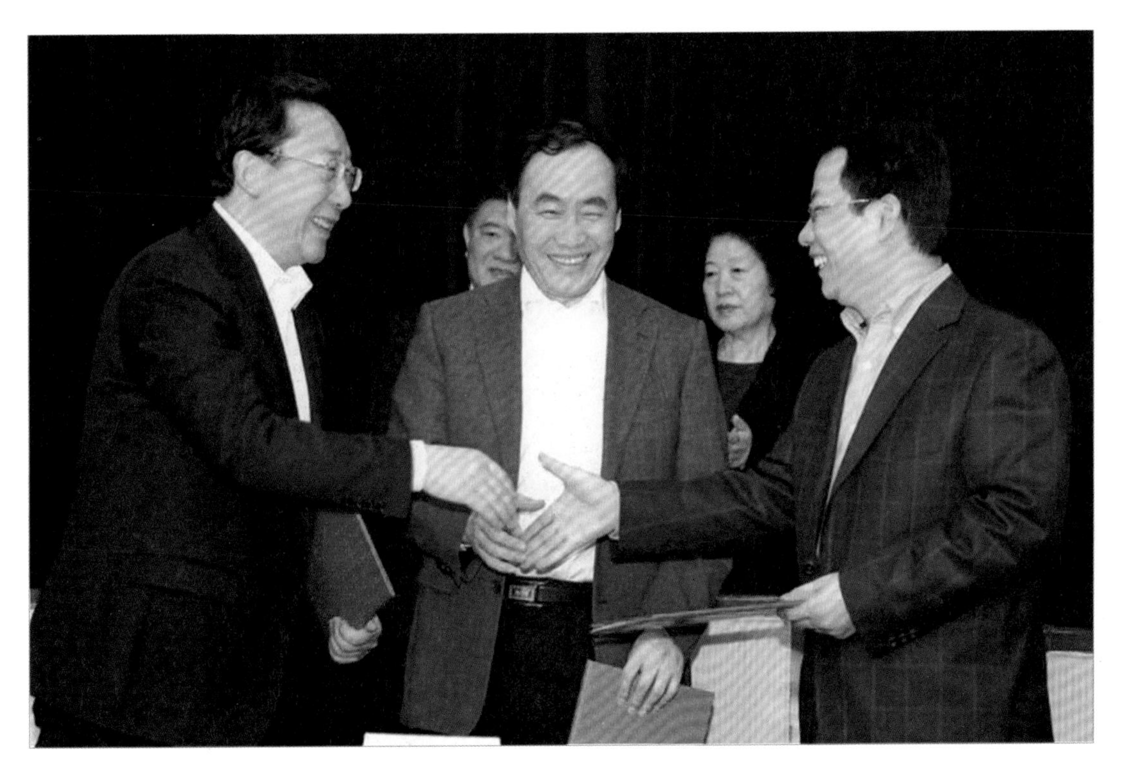

2013年3月，卫生部与天津市签署共建中国医学科学院天津分院合作协议。随后，中国医学科学院院长曹雪涛与天津市科委签署了《关于合作建设中国医学科学院创新园区暨天津分院的项目合作战略框架协议书》。

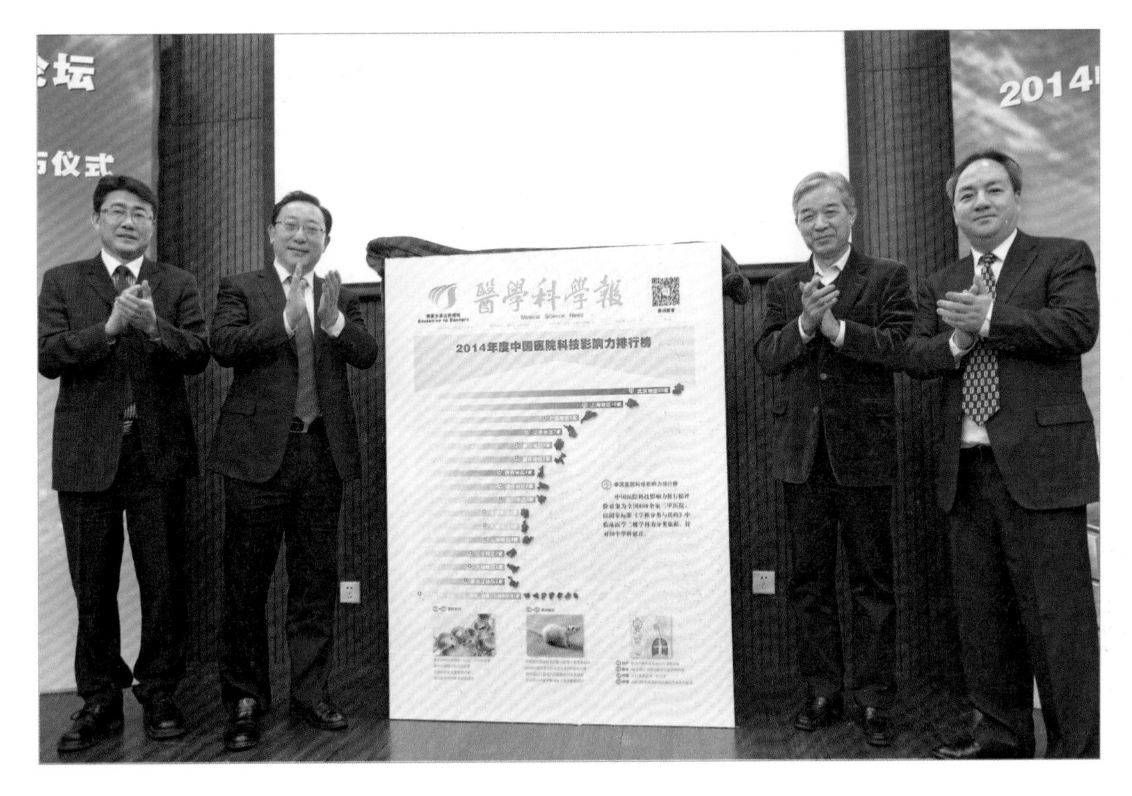

2014年12月，中国医学科学院与中国科学院中国科学报社联合共办的《医学科学报》创刊，并在创刊仪式上首次发布中国医院科技影响力排行榜。

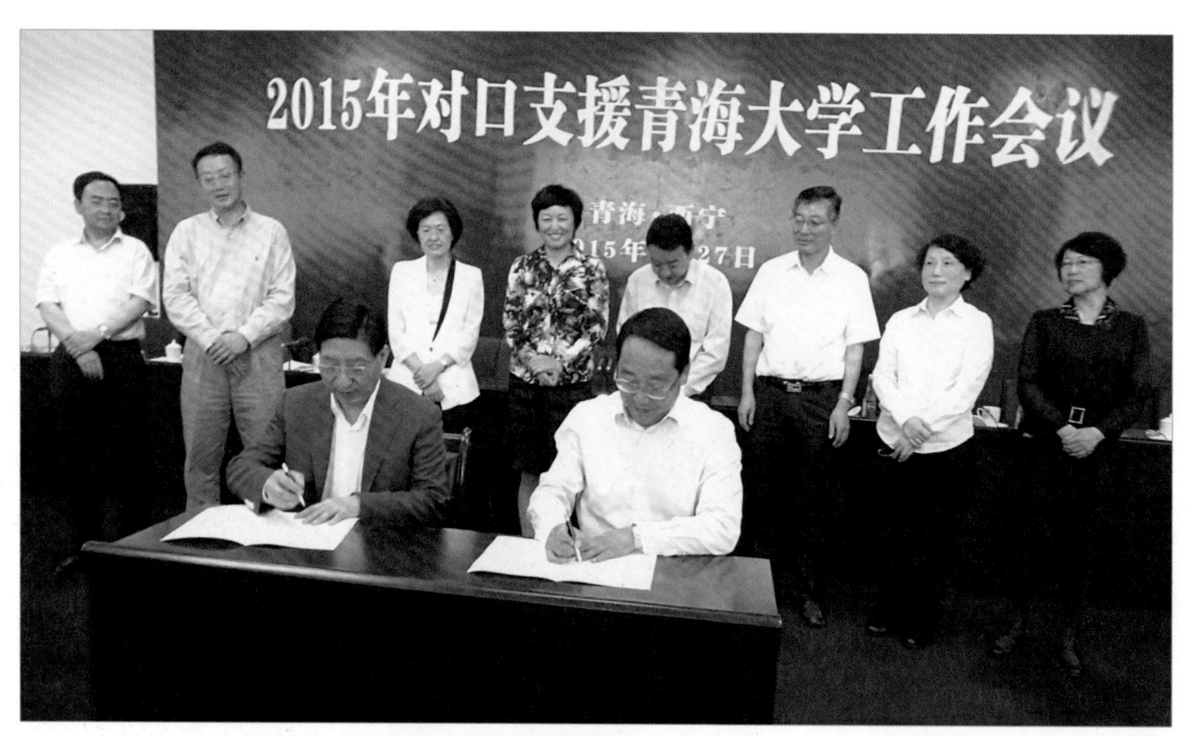

2015 年，北京协和医学院曾益新校长与青海大学签署对口支援协议书。

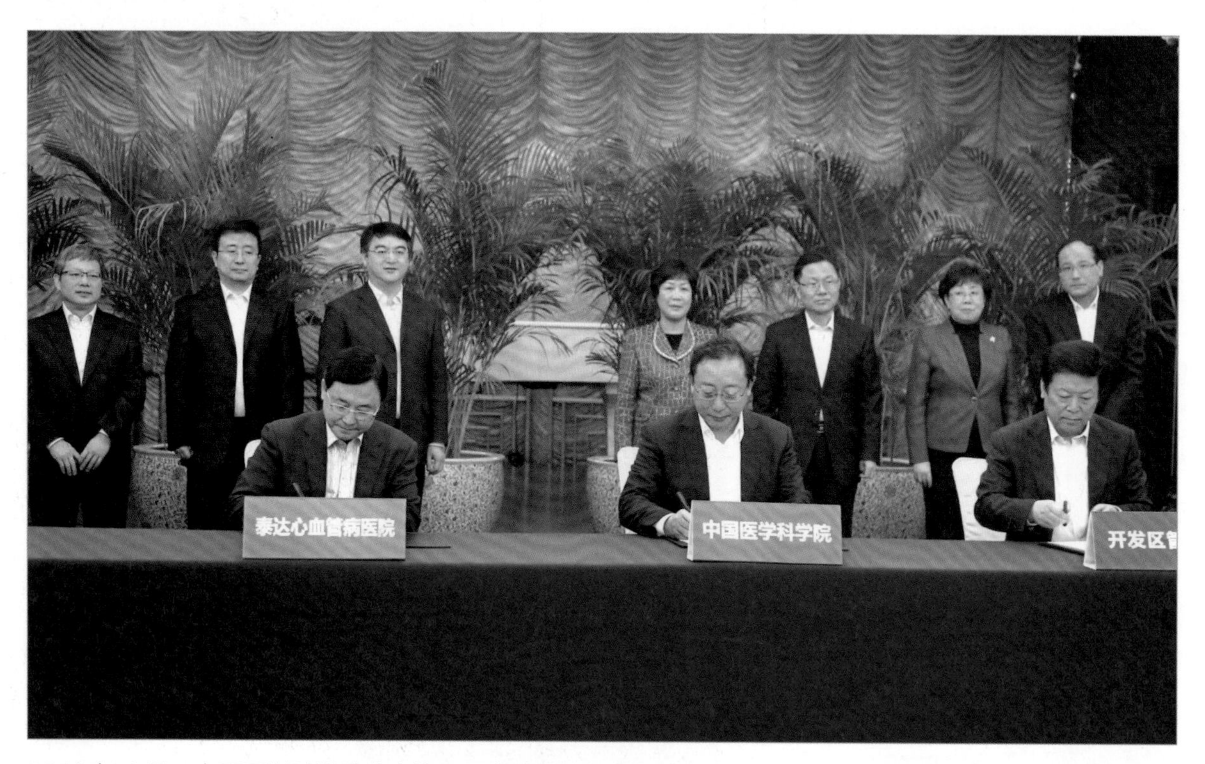

2016 年 1 月，中国医学科学院北京协和医学院院校长曹雪涛与泰达国际心血管病医院签署合作协议。

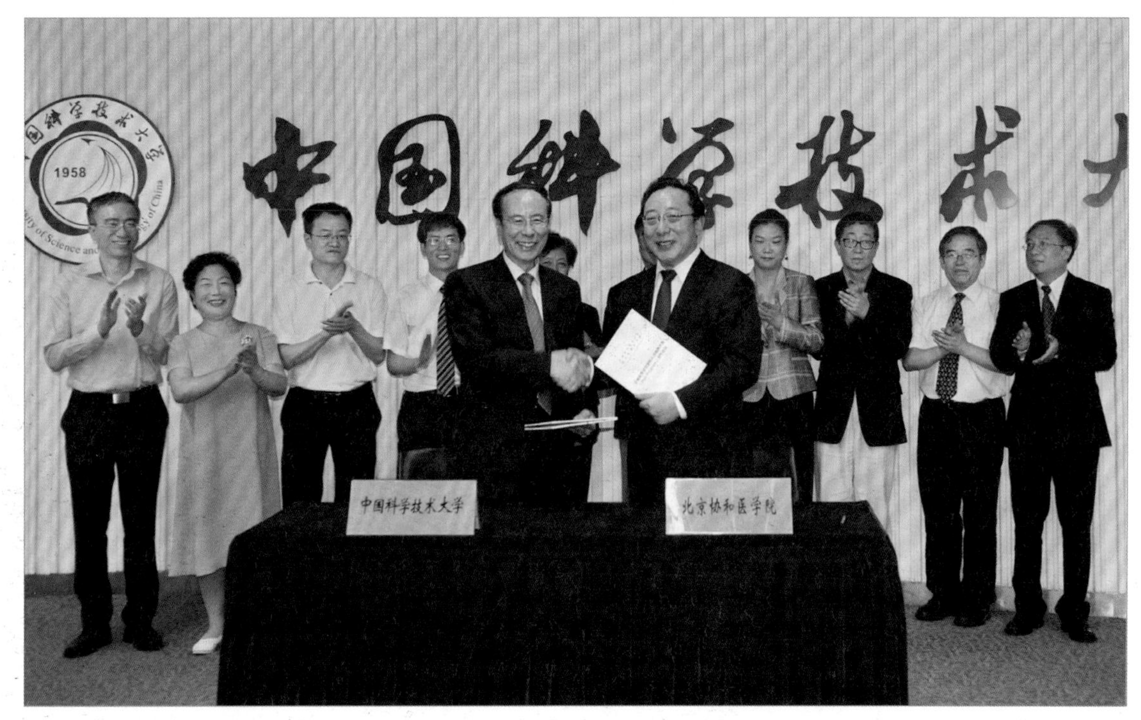

2016 年 6 月中国医学科学院北京协和医学院与中国科技大学签署合作协议，探索生命医学交叉人才培养的新模式。

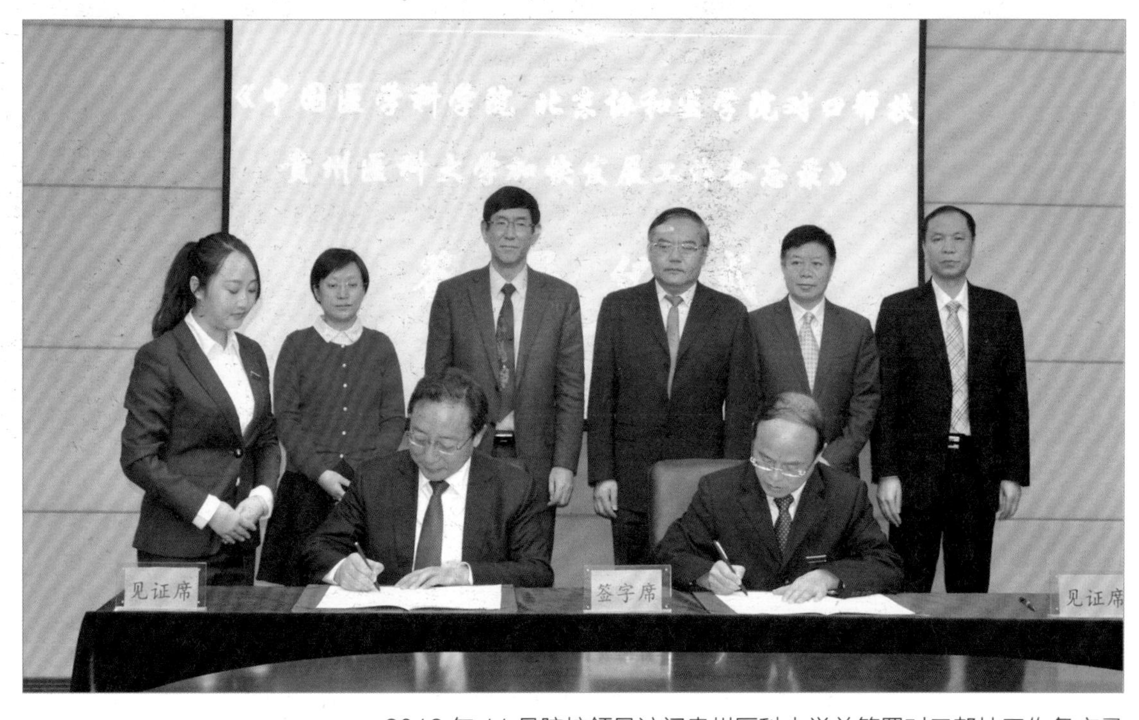

2016 年 11 月院校领导访问贵州医科大学并签署对口帮扶工作备忘录

对外交流

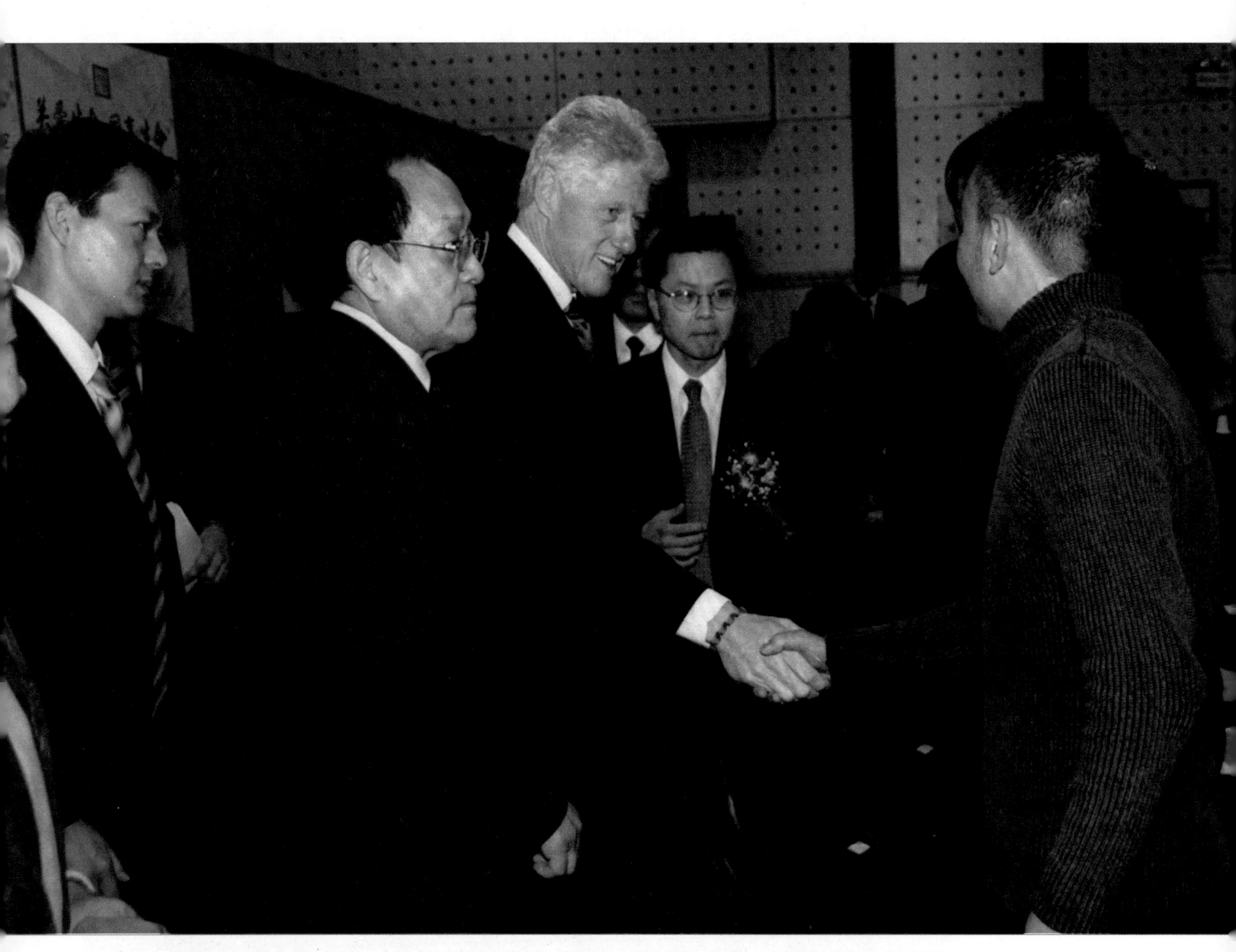

2003 年，美国前总统克林顿出席中国医学科学院中国协和医科大学“关爱生命，同享生命”主题活动。

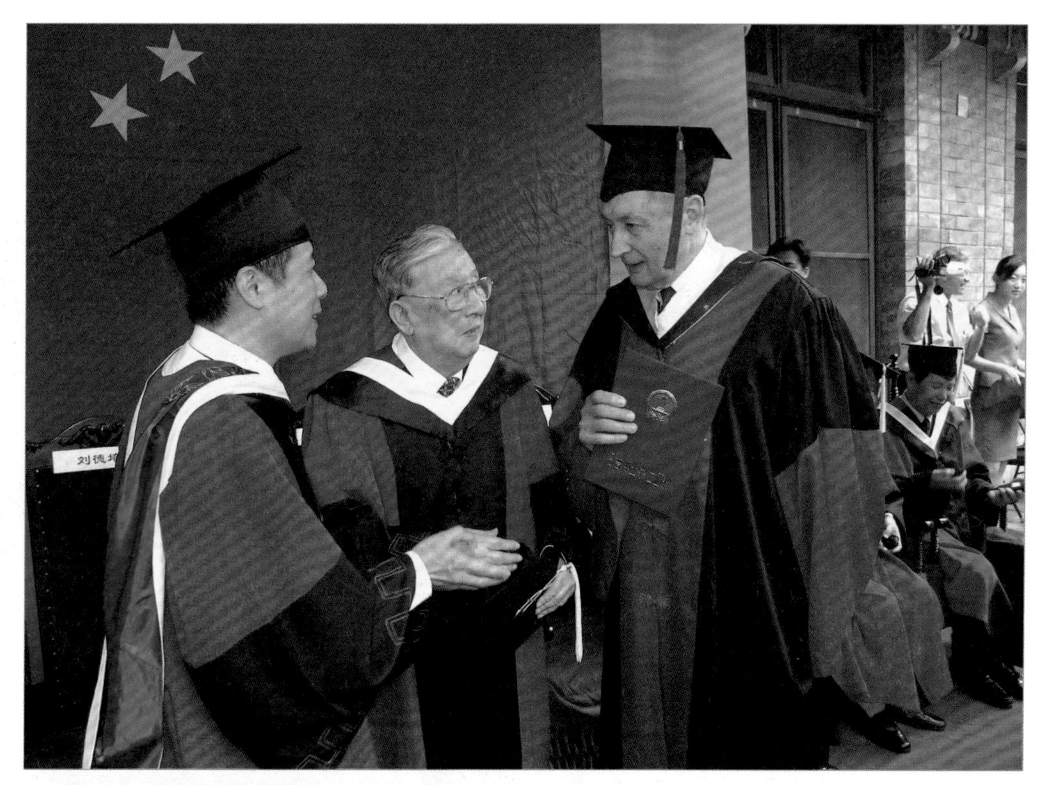

2005年，美国中华医学基金会成立75周年之际，基金会主席舒瓦茨（Schwarz）（右一）出席中国协和医科大学毕业典礼与老院长吴阶平（中）、院校长刘德培（左一）亲切交谈。

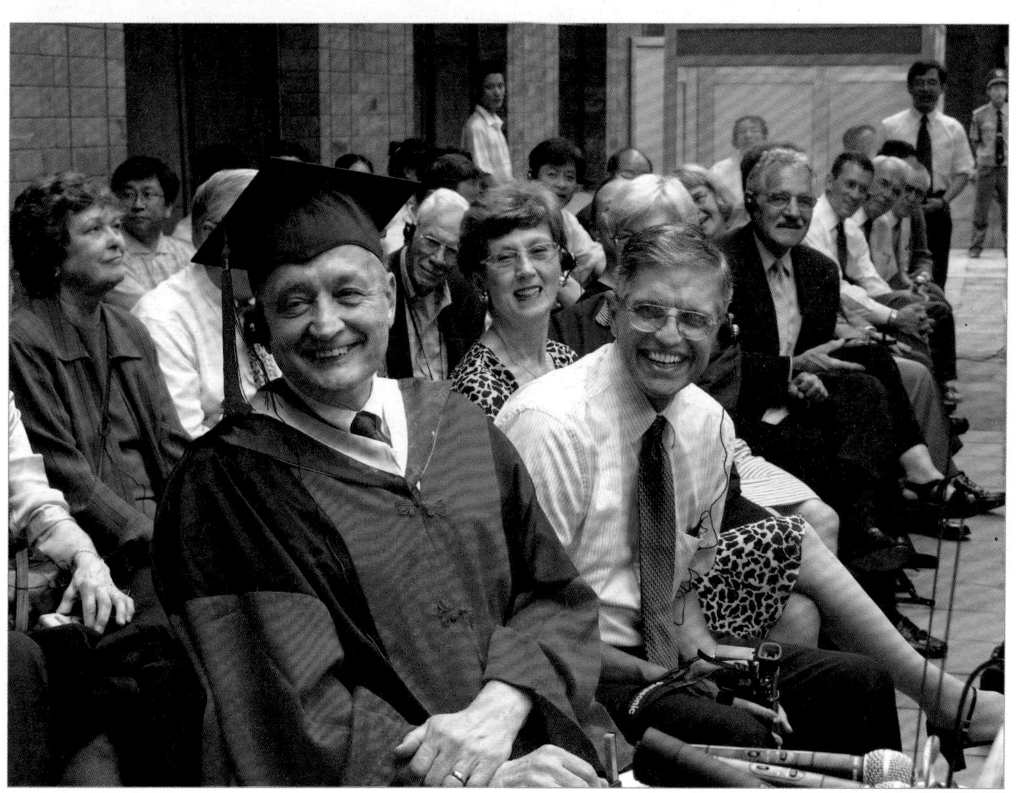

出席毕业典礼的各国来宾

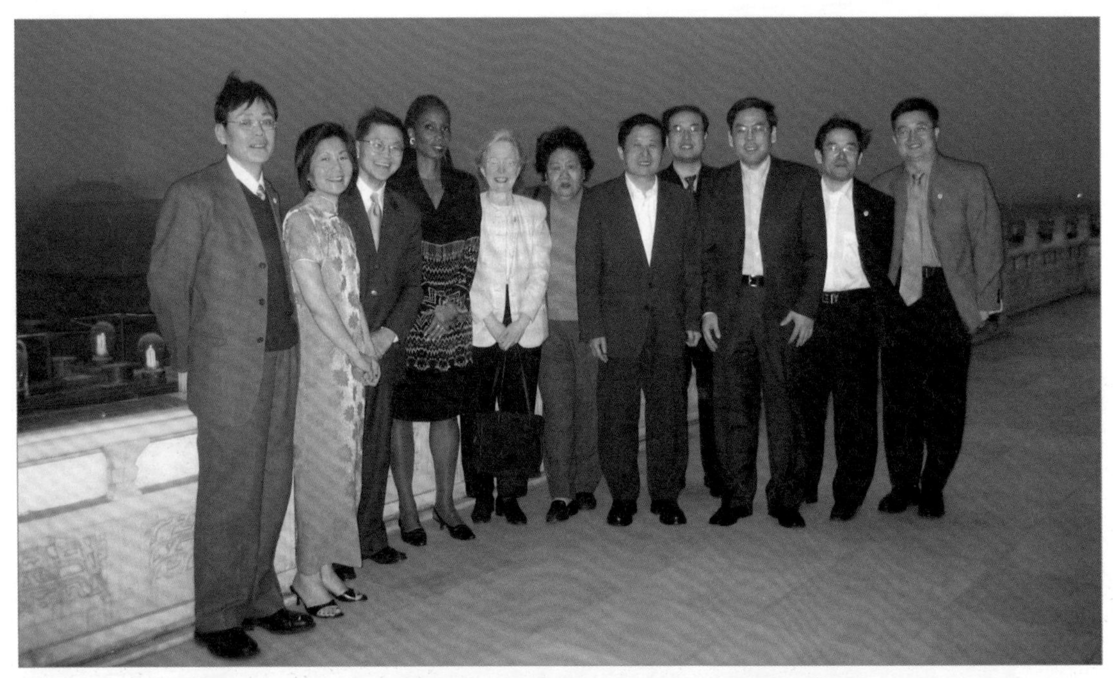

2004 年 3 月，比尔与梅琳达 · 盖茨基金会高层领导 Helene Gayle 博士（左四）来访。

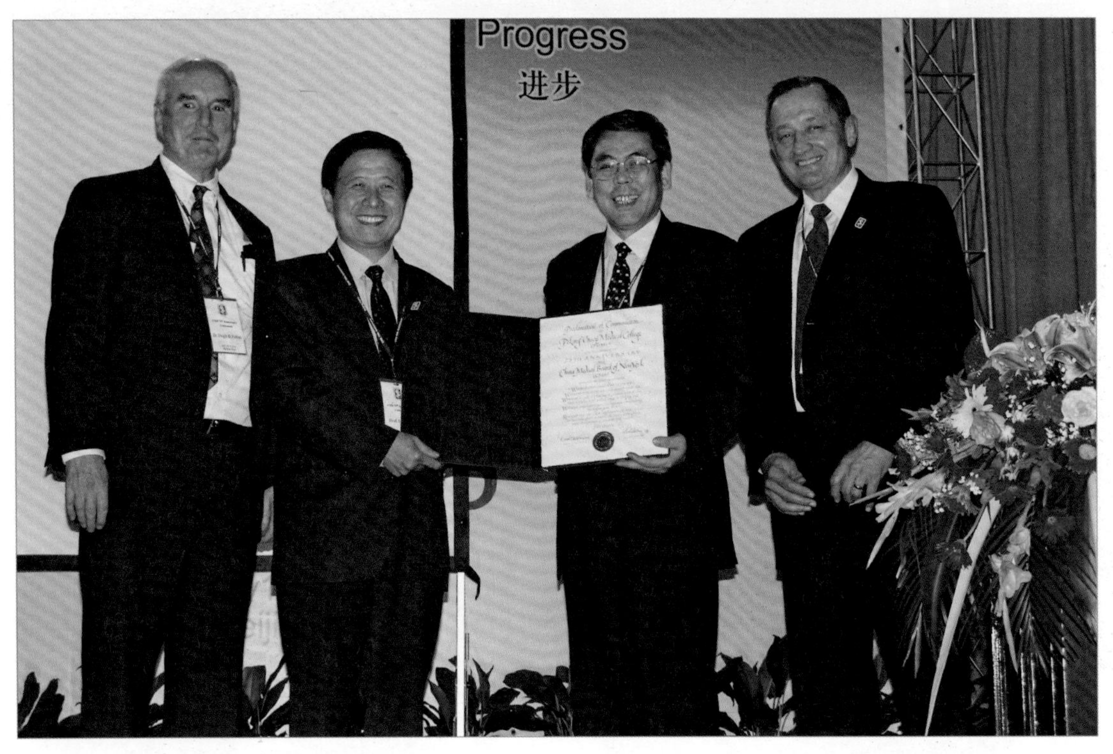

2004 年 7 月，美国中华医学基金会（CMB）董事会主席 Perkins 博士和基金会 Schwarz 博士向中国协和医科大学授予 CMB 成立 75 周年纪念证书。

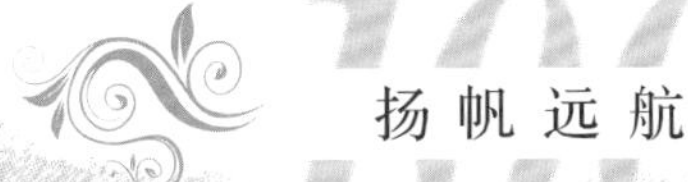

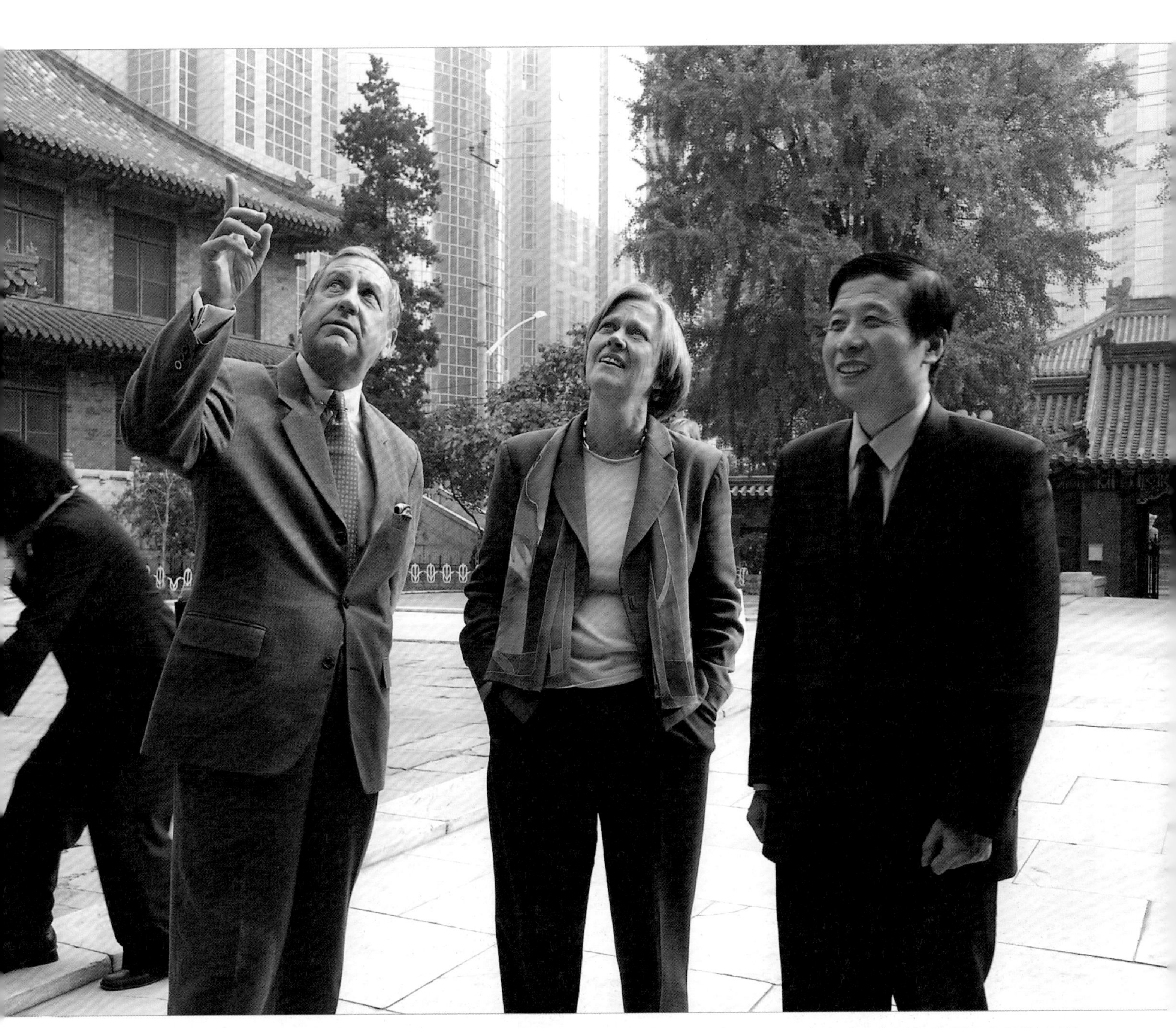

2004 年 10 月 28 日，普林斯顿大学校长 Shieley M. Tilghman 女士（中）访问中国协和医科大学。

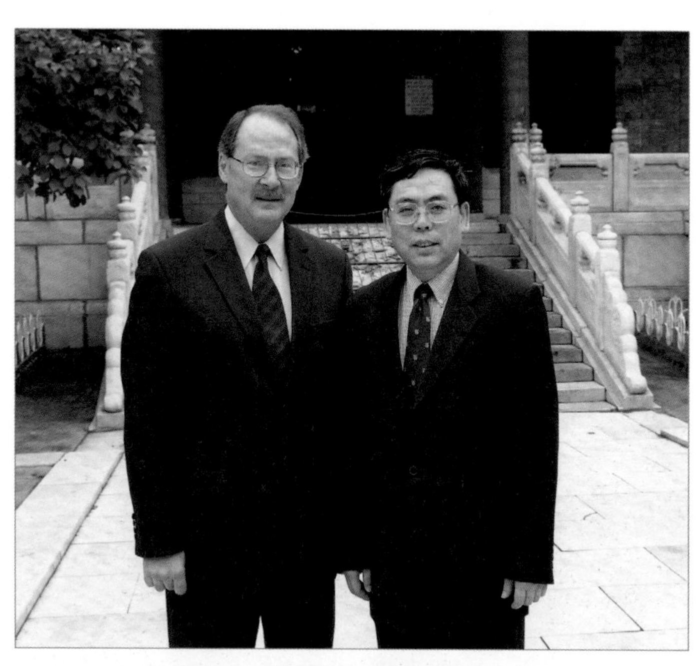

2004 年院校党委书记刘谦会见美国检验专家

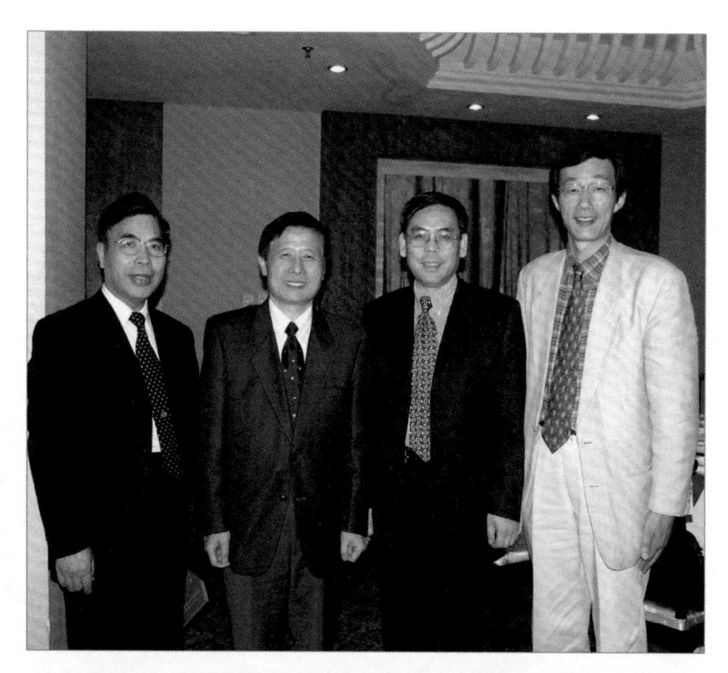

2005 年院校长刘德培、党委书记刘谦会见澳大利亚代表团

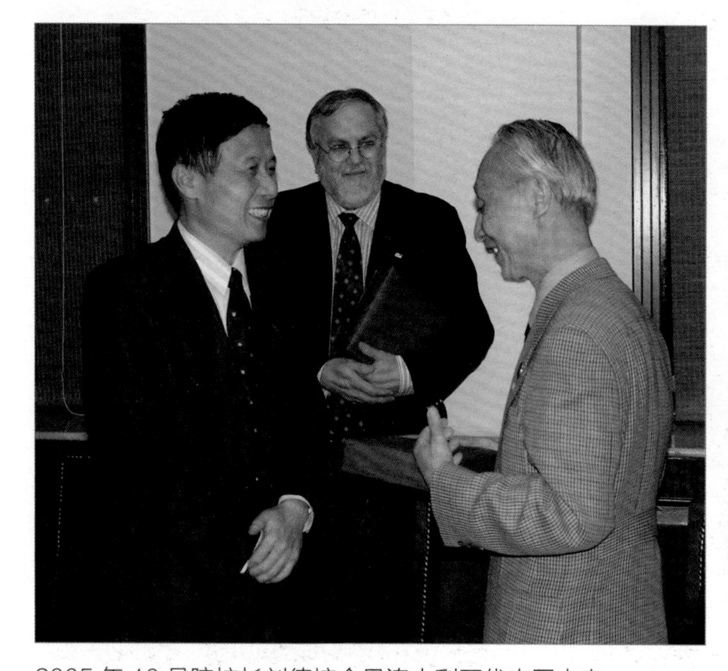

2005 年 10 月院校长刘德培会见澳大利亚代表团来宾

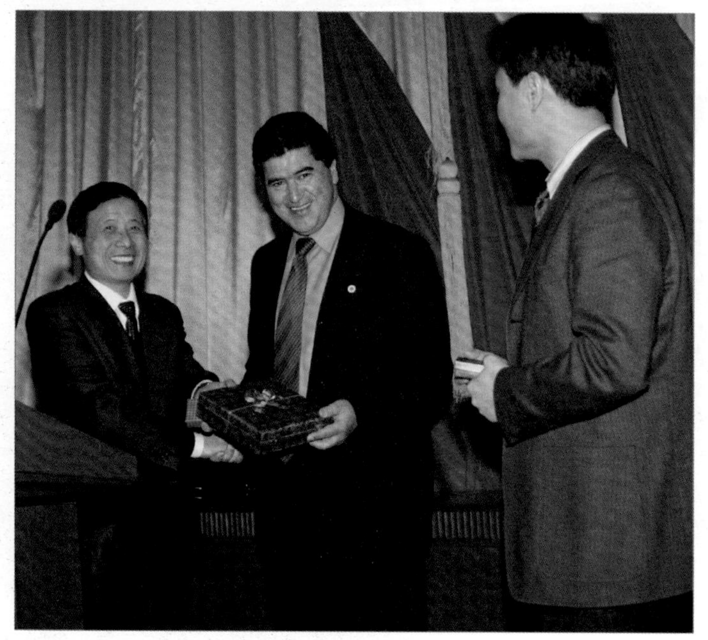

2005 年美国国立卫生研究院院长来院校讲学

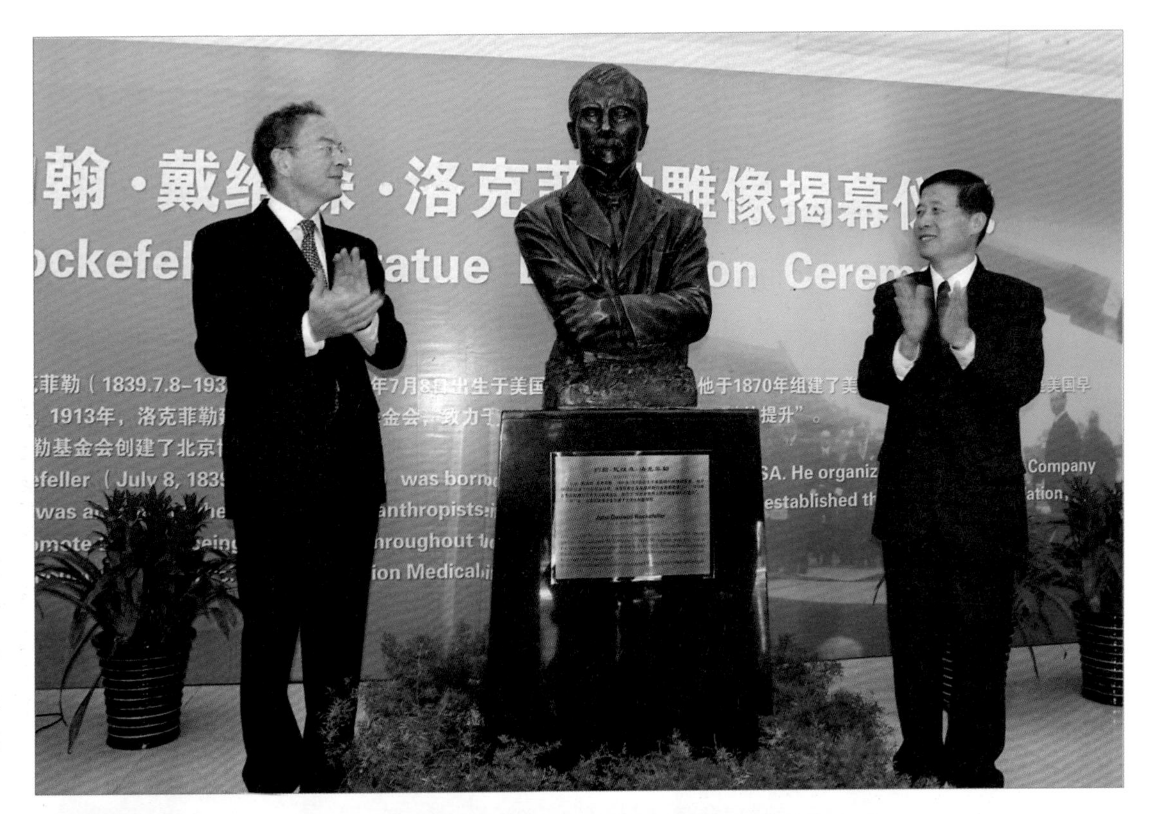

2007 年 10 月，洛克菲勒铜像揭幕仪式在北京协和医学院新科研楼举行。院校长刘德培与理查德 · 洛克菲勒为洛克菲勒铜像揭幕。

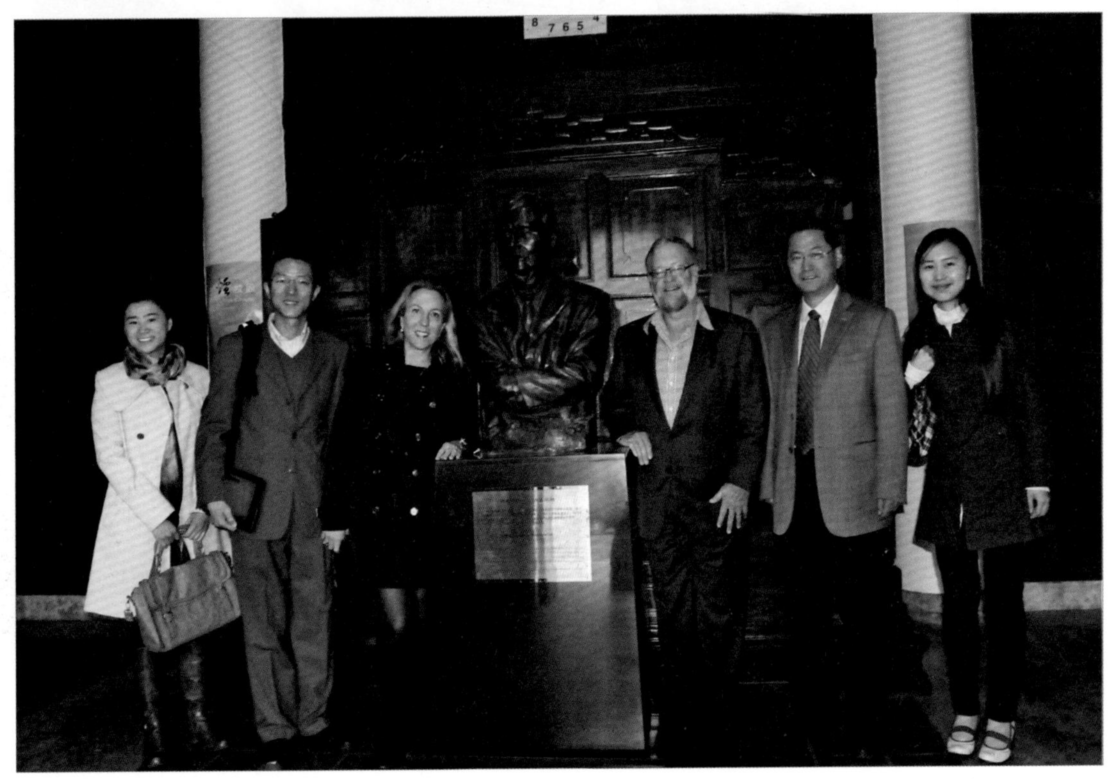

2011 年 10 月 29 日，美国洛克菲勒基金会主席大卫 · 洛克菲勒（David Rockefeller Jr）偕夫人苏珊女士访问北京协和医学院。

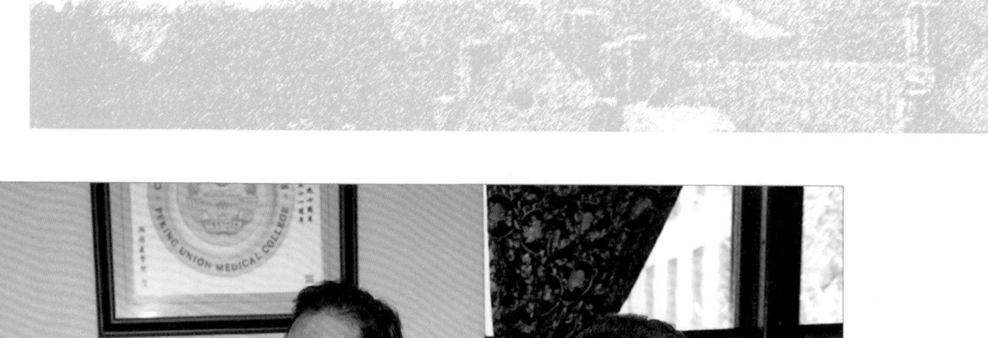

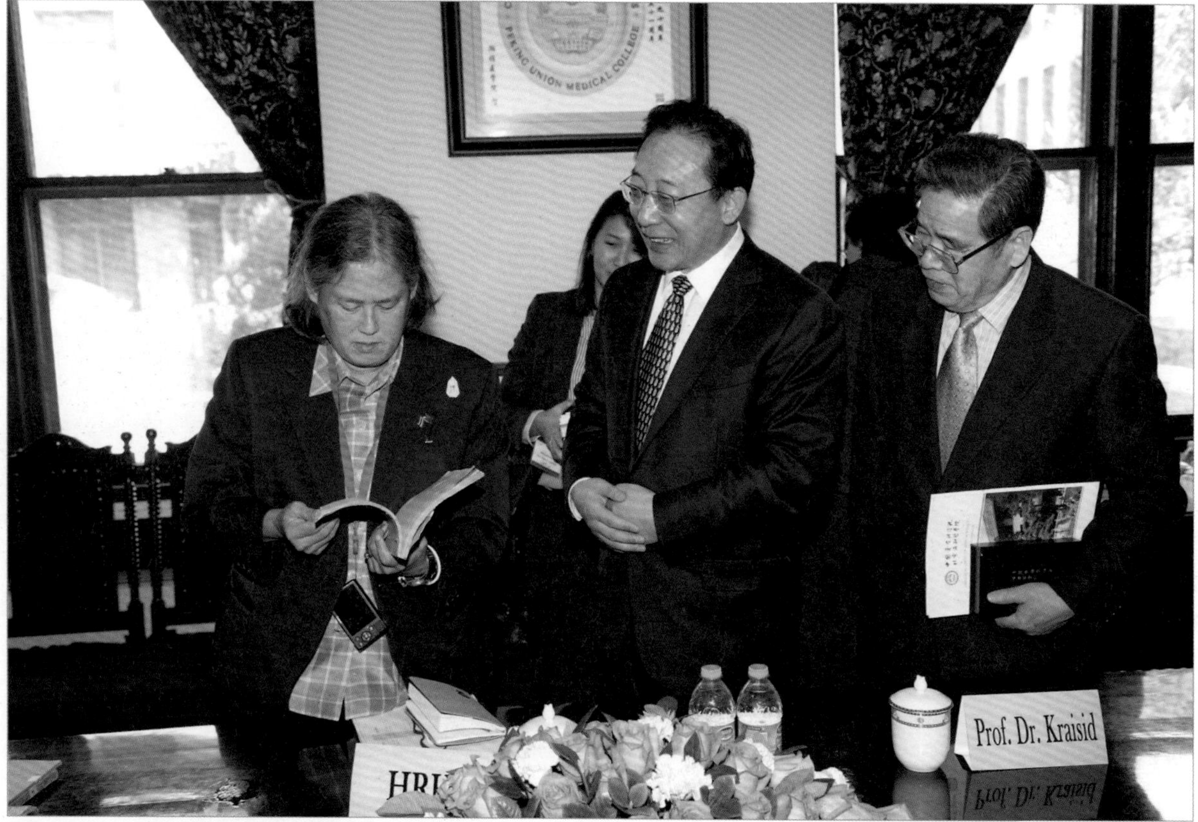

2012 年 4 月 6 日，曹雪涛院长会见泰国诗琳通公主。

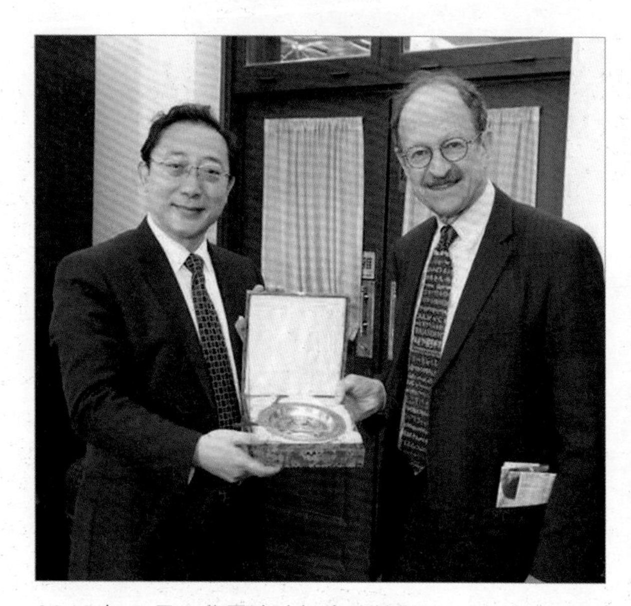

2013 年 3 月，曹雪涛院长会见美国 NCI 所长 Harold Varmus 博士。

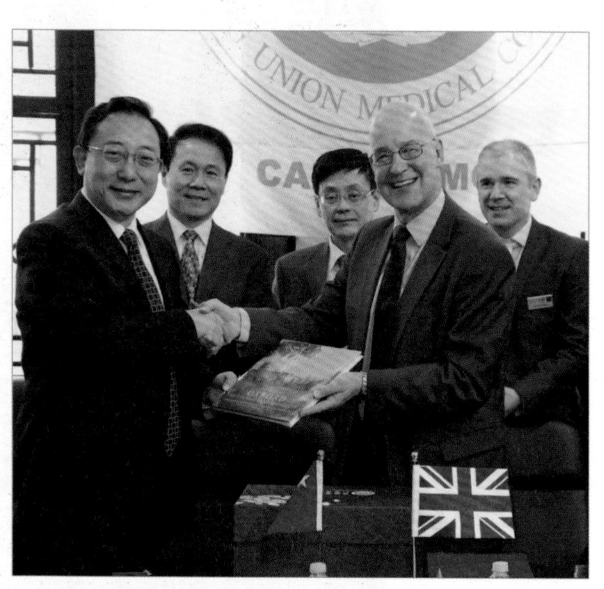

2013 年，曹雪涛院长与牛津大学校长 Andrew Hamilton 签署牛津大学纳菲尔德医学部合作协议。

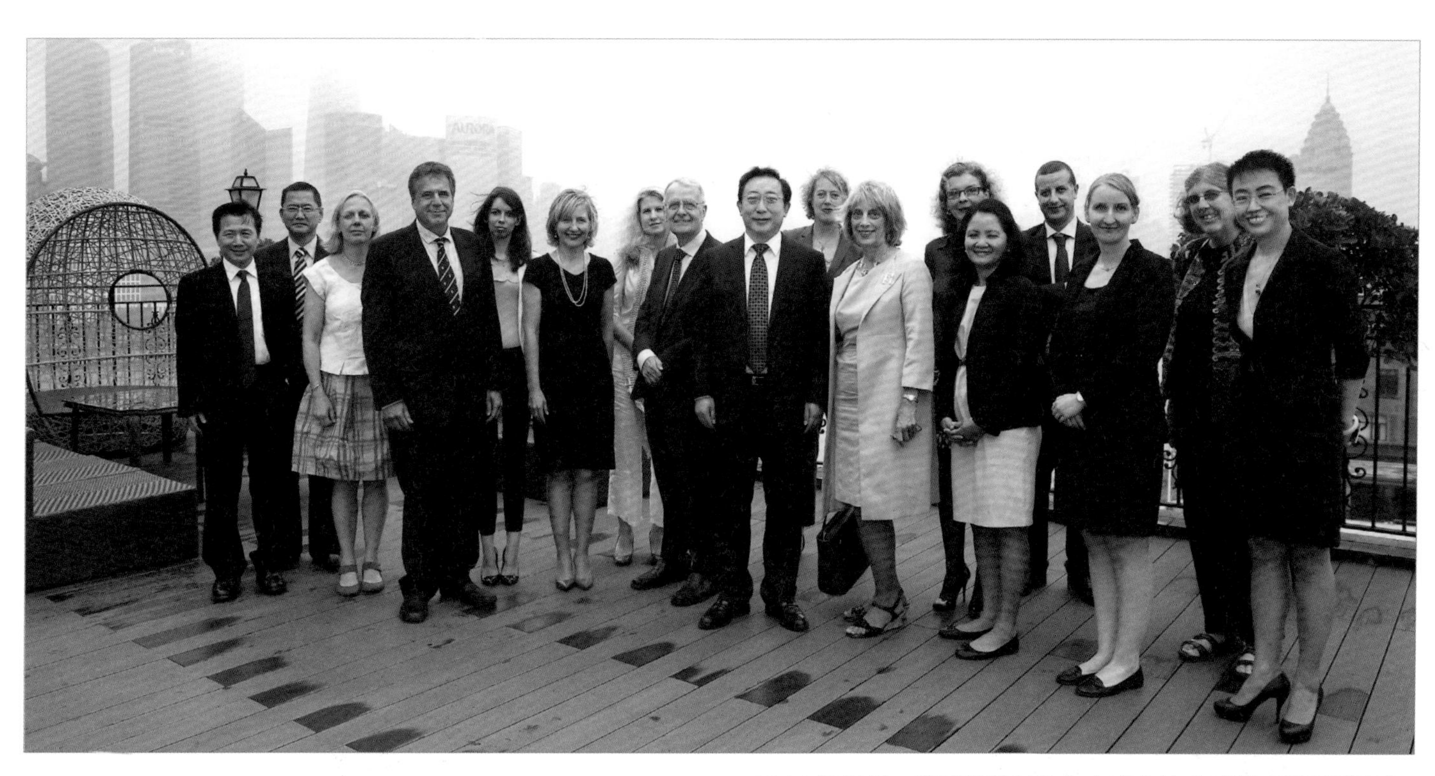

2014 年 7 月，曹雪涛院长作为主席主持全球慢病联盟董事会。

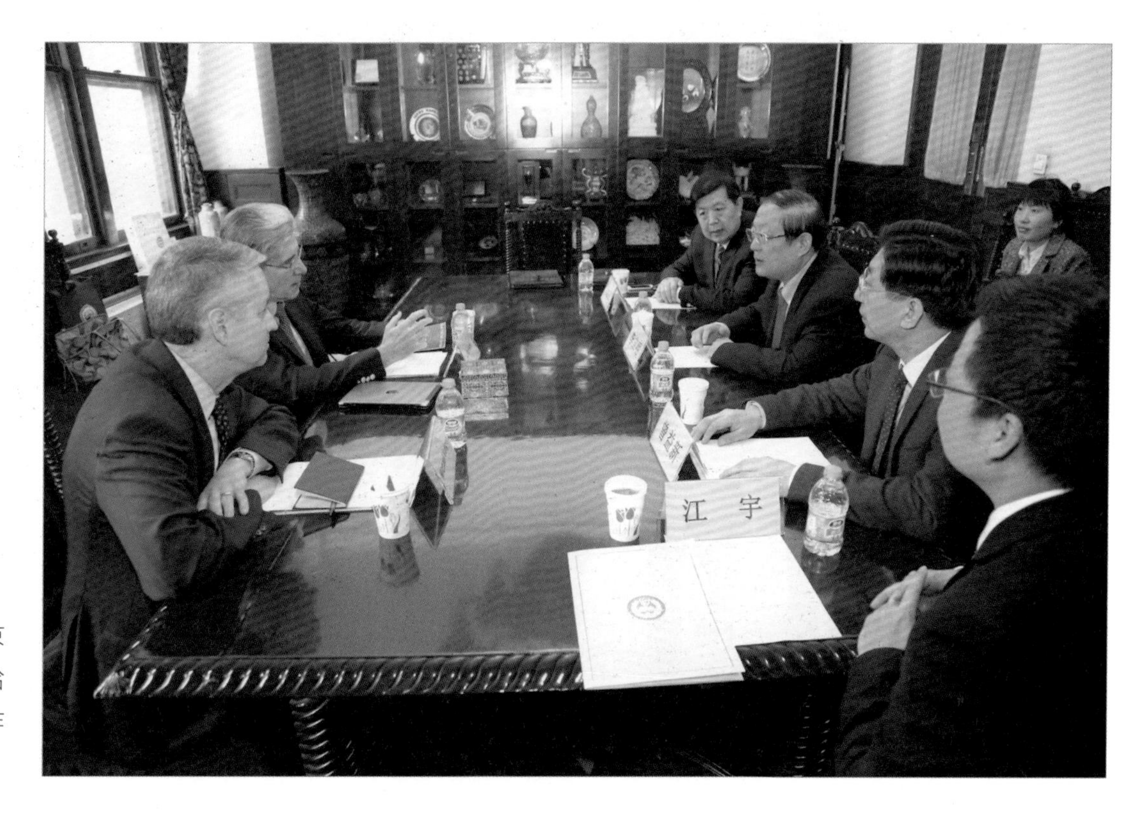

2015 年 3 月 18 日，北京协和医学院公卫学院与哈佛大学公卫学院签署合作备忘录。

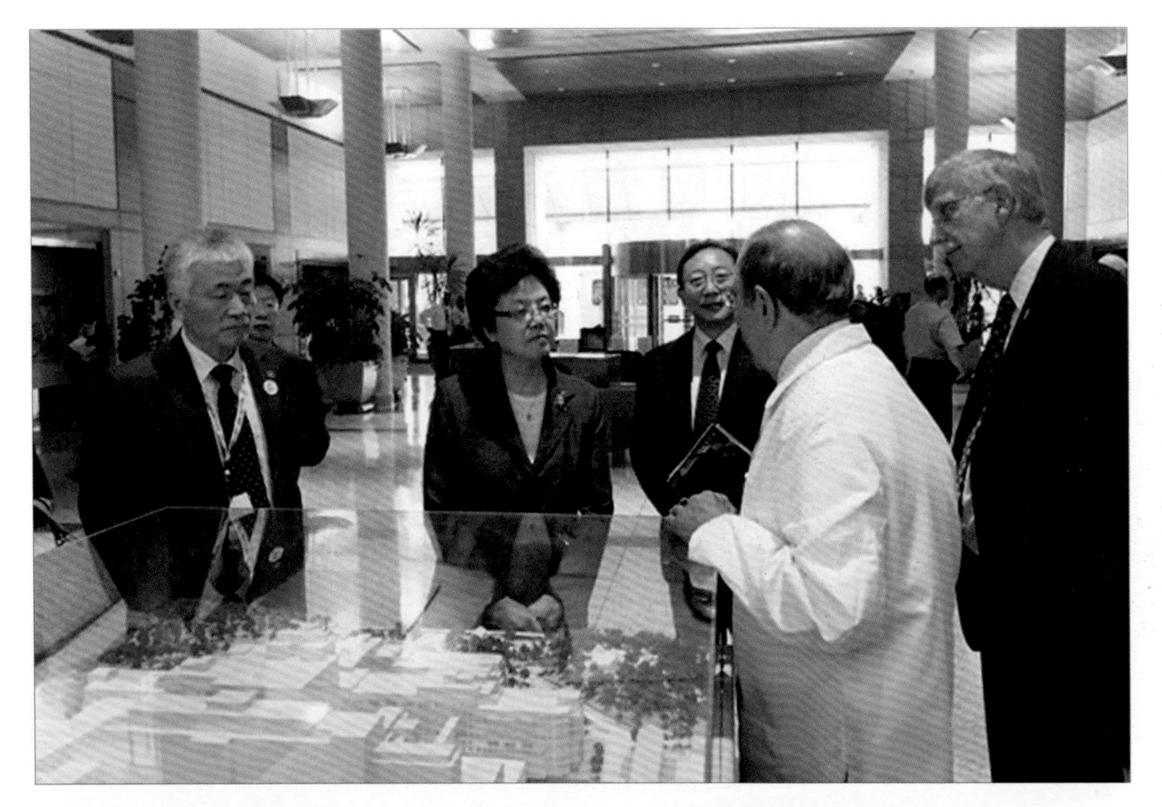

2015年6月，曹雪涛院长陪同国家卫计委李斌主任（左二）、科技部王志刚书记（左一）等领导参观NIH临床研究中心。NIH临床研究中心主任John Gallin（左四）、NIH院长Francis Collins（左五）向李斌主任等介绍情况。

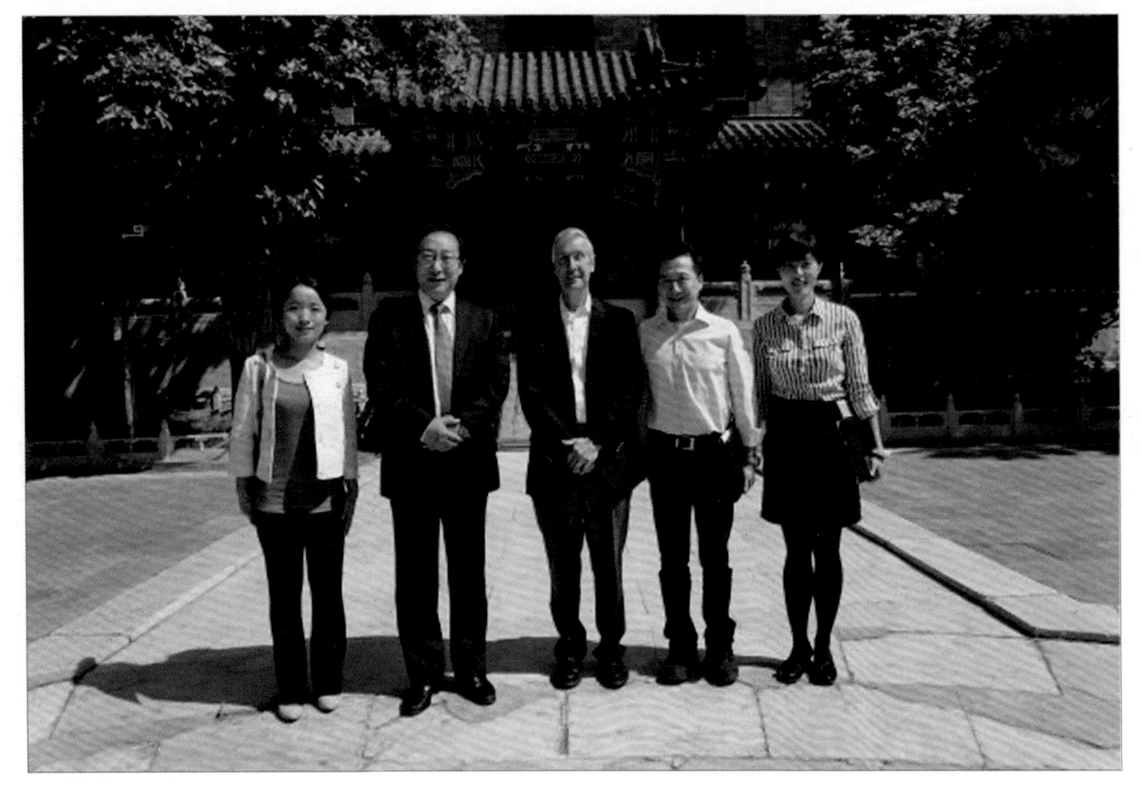

2015年，美国国家科学院、美国艺术与科学学院院士Charles David Allis教授应邀做客中国医学科学院“协和大师讲堂”。

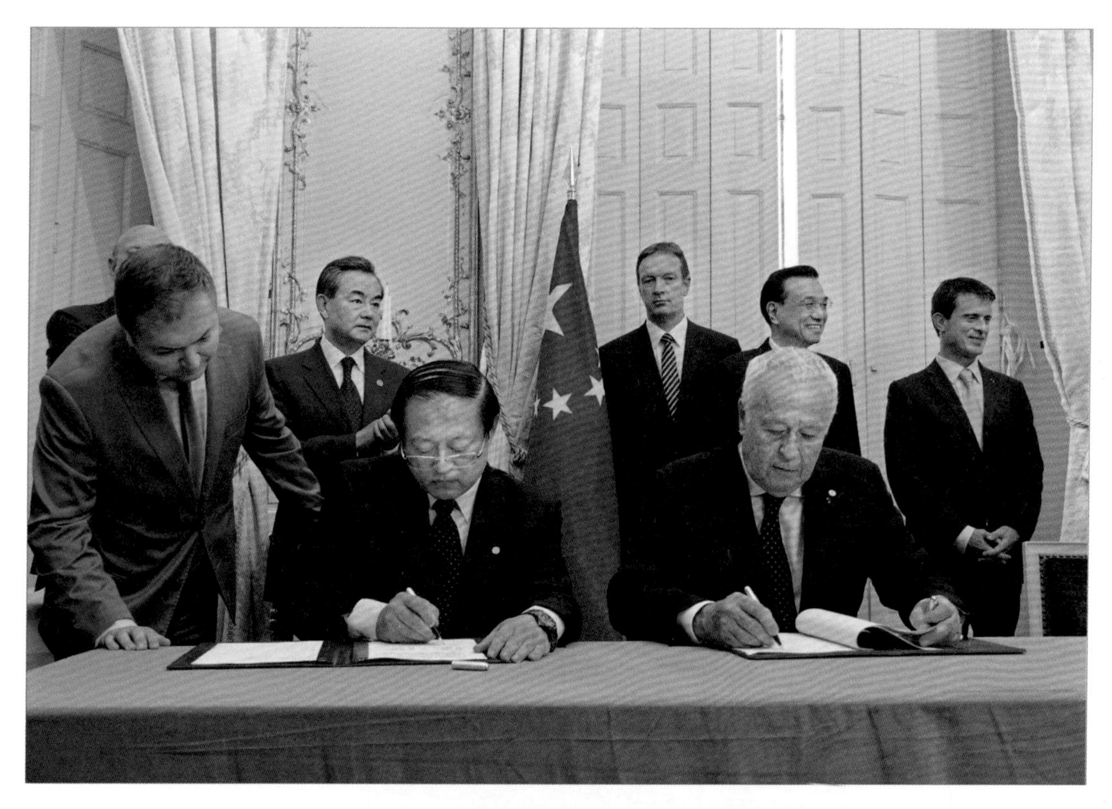

2015 年 6 月 30 日，李立明书记与法国梅里埃基金会签署合作协议。

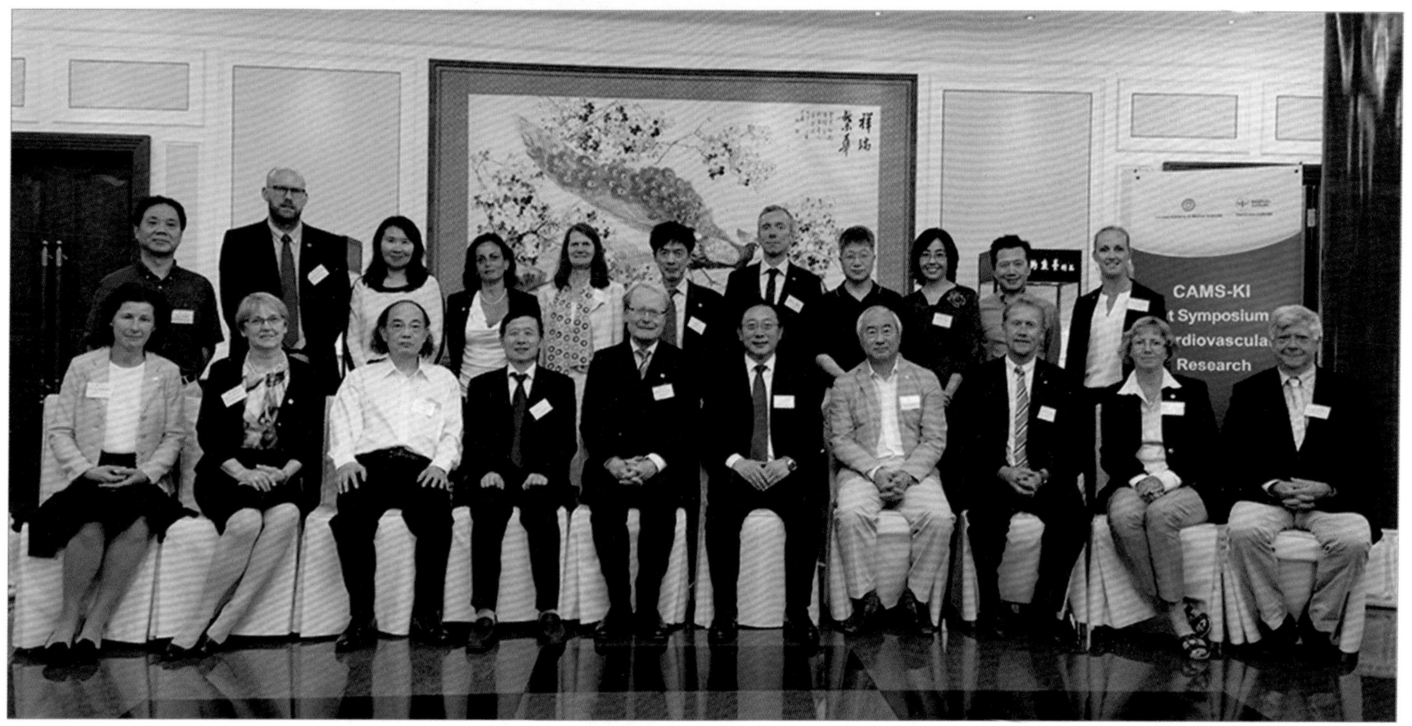

2015 年 8 月，中国医学科学院与瑞典卡罗琳斯卡医学院共同举办“中瑞心血管病高峰论坛”。

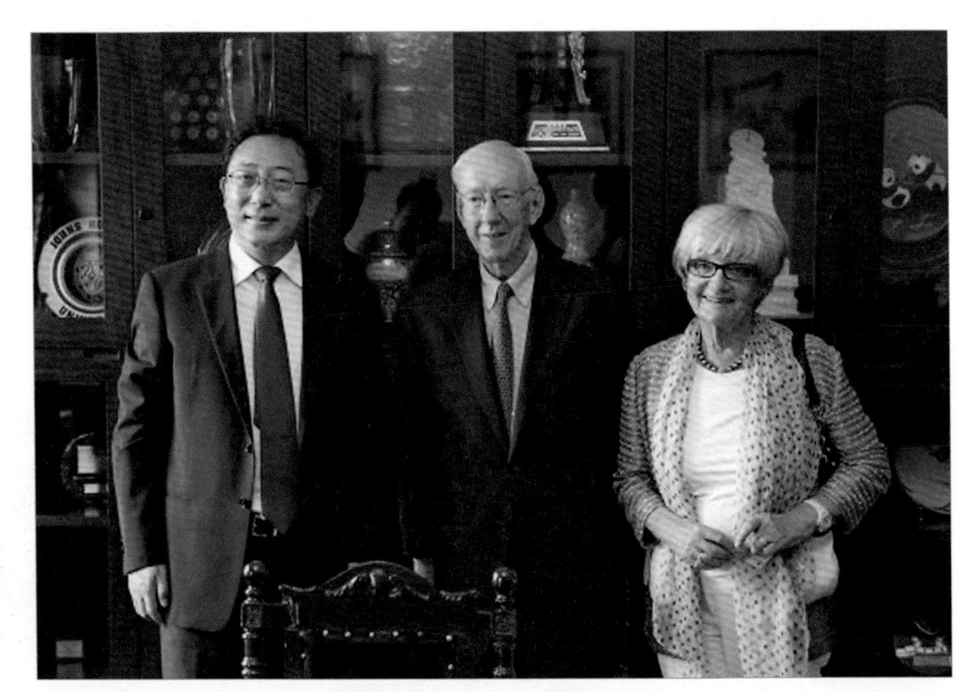

2015 年 9 月 16 日，曹雪涛院长会见瑞典卡罗琳斯卡医学院前任院长、1982 年诺贝尔生理学医学奖获得者 Bengt I. Samuelsson 教授。

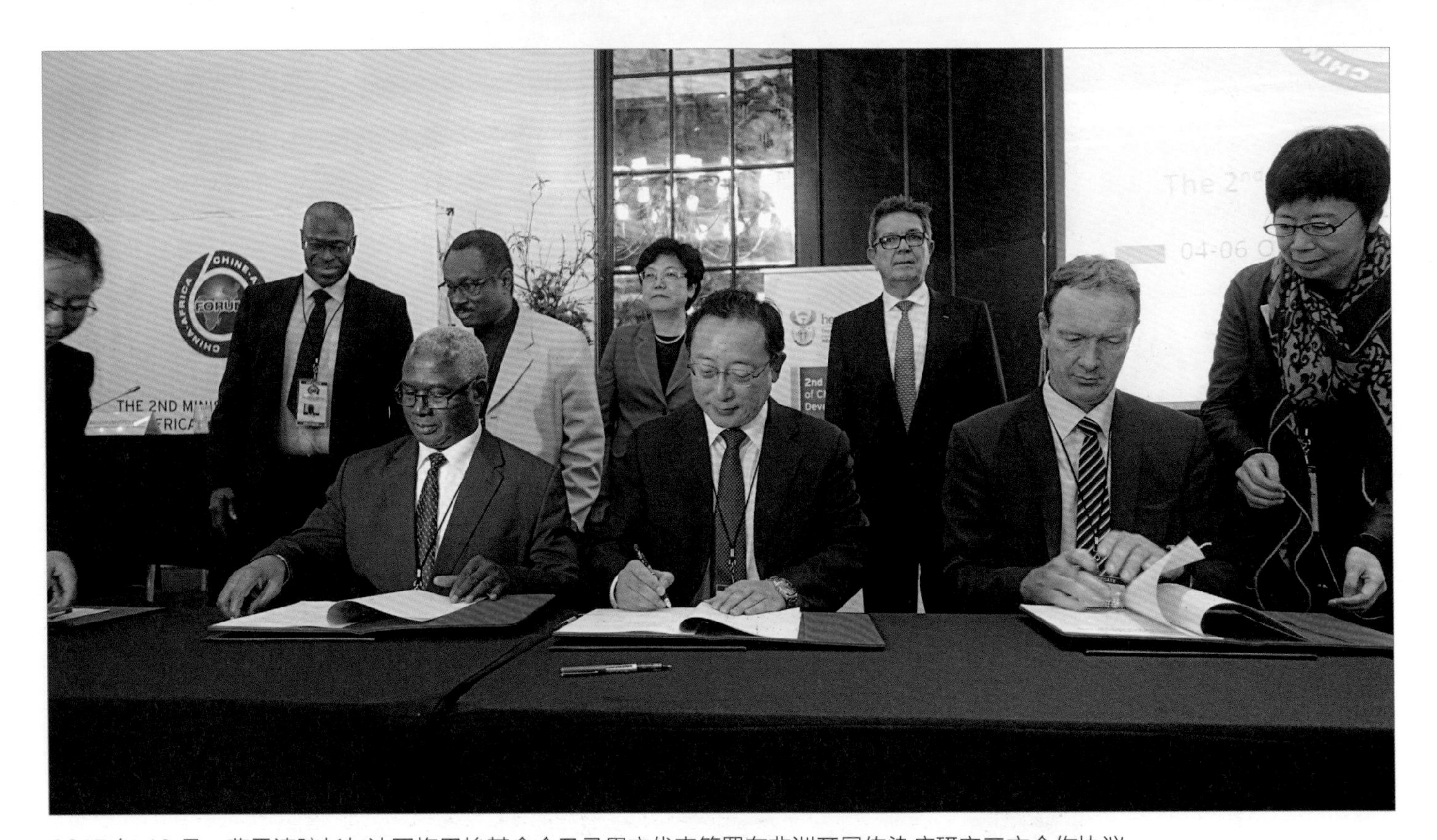

2015 年 10 月，曹雪涛院长与法国梅里埃基金会及马里方代表签署在非洲开展传染病研究三方合作协议。

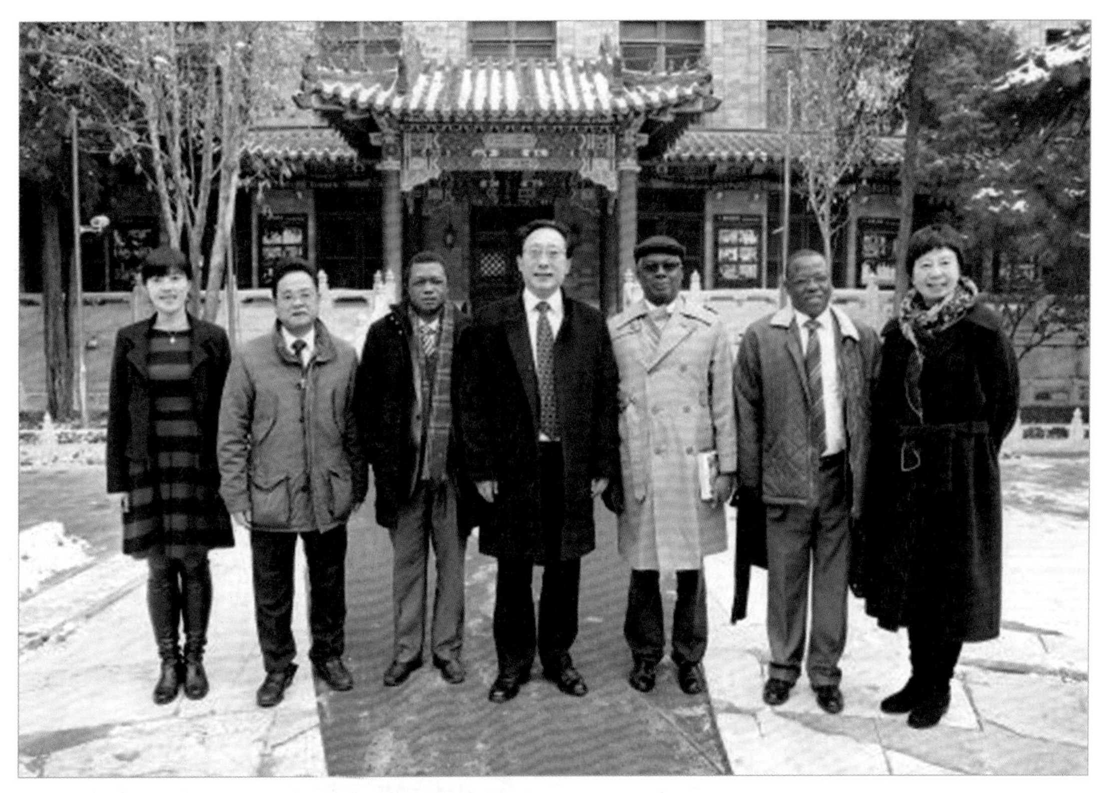

2015 年 11 月，曹雪涛院长会见马里夏尔·梅里埃感染学研究中心董事会主席一行。

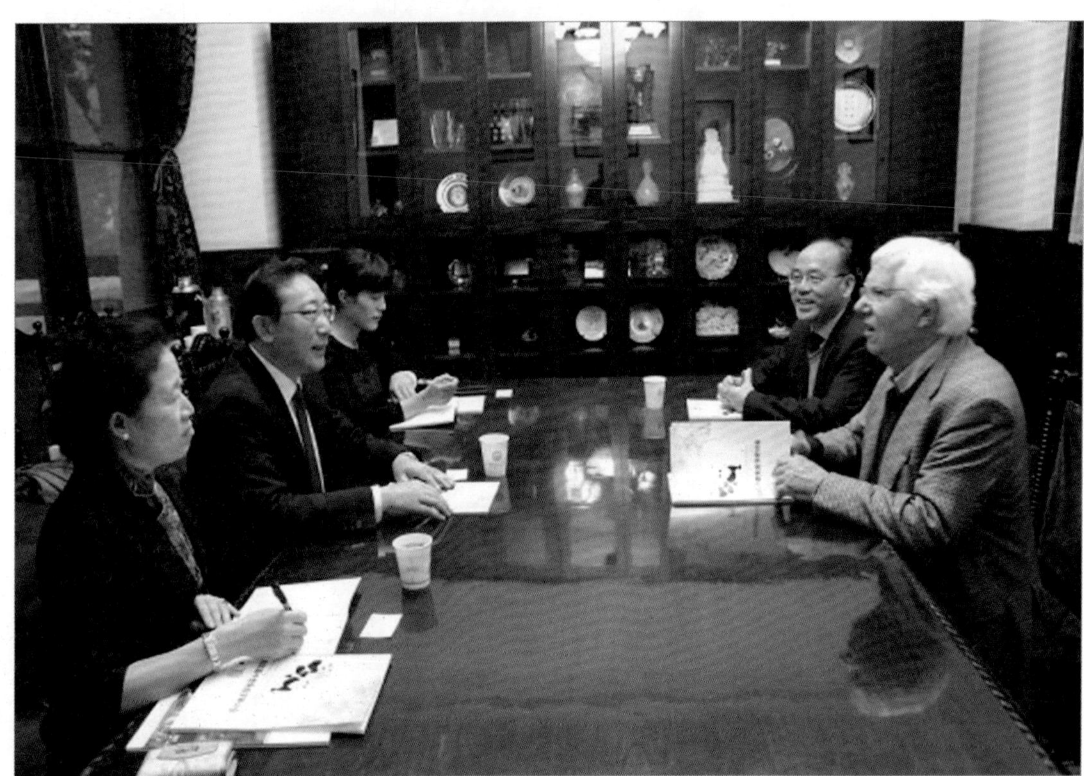

2015 年 11 月 9 日，曹雪涛院长在院校会见德国科学院专家一行。

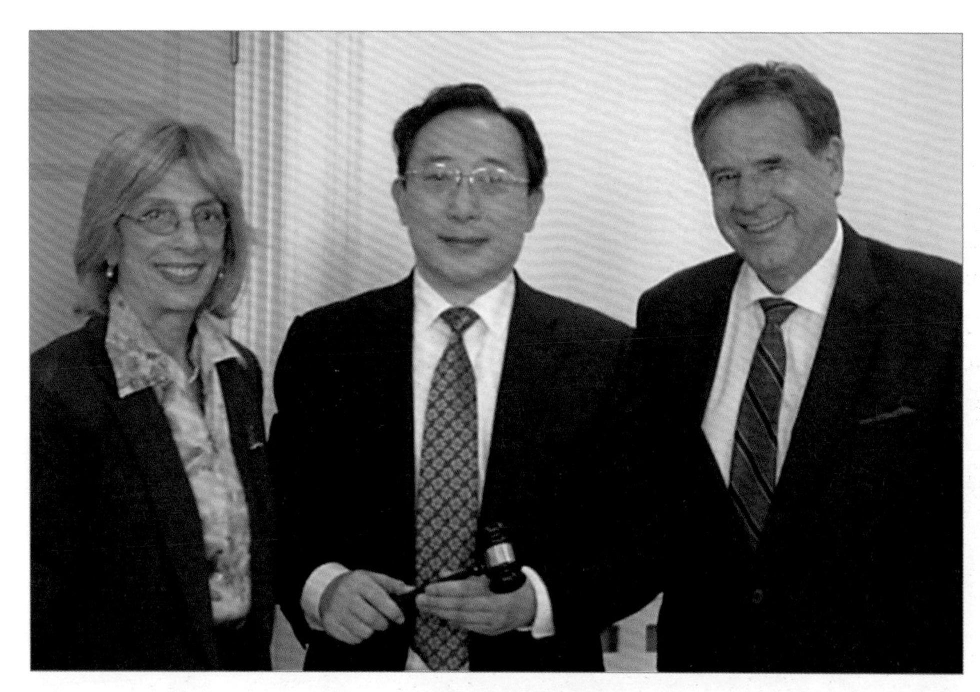

2015 年 12 月 7 日，全球慢病联盟理事会在英国伦敦召开，来自中国、美国、加拿大、英国和澳大利亚等 10 个成员国的科研机构负责人参加了会议，曹雪涛院长作为全球慢病联盟理事会主席主持会议。

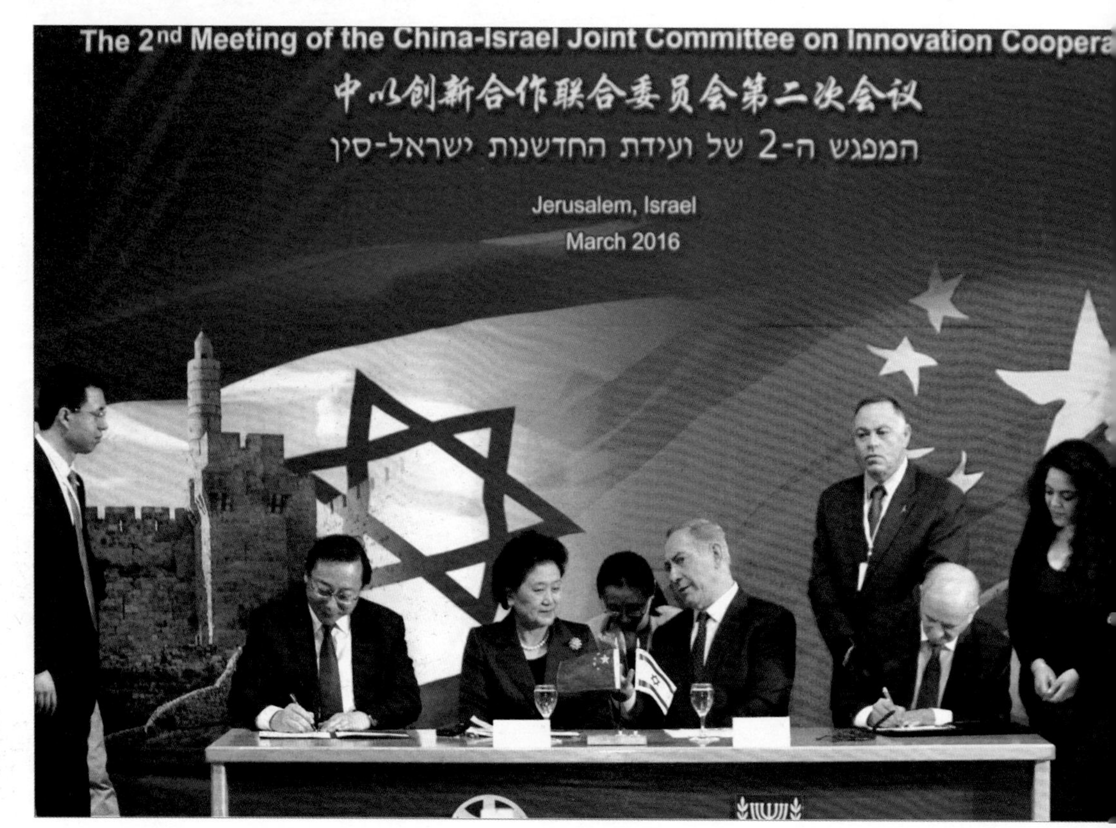

2016 年 3 月，曹雪涛院校长应邀参加中以创新合作联合委员会第二次会议并与魏兹曼科学院签署战略合作协议。左二为国务院副总理刘延东。

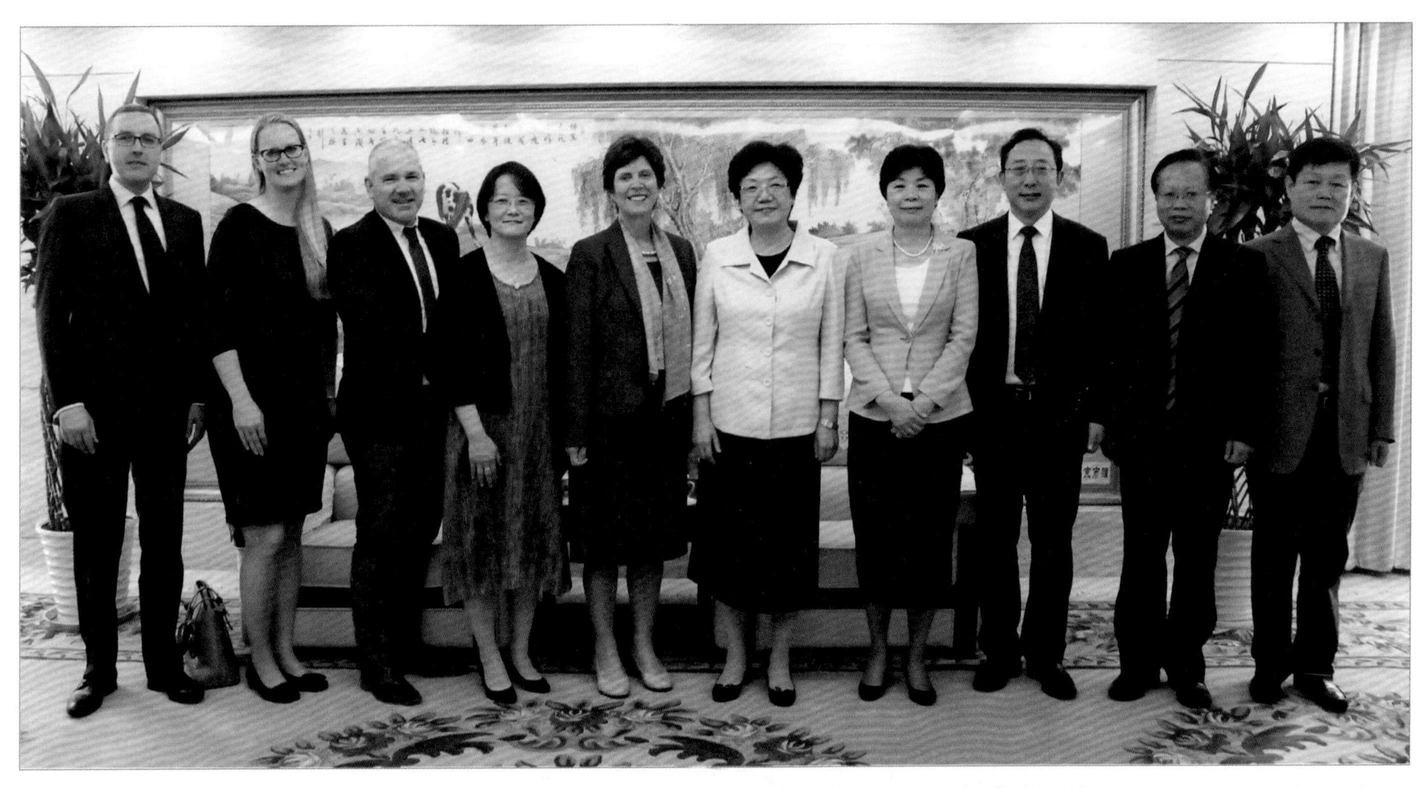

2016 年 8 月，牛津大学新任校长 Louise Richardson 来访。

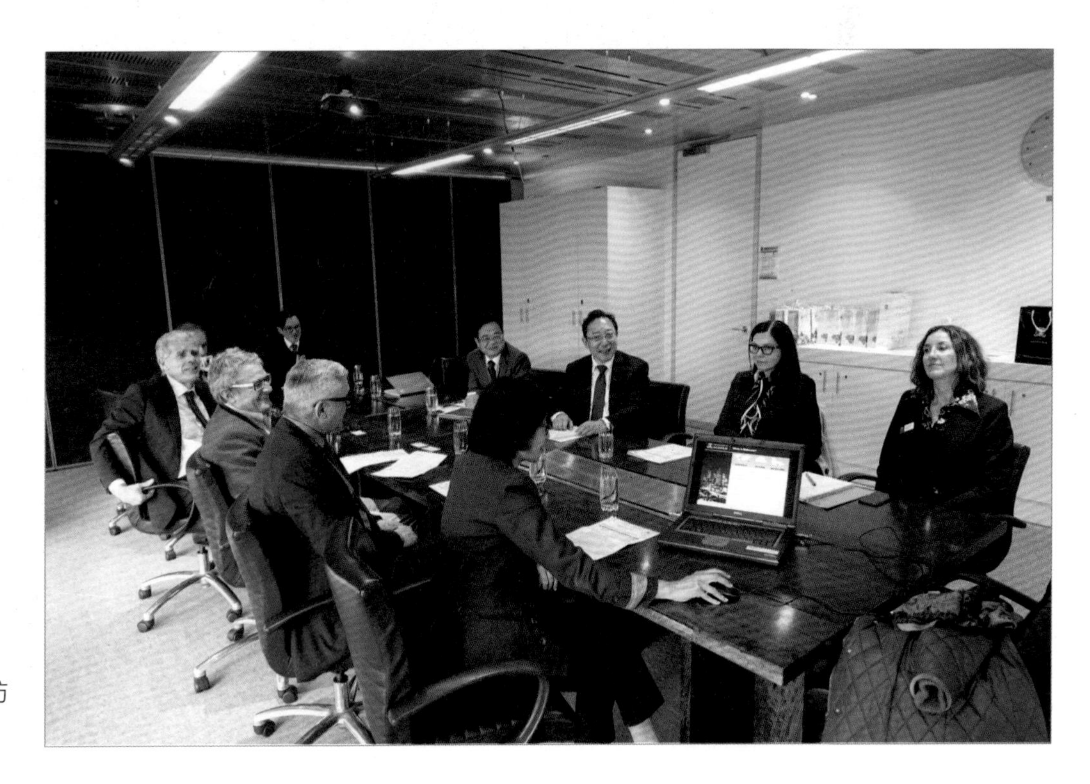

2016 年 8 月，曹雪涛院校长访问墨尔本大学洽谈合作。

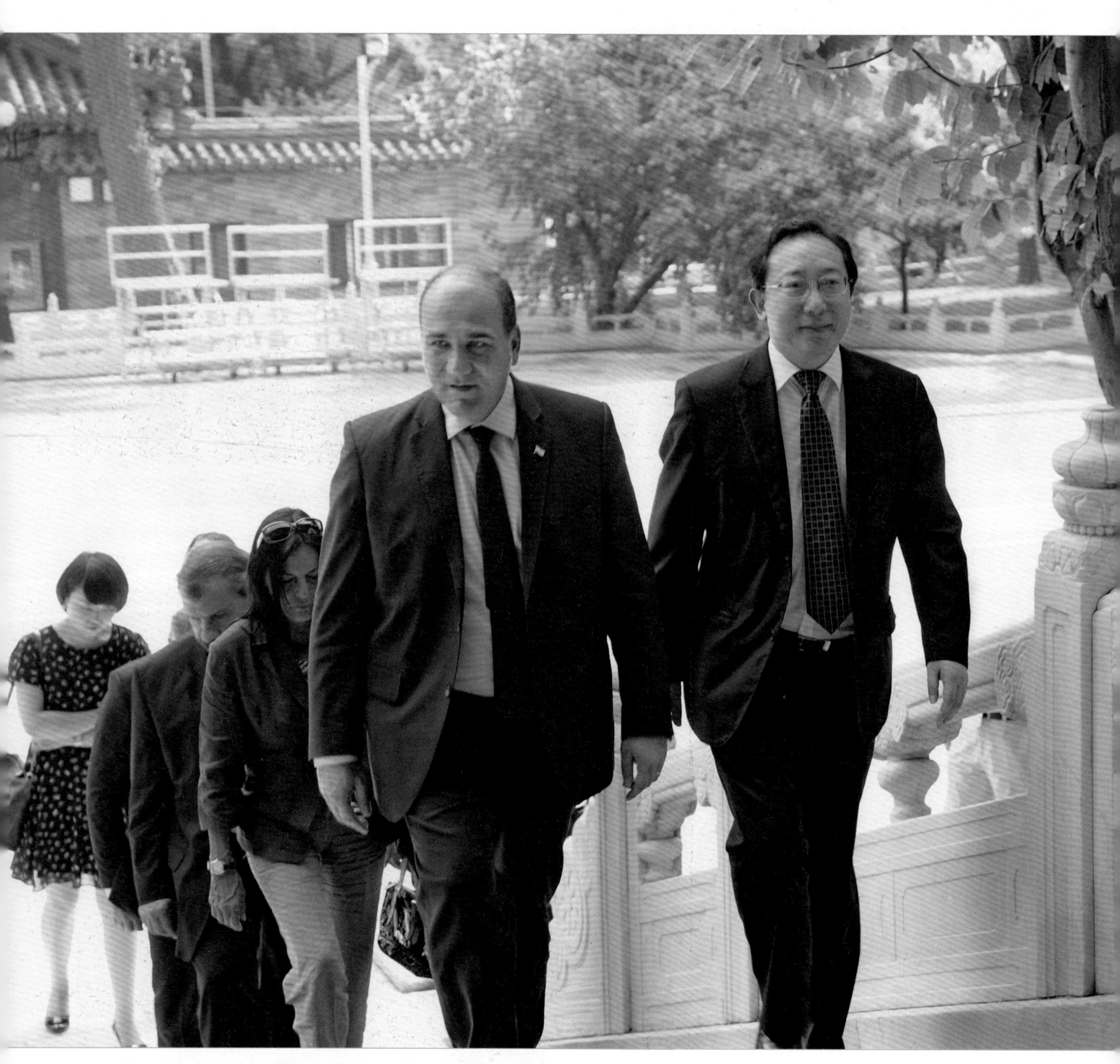

2016 年 7 月阿根廷卫生部部长曼苏尔一行访问院校

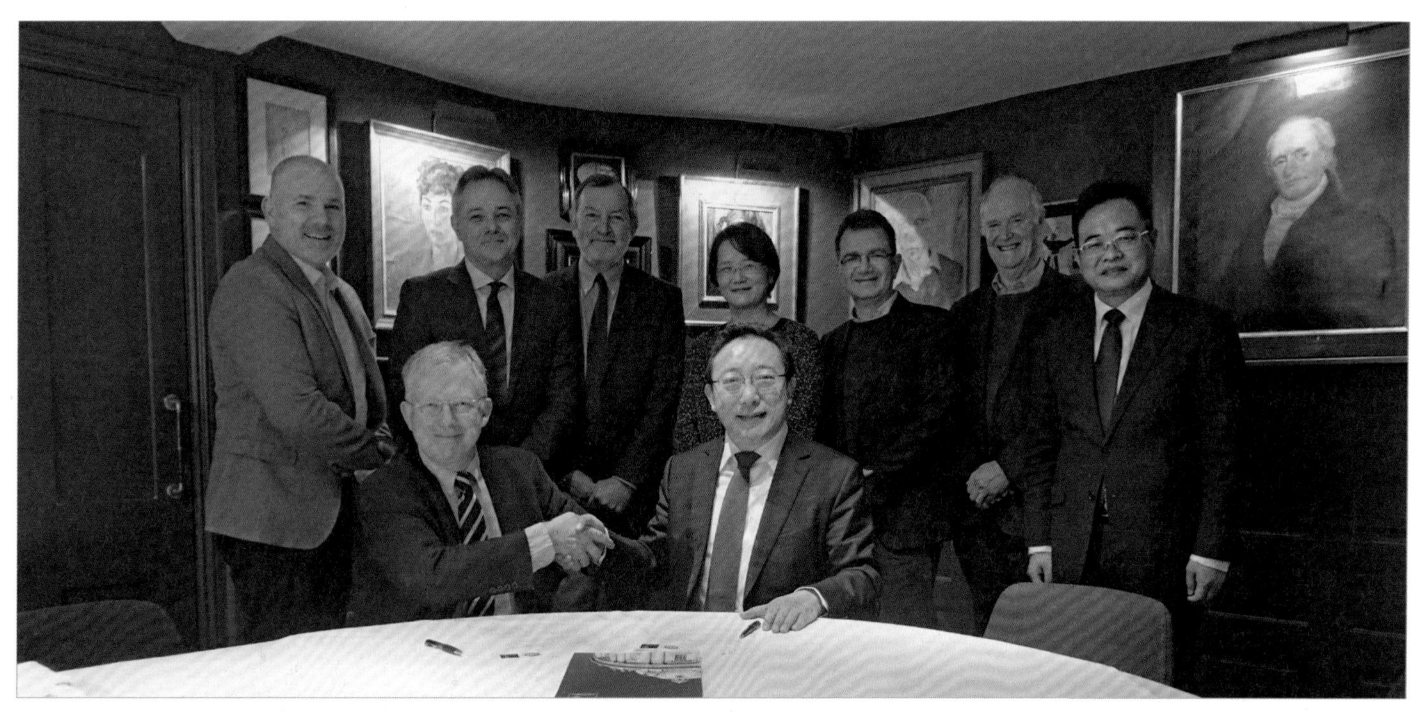

2016 年 12 月，院校长曹雪涛与牛津大学签署合作协议，在牛津大学建立了中国医学科学院联合研究中心。

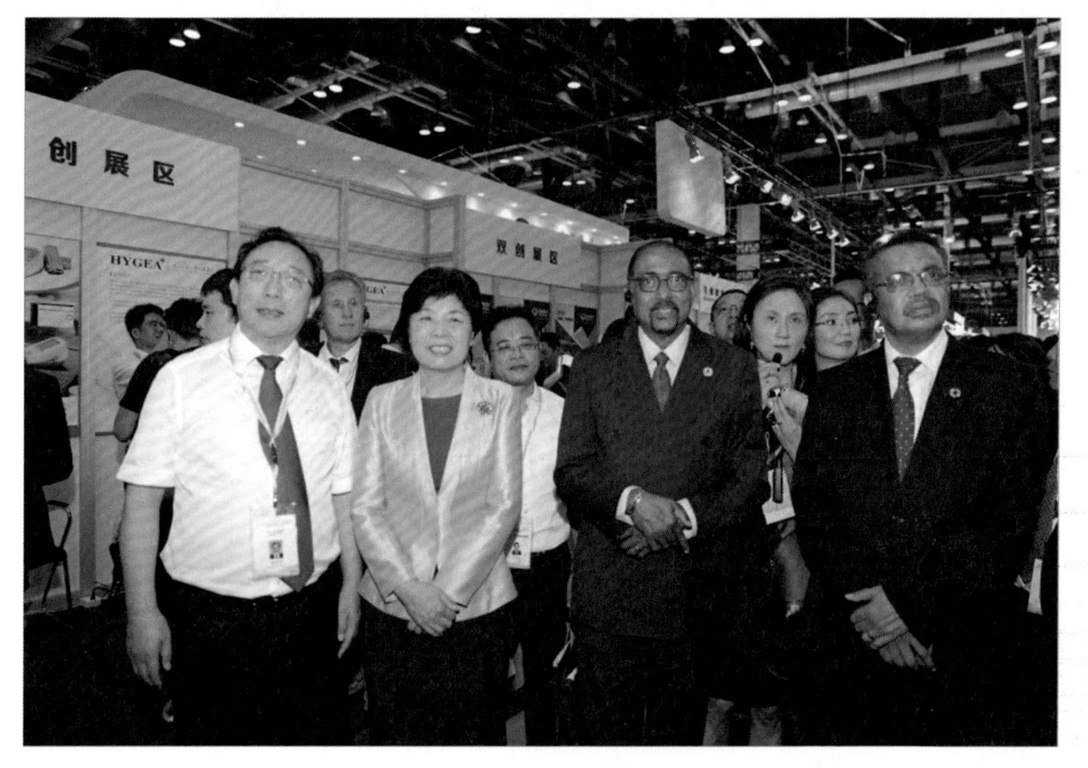

2017 年 8 月 18 日，曹雪涛院校长参加“一带一路”暨“健康丝绸之路”高级别研讨会期间陪同崔丽副主任（左二）、谭德塞总干事（左四）、西迪贝主任（左三）参观院校展区。

支持与指导

长期以来，院校党委在北京市教工委、国家卫生计生委党组的正确领导下，带领院校各级党组织和广大党员，努力开展和完成党的各项工作任务。上级党组织及有关领导高度重视院校党的建设，多次莅临院校指导工作，有利地推动了院校各项事业的发展。

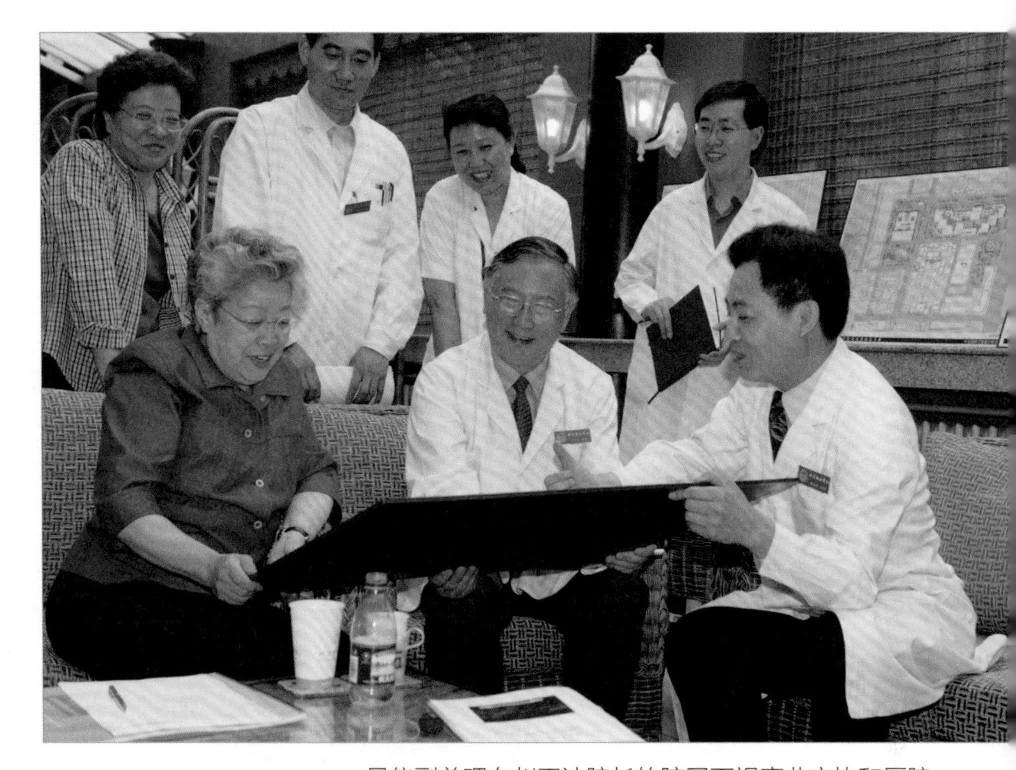

吴仪副总理在赵玉沛院长的陪同下视察北京协和医院

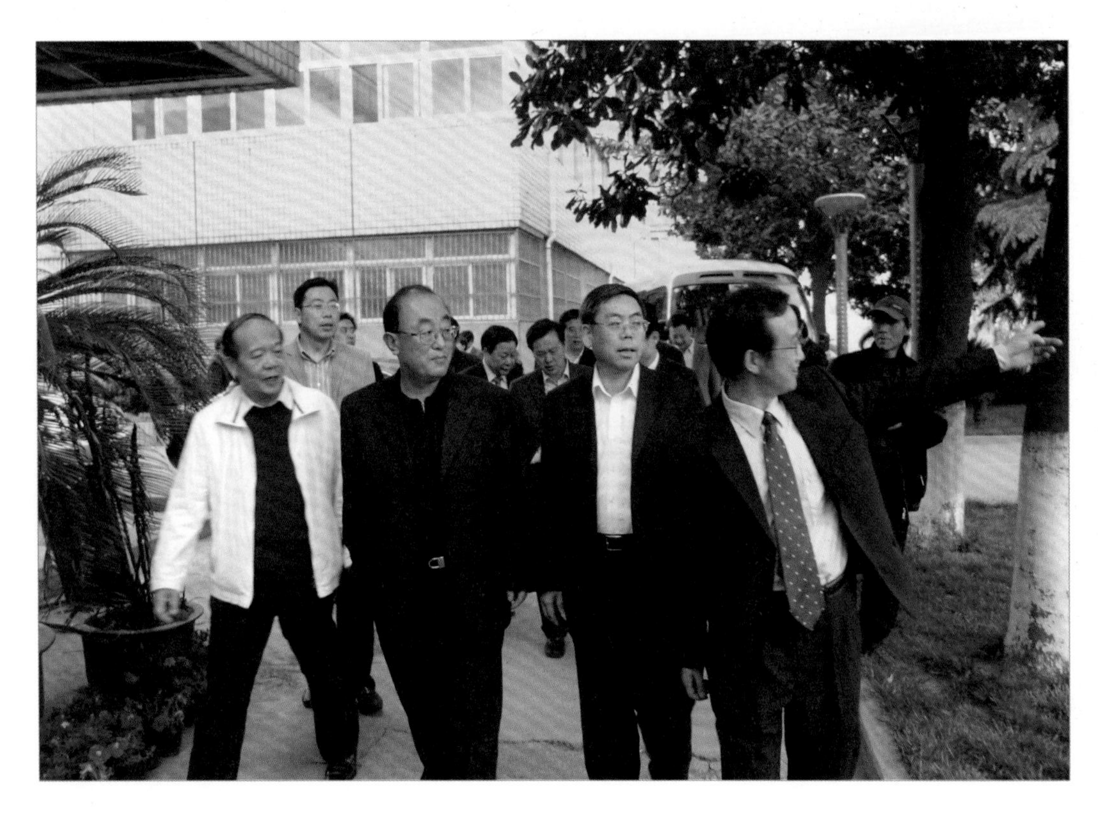

2008年4月，卫生部部长高强视察皮肤病研究所。

创"无烟医院"，迎"绿色奥运"，促进全民健康，争做文明市民！
提高医疗质量
诚信服务百姓

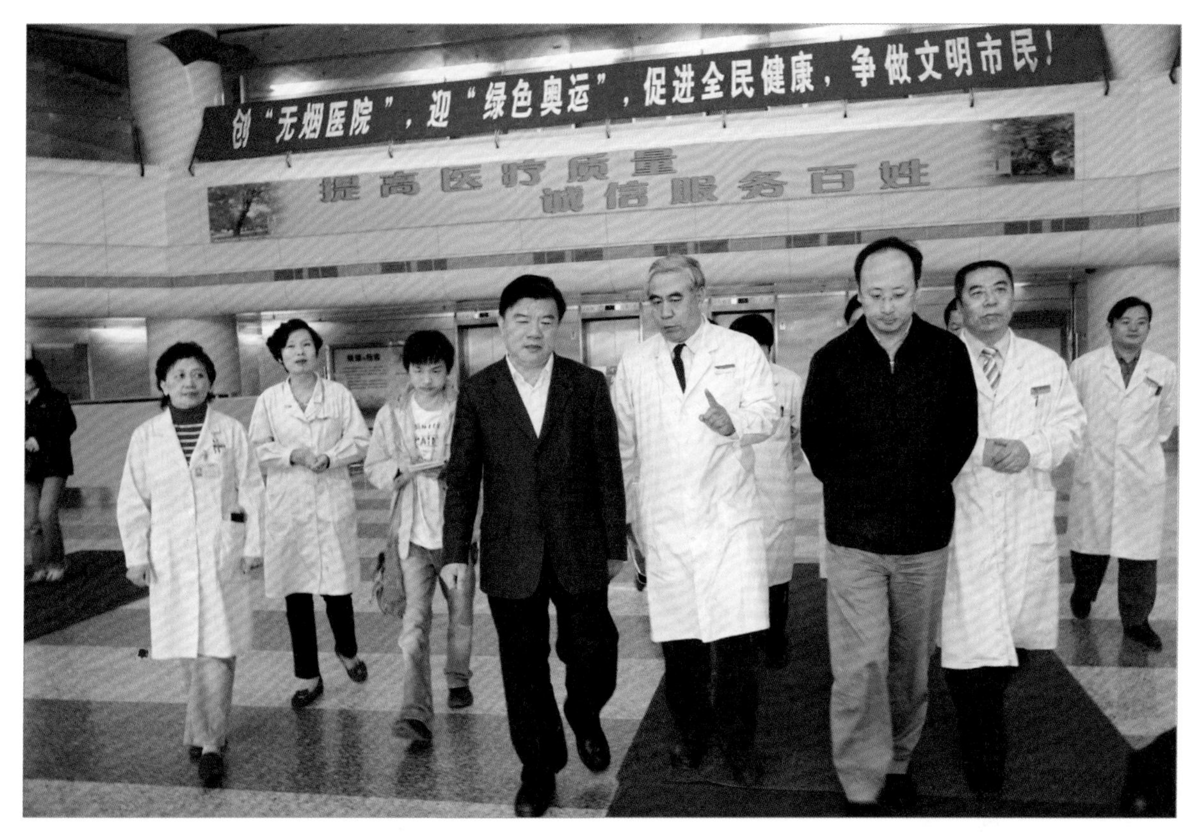

2011 年卫生部部长陈竺视察肿瘤医院

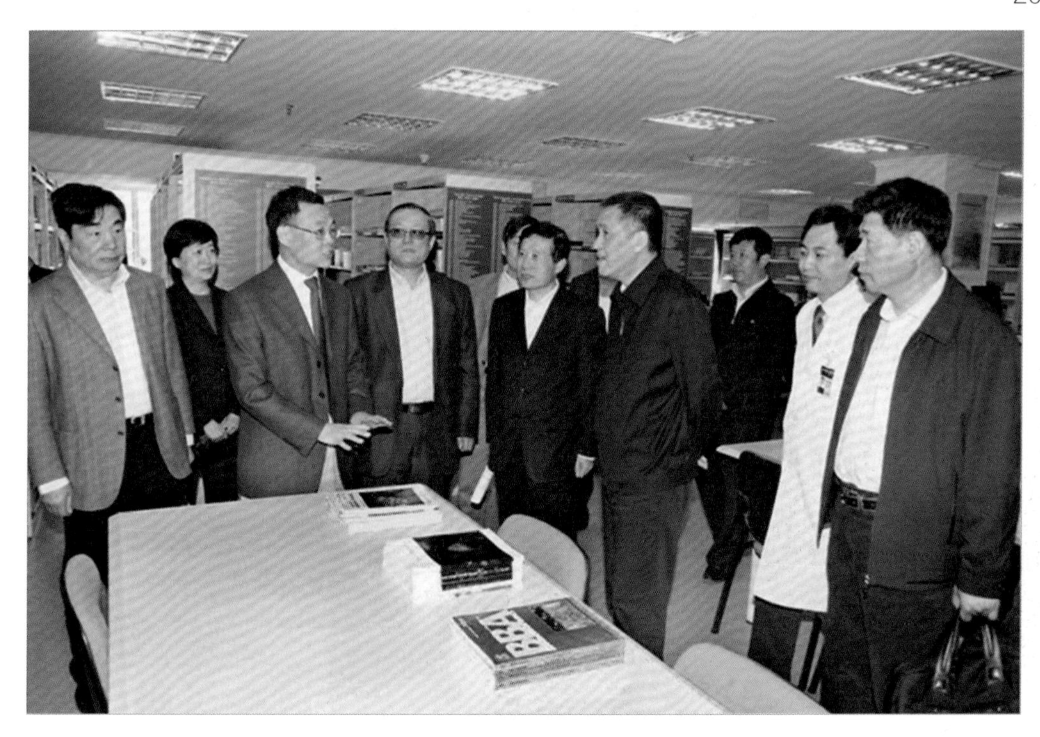

2011 年卫生部党组书记张茅视察信息所 / 图书馆

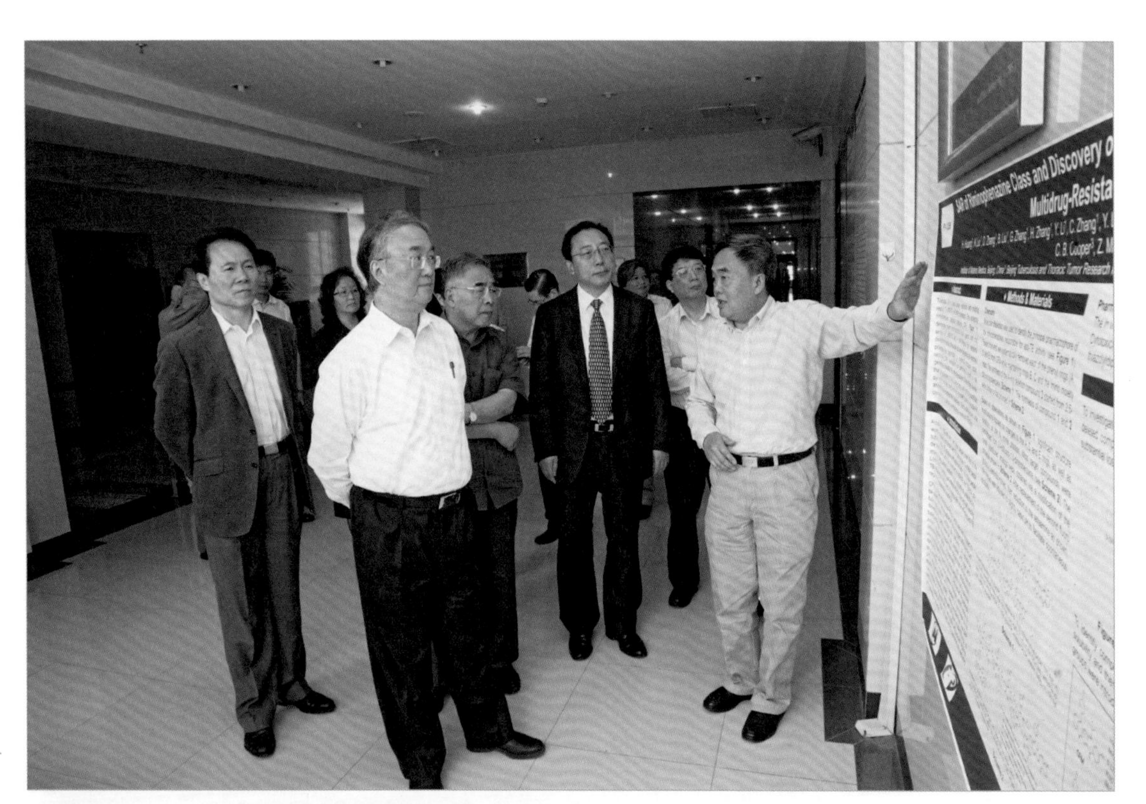

2012 年 5 月，桑国卫副委员长参加药物研究所“重大新药创制”国家科技重大专项“创新药物开发技术平台建设”课题“十一五”任务验收会。

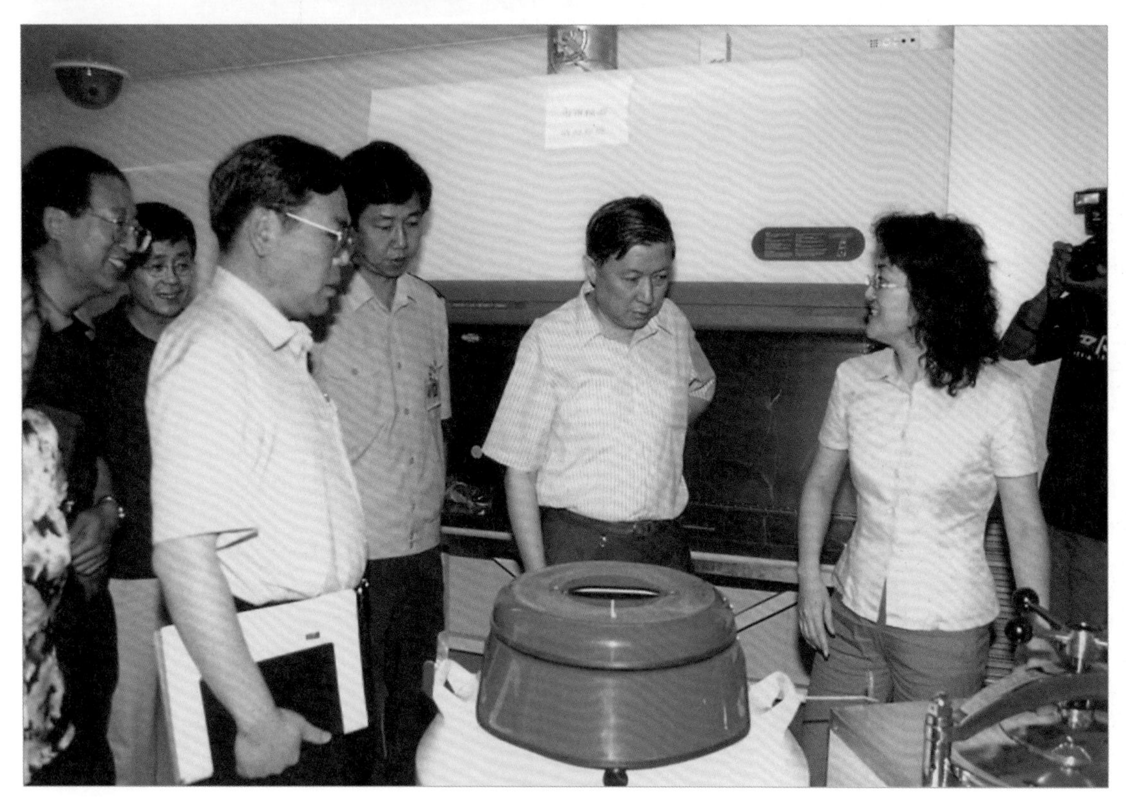

2003 年，院校党委书记刘谦陪同科技部部长徐冠华到实验动物研究所视察。

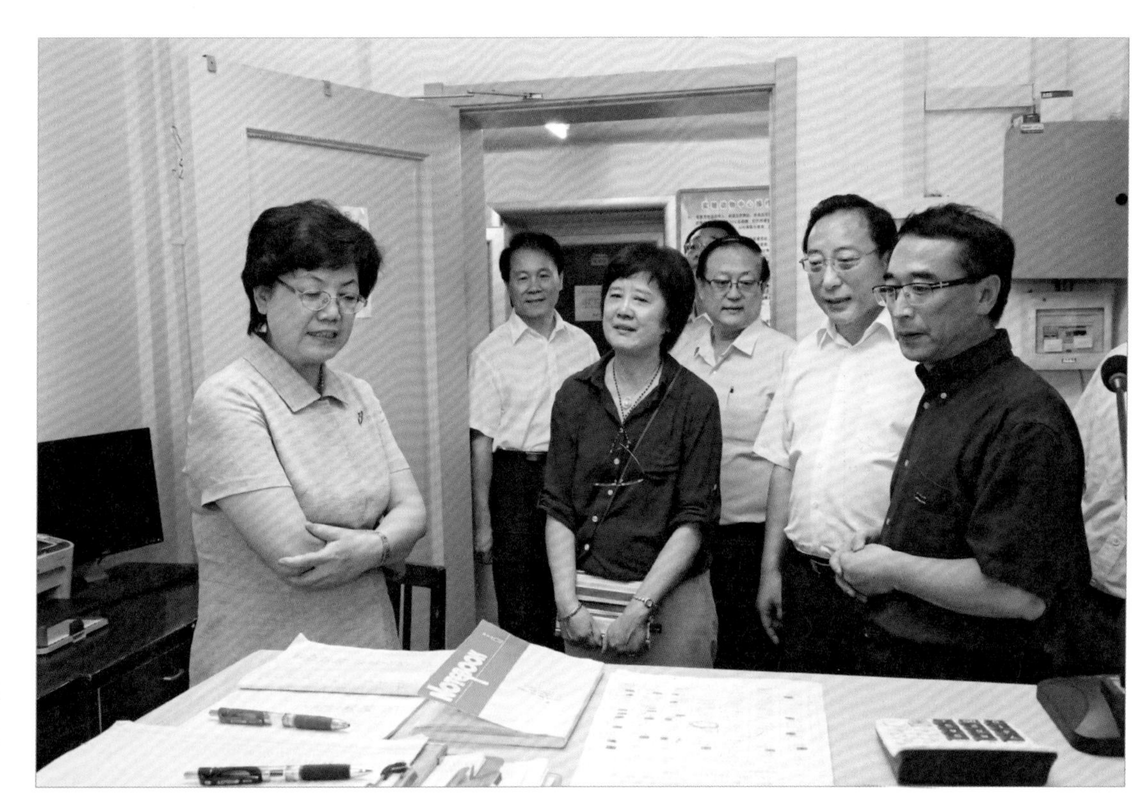

2013年7月，国家卫生计生委李斌主任到基础医学院调研。

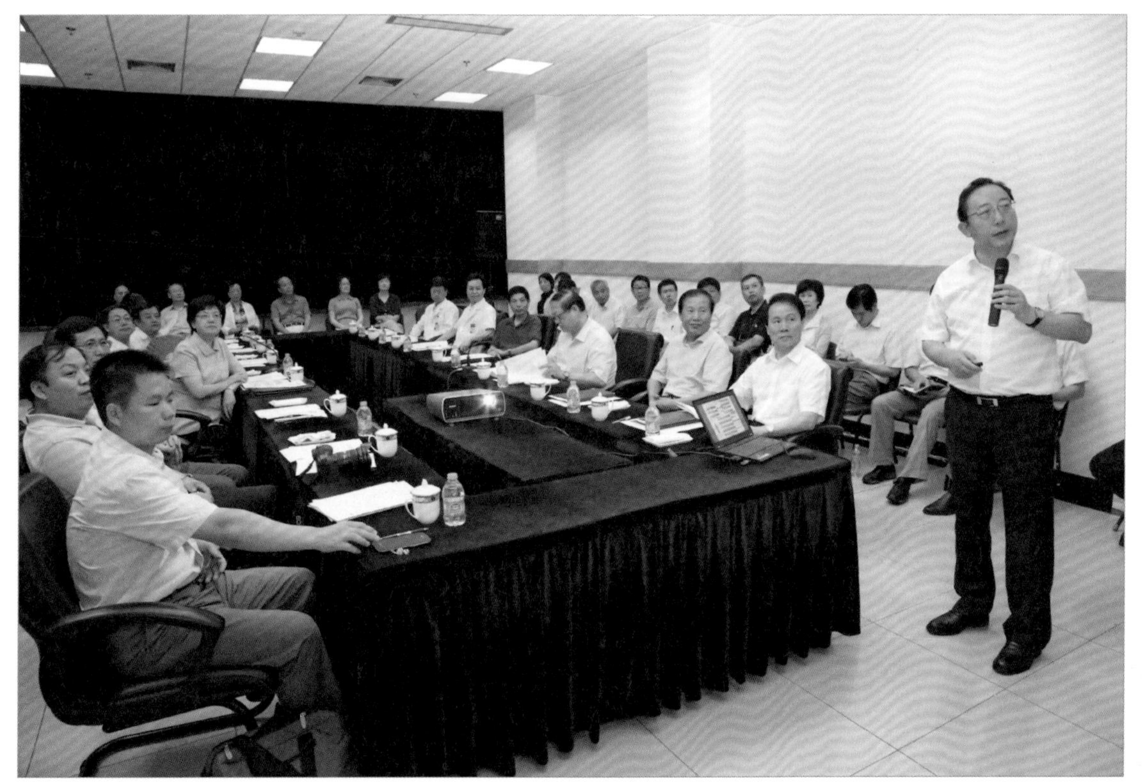

2013年7月，国家卫生计生委李斌主任听取曹雪涛院校长汇报院校工作。

党建与思政

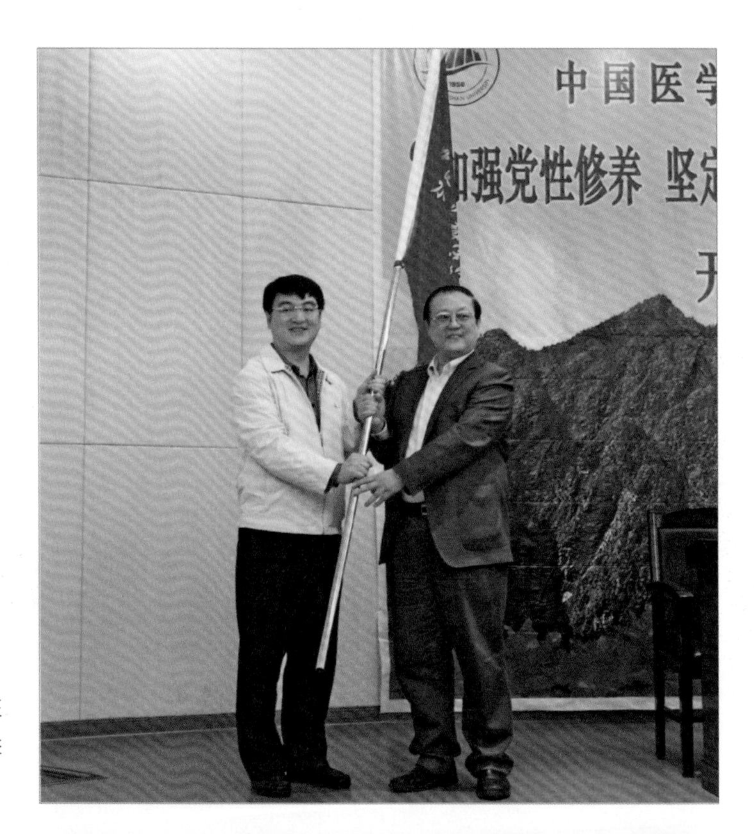

2011 年，院校在井冈山举办“加强党性修养”专题培训班，在开班仪式上，李立明书记授旗。

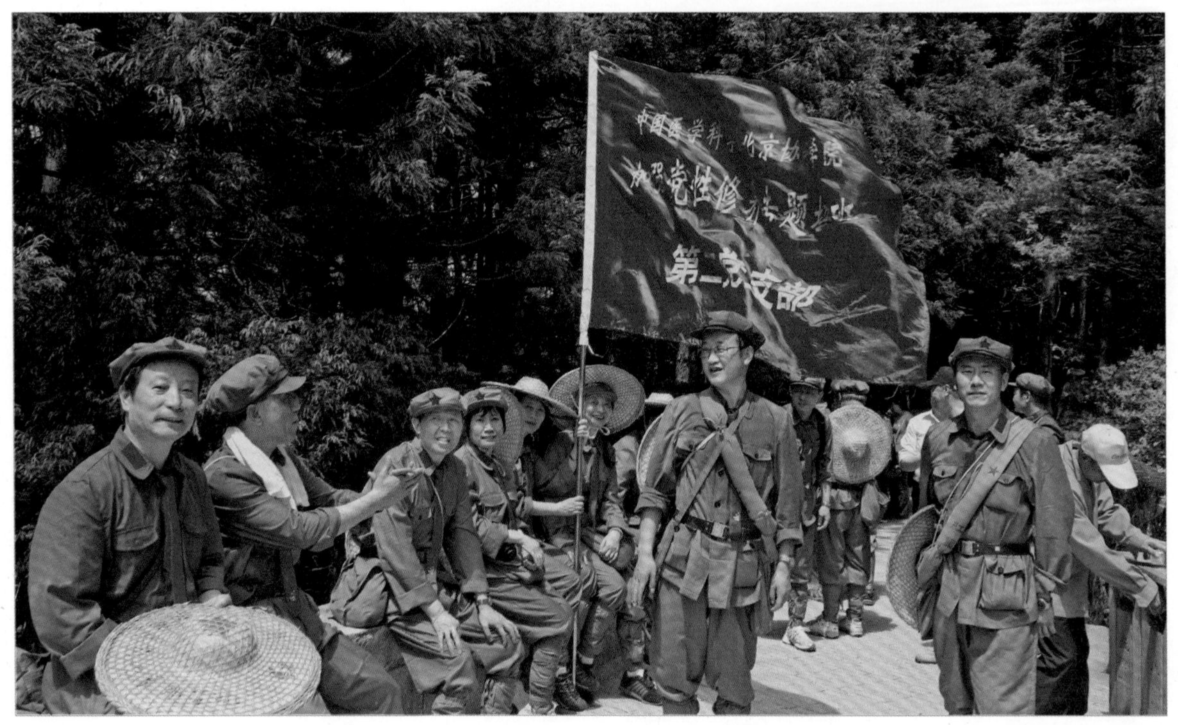

院校中层干部参加“加强党性修养”培训班专题活动

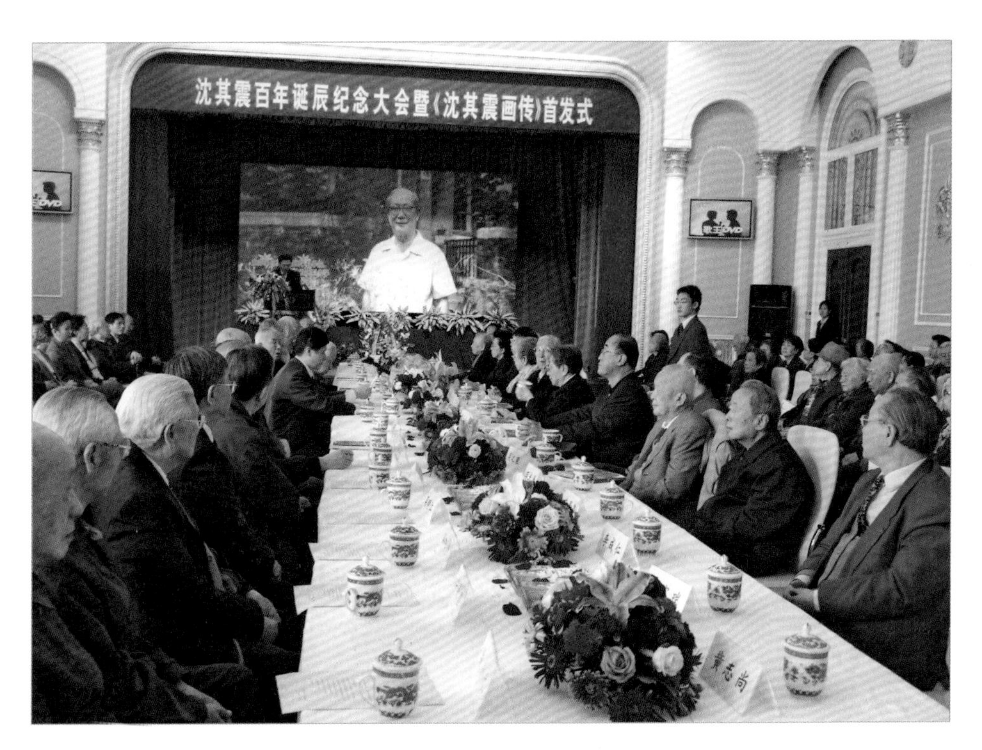

2006 年 3 月，为纪念著名医学教育家、医学科学家、社会活动家、原中国医学科学院院长沈其震诞辰一百周年，缅怀他为中国革命作出的卓越功绩和对中国医药卫生事业的突出贡献，中国医学科学院北京协和医学院隆重举行沈其震百年诞辰纪念大会暨《沈其震画传》首发式。

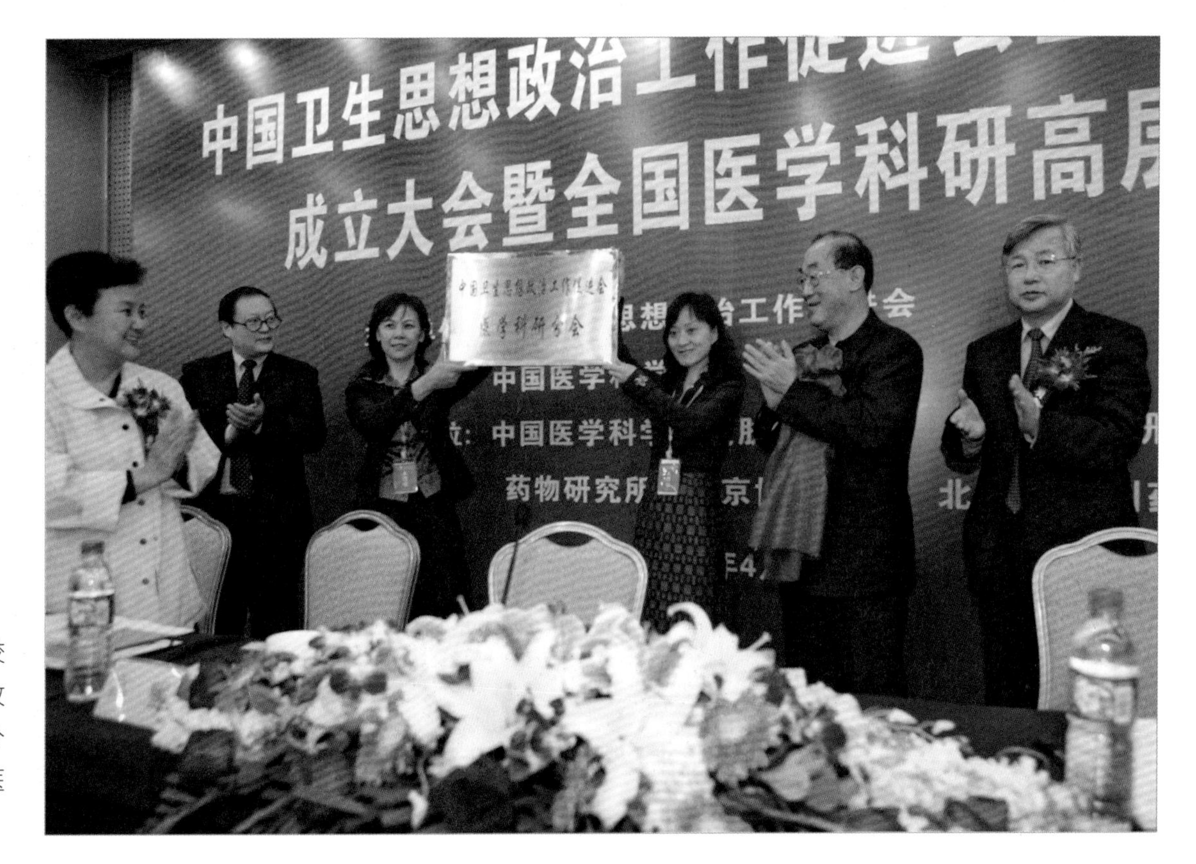

2008 年 4 月，院校举办中国卫生思想政治工作促进会科研分会成立大会暨全国医学科研高层研讨会。

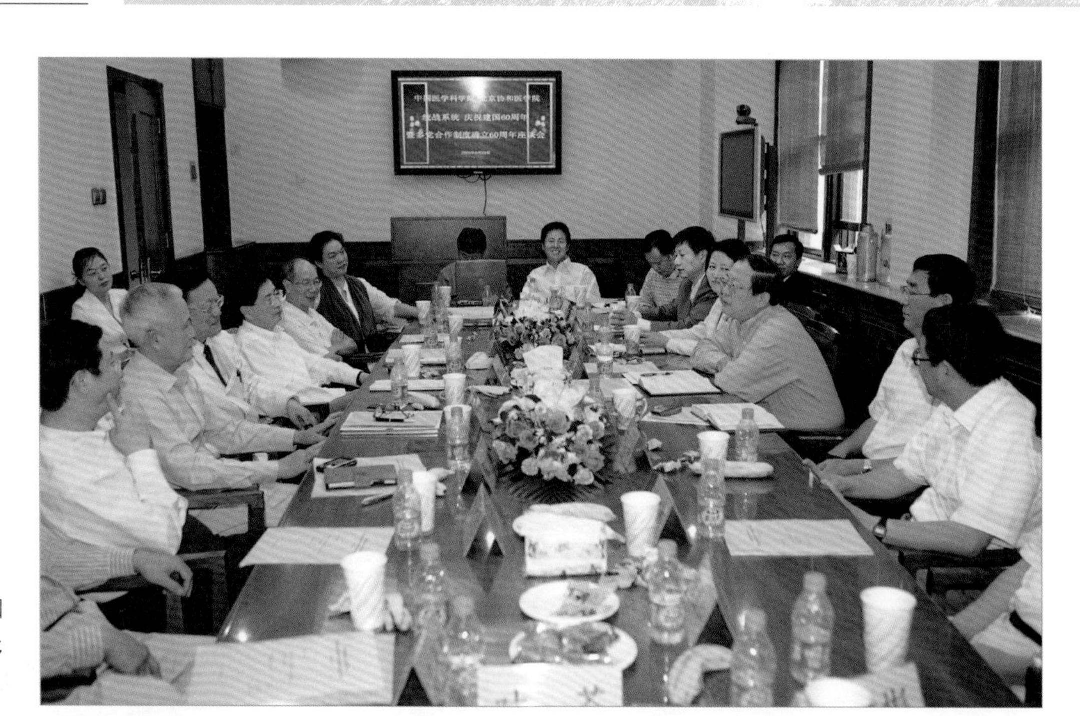

2009 年 9 月，李立明书记参加统战系统庆祝建国 60 周年暨多党合作制度确定60周年座谈会。

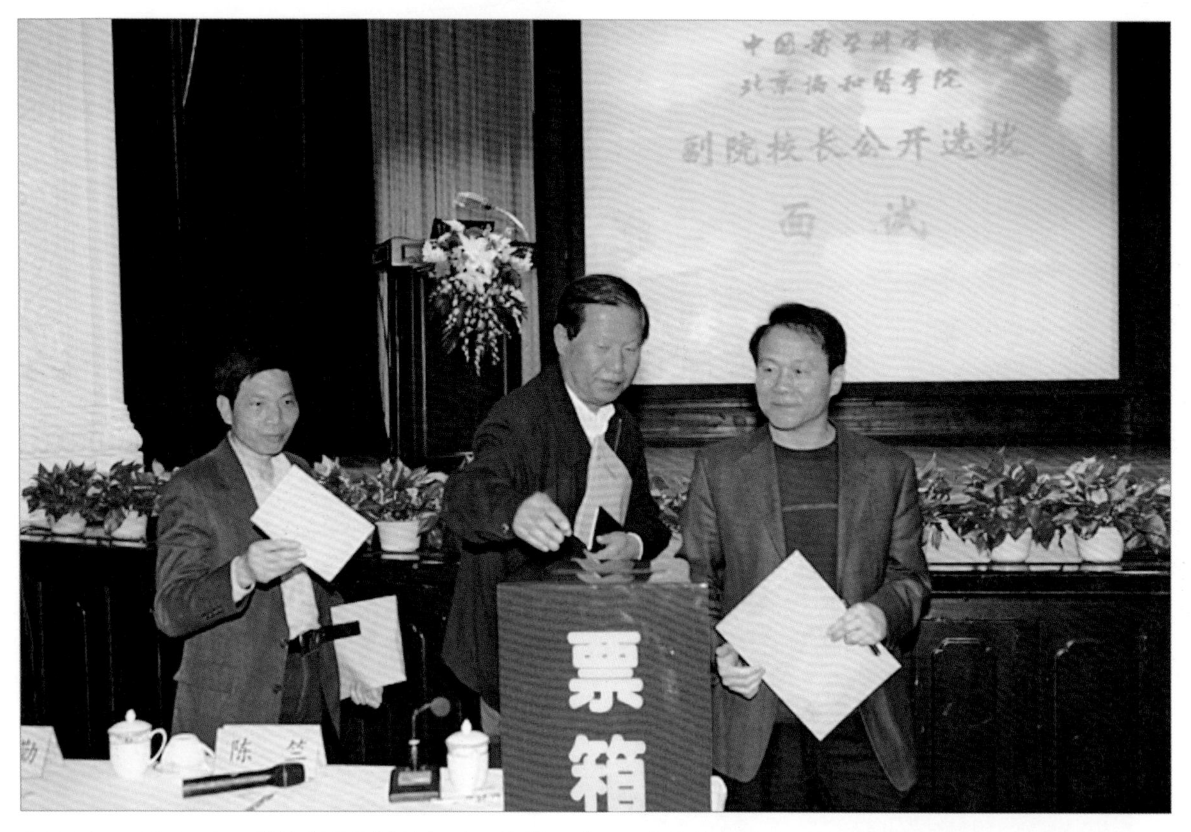

2010 年 4 月 23 日，院校举行副院校长公开选拔，党委副书记林长胜、副院校长徐德成、詹启敏参加投票。

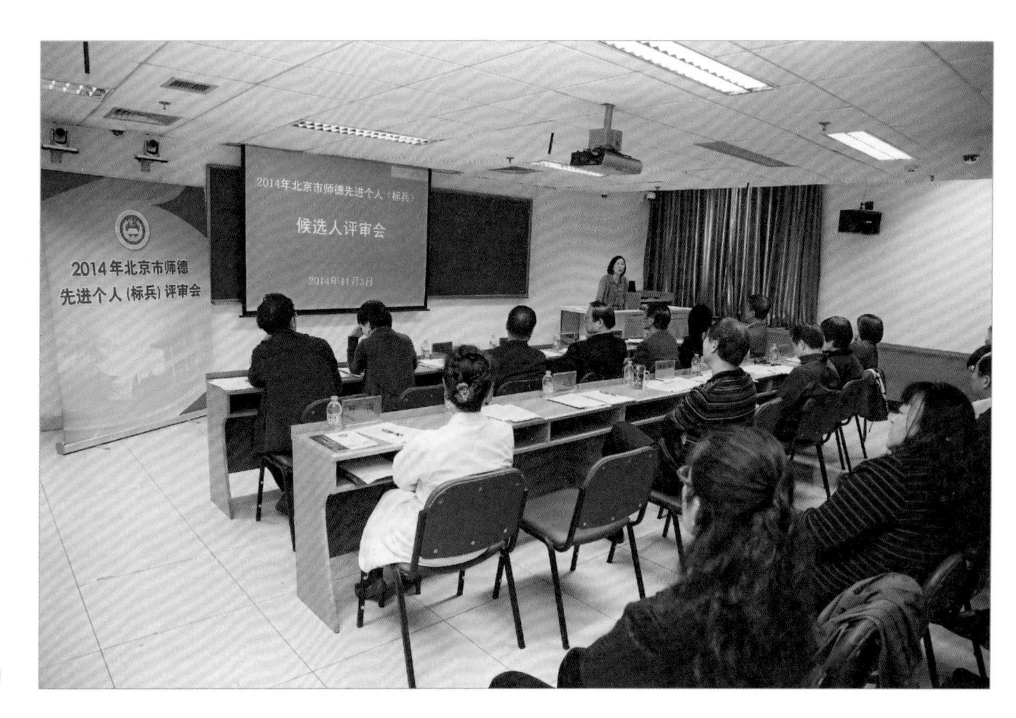

院校每年开展先进评选活动

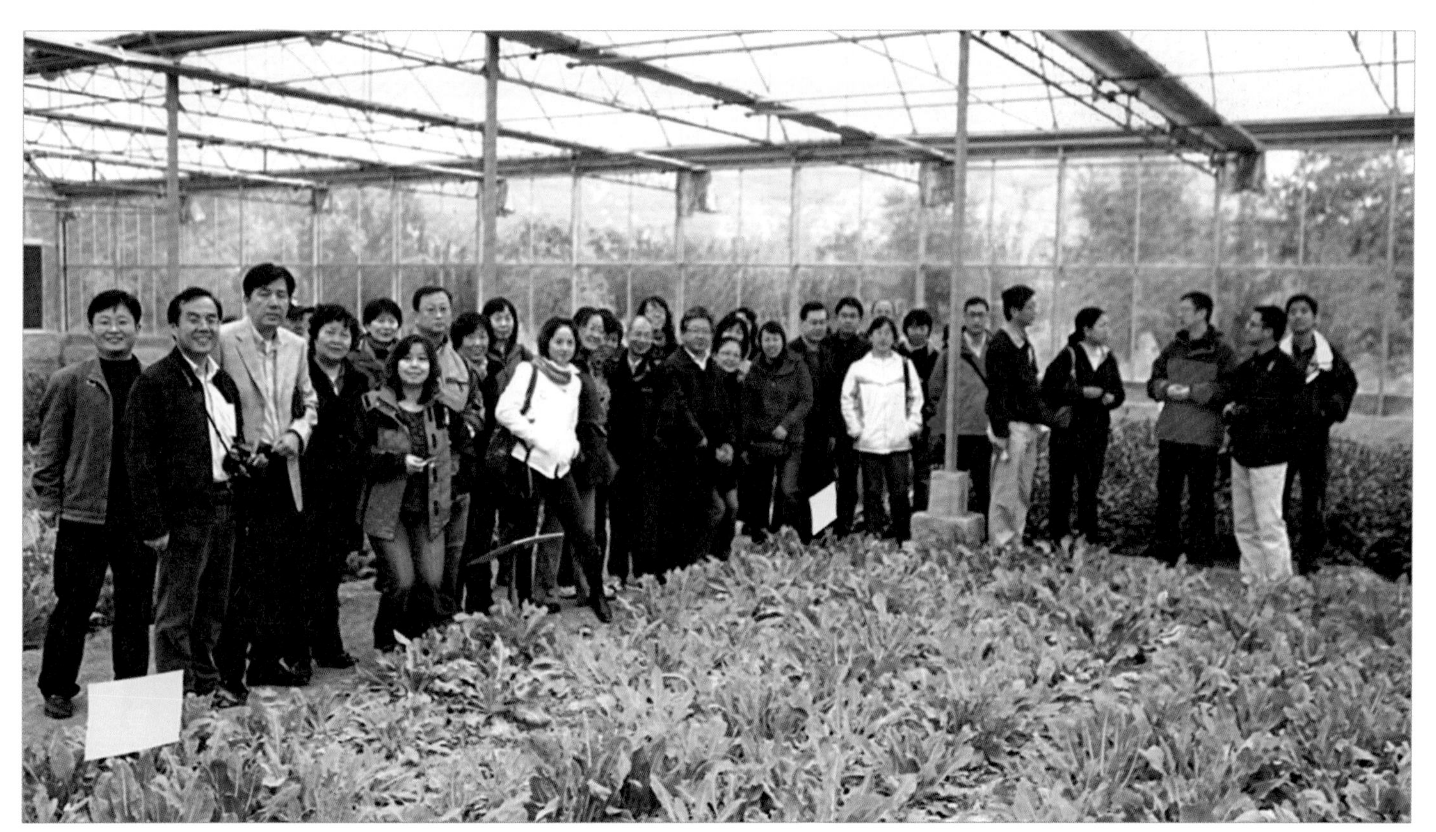

2010 年，院校党委组织党外人士参观考察党外人士服务新农村建设基地——门头沟区龙泉务村龙泉生态园。

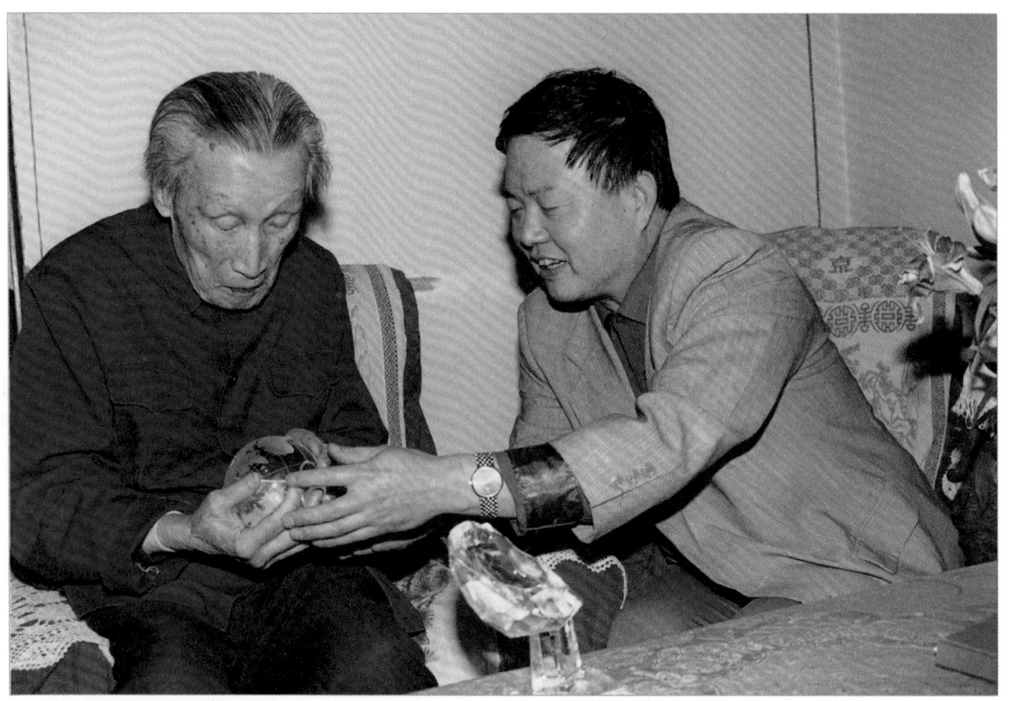

2001 年 95 岁的邓家栋教授获得中华医学基金会授予的“医德风范终身奖”。中国医学科学院中国协和医科大学宋学民副院校长，为他送去获奖证书和奖杯。

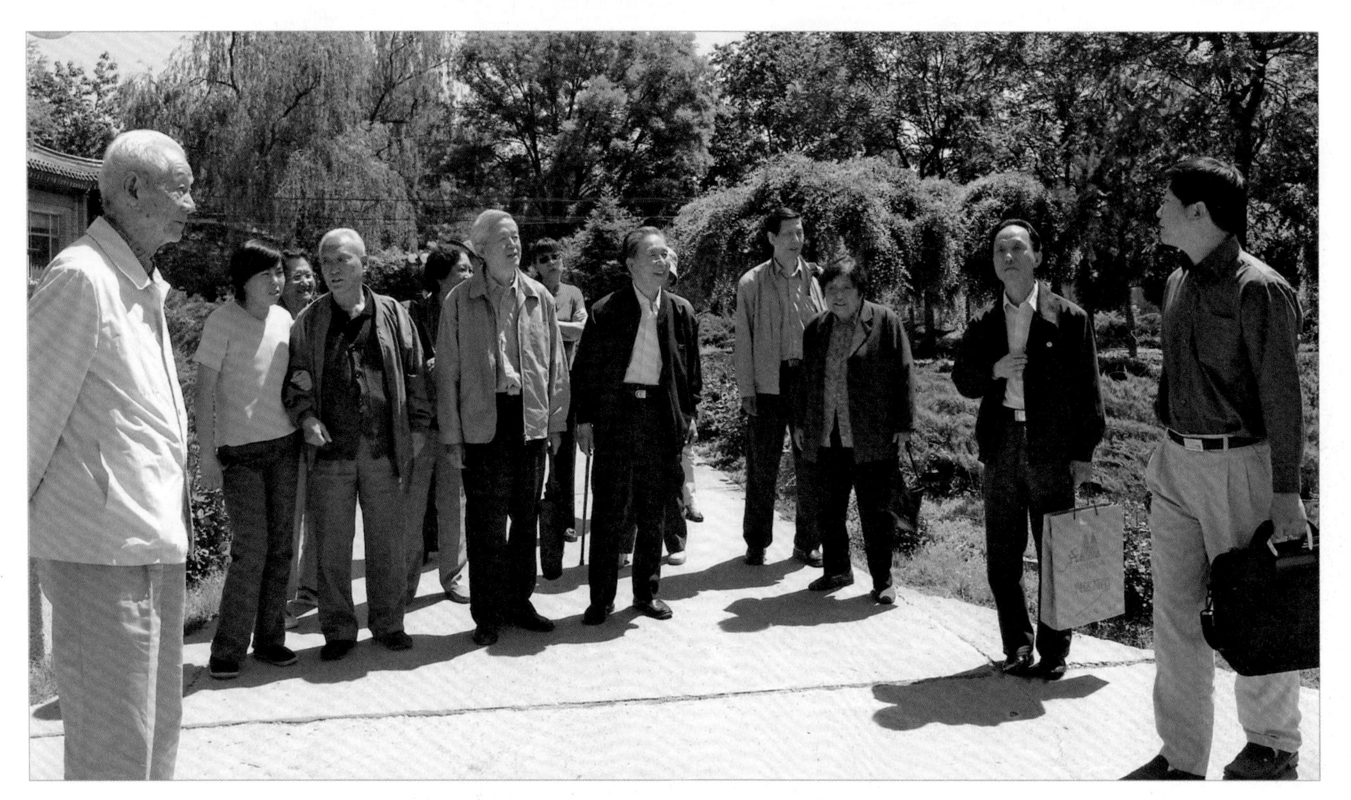

2005 年 5 月，院校老领导参观药用植物研究所。

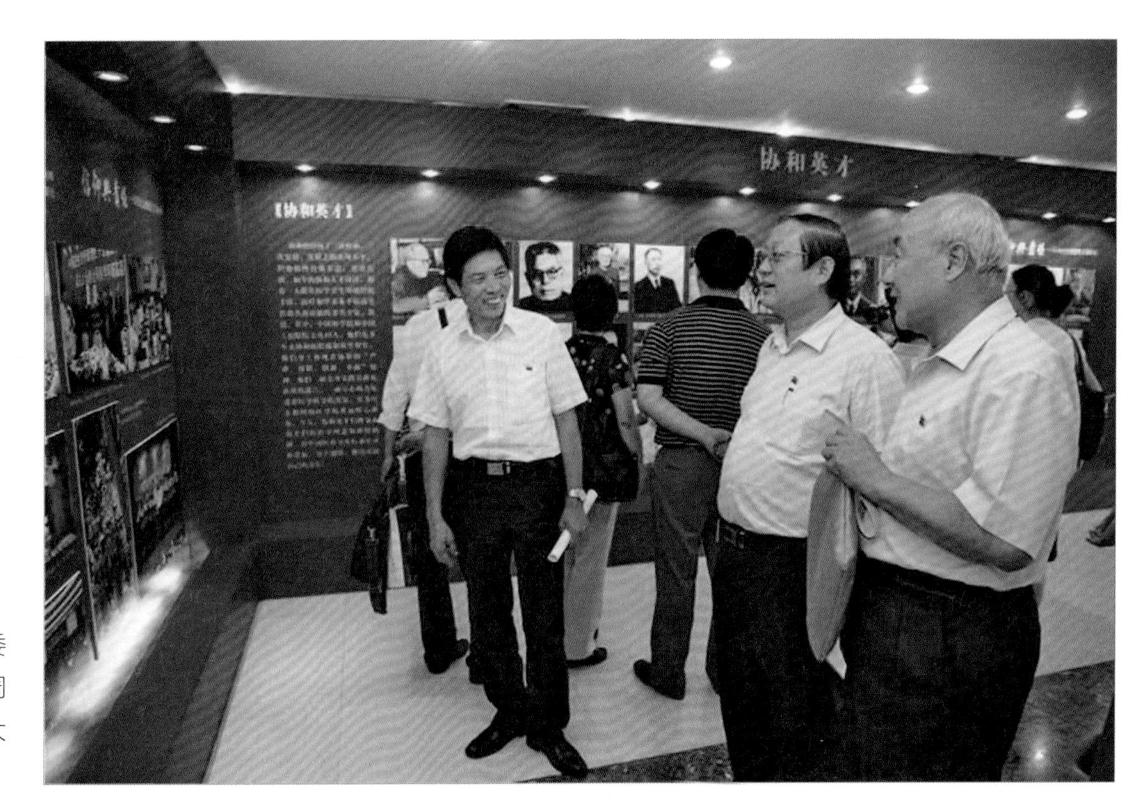

2012 年 9 月，院校党委宣传部为纪念建党 90 周年举办“信仰与责任”大型展览。

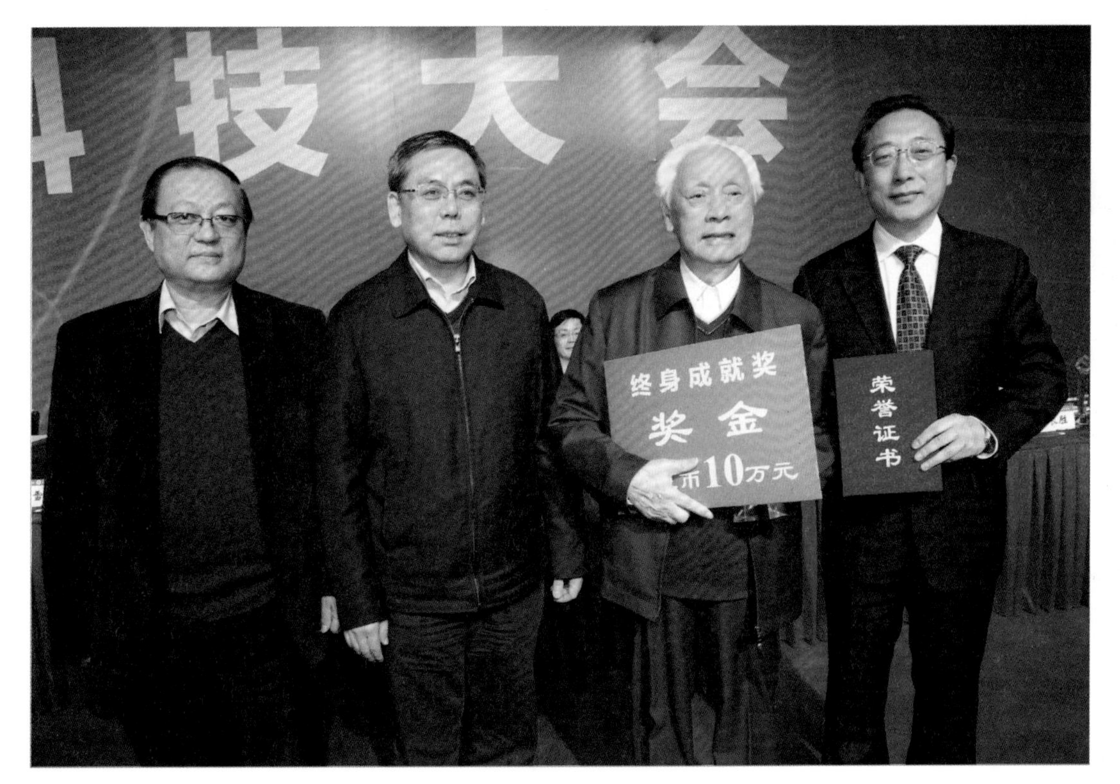

2012 年 12 月，中国医学科学院北京协和医学院召开科技大会，隆重表彰长期以来为院校科技事业发展作出卓越贡献的老一辈科学家。图为院校领导与获得终身成就奖的顾方舟教授合影。

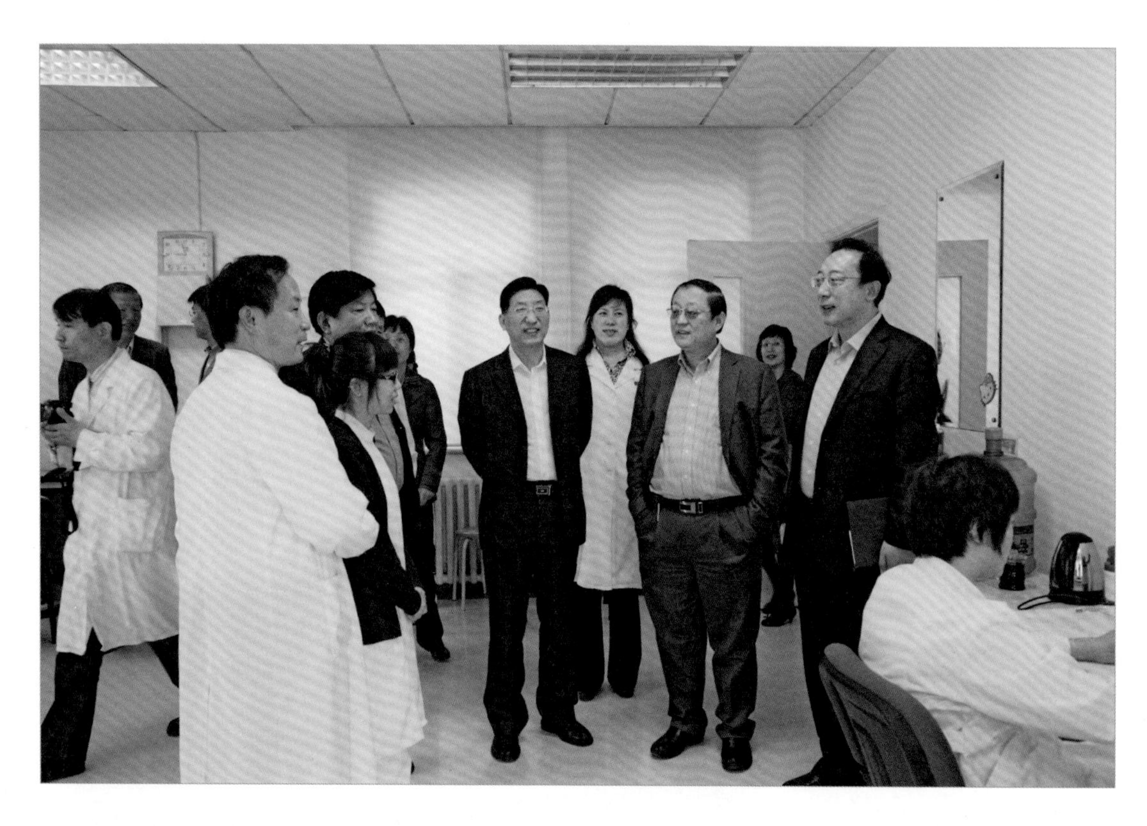

2011 年 4 月，曹雪涛院长、李立明书记、曾益新校长一行到整形外科医院调研。

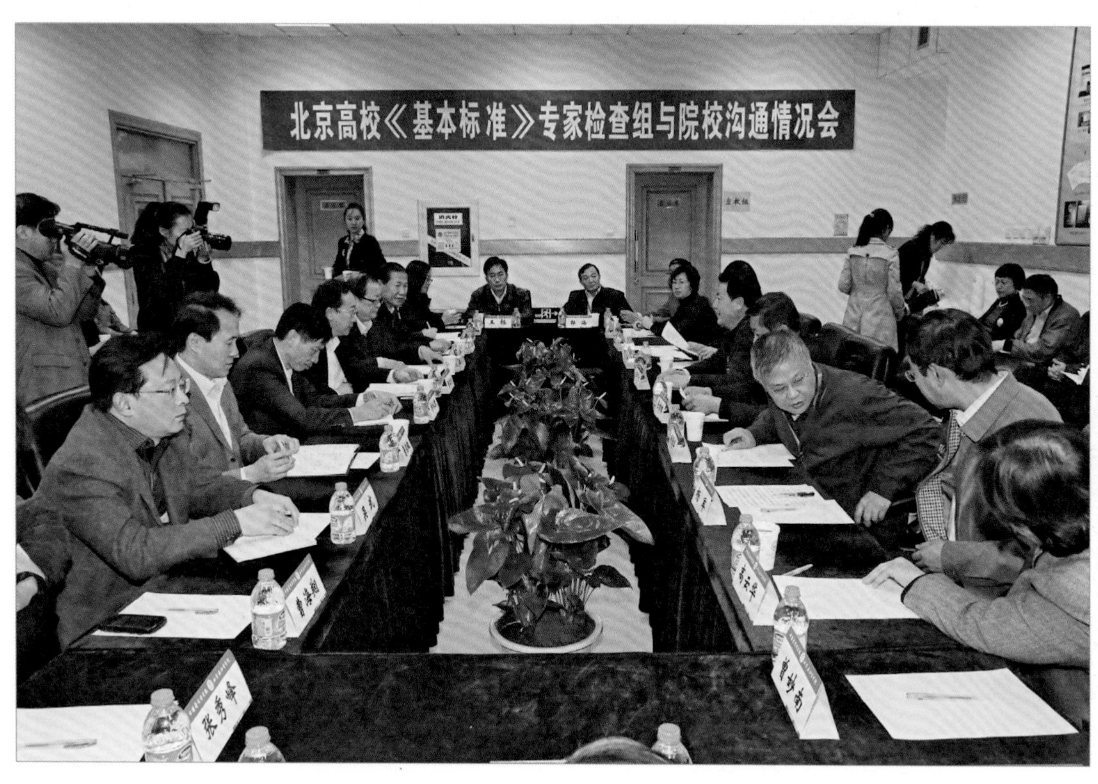

北京高校《基本标准》专家检查组对我校党建思政基本标准集中检查情况进行意见反馈

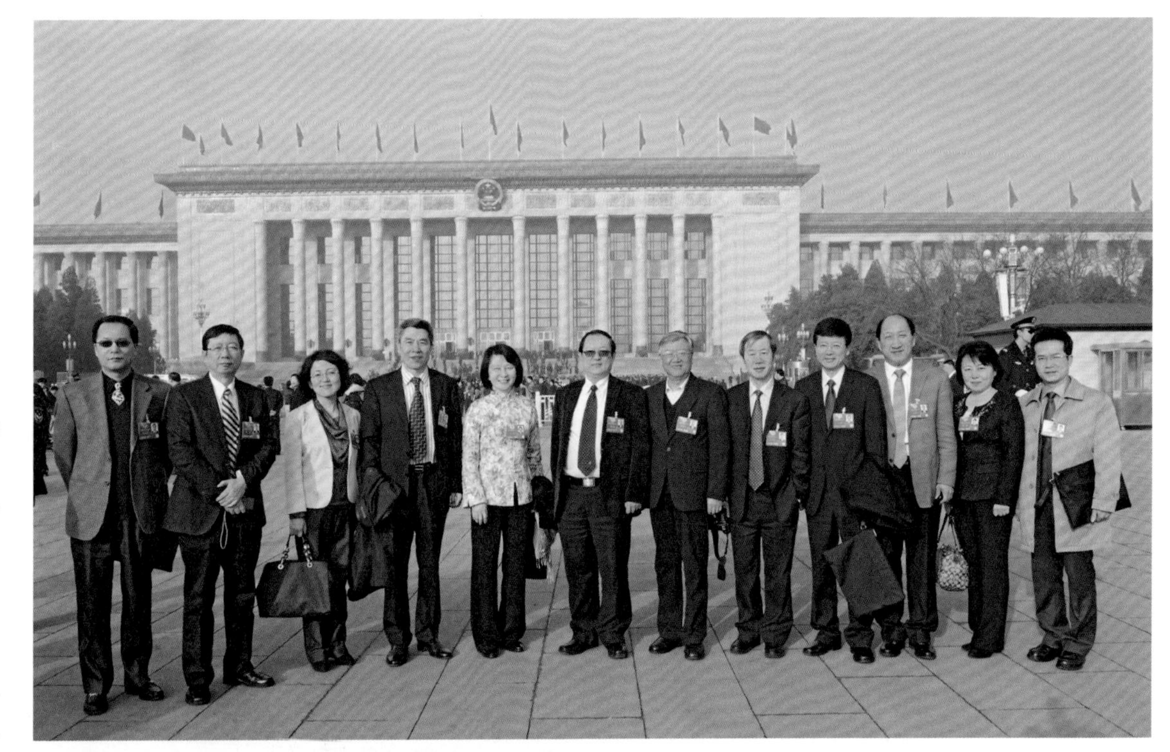

部分院校全国政协委员，于全国“两会”期间在人民大会堂前合影（左起：魏英杰、张澍、肖苒、胡盛寿、池慧、李立明、吴明江、孙建方、姜玉新、王贵齐、陈琳、杨爱明）。

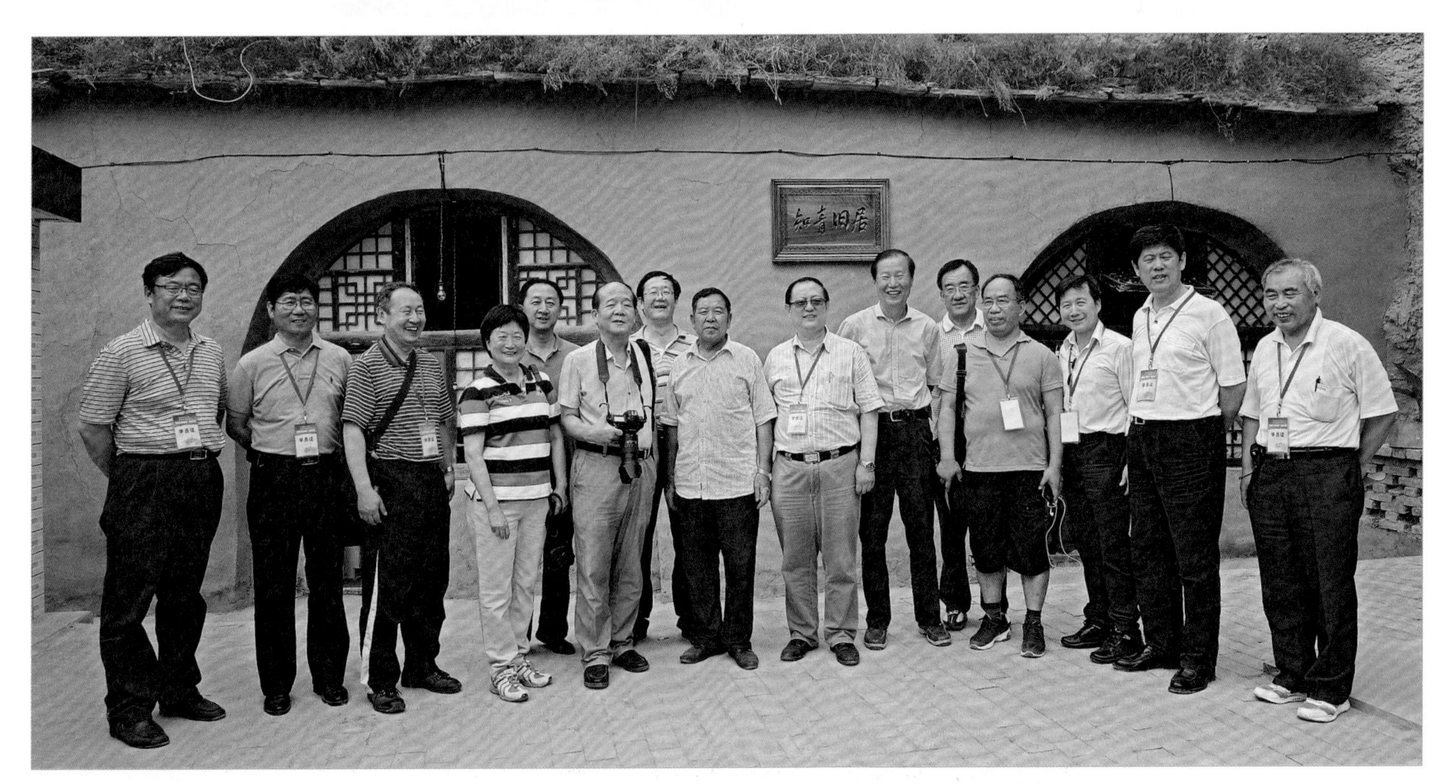

2013年“党的群众路线教育”领导干部专题培训班在延安举办。

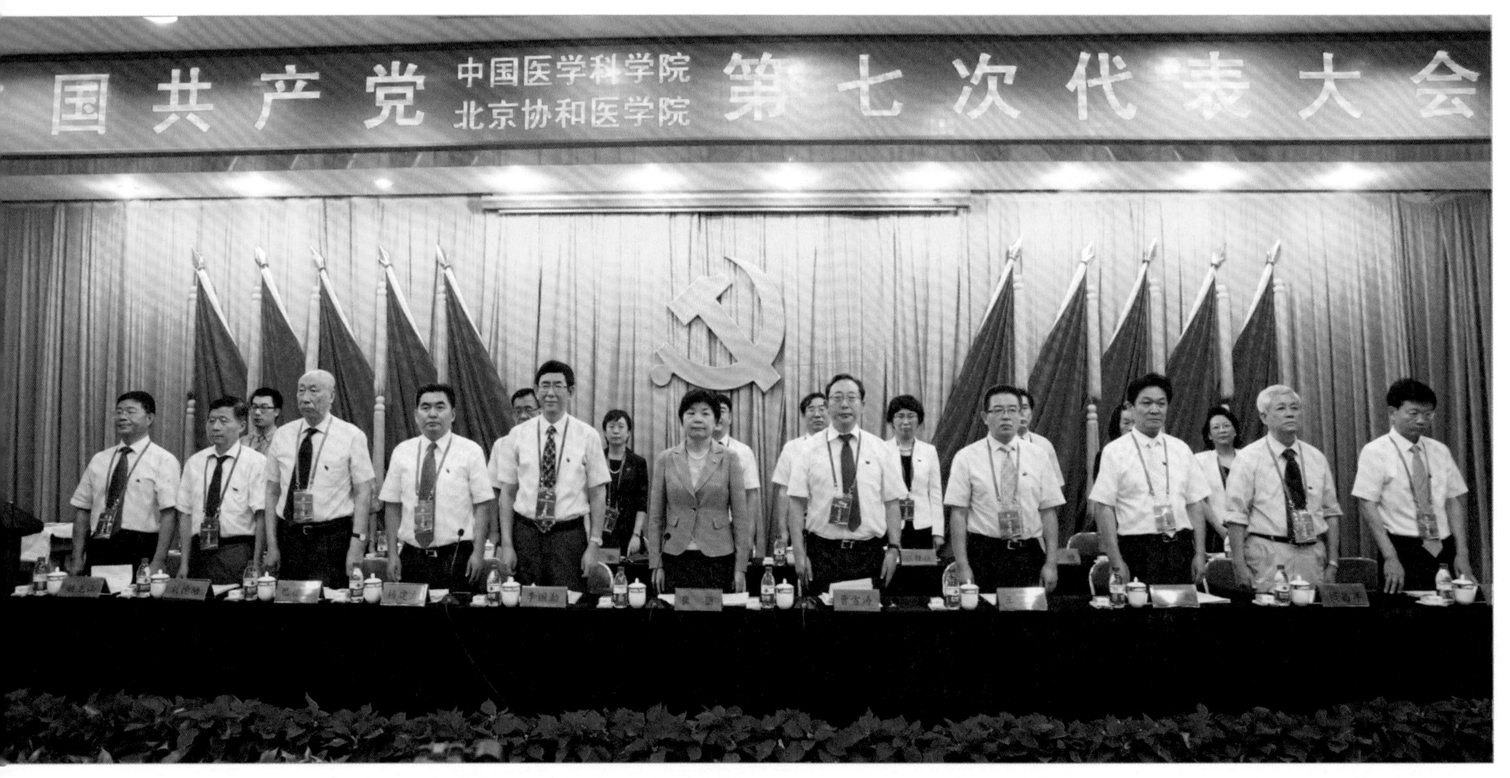

2016 年 7 月 29 日，中共中国医学科学院北京协和医学院召开第七次代表大会，选举产生了中国共产党院校第七届委员会和院校纪律检查委员会。

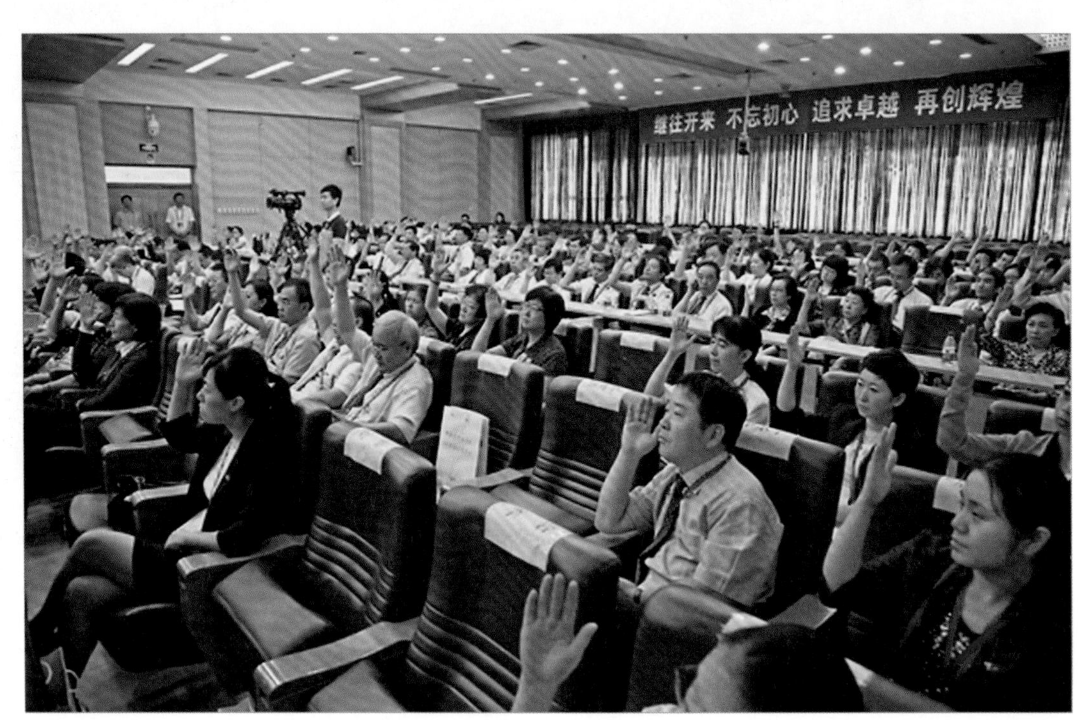

与会代表举手表决通过了大会关于各项报告的决议。

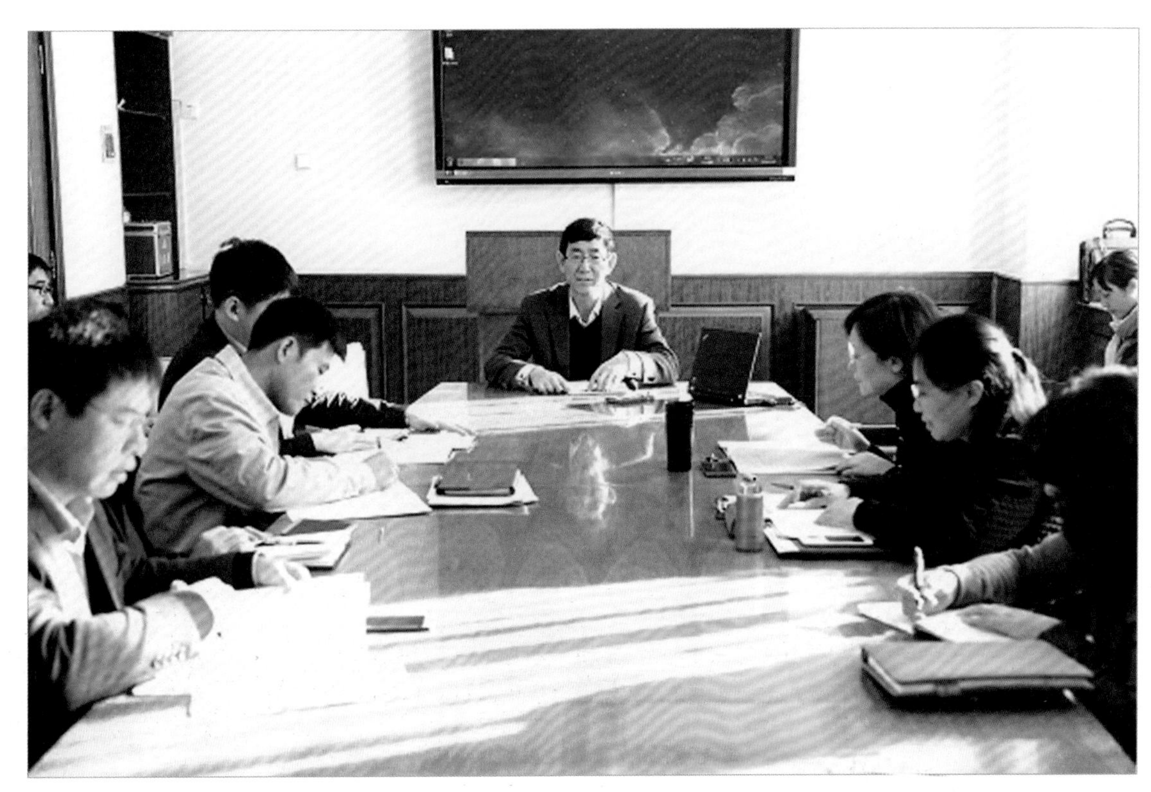

2017 年 7 月，院校党委书记李国勤为党支部讲党课。

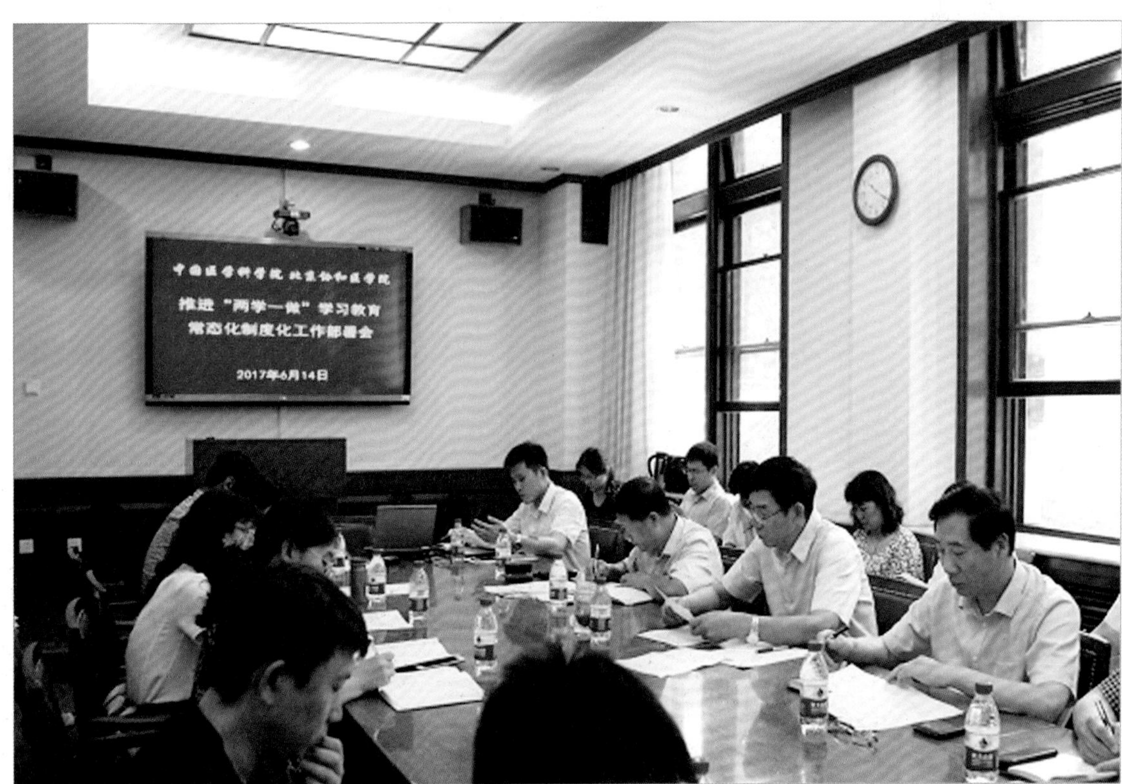

2017 年 6 月，院校党委召开推进“两学一做”学习教育常态化制度化工作部署会。

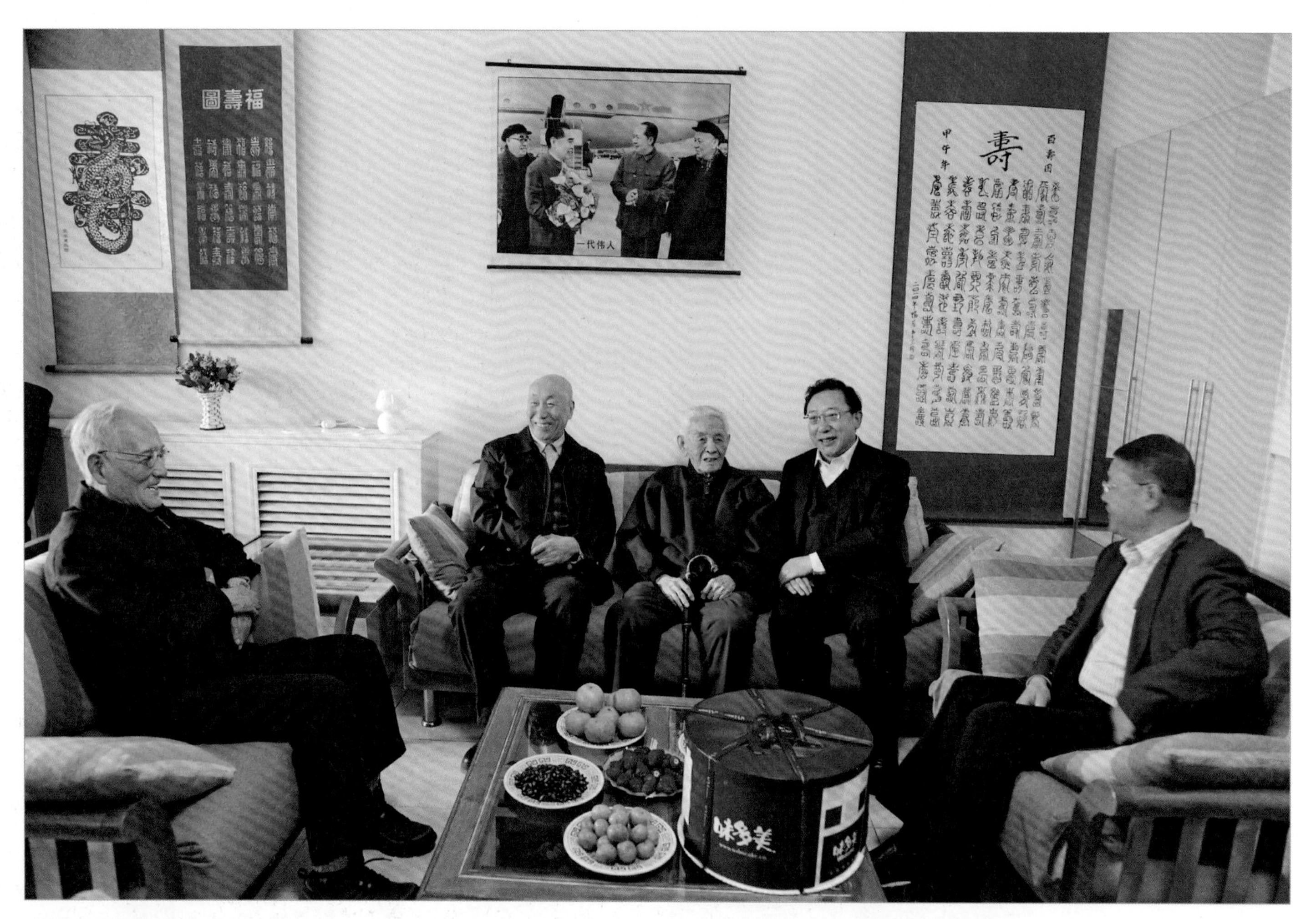

院校机关广泛开展“手拉手”老同志活动。图为 2015 年 2 月 1 日，院校老领导与现任领导为黄乎庆祝百岁诞辰（左起：张家谦、巴德年、黄乎、曹雪涛、姚龙山）

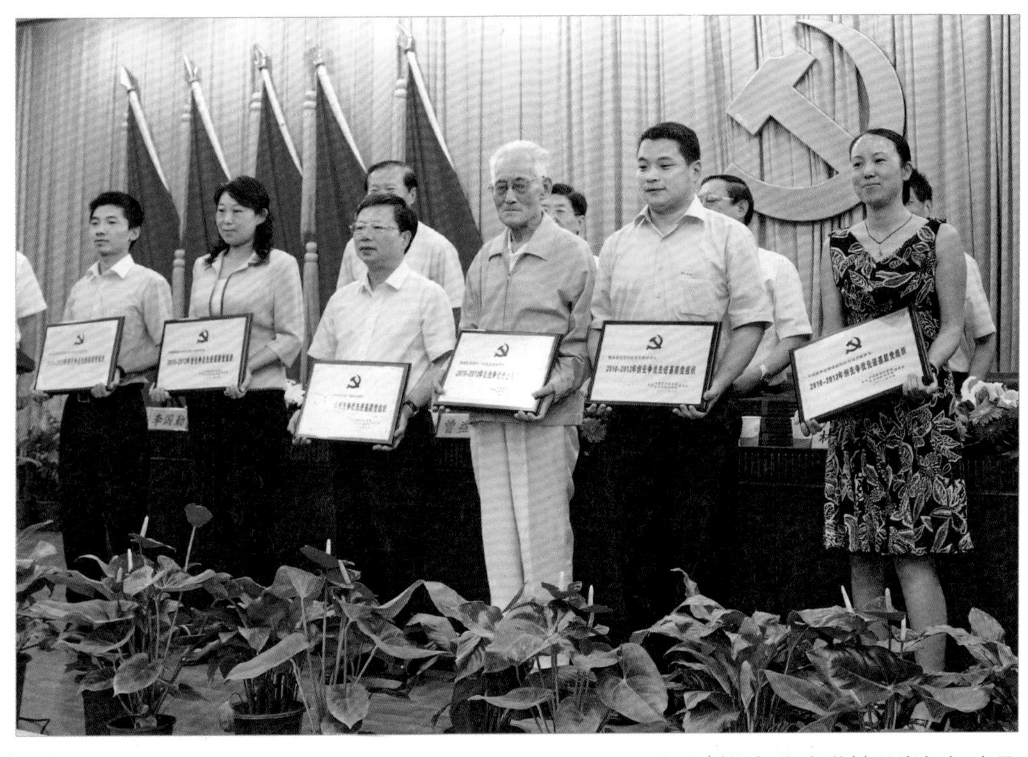

获得全国卫生系统创先争优先进基层党组织和院校创先争优先进基层党组织称号

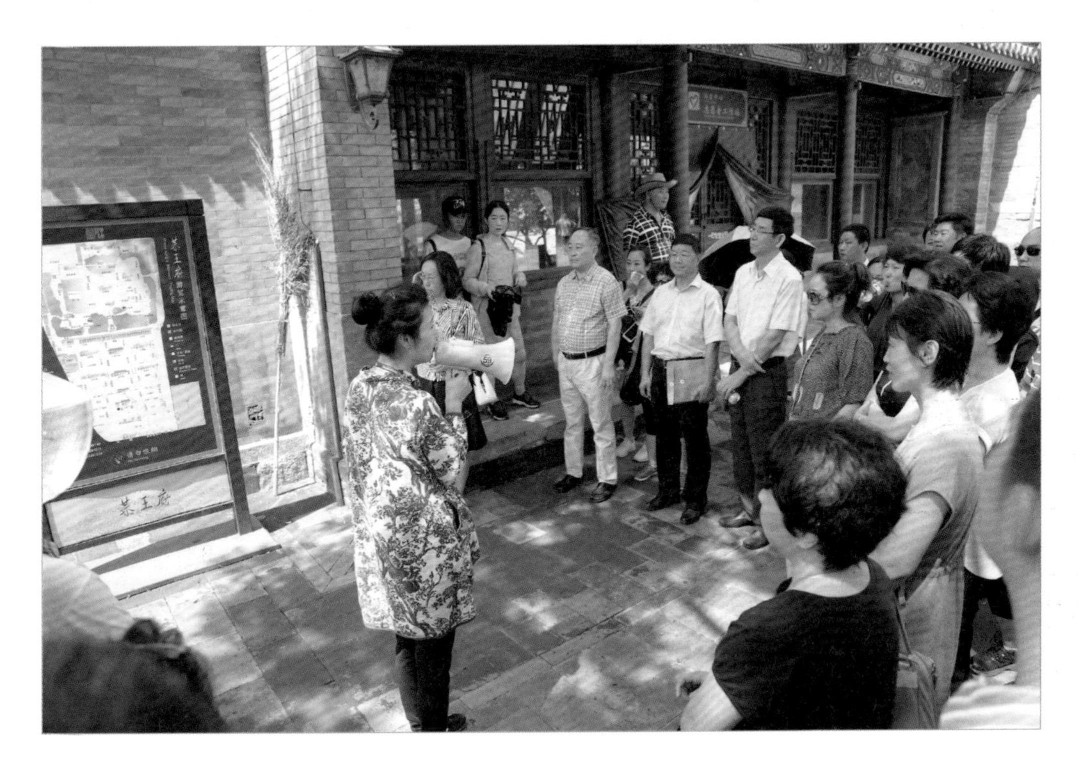

2017 年 6 月，院校纪委、院校机关党委组织党员干部职工参观北京市反腐倡廉警示教育基地恭王府进行廉政教育。

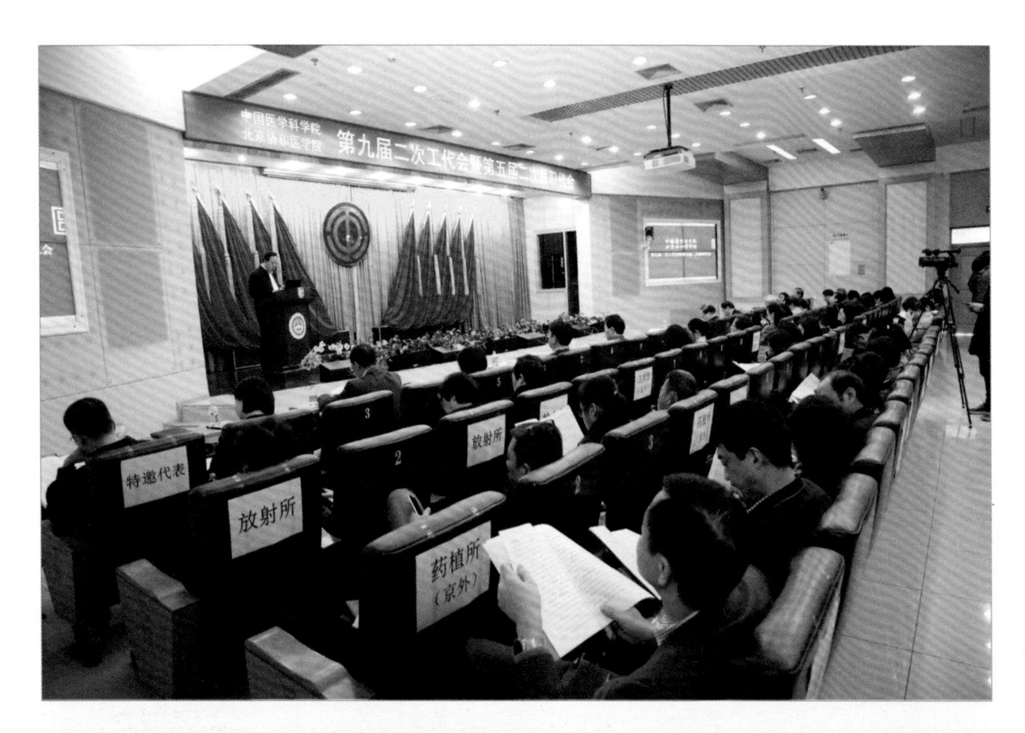

院校召开第九届二次工代会暨第五届二次教职代会

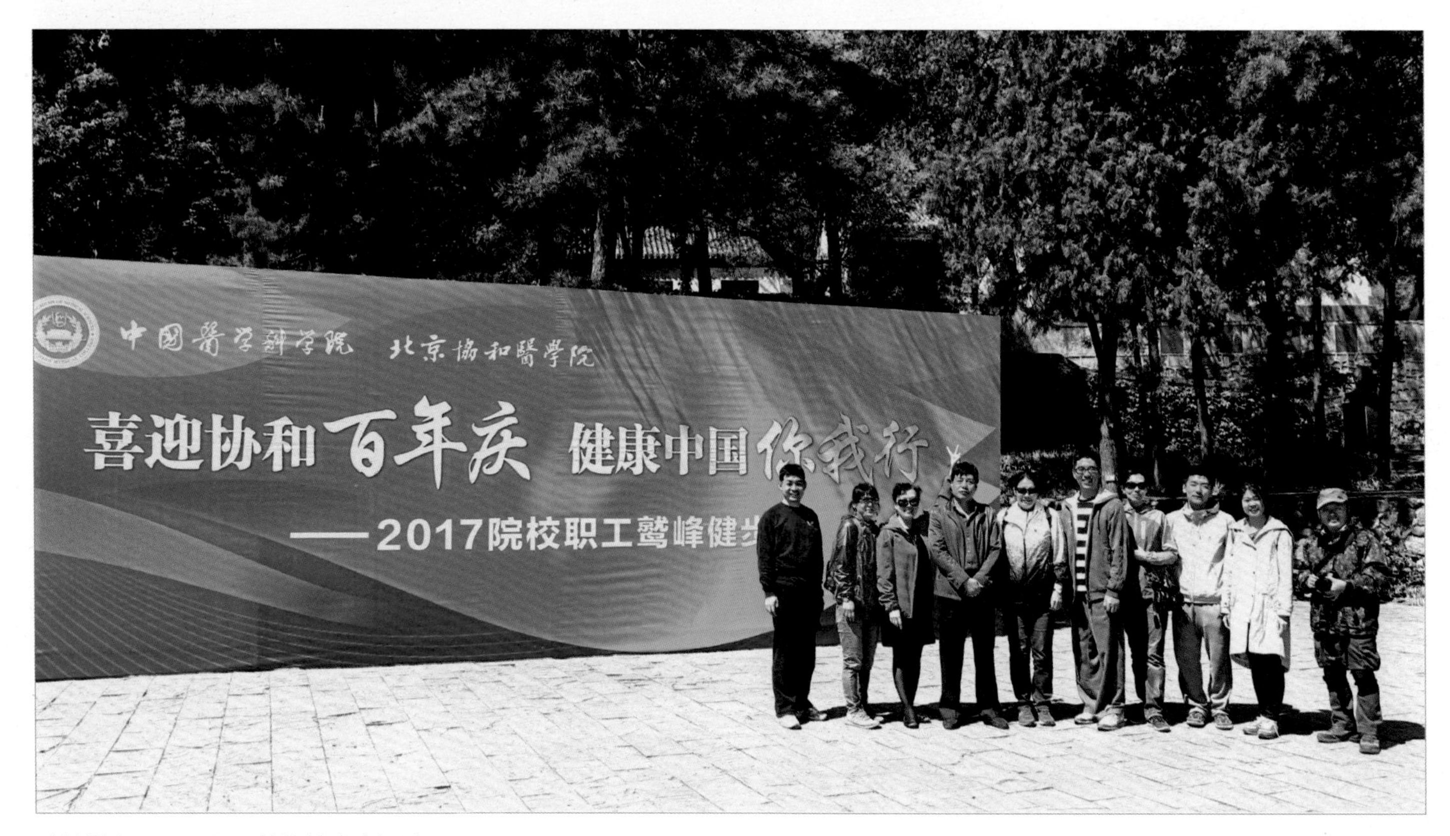

院校举办 2017 职工鹫峰健步走活动

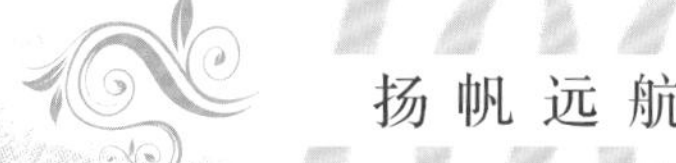

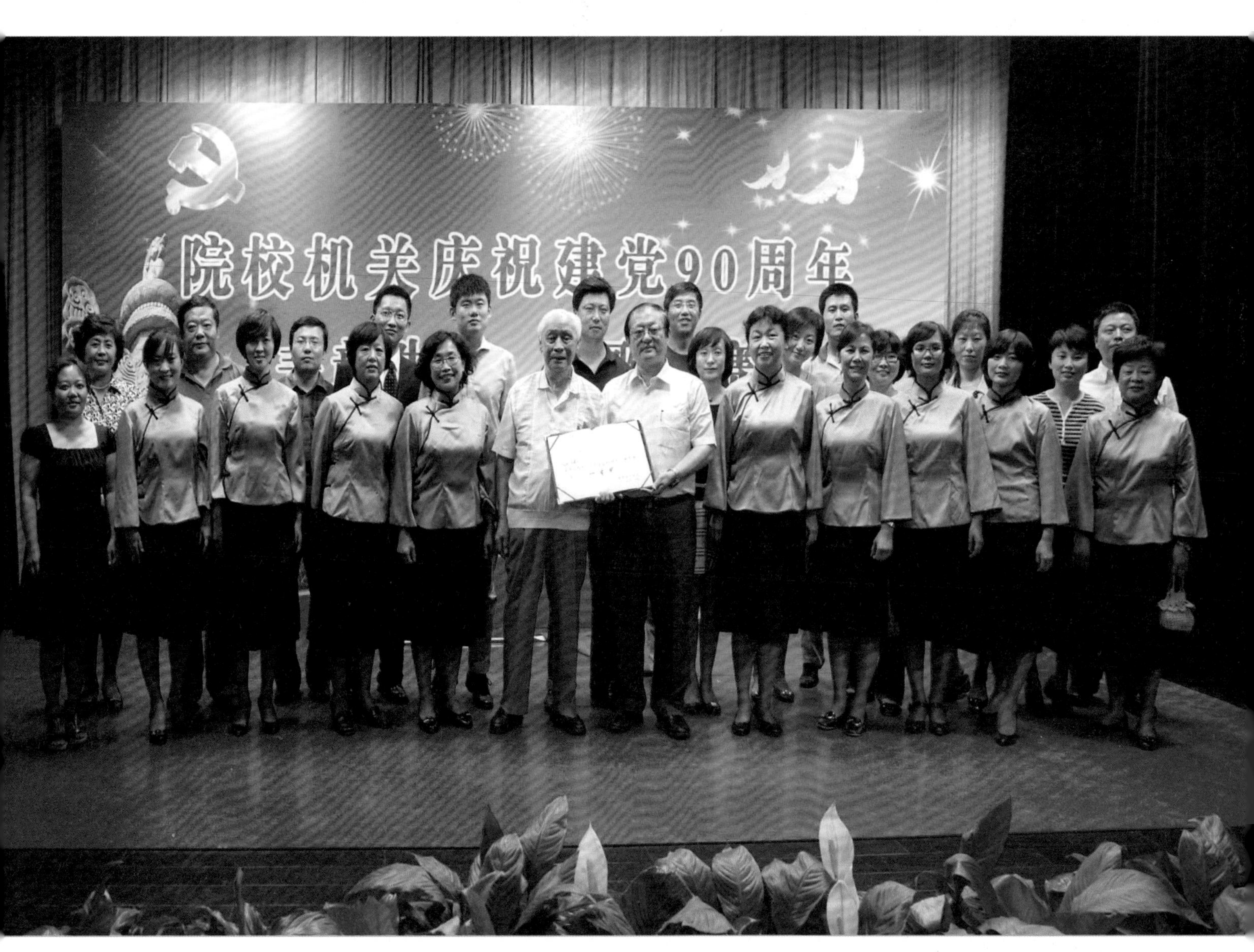

院校机关举办庆祝建党 90 周年歌咏比赛

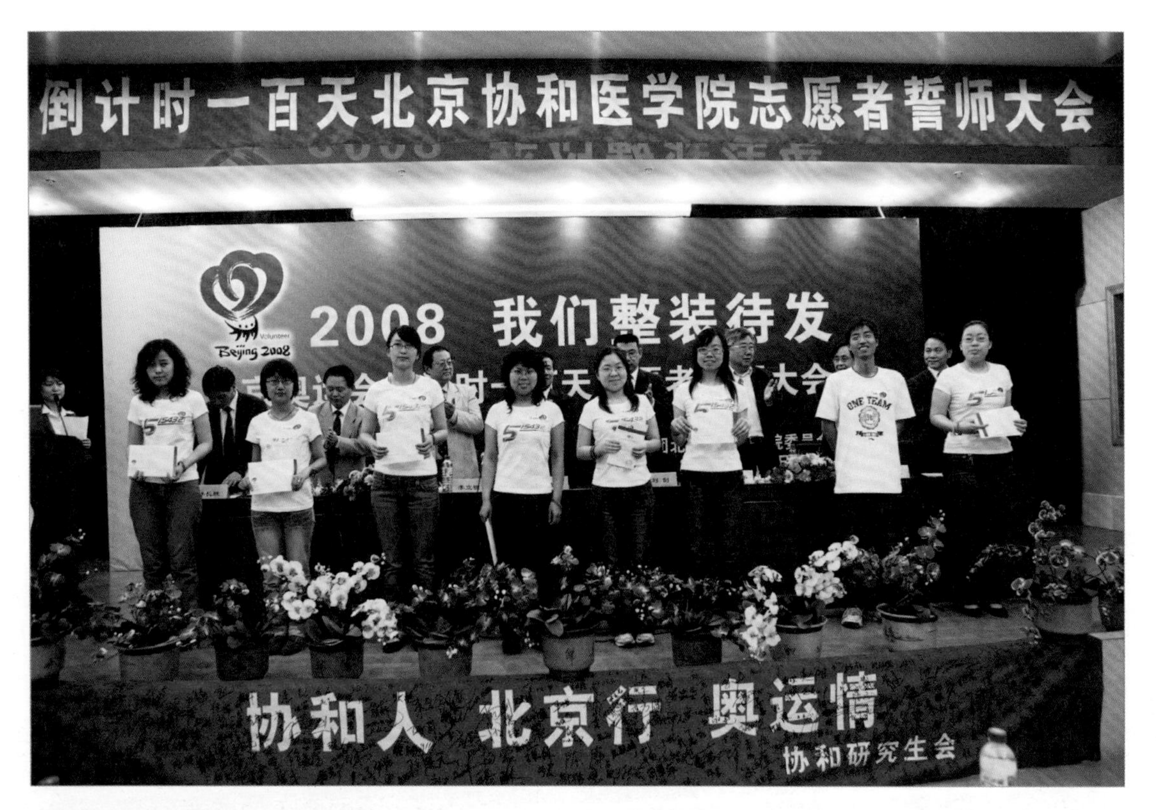

2008年4月，院校团委组织207名志愿者参加北京奥运会志愿服务，图为倒计时100天的宣誓和动员活动，院校党委书记李立明、时任团市委书记刘剑出席大会。

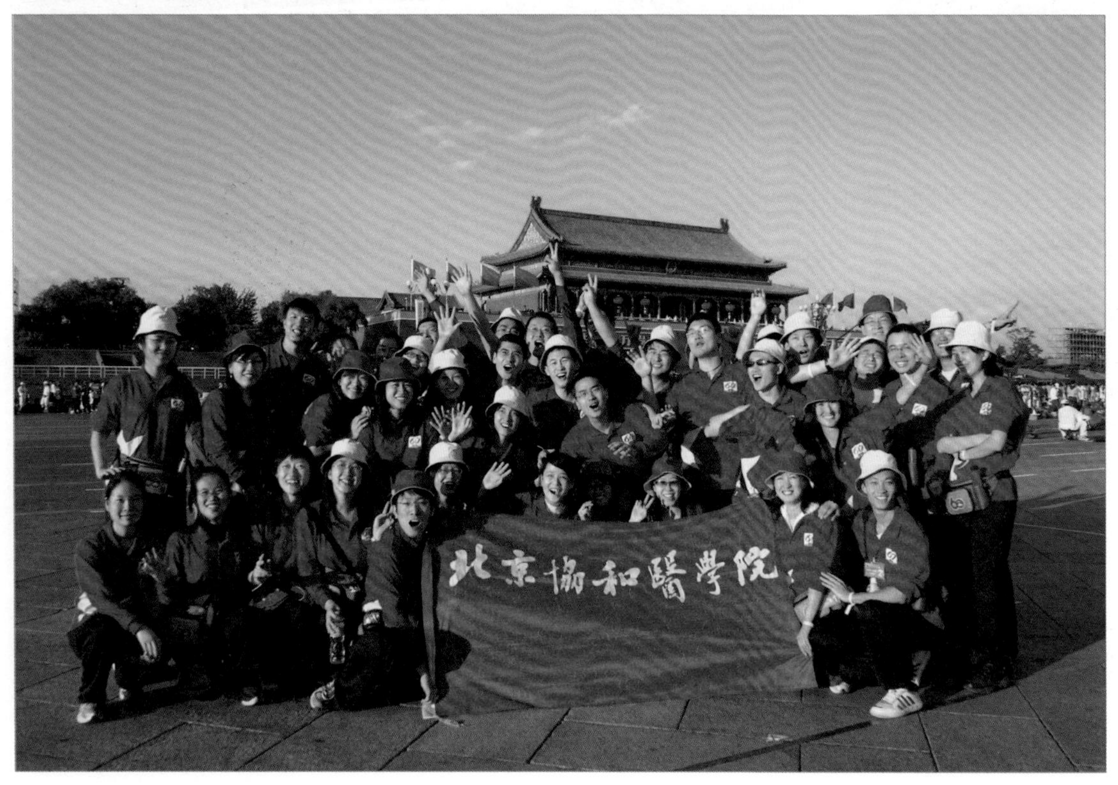

2009年10月，适逢建国60周年庆典，院校团委组织40余名青年志愿者参加10月1日当晚国庆晚会的集体舞演出。

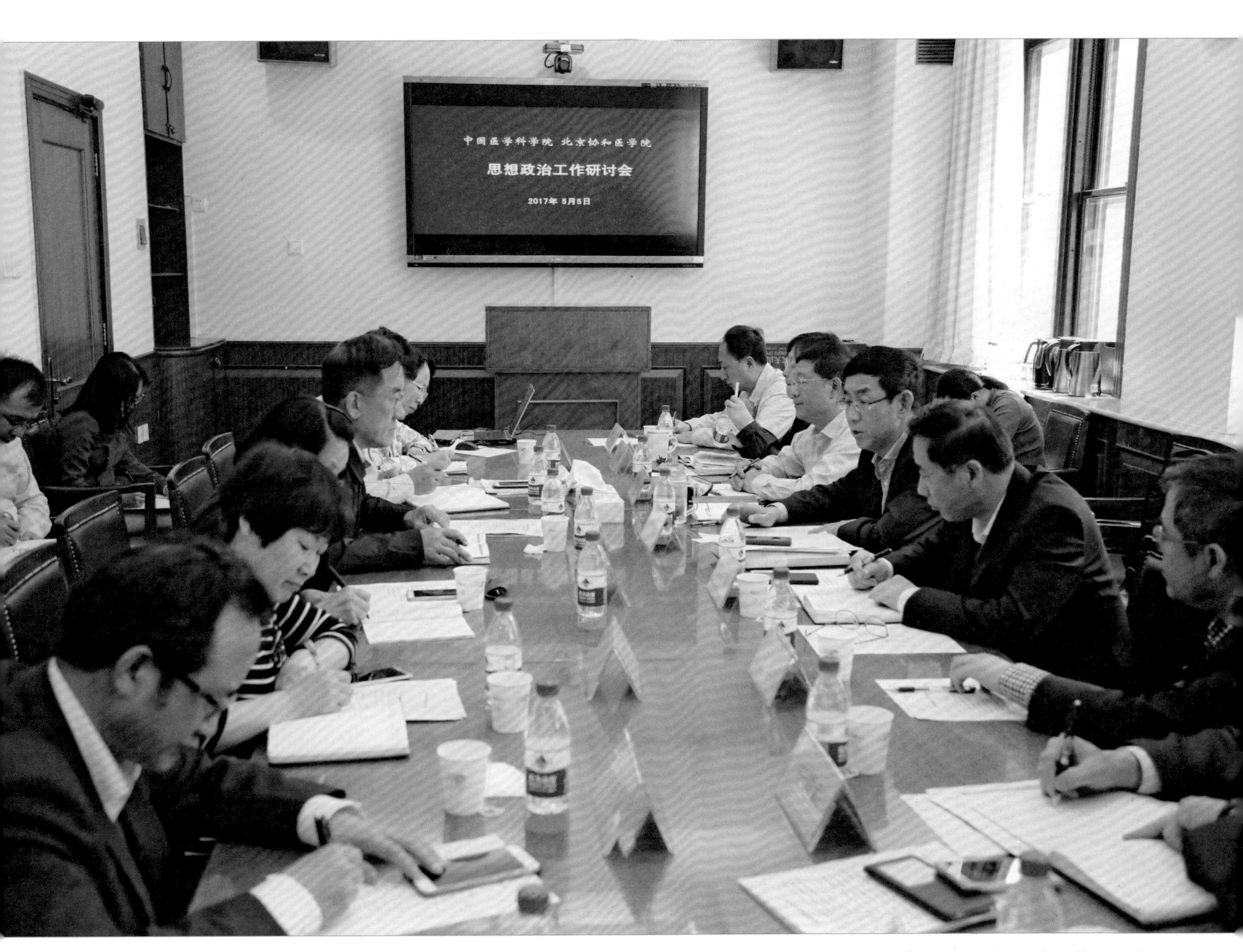

2017 年 5 月，院校举办思想政治工作研讨会。

2000—2017

国家责任

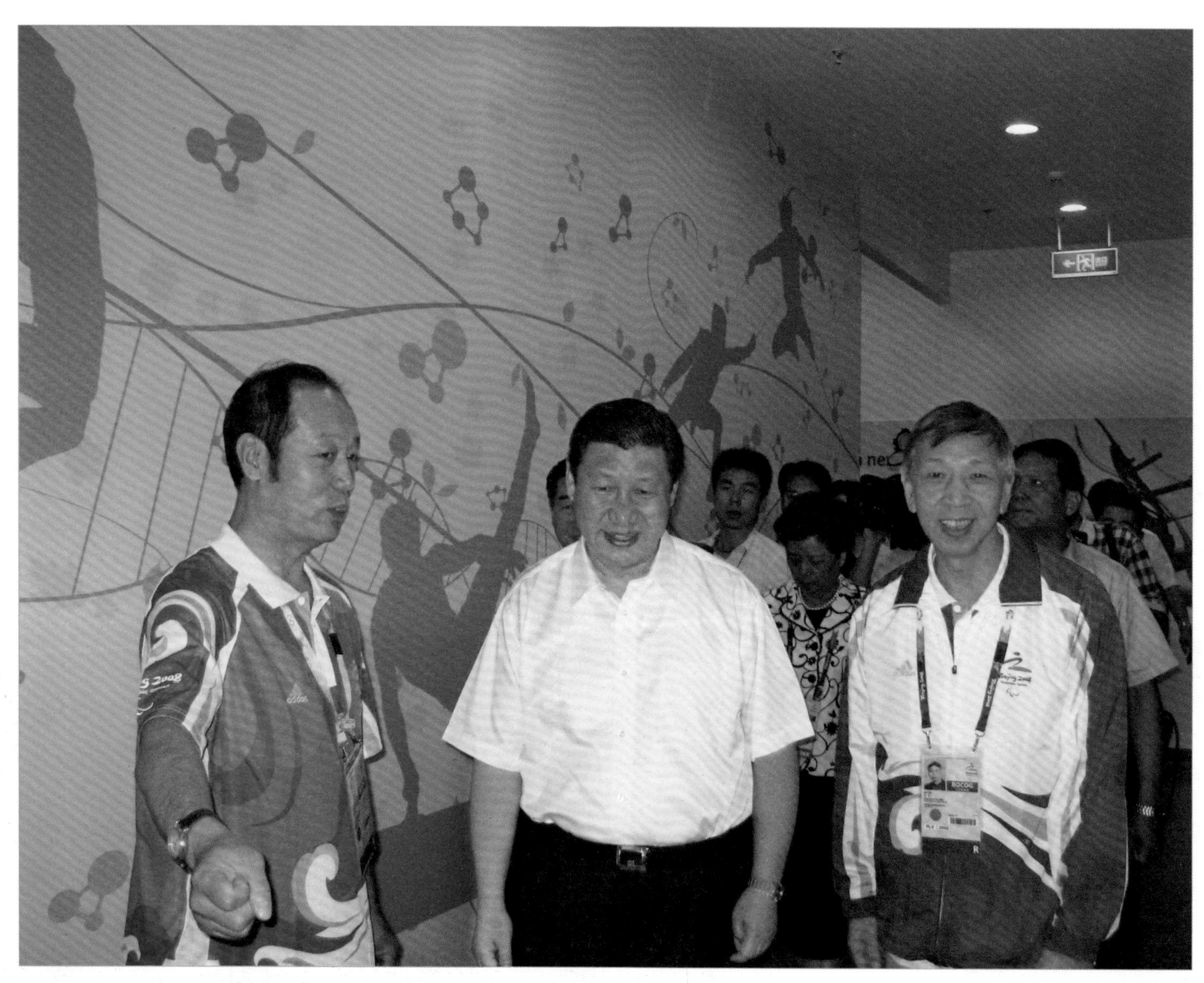

习近平视察奥运村协和医院诊所

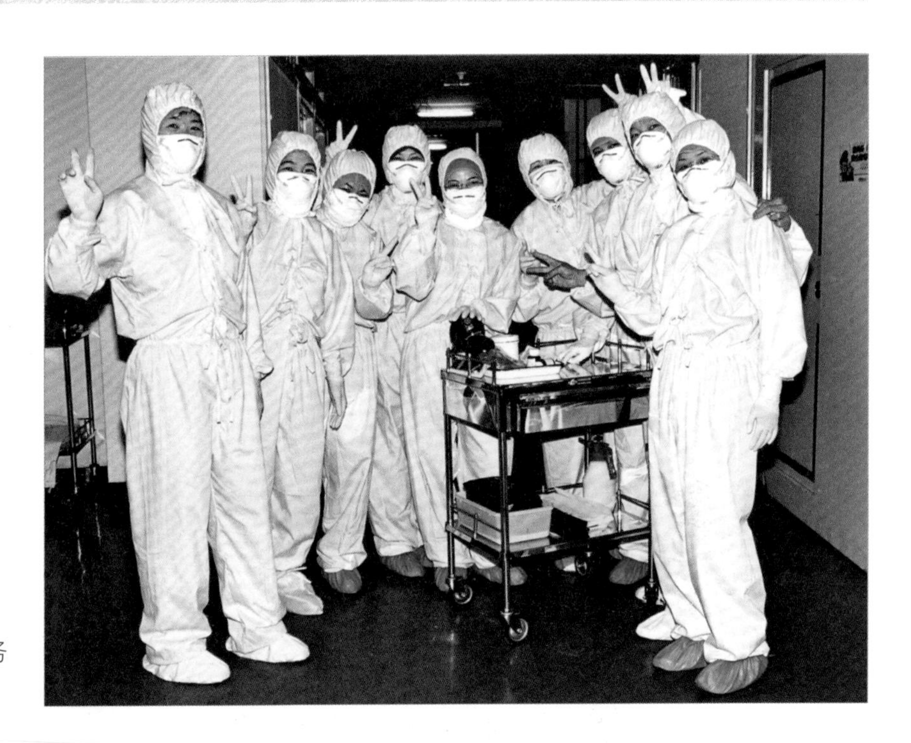

2003 年中国医学科学院医务工作者战斗在非典第一线

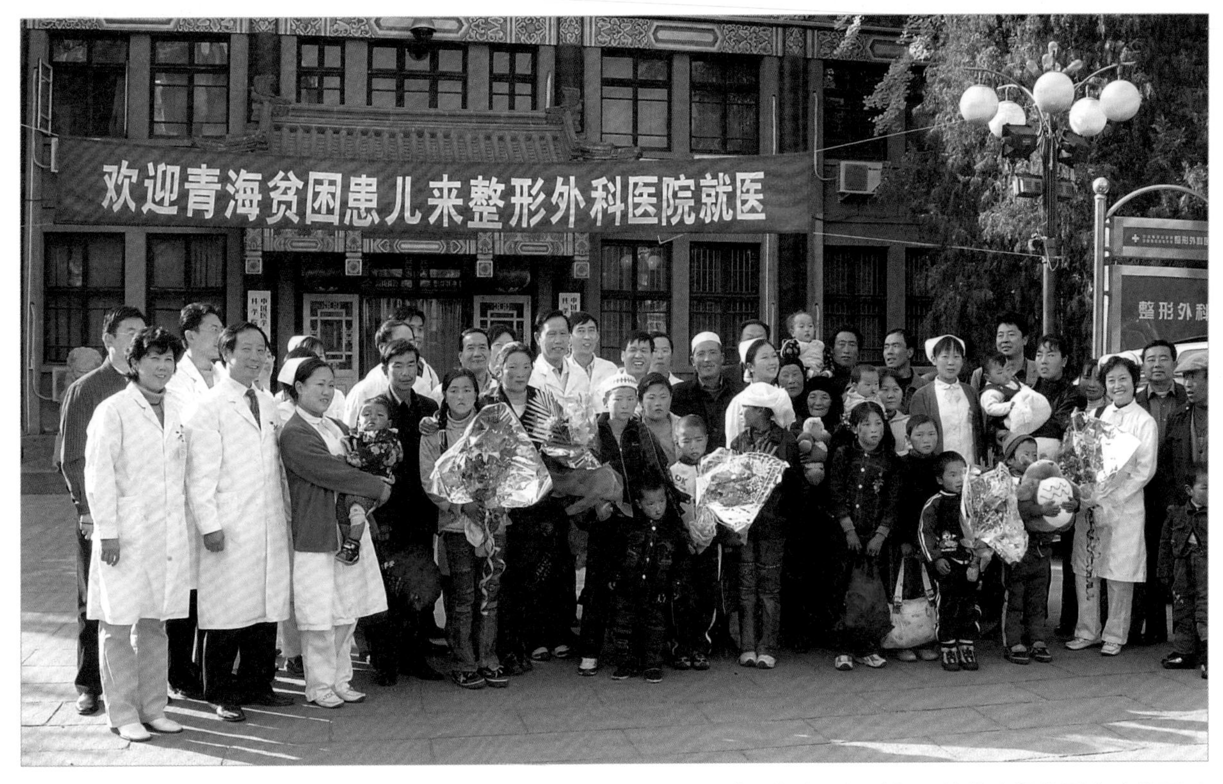

2005 年 11 月，整形外科医院响应中国社会工作协会组织实施的“爱心助医行动”，接收青海贫困家庭先天畸形患儿到医院接受免费治疗。

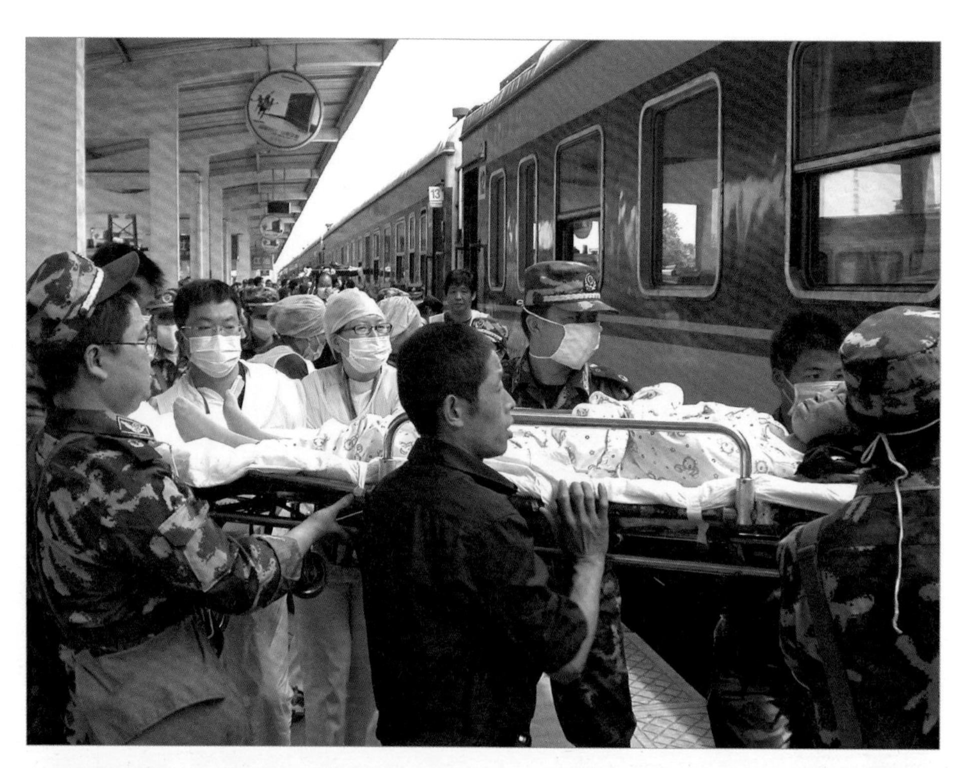

2008 年在四川抗震救灾中中国医学科学院医疗队转运重伤员

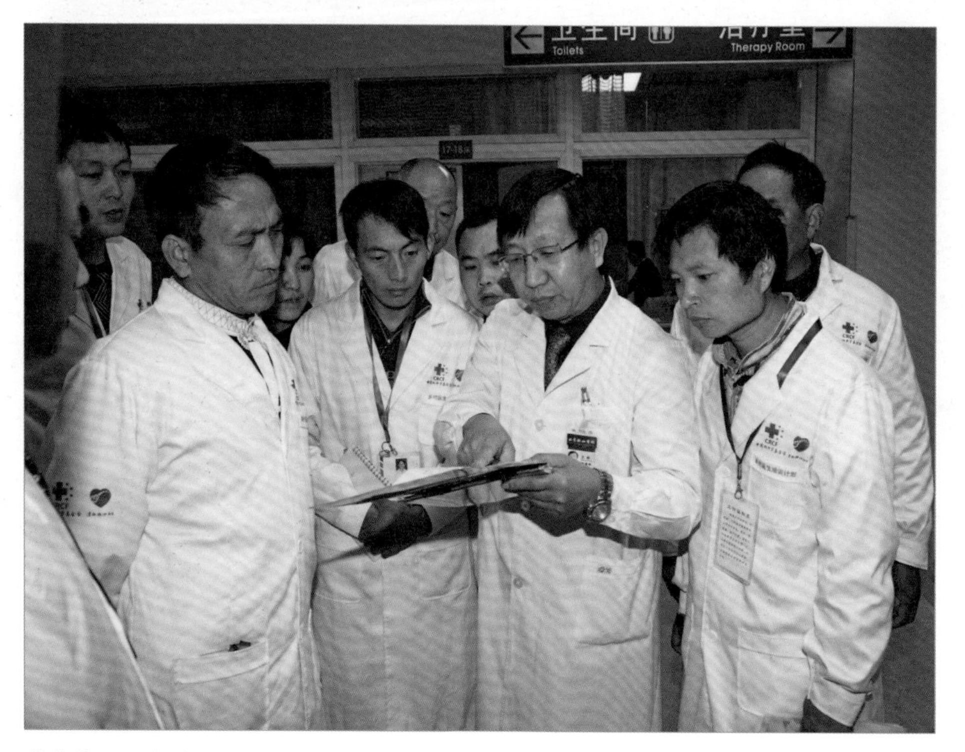

北京协和医学院教授指导乡村医师

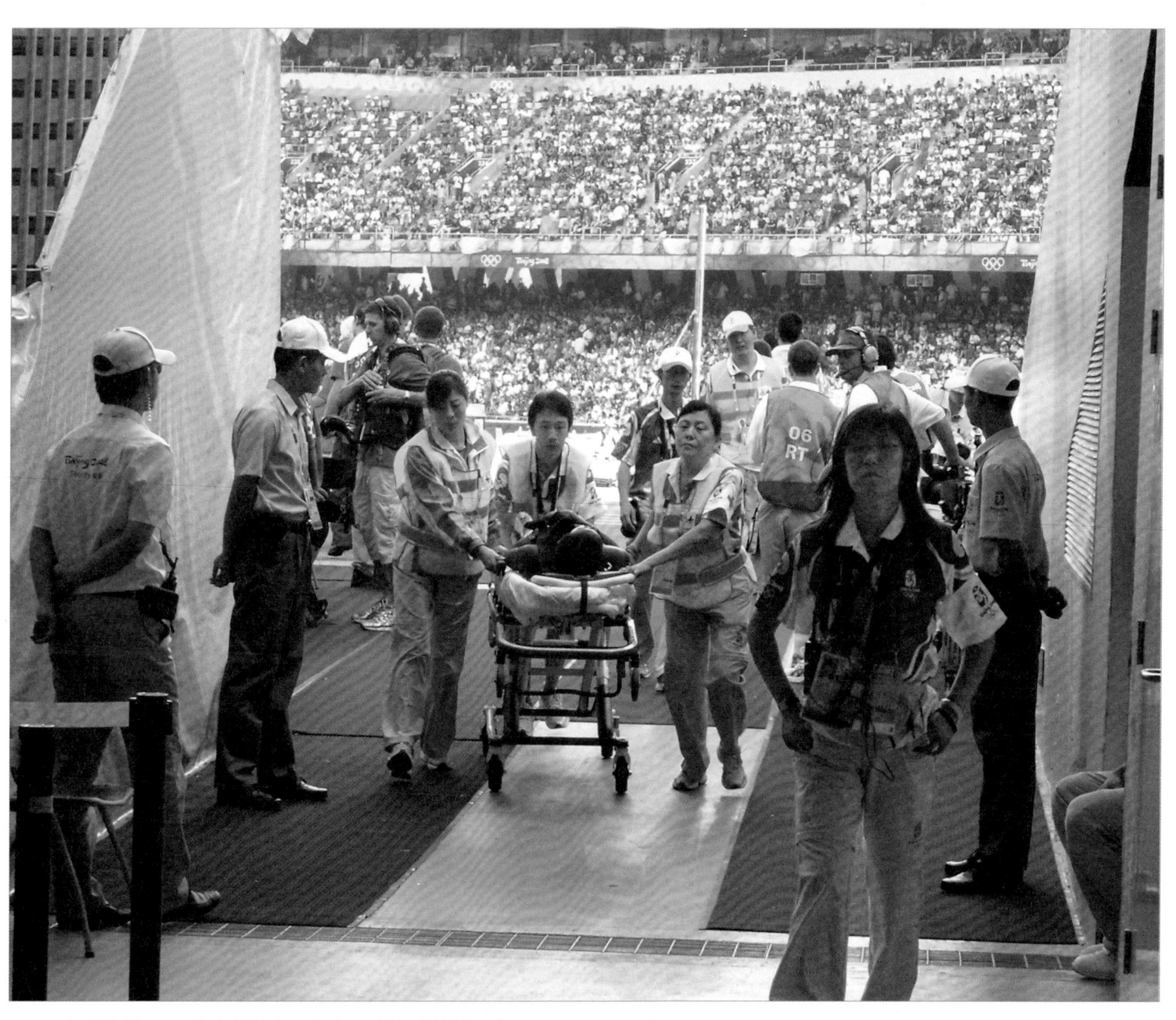

2008年北京协和医学院学生志愿者参加奥运会救护工作

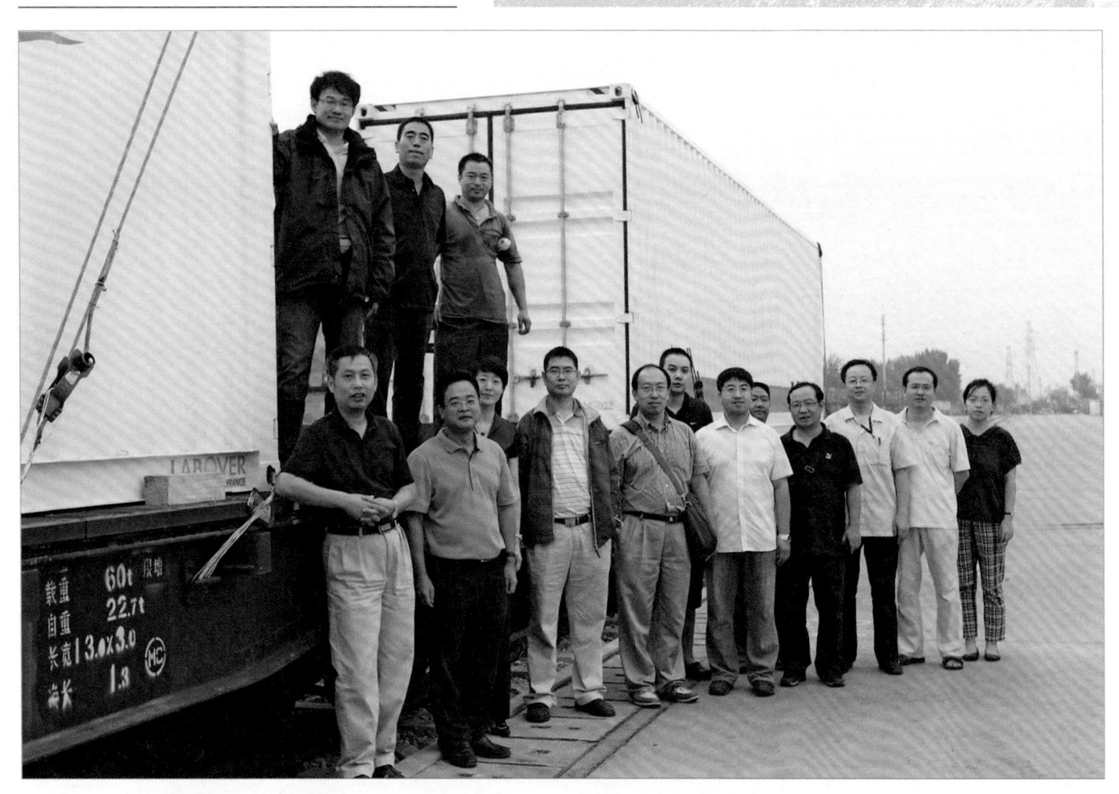

2011 年，病原生物学研究所集全所一半以上科研、技术和管理骨干组成的团队，经过 80 多天夜以继日的奋战，圆满完成了重大传染病应急任务，得到国家、卫生部和院校各级领导的肯定。

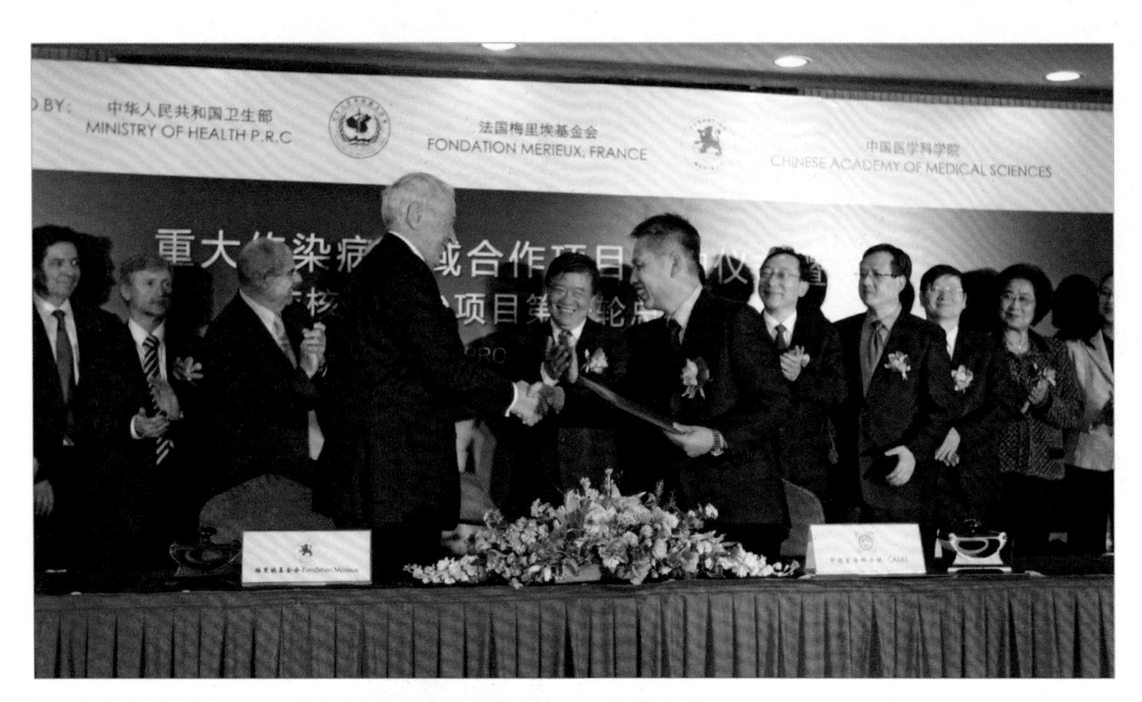

2012 年 3 月 23 日病原生物学研究所重大传染病项目续签仪式

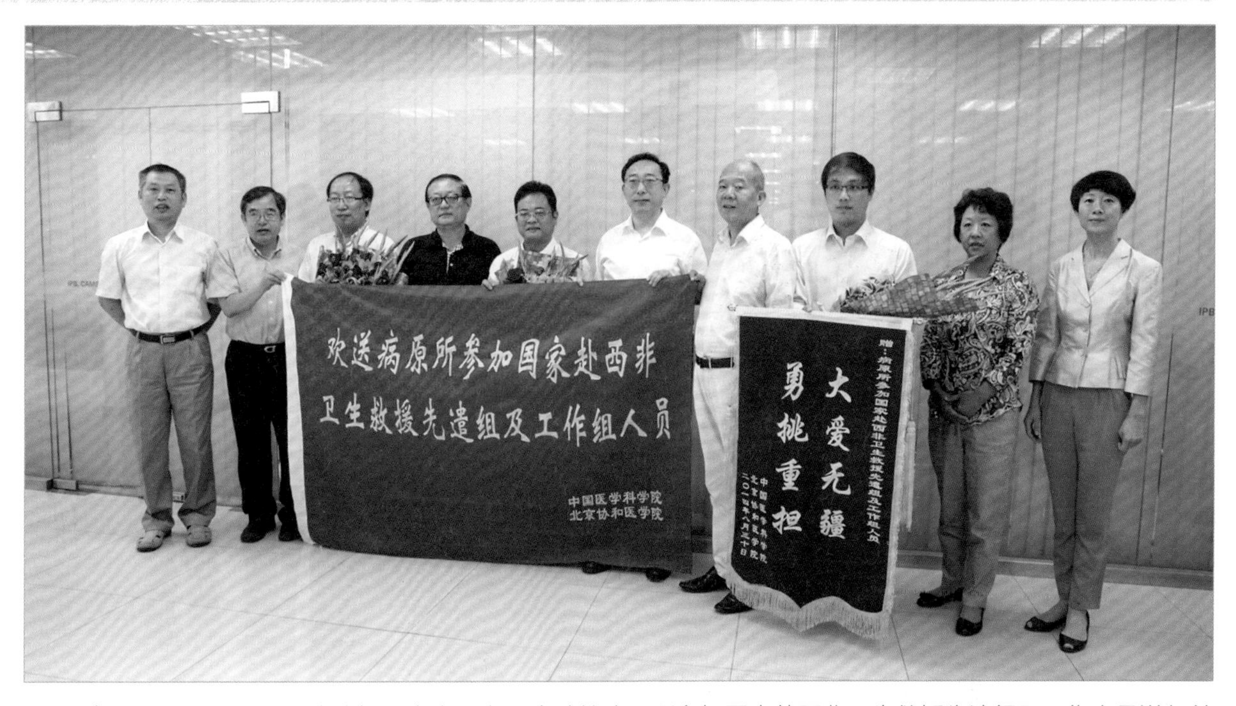

2014 年 8 月 31 日，曹雪涛院长、李立明书记为院校病原所参加国家赴西非卫生救援先遣组及工作人员送行并授予“大爱无疆，勇挑重担”锦旗。

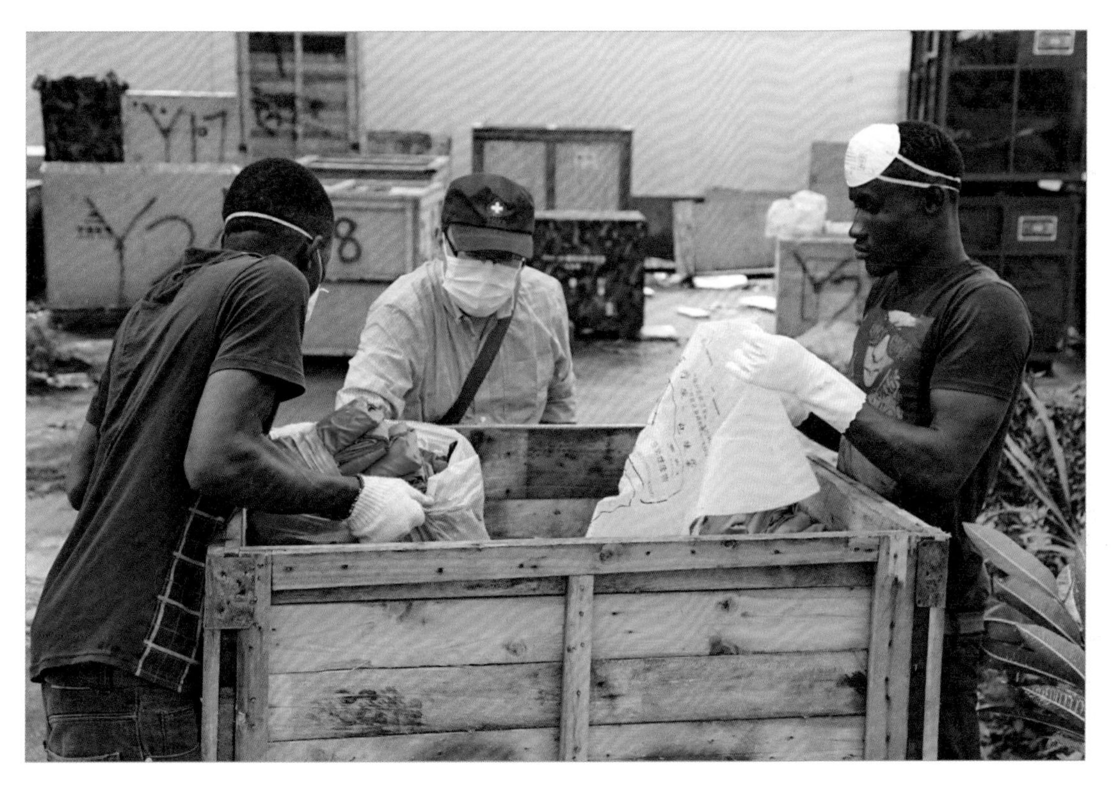

2014 年 10 月 19 日，中央电视台《朝闻天下》以“中国援塞检测队里的师徒搭档”为题专题报道了病原生物学研究所杨帆研究员、苏浩翔技师在前方工作情况，展现了病原所援塞移动实验室检测队队员的精神面貌和能力素质。

援疆援藏

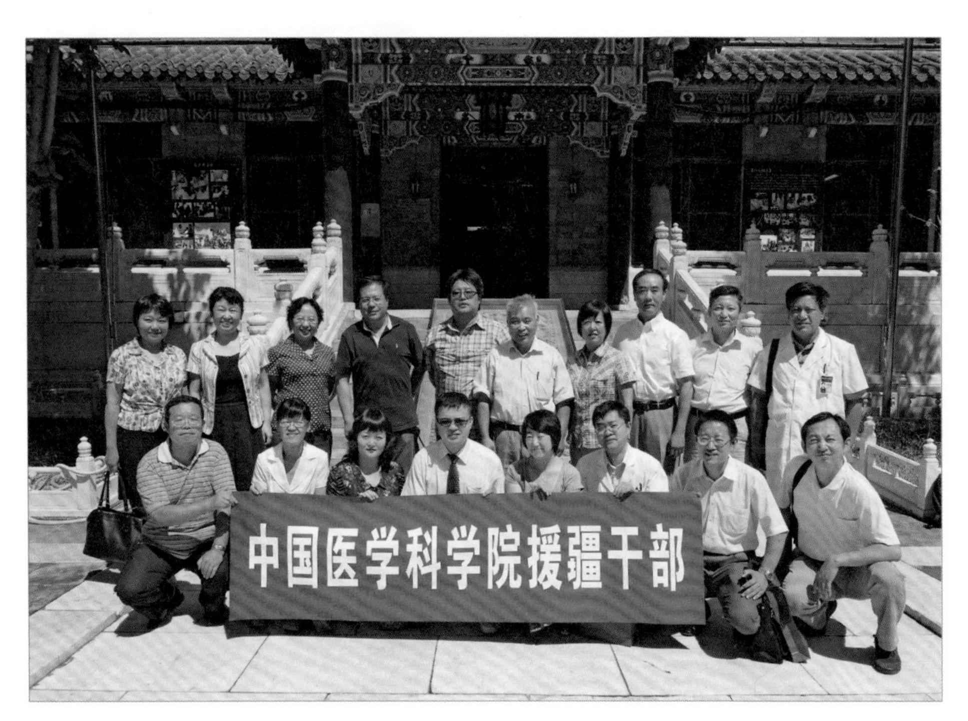

2011 年院校选派十名援疆干部赴新疆工作

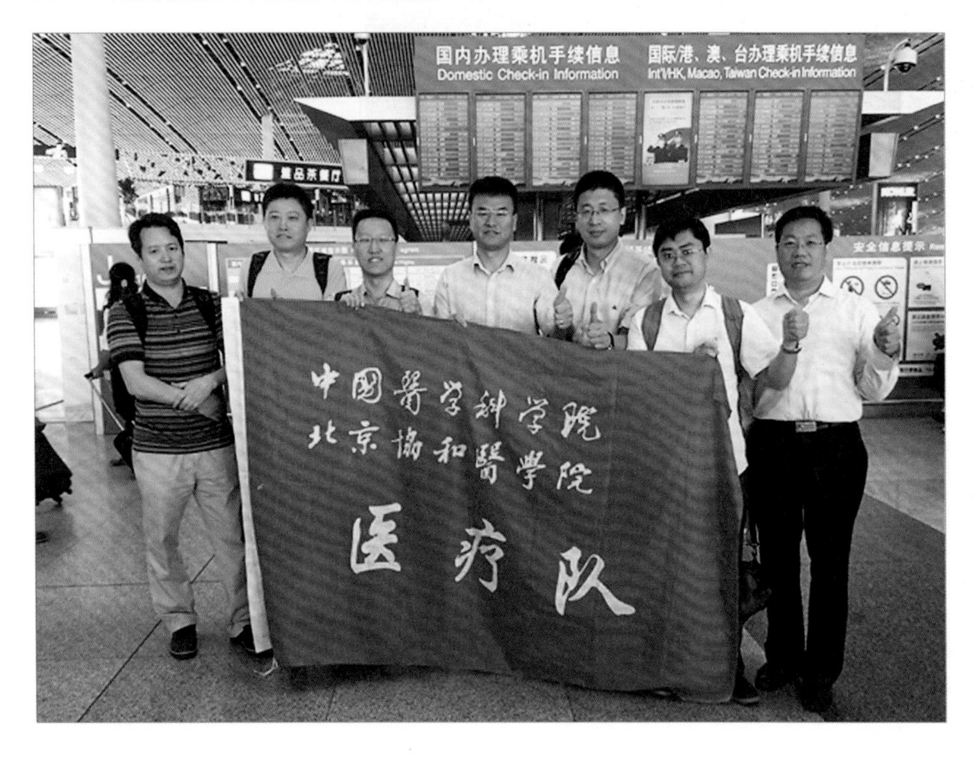

院校 2015 年援藏医疗队启程赴藏

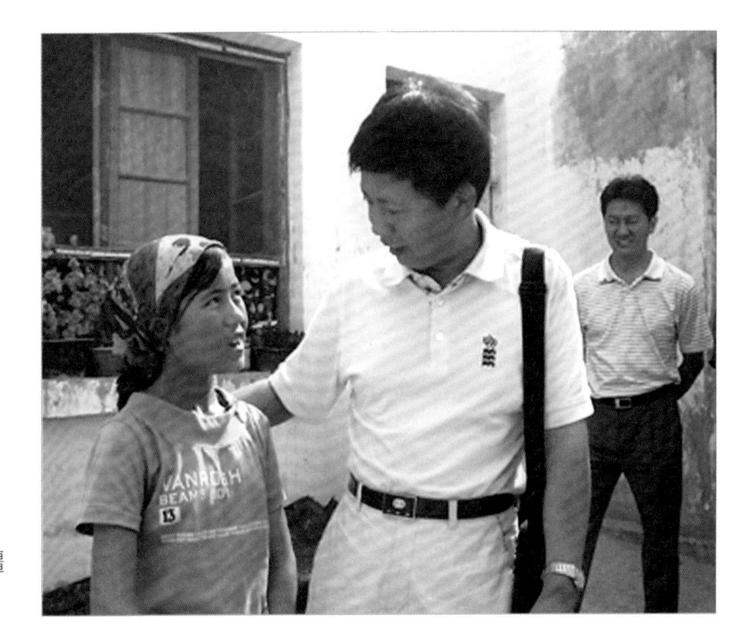

阜外心血管病医院周宪梁教授，在援疆期间询问维族小患者术后恢复情况。

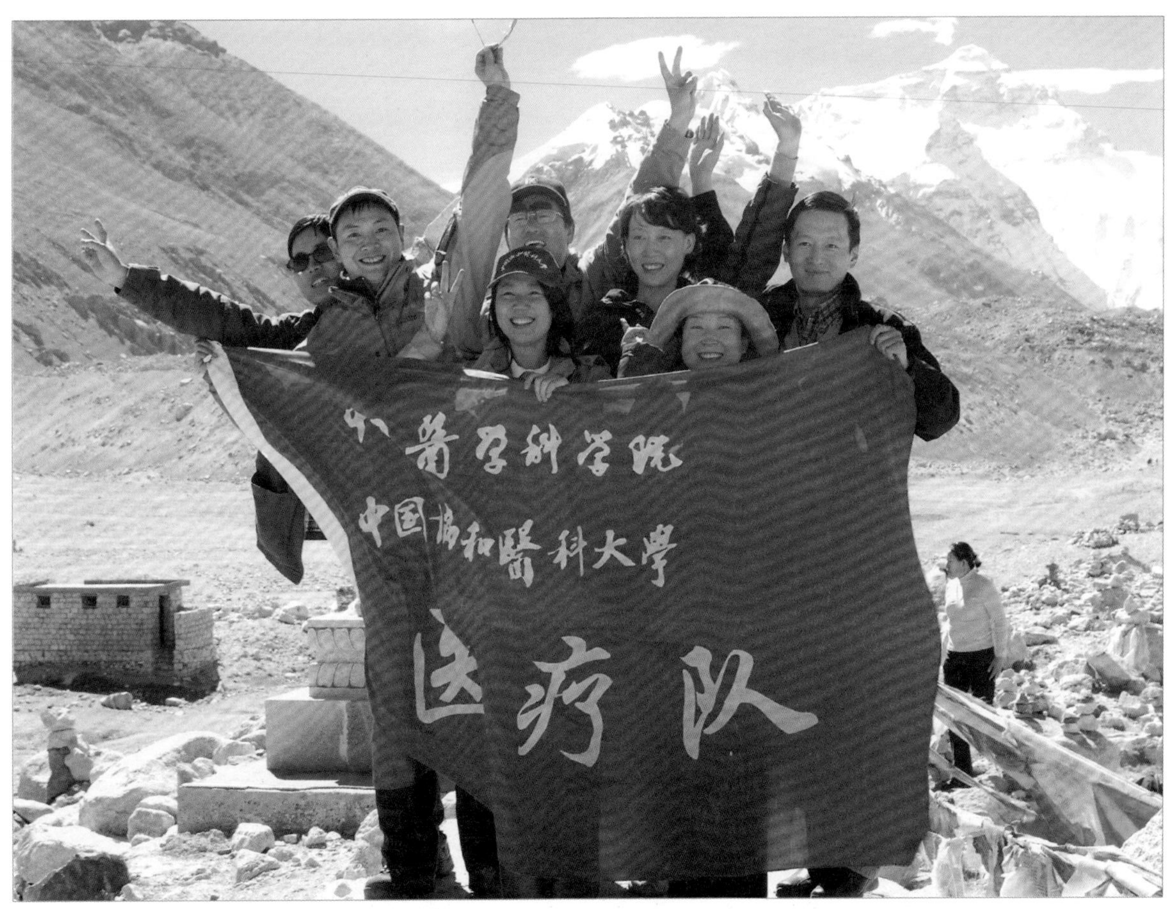

院校援藏医疗队在珠峰

甲子荣耀

峥嵘一甲子，砥砺六十年，中国医学科学院人的身影穿越历史，用信仰呈现了一幅璀璨的画卷，用责任铸就了一座济世的丰碑。回顾中国医学科学院走过的60年奋斗足迹，每一点成就都凝聚着医科院人的汗水与智慧。展望未来，中国医学科学院实现中国梦，健康中国的宏伟蓝图已铺陈开来，让我们携手共同迎接更加灿烂光辉的未来。

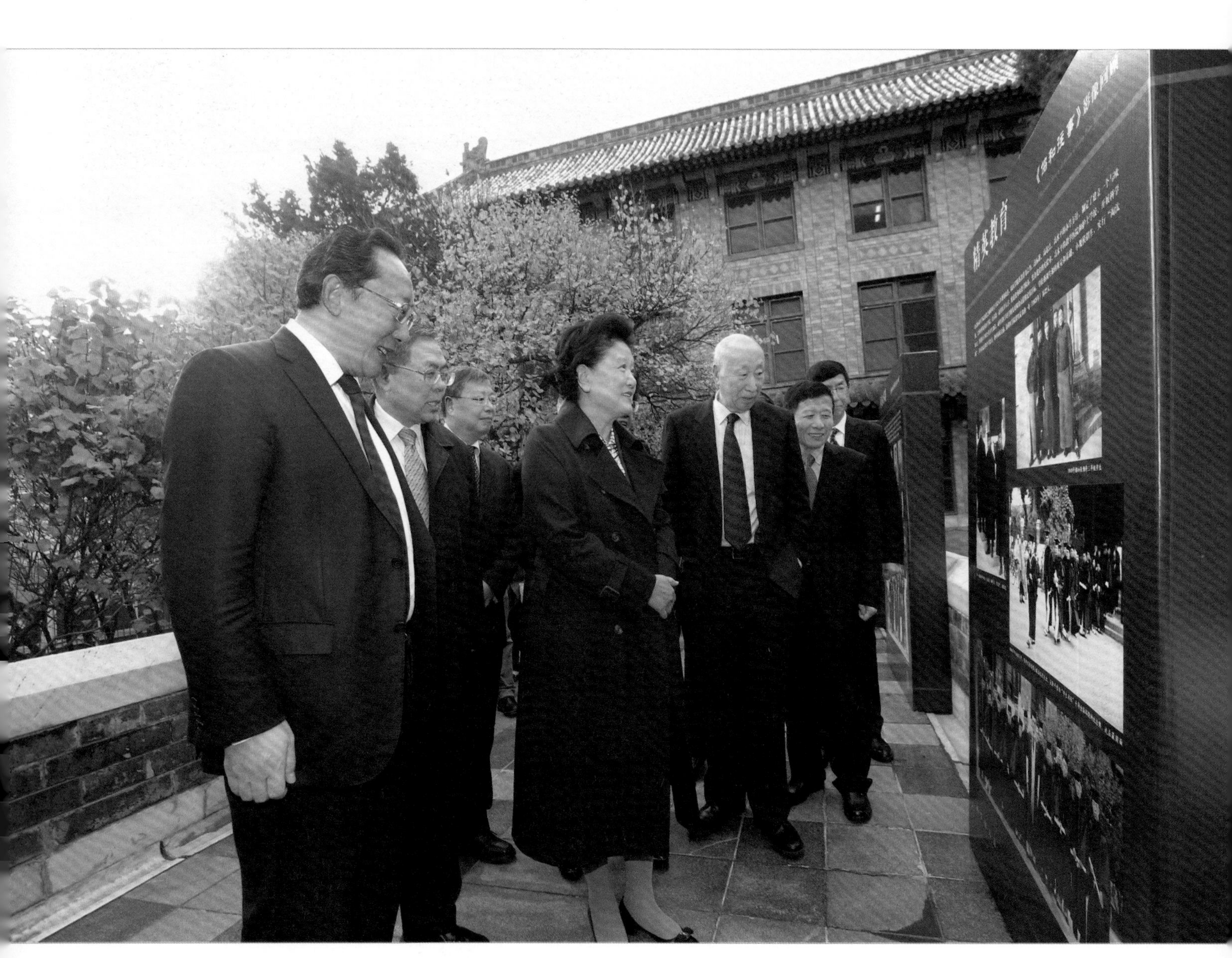

2016年11月刘延东副总理出席中国医学科学院成立60周年纪念大会期间参观院史展览

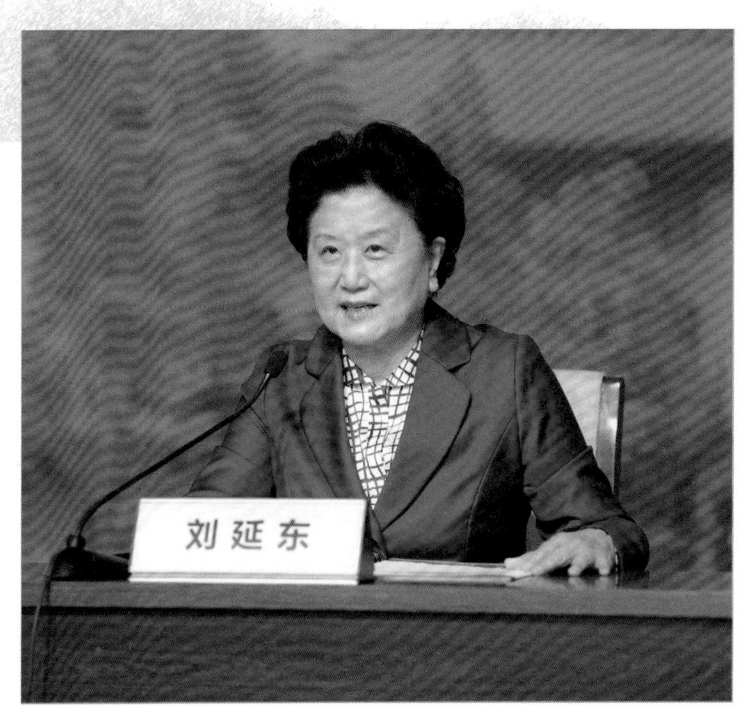

国务院副总理刘延东出席中国医学科学院成立 60 周年纪念大会并发表讲话

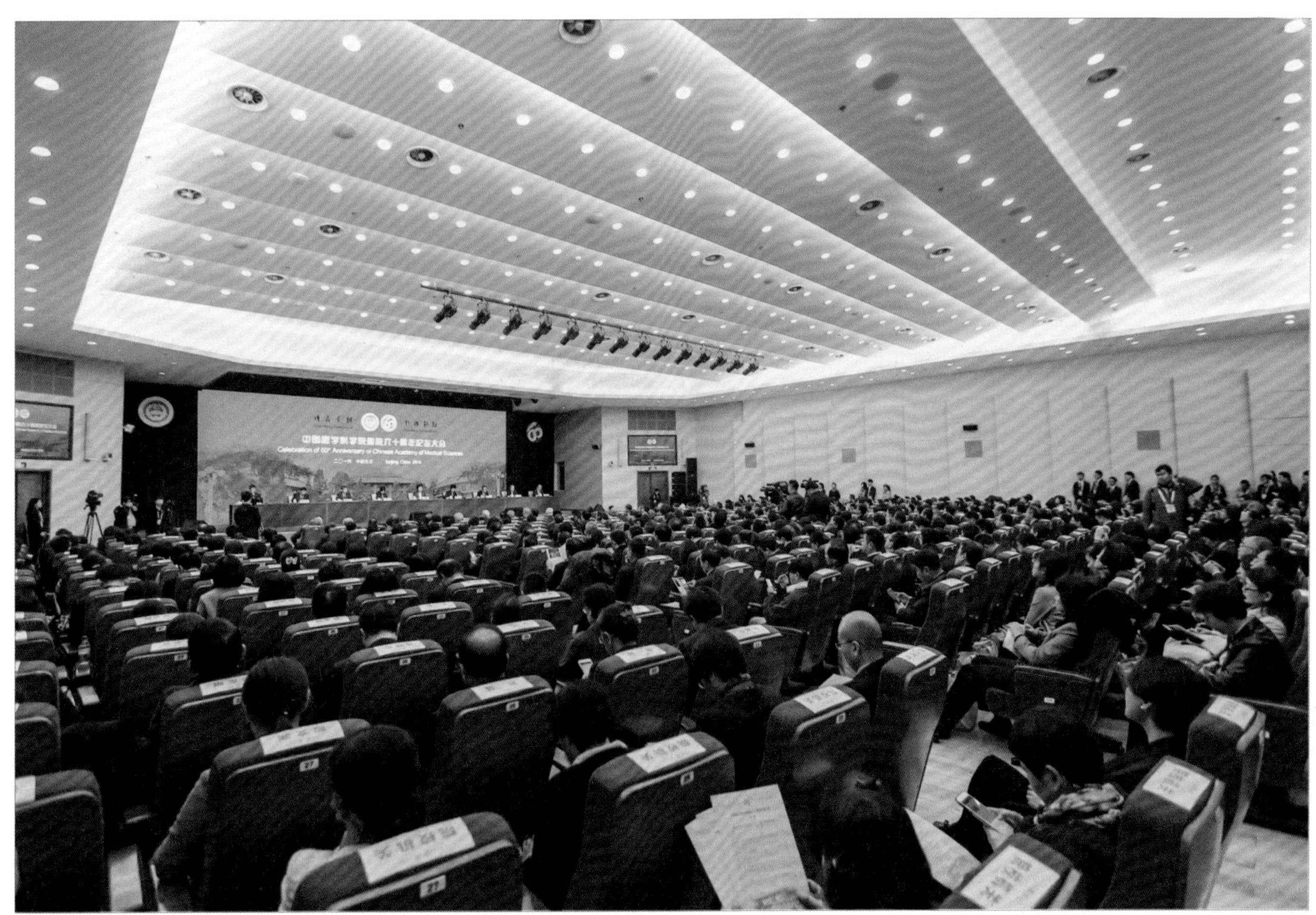

2016 年 10 月，中国医学科学院 60 年纪念大会会场。

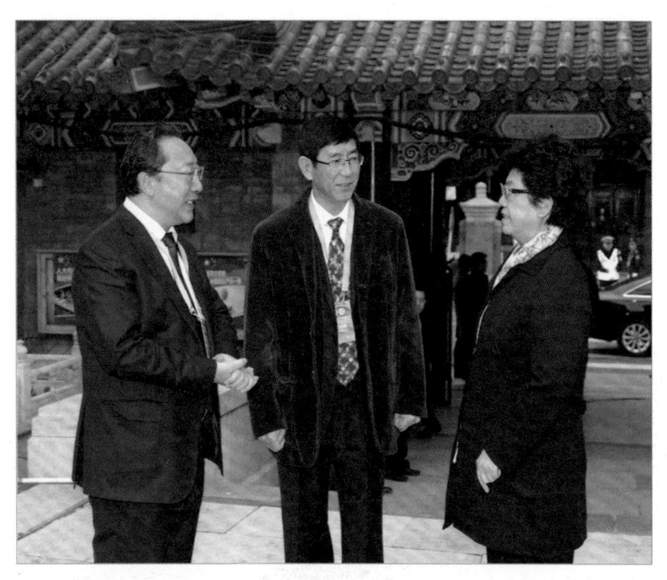

大会期间卫生计生委主任李斌与院校领导亲切交谈

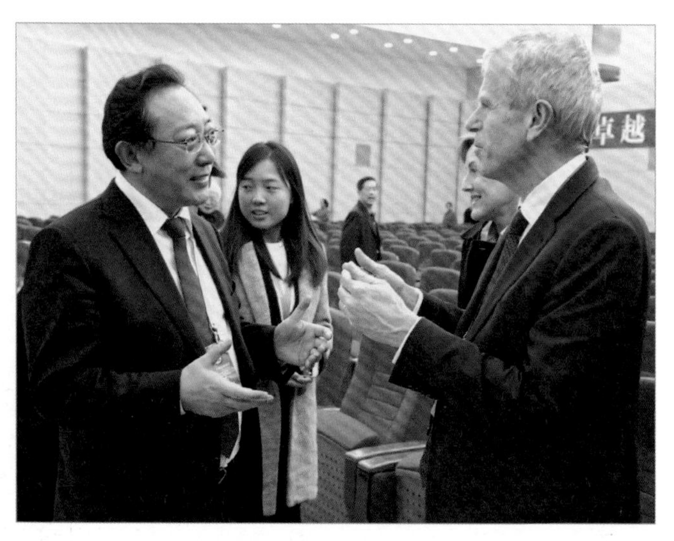

2016 年 10 月，中国医学科学院 60 年院庆期间，曹雪涛院校长在国际医学科技创新战略峰会上。

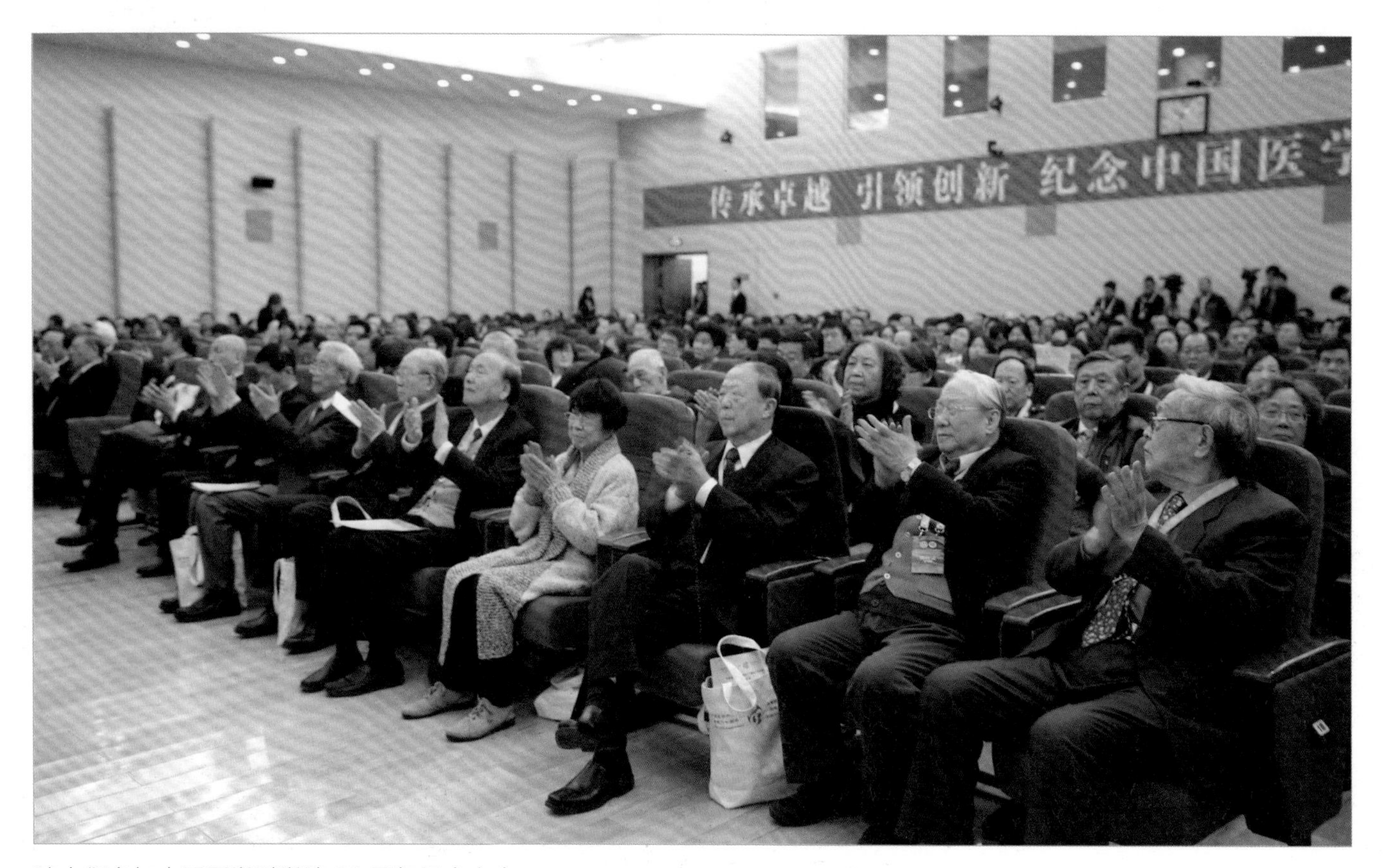

院士们参加中国医学科学院 60 周年纪念大会

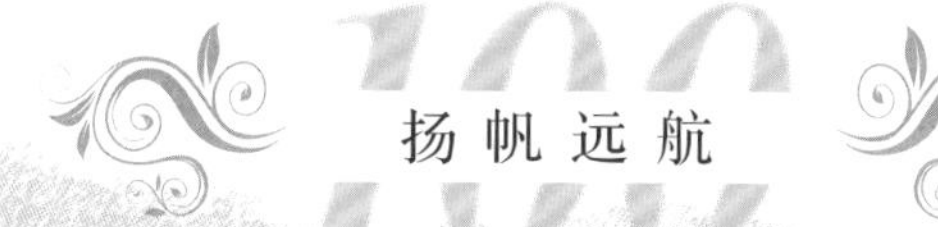

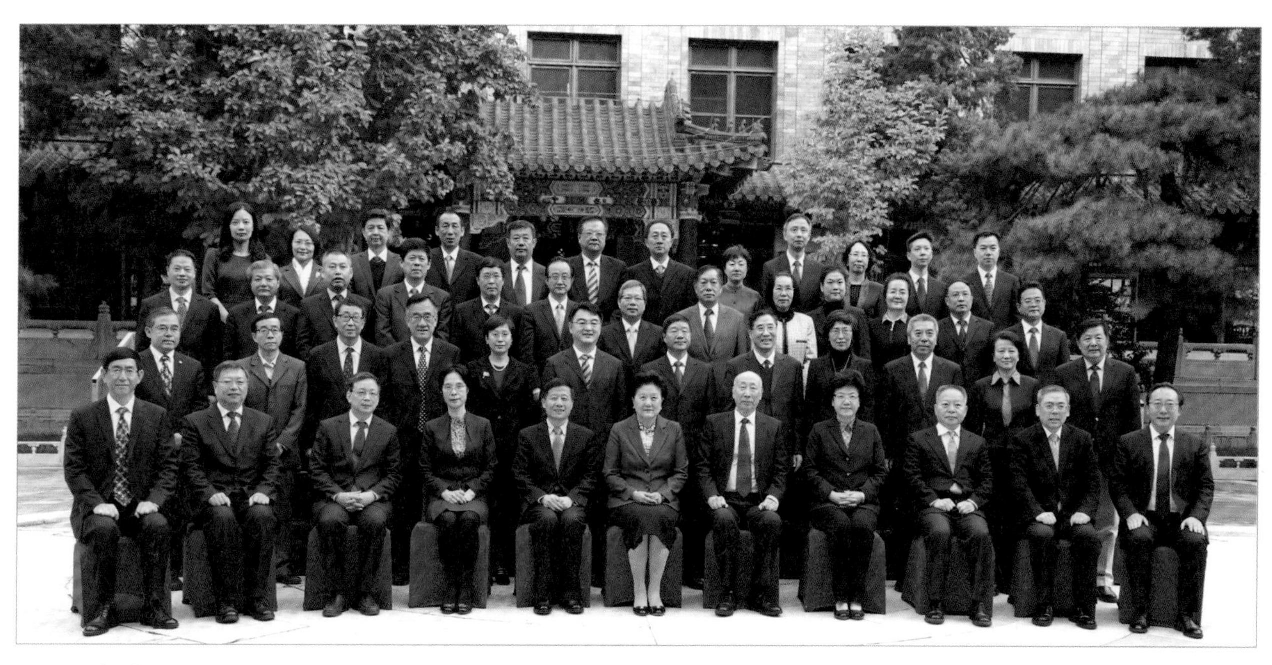

国务院副总理刘延东与国家卫生计生委、教育部、科技部领导、院校领导、所院领导及青年科学家代表合影。

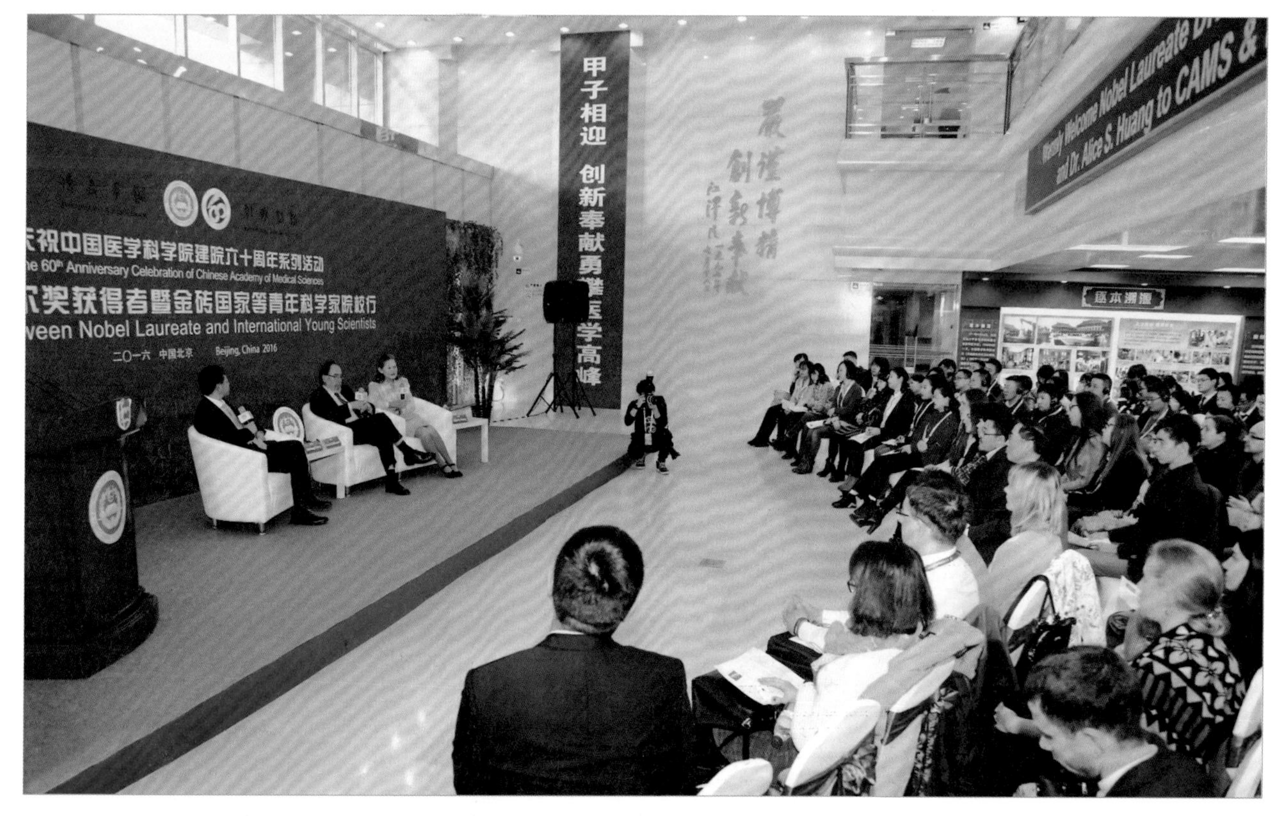

2016 年 10 月，中国医学科学院 60 年院庆期间，召开对话诺贝尔奖获得者暨金砖国家等青年科学家院校行座谈会。

世纪华章

百年风雨兼程，百年沧桑巨变。北京协和医学院的历史，不仅仅是协和人血脉相连的历史，更是协和人的精神所依、前行动力。今日的协和也在以新的方式，坚守着“科学济人道”的信念，砥砺前行，在创新驱动发展，实践中国梦的今天，在人口与健康领域，中国医学科学院和协和医大一定会充分发挥“国家队”和“火车头”的作用，为中华民族的传承、健康和繁荣做出新的更大贡献。

百年协和医学与健康讲堂启动仪式
北京协和医学院建校100周年倒计时100天
特别鸣谢：
2017年6月15日 中国·北京 | Beijing, China June 15, 2017
Inheriting Excellence
Leading Innovation

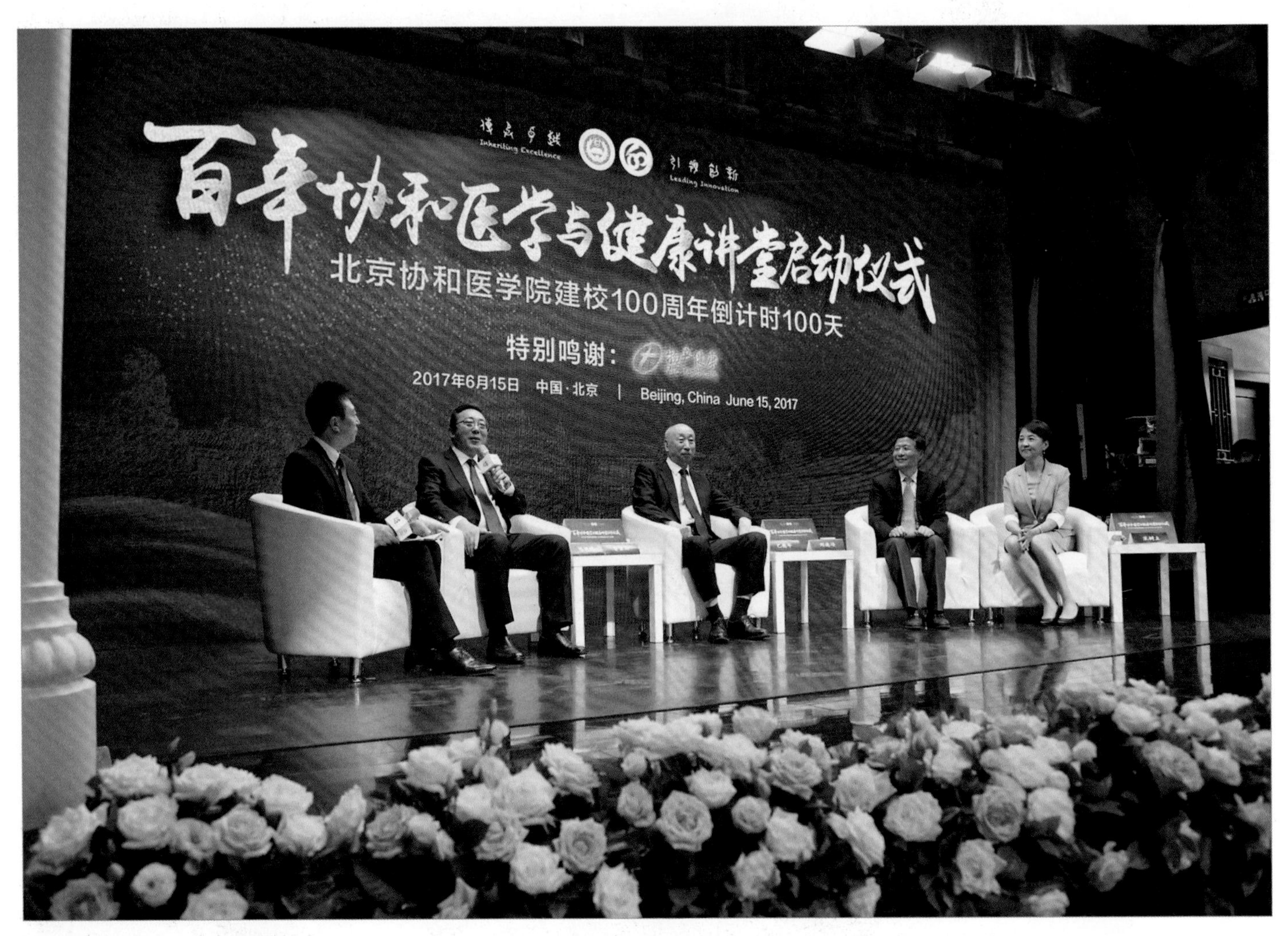

为迎接北京协和医学院诞辰百年，院校启动《百年协和医学与健康讲堂》活动。该活动是北京协和医学院百年校庆纪念活动之一，旨在发挥国家医学科技创新体系核心基地的力量，让大师精神与科学知识回归百姓身边，让百年协和的医学智慧惠及百姓健康，让一份大爱传递一份医者仁心，以实际行动助力健康中国建设。

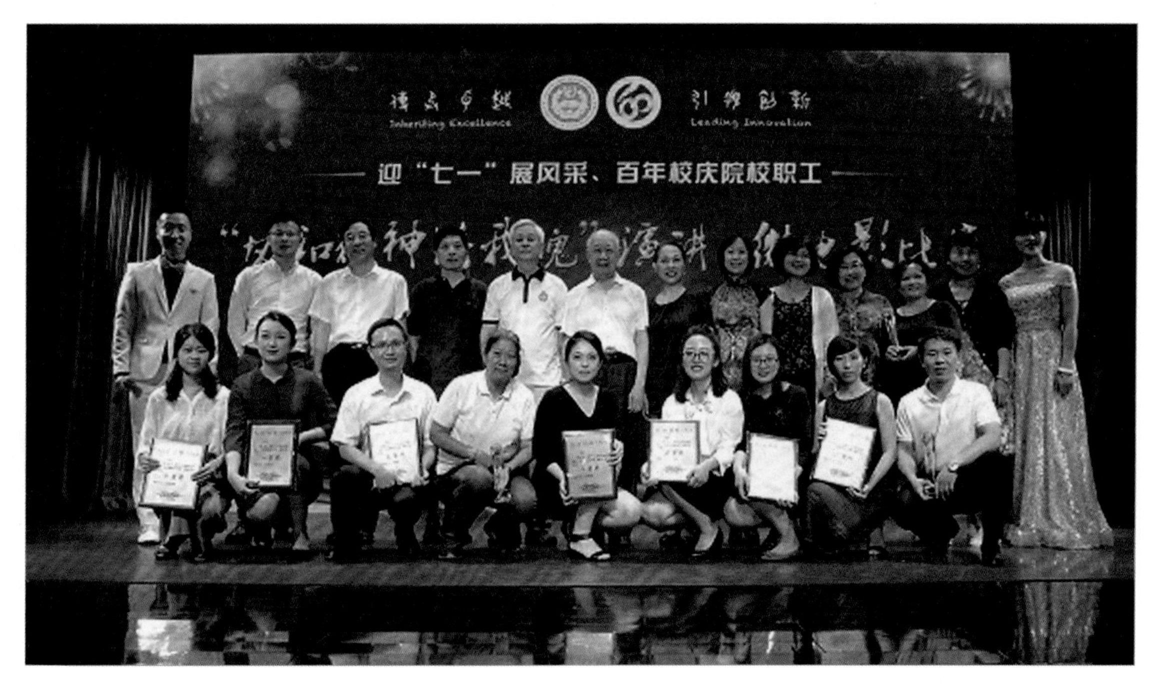

北京协和医学院建校 100 周年系列文化活动之微电影比赛

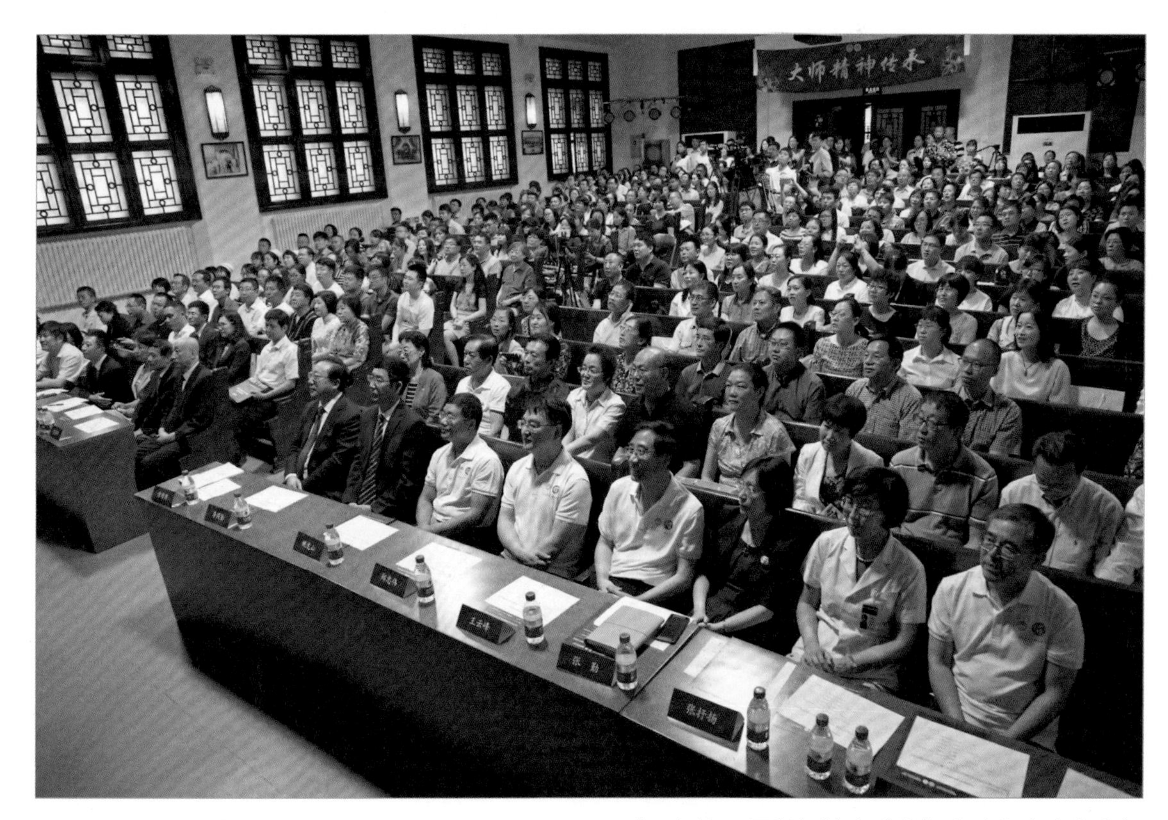

"百年协和医学与健康讲堂"启动仪式大会会场

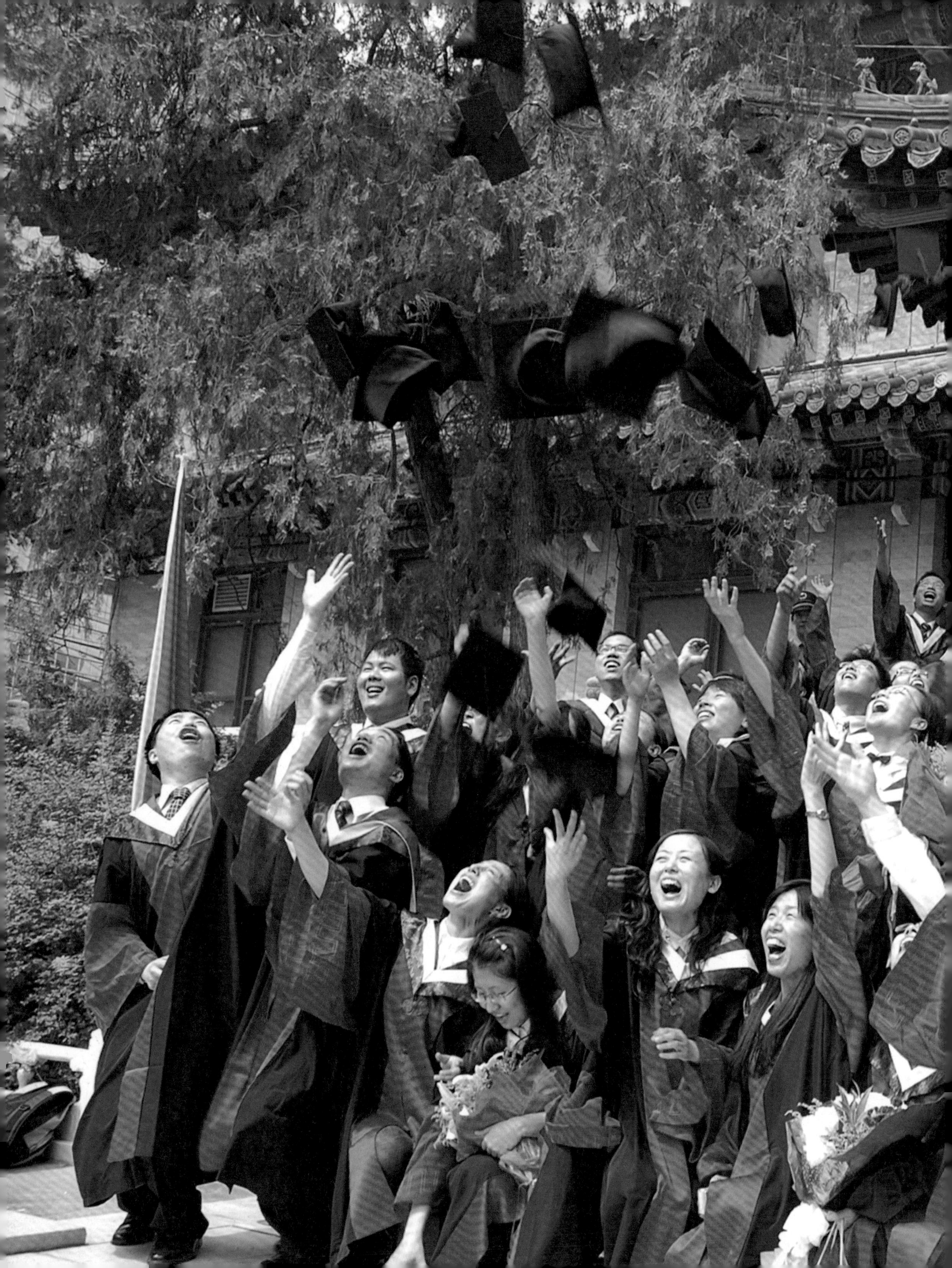

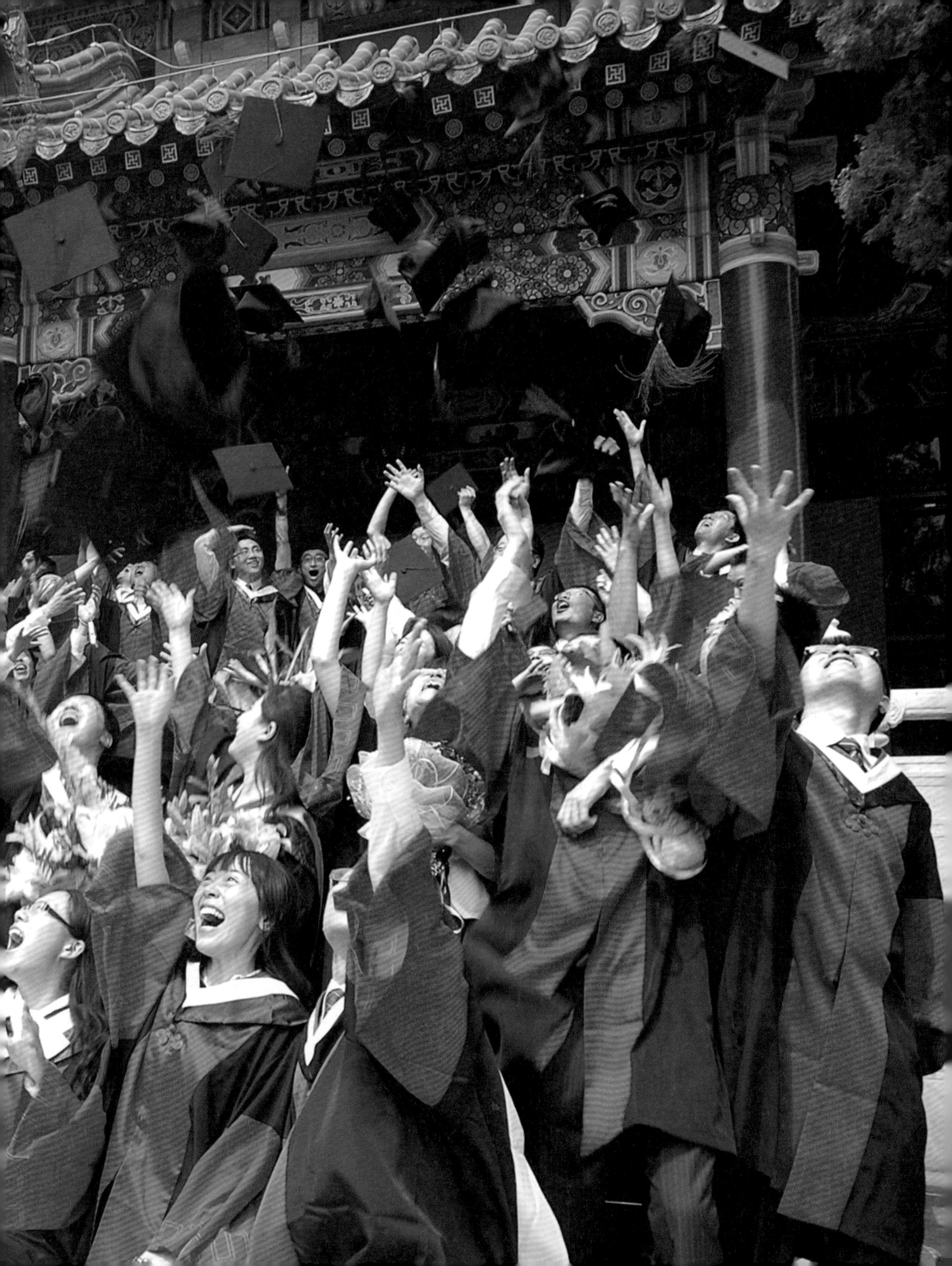

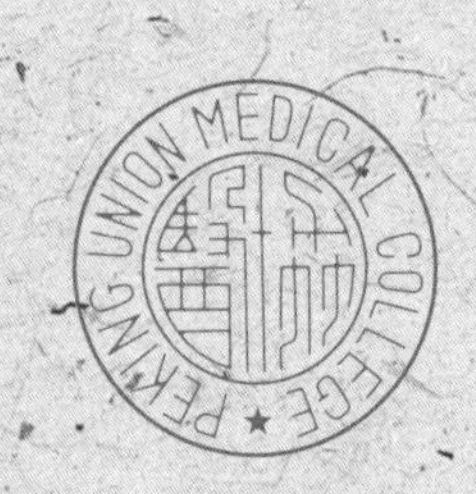

附录

历任校长

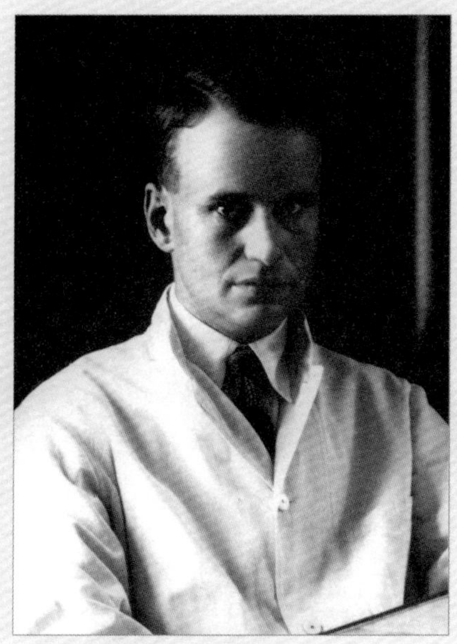

麦克林（Franklin C.McLean）
任职时间：1916—1920
北京协和医学院校长

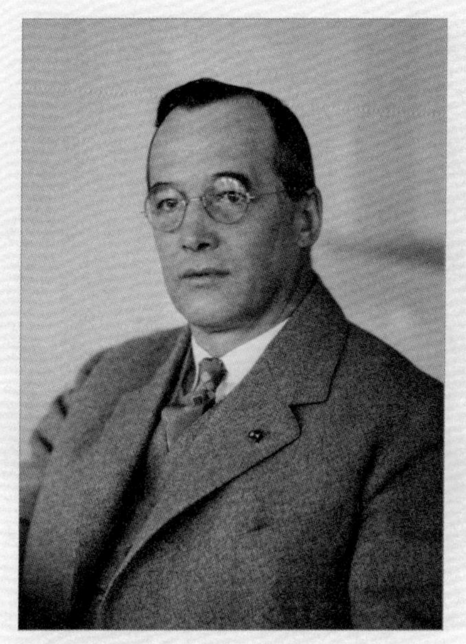

胡恒德（Henry S.Houghton）
任职时间：1920—1928　1938—1942
北京协和医学院校长

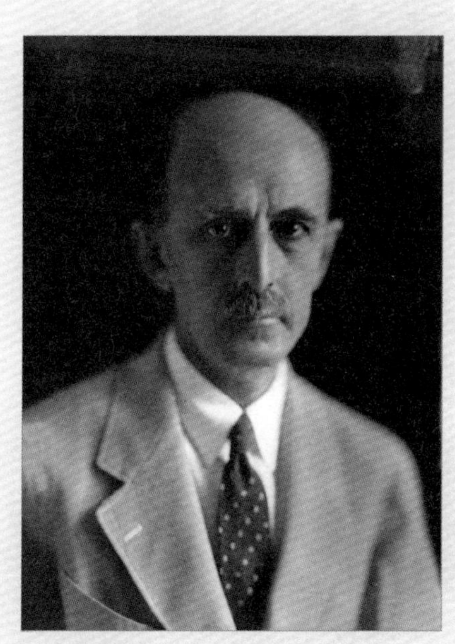

顾临（Roger S.Greene）
任职时间：1928—1938
北京协和医学院代理校长

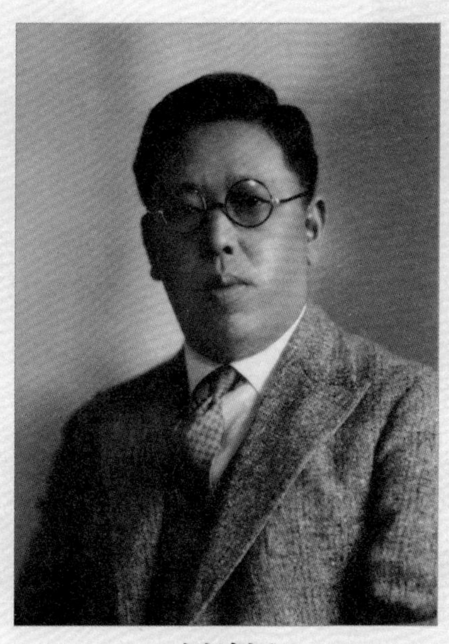

刘瑞恒
任职时间：1929—1938
北京协和医学院校长

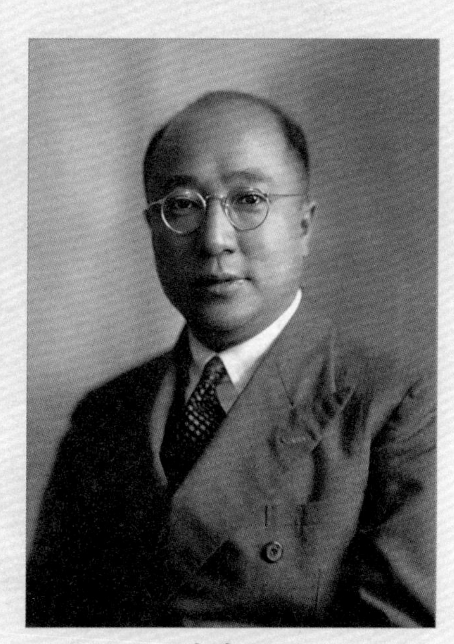

李宗恩
任职时间：1947—1957
北京协和医学院校长

历任院校长

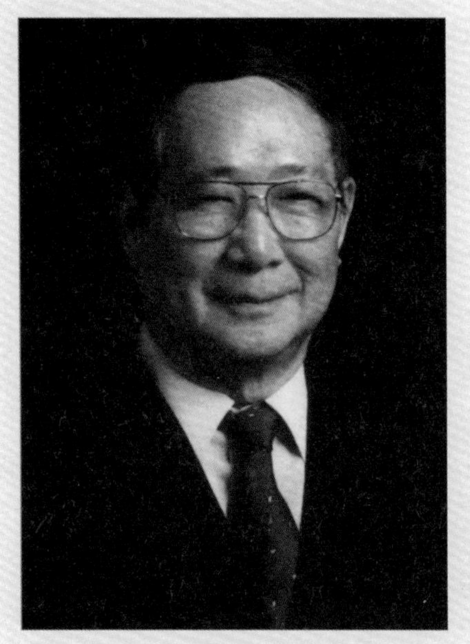

沈其震
任职时间：1956—1958
中国医学科学院院长

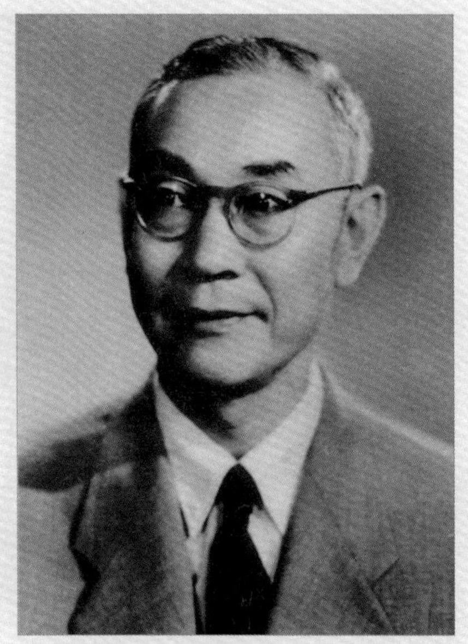

黄家驷
任职时间：1958—1983
中国医学科学院院长
北京协和医学院校长

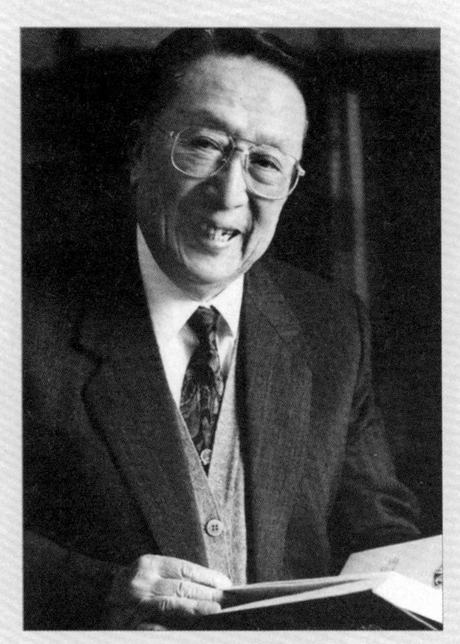

吴阶平
任职时间：1983—1985
中国医学科学院院长
北京协和医学院校长

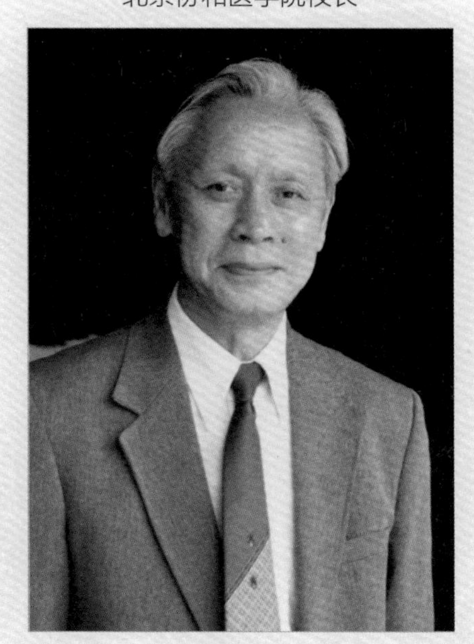

顾方舟
任职时间：1985—1992
中国医学科学院院长
北京协和医学院校长

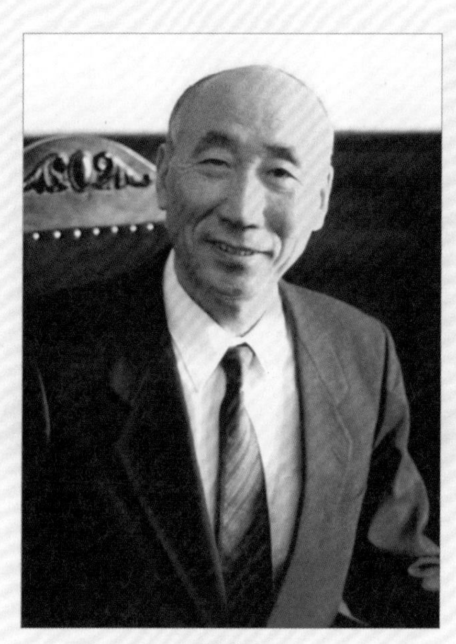

巴德年

任职时间：1992—2001

中国医学科学院院长

北京协和医学院校长

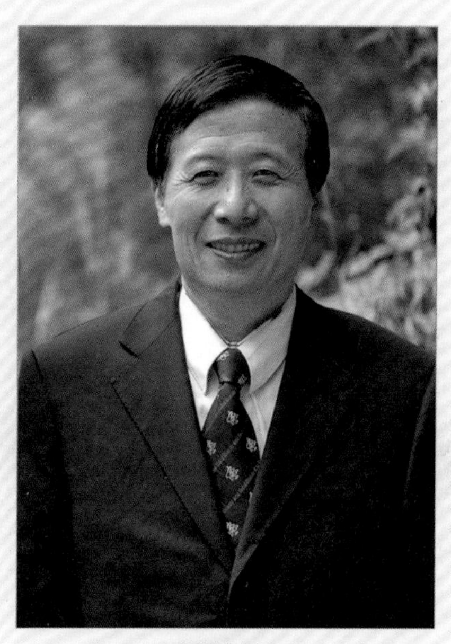

刘德培

任职时间：2001—2011

中国医学科学院院长

北京协和医学院校长

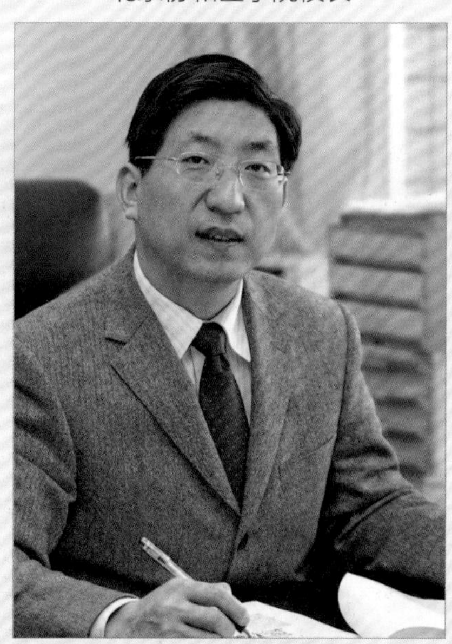

曾益新

任职时间：2011—2015

北京协和医学院校长

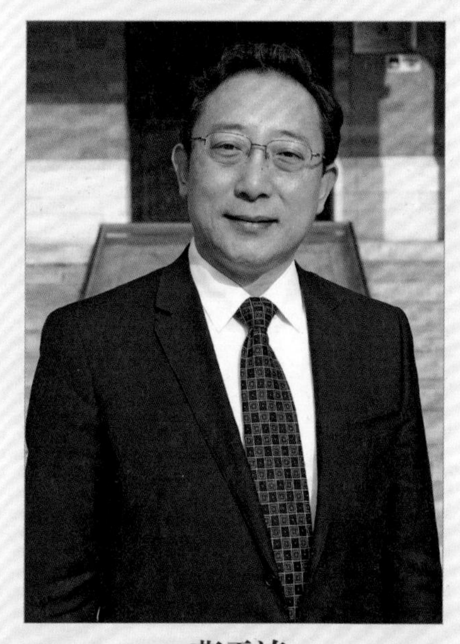

曹雪涛

中国医学科学院院长（2011 年至今）

北京协和医学院校长（2015 年至今）

历任党委书记

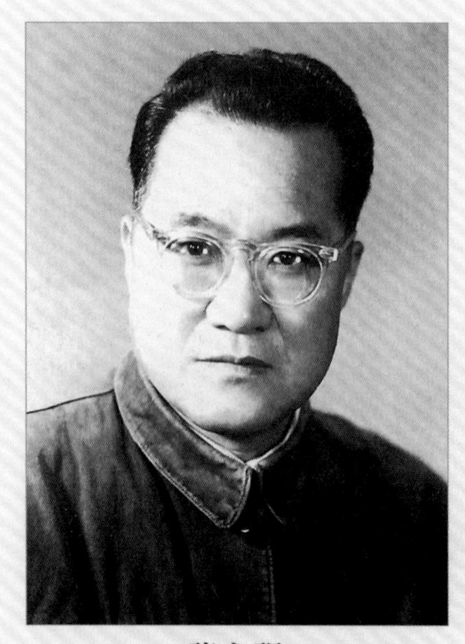

张之强
任职时间：1952—1966

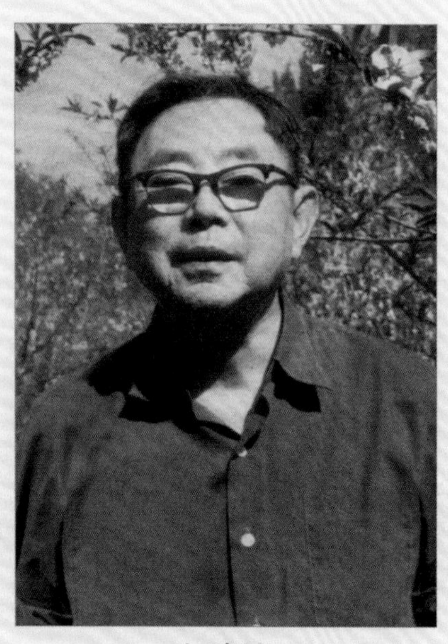

白希清
任职时间：1966—1973

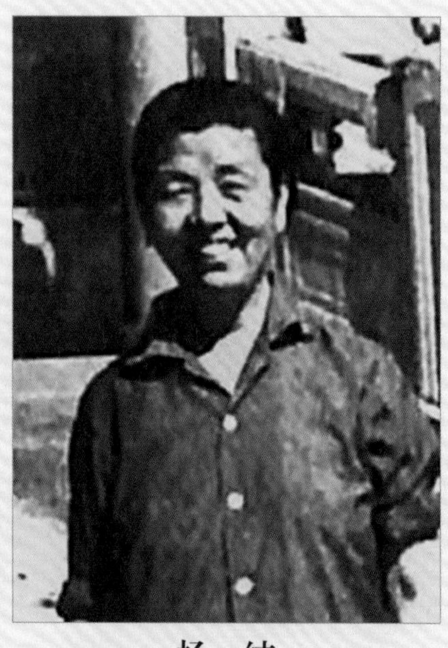

杨　纯
任职时间：1976—1978

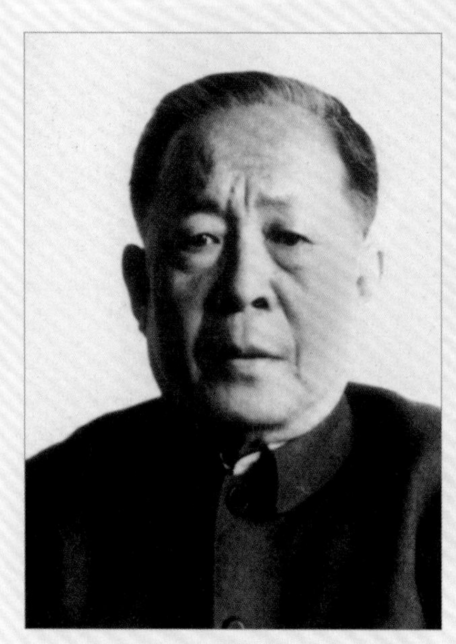

王　伟
任职时间：1978—1979

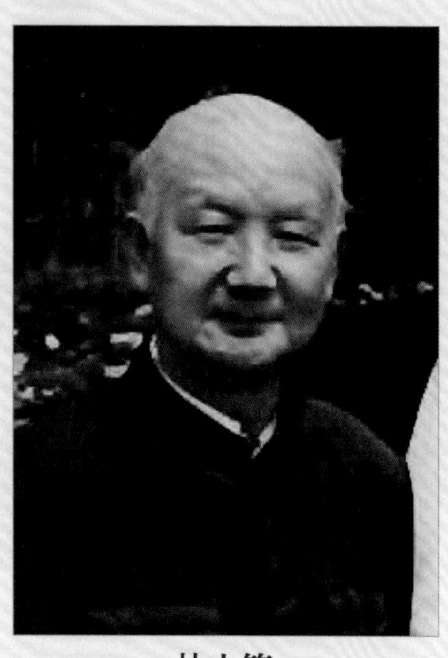

林士笑
任职时间：1979—1982

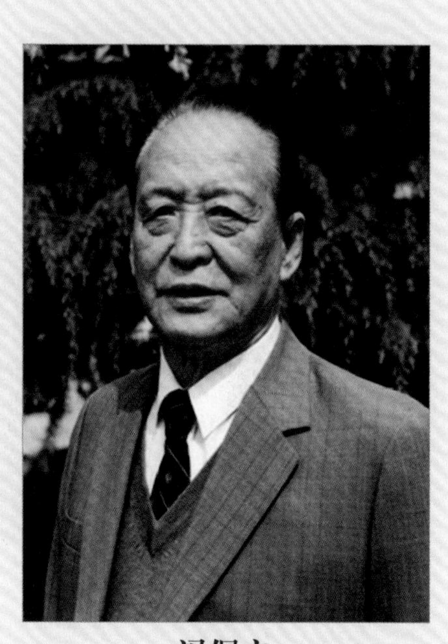

冯佩之
任职时间：1983—1984

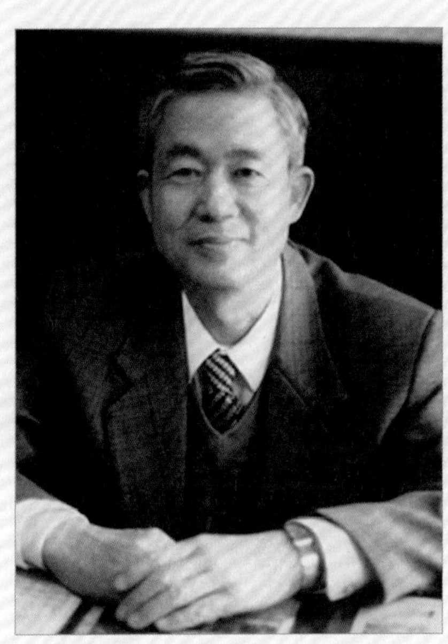

钱昌年

任职时间：1986—1998

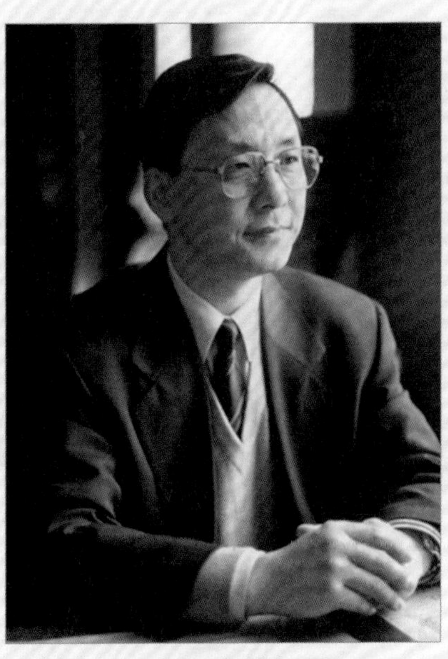

刘晓程

任职时间：1998—2000

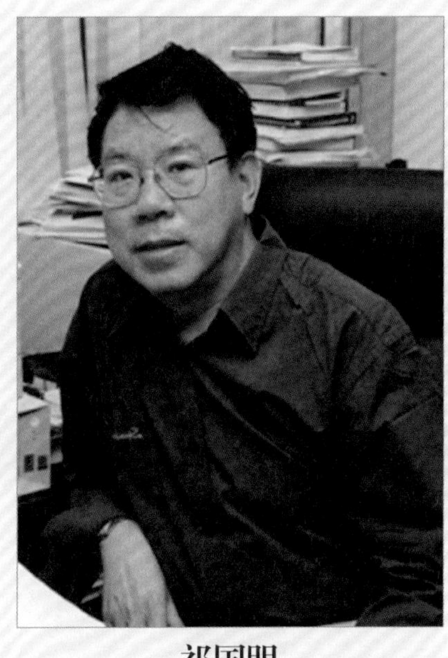

祁国明

任职时间：2000—2001

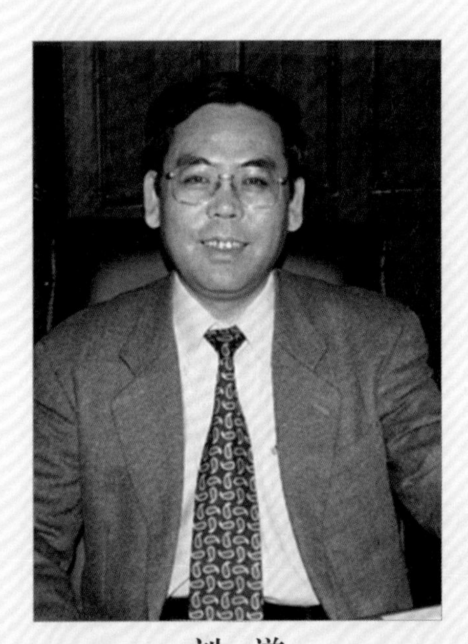

刘　谦

任职时间：2001—2007

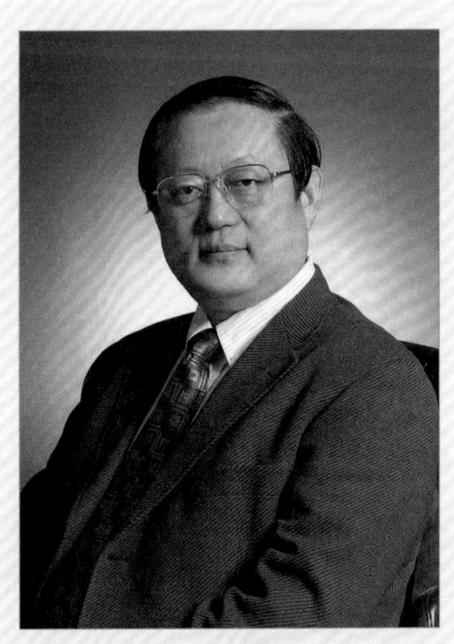

李立明

任职时间：2007—2016

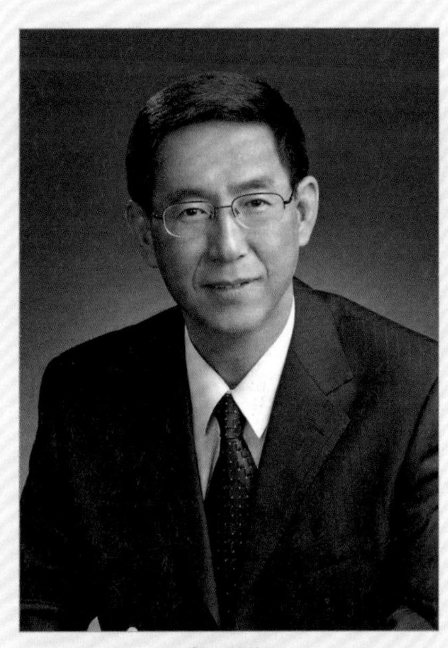

李国勤

任职时间：2016 至今

中国科学院 中国工程院
两 院 院 士

序号	姓名	性别	类别	专业	当选时间	备注
1	黄家驷	男	中国科学院院士	外科学	1955	*
2	魏　曦	男	中国科学院院士	微生物学	1955	*
3	沈其震	男	中国科学院院士	生理学	1955	*
4	张锡钧	男	中国科学院院士	生理学	1955	*
5	吴英恺	男	中国科学院院士	外科学	1955	*
6	张孝骞	男	中国科学院院士	内科学	1955	*
7	陈文贵	男	中国科学院院士	微生物学	1955	*
8	林巧稚	女	中国科学院院士	妇产科学	1955	*
9	冯兰洲	男	中国科学院院士	寄生虫学	1957	*
10	王善源	男	中国科学院院士	微生物学	1957	*
11	王世真	男	中国科学院院士	核医学	1980	*
12	黄　量	女	中国科学院院士	药物化学	1980	*
13	黄祯祥	男	中国科学院院士	病毒学	1980	*
14	梁植权	男	中国科学院院士	生物化学	1980	*
15	梁晓天	男	中国科学院院士	药物化学	1980	*
16	杨　简	男	中国科学院院士	病理学	1980	*
17	谢少文	男	中国科学院院士	微生物学、免疫学	1980	*
18	朱既明	男	中国科学院院士	病毒学	1980	*
19	吴　旻	男	中国科学院院士	遗传学	1980	
20	吴阶平	男	中国科学院院士 中国工程院院士	外科学	1981、1995	*
21	强伯勤	男	中国科学院院士	生物化学	1991	
22	周同惠	男	中国科学院院士	药物分析化学	1991	
23	薛社普	男	中国科学院院士	细胞生物学	1991	*
24	陆士新	男	中国科学院院士	肿瘤病理学	1997	
25	沈　岩	男	中国科学院院士	生物化学	2003	

序号	姓名	性别	类别	专业	当选时间	备注
26	曾益新	男	中国科学院院士	肿瘤学	2005	
27	赵玉沛	男	中国科学院院士	外科学	2011	
28	赫　捷	男	中国科学院院士	外科学	2013	
29	刘耕陶	男	中国工程院院士	药理学	1994	*
30	宋鸿钊	男	中国工程院院士	妇产科学	1994	*
31	巴德年	男	中国工程院院士	免疫学	1994	
32	肖培根	男	中国工程院院士	生药学	1994	
33	刘玉清	男	中国工程院院士	医学影像学	1994	
34	史轶蘩	女	中国工程院院士	内分泌学	1996	*
35	刘德培	男	中国工程院院士	生物化学	1996	
36	朱晓东	男	中国工程院院士	外科学	1996	
37	甄永苏	男	中国工程院院士	药理学	1997	
38	王琳芳	女	中国工程院院士	生物化学	1997	
39	高润霖	男	中国工程院院士	心血管病学	1999	
40	程书钧	男	中国工程院院士	肿瘤学	1999	
41	于德泉	男	中国工程院院士	药物化学	1999	
42	刘彤华	女	中国工程院院士	病理学	1999	
43	孙　燕	男	中国工程院院士	肿瘤学	1999	
44	曹雪涛	男	中国工程院院士	免疫学	2005	
45	邱贵兴	男	中国工程院院士	骨科学	2007	
46	詹启敏	男	中国工程院院士	肿瘤学	2011	
47	郎景和	男	中国工程院院士	妇产科学	2011	
48	胡盛寿	男	中国工程院院士	外科学	2013	
49	林东昕	男	中国工程院院士	遗传学	2013	

注：1993 年 10 月后，中国科学院学部委员改称院士。备注栏冠 * 者已去世。

参考文献

[1] 中国协和医科大学编：《中国协和医科大学校史（1917—1987）》，北京科学技术出版社1987年版。
[2] 董炳琨主编：《协和育才之路》，中国协和医科大学出版社2001年版。
[3] 政协北京市委员会文史资料研究委员会编：《话说老协和》，中国文史出版社1987年版。
[4] 董炳琨等著：《老协和》，河北大学出版社2004年版。
[5] 李立明主编：《协和精英》（上、下卷），中国协和医科大学出版社2012年版。
[6] 李立明主编：《协和硕果》，中国协和医科大学出版社2009年版。
[7] （美）玛丽·布朗·布洛克著：《洛克菲勒基金会与协和模式》，中国协和医科大学出版社2014年版。
[8] （美）约翰·齐默尔曼·鲍尔斯著：《中国宫殿里的西方医学》，中国协和医科大学出版社2014年版。
[9] （美）福梅龄著：《美国中华医学基金会和北京协和医学院》，中国协和医科大学出版社2014年版。
[10] （美）玛丽·布朗·布洛克著：《油王：洛克菲勒在中国》，商务印书馆2014年版。
[11] 慕景强著：《西医往事：民国西医教育的本土化之路》，中国协和医科大学出版社2010年版。
[12] 讴歌编著：《协和医事》，生活·读书·新知三联书店2016年版。
[13] 刘德培、刘谦主编：《外科医生黄家驷》，中国协和医科大学出版社2006年版。
[14] 刘德培、刘谦主编：《沈其震画传》，中国协和医科大学出版社2006年版。
[15] 刘德培、刘谦主编：《邓家栋画传》，中国协和医科大学出版社2007年版。
[16] 北京协和医院、湘雅医学院编著：《张孝骞画传》，中国协和医科大学出版社2007年版。
[17] 北京协和医院编：《皮肤科医生李洪迥》，中国协和医科大学出版社2008年版。
[18] 北京协和医院编：《刘士豪画传》，中国协和医科大学出版社2010年版。
[19] 北京协和医院编：《周华康教授画册》，中国协和医科大学出版社2010年版。
[20] 基础医学院编委会：《中国公共卫生与流行病学一代宗师何观清》，北京出版社2011年版。
[21] 李立明主编：《章央芬画传》，中国协和医科大学出版社2014年版。
[22] 北京协和医院编著：《协和医魂曾宪九》，生活·读书·新知三联书店2014年版。

后 记

为纪念北京协和医学院诞辰一百周年，校史研究室编辑出版了北京协和医学院建校一百周年图史——《世纪协和》（上、下卷）一书，本书用数百幅图片回顾和再现了协和的百年历程，全面展现了协和的发展、辉煌和成就。让我们得以触摸协和人的风骨、感受协和人的梦想。本书以院校档案室原始资料以及《中国协和医科大学校史》、《中国医学科学院院校报》、《协和育才之路》等重要史料为依据，同时参阅了《协医周刊》、《话说老协和》、《美国中华医学基金会和北京协和医学院》、《外科医生黄家驷》等书籍，以及原副院校长董炳琨回忆录、原院校长巴德年撰写的“协和的创造力和影响力”等相关文献，在此基础上编辑完成了《世纪协和》（上、下卷）的编写。

本书的编写和出版自始至终得到了院校党委的关心与支持，几任院校领导、老同志以及院校所属各单位、机关行政各职能部门、《健康报》、新华社、四川大学华西医学院、四川大学公卫学院、中南大学湘雅医学院、贵阳医学院等相关单位和部门给予了大力支持和帮助。昌鸿恩、李祖慧、杨立森等报界老前辈为本书提供了大量珍贵的图片资料，在《世纪协和》（上、下卷）出版之际，谨对所有为本书提供帮助和支持的单位和 个人深致感谢。

由于编者掌握资料的局限和水平所限，难免会有疏漏和差错，敬请读者指正。

北京协和医学院校史研究室

2017年9月